S. MERCADÉ

LA PÉRIODE POST-OPÉRATOIRE

SOINS-SUITES-ACCIDENTS

MASSON & CIE
ÉDITEURS

La Période Post-Opératoire

SOINS, SUITES ET ACCIDENTS

A MON VÉNÉRÉ MAITRE

Monsieur le Professeur O. LANNELONGUE

Reconnaissant hommage

SALVA MERCADÉ

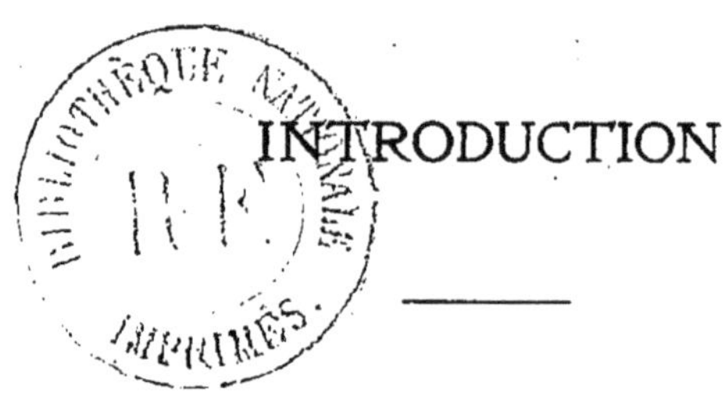

INTRODUCTION

Il y avait une lacune à remplir dans l'art des opérations. D'une part, les divers traités généraux de chirurgie, envisageant les maladies à tous les points de vue, ne pouvaient s'étendre longuement sur les suites des opérations; d'autre part, les ouvrages spéciaux de technique opératoire se sont efforcés de donner avec autant de précision que possible les indications de l'intervention et de décrire avec un soin méticuleux les méthodes, les procédés et les temps successifs de l'opération elle-même. Ils ont mis parfois un grand talent à faire cette dernière étude, témoin le livre de M. Lejars sur la chirurgie d'urgence.

Mais on n'avait pas encore réuni dans un ensemble tous les soins que comporte l'état d'un opéré, tant au point de vue de la blessure, que des perturbations apportées dans le fonctionnement de son organisme. Tout se tient cependant et se relie dans ce nouvel état de l'individu, depuis la part qui revient à l'agent anesthésique jusqu'à celle qui tient au couteau et à la main qui le manie, à une défaillance dans le premier pansement ou dans les soins consécutifs. Il y a là tout un tableau émouvant, plein de particularités diverses suivant les espèces d'opérations pratiquées.

C'est un travail important sur cette matière que publie

M. Salva Mercadé dans un volume qui comprend tous les soins qu'un médecin peut être appelé à donner à un opéré récent; l'étude du traitement des complications lointaines est à son tour envisagée et faite avec conscience.

Ce livre est clair et bien écrit; il sera d'autant plus utile qu'il est fait sans parti pris.

O. LANNELONGUE.

Le 1er octobre 1909.

PRÉFACE

Dès le début de nos études médicales, nous avons été frappé de l'importance que prenait en chirurgie la période post-opératoire. L'opération terminée, le malade entre en effet dans une nouvelle phase où l'attention du chirurgien doit être toujours en éveil, pour surveiller les suites opératoires et prévenir les accidents ultérieurs.

Le contact journalier avec les opérés de la veille nous a montré combien les petites questions de détail devaient être souvent embarrassantes pour quelqu'un qui n'a pas l'expérience d'une longue pratique chirurgicale. Nous avons appris à reconnaître que l'acte opératoire n'est pas tout en chirurgie, l'opération la mieux conduite pouvant se compliquer ultérieurement d'accidents nouveaux inhérents à une faute opératoire, à la négligence des soins consécutifs ou aux nouvelles conditions du fonctionnement des organes.

C'est en nous trouvant aux prises avec les multiples détails de la pratique courante, c'est en constatant que si l'opération réussit le plus souvent, il est cependant des cas où la guérison se fait longtemps attendre, que nous nous sommes rendu compte de la nécessité qui s'imposait, à l'heure actuelle, de réunir dans un ouvrage d'ensemble toutes les éventualités possibles de la période post-opératoire.

Nous croyons donc faire œuvre utile en mettant à la portée des praticiens tous les renseignements dont ils pourront avoir besoin pour diriger correctement les soins post-opératoires et la convalescence des opérés qui leur seront confiés.

Comme nous aurons l'occasion de le répéter au cours de cet ouvrage, le succès de beaucoup d'opérations dépend des soins consécutifs. Bien conduits, ils seront la meilleure garantie de la bonne réussite de l'opération.

La connaissance de l'évolution post-opératoire et des complications possibles permet en outre au médecin de dépister à leur origine les accidents qui peuvent survenir et, par conséquent, de les combattre plus efficacement. C'est à ce moment que l'esprit clinique doit reprendre tous ses droits. Sagace et observateur, le praticien prévenu pourra, dès lors, lutter dès le début contre les accidents éventuels. Il faut bien se rappeler que les minutes sont comptées en chirurgie et que, sur ce champ de bataille qu'on appelle les séreuses et le système vasculaire, il faut arriver avant que l'ennemi ait déployé trop de forces. Toutes les manifestations post-opératoires devront donc être soigneusement observées et notées sans exception.

Telle malade, opérée de laparotomie, semblera, le soir de son opération, aller à merveille; elle n'aura pas de fièvre; elle ne souffrira pas; son ventre sera souple; elle ne ressentira aucun malaise; elle causera librement; elle sera même loquace; tout, en un mot, semblera vous permettre de formuler un pronostic favorable. Gardez-vous en bien si vous n'avez pas examiné le pouls, car cette malade pourra être morte le lendemain. C'est qu'en effet la septicémie péritonéale suraiguë peut ne se révéler que par l'accélération considérable du pouls; et, si le soir de l'opération votre malade présente un pouls à 150 ou 160, vous pouvez déjà prévenir l'entourage du pronostic fâcheux. On vous en voudra moins d'une faute opératoire dont le public n'est pas juge, que d'une erreur de pronostic.

Un simple signe peut donc à lui seul avoir une importance capitale. Il est, par conséquent, de toute utilité de suivre l'opéré comme un véritable malade dont on prendra soigneusement l'observation.

Ce sont toutes ces données que nous avons voulu réunir ici sous le titre de *soins, suites et accidents post-opératoires*, et envisager dans *La Période post-opératoire*. Nous exposerons donc, à propos de chaque intervention prise en particulier, les soins schématiques à donner en dehors de toute complication, puis nous étudierons tous les accidents possibles de la période post-opératoire.

Nous voulons que ce livre soit surtout pratique; aussi, si parfois nous nous permettons d'être un peu théorique, c'est pour mieux expliquer l'évolution d'un accident qui pourrait surprendre à première vue.

Pour le traitement des complications post-opératoires nous exposerons toutes les méthodes qui auront paru avoir fait leurs preuves.

Nous avons adopté dans ce travail le plan qui nous a paru le plus rationnel, c'est-à-dire l'étude de la période post-opératoire dans les affections des différents appareils. Certes le plan alphabétique eût été peut-être plus simple, le chapitre plus vite trouvé, mais notre travail aurait perdu de sa concision, et nous aurions été exposé à de fréquentes redites.

Nous tenons, en terminant, à remercier nos maîtres en chirurgie dont les conseils expérimentés nous ont servi à fonder les bases de ce travail.

Notre excellent maître, M. le professeur Lannelongue, nous a toujours témoigné un intérêt dont nous lui sommes profondément reconnaissant. Il nous en donne encore une preuve aujourd'hui en inscrivant son nom en tête de ce travail. Nous ne saurions trop l'en remercier.

Nos éditeurs, MM. Masson et Cie, ont accueilli ce livre avec une attention dont nous avons été très flatté. Ils ont tenu à l'illustrer de quelques figures originales dues à l'habile plume de M. Reignier, en nous laissant toute latitude pour l'augmenter ultérieurement. Nous les en remercions très vivement.

S. M.

Janvier 1910.

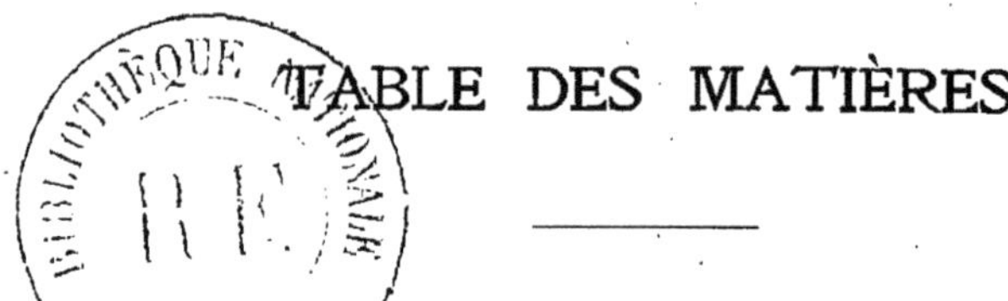

TABLE DES MATIÈRES

LA PÉRIODE POST-OPÉRATOIRE

SOINS — SUITES — ACCIDENTS

CHAPITRE PREMIER

SURVEILLANCE DE L'OPERÉ
SOINS POST-OPÉRATOIRES GÉNÉRAUX

Tout doit entrer en ligne de compte après une intervention chirurgicale. Toutes les manifestations qui ne seront pas physiologiques devront être soigneusement notées. Il est vrai que l'anesthésie pourra apporter de profondes modifications à l'état général de l'opéré; aussi étudierons-nous celles-ci dans un chapitre spécial. Mais il est cependant quelques règles dont le praticien ne saurait se départir sans être taxé de négligence; c'est par elles que nous allons commencer.

Toute personne préposée à la garde d'un opéré devra surveiller :

1° La position du malade.
2° Les réactions individuelles.
3° La respiration.
4° La température.
5° Le pouls.
6° Les urines.
7° Le pansement.
8° L'alimentation.

1° LA POSITION DE L'OPÉRÉ

Dès que le malade a été remis dans son lit et avant même qu'il ne sorte du sommeil chloroformique, il faut avec soin l'installer dans la position la plus favorable à son repos, tout en s'assurant que cette position n'est pas préjudiciable à la cicatrisation de sa blessure.

On peut placer un malade sur le dos, sur le ventre, sur le côté, ou dans la position demi-assise ; mais quelle que soit la position choisie, il faut absolument laisser au chevet du malade une personne qui ne le quittera pas et l'empêchera de se livrer à des mouvements intempestifs.

La position dorsale est celle qu'on recommande après toute laparotomie, au moins pendant les premiers jours. Le malade est couché dans son lit, les jambes fléchies sur un oreiller, la tête basse ; mais cette position, parfois très pénible, n'est pas sans présenter certains inconvénients. Aussi faut-il moins exiger le maintien de la position fixée qu'empêcher la position qui serait défavorable. Dans la position dorsale, il n'y a aucun inconvénient après les deux premiers jours à permettre au malade de se tourner légèrement sur le côté. Mais ce qu'il faut empêcher, c'est, s'il présente une incision iliaque pour appendicite ou anus iliaque par exemple, qu'il se couche du côté opéré ; on s'exposerait à voir se constituer par la plaie incomplètement fermée un prolapsus de l'intestin.

La position dorsale présente quelques inconvénients qu'il nous faut maintenant signaler.

On l'a accusée de favoriser chez les femmes l'apparition d'une cystite, en permettant la stagnation de l'urine dans la vessie ; en outre certaines malades ne peuvent uriner dans cette attitude ; on pourra les autoriser à se tourner légèrement sur le côté.

Un inconvénient plus sérieux et surtout plus fréquent est l'escarre du *decubitus*. Elle siège le plus souvent à la région sacrée, en raison de la minceur de la couche adipeuse qui sépare le sacrum de la peau, mais peut également se montrer au niveau des apophyses épineuses des vertèbres ou à l'angle de l'omoplate. Elle est favorisée par le frottement de la région, par le contact des draps mouillés. Il faut ajouter que c'est surtout après les opérations sur l'utérus et ses annexes qu'on l'a signalée.

La pathogénie du *decubitus acutus* est un des points les plus discutés de la question. Vanverts[1], dans un travail de 1904, analyse les diverses opinions émises. Il reconnaît qu'une action mécanique, la compression des parties molles entre le plan du lit et le squelette, en est la cause déterminante, mais qu'elle n'agit que sur un sujet prédisposé dont les tissus sont en état d'insuffisance vitale. Or c'est la cause de cette insuffisance vitale qu'il reste à déterminer.

S'agit-il d'un trouble trophique ayant son origine dans le tiraillement des nerfs du bassin au cours d'une opération complexe ou dans l'irritation inflammatoire des nerfs pelviens après des affections péri-utérines inflammatoires? Si cette explication est possible pour les escarres se manifestant après les opérations pelviennes, comment expliquer celles qui surviennent à la suite d'une opération quelconque?

S'agit-il d'une infection locale? S'agit-il d'une auto-intoxication comme l'alcoolisme? S'agit-il d'une action locale d'agents chimiques tels que l'éther ou l'alcool avec lequel on lave les malades avant l'opération et qui stagnent sous le siège? Toutes ces opinions ont trouvé leurs défenseurs.

Il semble néanmoins qu'on ait souvent confondu sous le nom de *decubitus acutus* des lésions différentes et M. Bazy[2] a fait observer qu'il y a des escarres du *decubitus acutus*, des escarres dues à une infection locale et des escarres dues à des substances irritantes, vésicantes.

1. VANVERTS. Rapport de M. L. Picqué. *Bull. de la Soc. de Chir.*, 23 mars 1904, p. 355.
2. BAZY. *Bull. et Mém. de la Soc. de Chir.*, 1904, p. 361.

M. Tuffier[1] dit avec raison « que le *decubitus acutus*, autrefois assez fréquent, est devenu maintenant absolument exceptionnel. Il y a donc, dit-il, dans ces causes quelque chose de changé, et ce quelque chose n'est certainement pas le système nerveux de nos opérés. »

Quoi qu'il en soit, dès que l'escarre est formée il faut éviter toute compression de la région. On retournera le malade sur le côté droit, sur le côté gauche ou même sur le ventre. On le couchera sur des coussins à air ou à eau et on appliquera sur la plaie un des nombreux topiques conseillés tels que le vin aromatique, le styrax, etc.

Secondairement, si la plaie, quoique bien désinfectée, tarde trop à se cicatriser on pourra la combler à l'aide de greffes de Thiersch ou de Reverdin. Avant d'y recourir, il faudra s'assurer que la plaie bourgeonne bien, qu'elle n'est pas atone; il ne faudra pas non plus que les bourgeons soient trop exubérants. Pour recevoir la greffe les tissus devront être en quelque sorte préparés par des pansements simplement aseptiques.

La position ventrale est recommandée dans certains cas de drainage abdominal pour favoriser l'écoulement des liquides, ou dans les cas d'escarre sacrée pour éviter la compression locale. On l'a également conseillée dans les cas de dilatation aiguë post-opératoire de l'estomac et du duodénum. Nous verrons que dans ces derniers cas elle peut à elle seule amener la guérison.

La position latérale est de beaucoup la plus agréable au malade. Quand les circonstances le permettront, et qu'il n'y aura aucun inconvénient pour lui, on le couchera donc sur le côté tantôt droit, tantôt gauche. Le corps sera légèrement fléchi en avant, le dos soutenu par un oreiller.

La position demi-assise doit être adoptée dans certains cas particuliers. Quand le sujet est âgé, affaibli, et qu'il y a lieu

1. TUFFIER. *Bull. et Mém. de la Soc. de Chir.*, 1904, p. 362.

de craindre la pneumonie hypostatique on le maintiendra dans la position demi-assise à l'aide de coussins ou d'oreillers qu'on placera sous les épaules, ainsi que sous les cuisses légèrement fléchies. Halsted, dans son service du Johns Hopkins Hospital, place ses malades sur un cadre articulé en fer ou en bois qui permet de modifier graduellement la position sans déranger le malade (fig. 1).

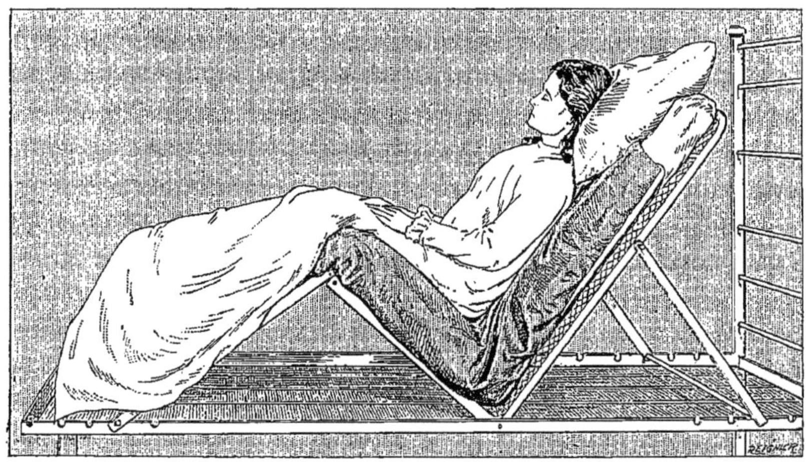

Fig. 1. — Cadre pliant permettant de modifier la position du malade sans le secouer.

C'est une position qu'il faut adopter pour les opérés de l'estomac et du thorax.

Sous le nom de *position de Fowler*, elle a été appliquée au traitement post-opératoire des péritonites aiguës. Elle permet aux liquides septiques de se collecter dans le petit bassin et préserve ainsi les parties supérieures de la cavité abdominale.

Il est souvent utile chez les enfants indociles, les alcooliques, les personnes nerveuses trop portées à défaire ou à arracher leurs pansements, de les fixer dans une position donnée. L'usage de liens et courroies devra être conseillé, à moins qu'on ne puisse laisser à demeure au chevet du malade une garde dont la surveillance sera très sévère.

2° LES RÉACTIONS INDIVIDUELLES

La douleur, la soif, l'insomnie sont les principaux tourments de l'opéré.

La douleur se manifeste dès le réveil avec une intensité variable suivant la région opérée, la réaction du sujet et la nature de l'opération. Elle est en général subordonnée à l'irritation de la plaie par les fils, drains ou gazes. Il est rare, en effet, qu'une opération parfaitement aseptique et bien conduite détermine une douleur de longue durée, la douleur étant due dans la majorité des cas à l'irritation des terminaisons nerveuses. Souvent, il est vrai, c'est la compression trop énergique du pansement qui est en cause. Dans d'autres cas, ce sont des phénomènes d'inflammation ou de congestion. Aussi faudra-t-il, avant d'intervenir, se rendre compte de la cause de la douleur, car si dans certains cas le relâchement du pansement suffit à la calmer, dans d'autres il faudra combattre l'inflammation, par des applications de glace sur la région, ou la stase veineuse congestive, en surélevant le membre. Si c'est la tension musculaire qui occasionne la douleur, il faudra relâcher le muscle sensible en fléchissant le membre.

Mais le plus souvent on devra recourir à l'injection de morphine, qui est sans contredit le meilleur calmant de la douleur post-opératoire. Après les opérations sur les voies génito-urinaires et le rectum, le suppositoire vaut mieux que l'injection sous-cutanée. Dans tous les cas, l'usage de la morphine devra être vite abandonné si on ne veut pas s'exposer à voir l'opéré s'y habituer et en devenir plus tard une victime.

La soif est un des sujets de plaintes du malade.

Elle est due à la déshydratation des tissus qui ont perdu au cours de l'opération une grande quantité d'eau. Aussi faut-il restituer à l'organisme, le plus rapidement possible, la quantité d'eau perdue. Malheureusement, ingérés par la voie buccale, les liquides augmentent les vomissements chloroformiques; en très petite quantité à la fois, ils peuvent cependant être assez facilement tolérés et il n'y a pas lieu d'en priver le malade. L'injection sous-cutanée de sérum sera toujours un très bon moyen pour combattre la soif. C'est dans le même but que certains chirurgiens ont conseillé de remplir de sérum la cavité abdominale après toute laparotomie.

Le sommeil est ce qu'il faut le plus respecter chez un opéré, et l'insomnie ce qu'il faut le plus combattre. En général, c'est la douleur qui est la principale cause d'insomnie. Aussi l'injection de morphine reprendra-t-elle ici tous ses droits. Il ne faut à aucun prix que le malade soit tourmenté par une mauvaise position ou par la soif. Ce sont là également des causes d'insomnie qu'il faudra écarter. En somme il faudra surtout chercher à obtenir la tranquillité et le repos du malade, car c'est pour lui la meilleure façon de lutter contre les complications qui le guettent.

Les habitudes du malade, si elles ne sont pas contraires à son état, devront également être respectées. S'il est grand fumeur, il n'y a aucun inconvénient à lui permettre de fumer quelque peu, dès le second jour de l'opération, à moins qu'il ne s'agisse d'opérés de la bouche ou du pharynx. S'il est grand buveur, il faudra également lui permettre un peu d'alcool, dès qu'il le désirera.

Les morphinomanes, les éthéromanes ne devront pas être radicalement privés de leur manie.

En somme, il faut savoir respecter jusqu'à un certain point les habitudes du malade, dont la privation deviendrait un sujet de gêne inutile.

Dans certains cas, la suppression subite de ces habitudes, souvent invétérées, peut conduire à des états très alarmants. C'est ainsi que chez les grands fumeurs, dont le cœur est habitué à un usage immodéré du tabac, la suppression de ce dernier par raison ou par discipline, à la suite d'une opération, peut déterminer l'apparition de phénomènes de collapsus très graves, qui cependant cèdent presque instantanément à la reprise du tabac. Nous citerons comme exemples les trois cas que rapporte Bolton Bangs (1) où les accidents se manifestèrent vers le 4e ou le 5e jour après l'intervention (urétrotomie interne, cure d'hémorroïdes, appendicite) par des sueurs abondantes, de la difficulté de la respiration, de la petitesse du pouls, de la dépression générale avec cependant une absence complète de température.

3° *LA RESPIRATION*

Sorti du sommeil anesthésique, le malade reprend rapidement sa respiration normale. Aussi faut-il prêter une grande attention aux modifications qui peuvent survenir dans le rythme respiratoire, car elles indiquent toujours l'imminence d'une complication.

C'est ainsi qu'elle s'accélère chez un opéré en état de shock. Dans les cas d'hémorragie elle prend également un rythme plus rapide, mais elle est en même temps plus faible.

Les modifications de la respiration doivent également faire craindre une complication pulmonaire (œdème, bronchite ou pneumonie).

4° *LA TEMPÉRATURE*

La fièvre joue un grand rôle en chirurgie. Nous sommes habitués à la considérer comme synonyme d'infection; aussi dès qu'on constate une modification de la courbe thermique, la première indication est de défaire le pansement pour voir s'il ne se passe rien du côté de la plaie. Correspondant à une élévation de 1 à 2 degrés, on trouvera souvent une petite induration rouge au niveau de la suture. Il suffira le plus souvent

1. BOLTON BANGS. *Médical Record*, n° 1949, 14 mars 1908, p. 421.

de faire sauter 1 ou 2 points de suture pour voir se vider un petit abcès et la fièvre tomber à la normale. Dans certains cas, elle s'accompagne de symptômes généraux graves; elle traduit alors une complication sérieuse, érysipèle, tétanos, septicémie, péritonite, etc.

On peut parfois constater une légère ascension thermique, sans qu'il s'agisse d'infection, apparente du moins. Il n'est pas rare, en effet, de voir dès le lendemain d'une opération la température monter à 38 ou même 39 degrés; en général, cette fièvre ne persiste pas, et dès le surlendemain, la température redevient normale. Ce sont des cas fréquents après une intervention chirurgicale, surtout chez les enfants. On a quelquefois désigné cette élévation thermique sous le nom de fièvre aseptique, de fièvre traumatique et on l'a attribuée à la réaction de l'organisme. On admet plutôt aujourd'hui que la fièvre indique toujours une résorption de substances septiques ou de toxines et que l'ancienne fièvre aseptique n'est que le premier degré d'une infection qui tourne court. Dans certains cas, d'après M. Tedenat, cité par M. Rives [1], le fait de laisser sans soins la bouche d'un opéré peut expliquer des dixièmes et même des degrés de température.

Dans d'autres cas, la fièvre dite traumatique est due à la résorption du sang épanché.

Il est enfin des élévations thermiques chez des opérés qui sont dues à des affections intercurrentes; il n'est pas rare de voir tel opéré faire une angine, ou tel autre paludéen faire, à l'occasion du traumatisme opératoire, des accès de fièvre intermittente.

L'ébranlement du système nerveux peut en outre, chez un sujet prédisposé, hystérique par exemple, suffire à provoquer une certaine élévation thermique, sans qu'il s'agisse d'infection.

1. Rives. *Gaz. des Hôp.*, 20 juin 1908, p. 837.

5° LE POULS

Avec la feuille de température, le pouls est ce qu'il faut toujours examiner, matin et soir après une opération. Il nous donne en effet des indications précieuses et souvent la clef du pronostic.

Est-il petit, faible, filant sous le doigt, coïncidant avec une température normale ou même au-dessous de la normale? Il faut songer à une hémorragie et en chercher les autres signes.

Est-il rapide, filiforme, incomptable? Il faut craindre une infection grave, septicémie ou péritonite.

Dans certains cas, il peut être le signe révélateur d'une thrombose veineuse (Mahler).

« Le pouls peut, dit Wyder [1], être élevé après une grande hémorragie chez une opérée, la fréquence peut coïncider avec une ascension thermique, cela n'a rien d'étonnant. Mais quand on observe une augmentation du pouls après les premiers jours de l'opération, alors que les dangers d'infection sont déjà à l'arrière-plan, que la température est normale ou presque, pendant un bien-être complet ou relatif, l'attention du médecin doit être attirée sur ce symptôme, qui plaide pour une thrombose cachée ou manifeste. »

6° LES URINES

Rétention d'urine. — Il arrive souvent que le soir de l'intervention l'opéré n'a pas encore uriné seul ; malgré de grands efforts, il n'a pu arriver à émettre que quelques gouttes, et parfois même ses efforts sont restés vains. Il ne faut plus dès lors quitter le malade ; il est en état de rétention, et l'abandonner sans l'avoir soulagé serait l'exposer à toutes les conséquences de la rétention.

1. WYDER, cité par Michel. *Revue de Gynécol.*, 1900.

On essaiera d'abord de le faire uriner en le tournant avec soin sur le côté, en élevant son corps jusqu'à la position assise, car beaucoup de malades éprouvent de grandes difficultés à uriner dans la position horizontale. Si on ne réussit pas, on ordonnera un lavement chaud, des fomentations chaudes sur la vessie.

Ce n'est qu'en dernier lieu qu'on aura recours au cathétérisme, qui devra être fait avec l'antisepsie la plus minutieuse.

C'est surtout après les opérations sur le scrotum, le périnée, le rectum, l'utérus, la paroi abdominale (hernies), qu'on voit survenir la rétention d'urine.

Nous connaissons la grande richesse vasculaire et nerveuse de tous ces organes, et la fréquence des anastomoses entre eux. Toute opération sur l'un d'eux retentira avec plus ou moins d'intensité sur la vessie, et agira par voie réflexe pour en déterminer la paralysie. Dans d'autres cas, ce sont les muscles de la paroi abdominale, qui jouent un si grand rôle dans le phénomène de l'effort, qui sont en cause; lésés, ils se contractent avec peine et la miction devient très difficile.

Il est des cas où les vaisseaux et les nerfs de la vessie sont blessés au cours de l'opération; l'action du muscle vésical s'en trouve manifestement compromise. C'est ce qui se produit après les hystérectomies abdominales totales.

Cette rétention est souvent une cause de gêne et même d'excitation, particulièrement chez des sujets nerveux. Elle compromet le repos du malade et entraînerait de l'agitation fébrile et de l'insomnie si on n'y mettait immédiatement bon ordre. On sondera donc le malade dès le soir de l'opération, s'il ne peut satisfaire spontanément le besoin d'uriner. Dans la plupart des cas, le malade pourra dès le lendemain uriner seul, mais parfois on sera obligé de recommencer cette petite opération plusieurs jours de suite matin et soir. Il faudra rassurer les malades, presque toujours très inquiets de cette complication, en les prévenant qu'elle n'est que passagère et qu'elle cessera spontanément.

Anurie post-opératoire. — L'anurie post-opératoire est une complication rare, mais qui, dès son apparition, met non sans raison en émoi tout l'entourage de l'opéré.

On croit tout d'abord à de la rétention post-opératoire : on sonde le malade ; il ne s'écoule rien ; après s'être assuré que la sonde n'est pas bouchée, et qu'en 24 ou 36 heures il ne s'est pas collecté d'urine dans la vessie, il faudra intervenir sans tarder.

L'explication pathogénique de cette anurie est assez difficile. On a dit qu'elle se produisait par action réflexe à la suite du shock opératoire.

Certains auteurs admettent que le chloroforme joue un grand rôle dans sa production ; nous savons que, pendant la chloroformisation, la quantité d'urine sécrétée est très diminuée. Quand le malade a absorbé une très grande quantité de chloroforme, cette diminution persiste, pouvant aller jusqu'à l'anurie.

Mac Guise [1] qui a observé cette anurie à plusieurs reprises chez ses opérés reconnaît que, chaque fois, il existait déjà une néphrite avant l'opération.

Quoi qu'il en soit, dès qu'elle sera reconnue, il faudra la traiter très énergiquement. On prescrira des purgatifs drastiques (aloès, jalap, scammonée ou eau-de-vie allemande), des enveloppements chauds, des bains de vapeur, des révulsifs, des ventouses. On fera des injections salines massives, des injections hypodermiques de pilocarpine. On excitera la sécrétion urinaire à l'aide des diurétiques tels que la digitale, la théobromine, la strychnine.

Mac Guise a recours au sulfate de spartéine. Six fois dans six cas, il a vu se manifester l'action stimulante de la spartéine sur le cœur et son effet diurétique ; en trente minutes, il a observé une augmentation de la pression artérielle, un relèvement du pouls et une émission d'urine. Ces phénomènes se

1. Mac Guise. *Bull. médical*, n° 10, 1907.

sont maintenus chaque fois 4 à 6 heures après chaque prise de médicament. Mac Guise conseille de l'employer en injections hypodermiques à la dose de 6 à 12 centigrammes, répétée toutes les 3 ou 6 heures. On formulera :

Sulfate de spartéine	0 gr. 50 centigr.
Eau distillée.	10 grammes.

Chaque injection d'une seringue de Pravaz (1 centimètre cube) contiendra donc 0 gr. 05 de spartéine.

Si, malgré tout, les phénomènes persistent, il ne faudra pas hésiter à faire la néphrostomie.

7° *LE PANSEMENT*

A moins de douleurs, fièvre ou suintement, il ne faut jamais, après une opération aseptique sans drainage, toucher au pansement avant le huitième jour. Il n'y a aucun intérêt à découvrir la plaie au second ou au troisième jour, comme le font certains chirurgiens. Bien au contraire, le léger suintement qui se produit, dès qu'on a appliqué le pansement, fait adhérer la gaze qui forme une sorte d'attelle très favorable à la bonne consolidation de la blessure. C'est donc pour enlever les fils seulement qu'il faudra défaire le pansement, au huitième jour pour les opérations ordinaires, plus tôt pour les opérations sur la face, un peu plus tard quand la tension des tissus fait craindre la désunion.

Les malades appréhendent ce moment qu'ils craignent souvent plus que l'opération elle-même. Il faudra donc bien les rassurer auparavant et procéder avec méthode à cette ablation. Après s'être lavé très soigneusement les mains, on enlèvera les compresses qu'on décollera avec de l'eau bouillie ou du sérum si elles adhèrent. On nettoiera la périphérie de la cicatrice avec des tampons trempés dans de l'eau bouillie ou de l'alcool et avec des instruments stérilisés on enlèvera les fils en totalité ou en partie, mais sans en oublier. Souvent un fil oublié a pu être la cause de douleurs ou piqûres impatientantes pour le malade, et quelquefois même de petites suppurations.

Le pansement sera refait, après avoir touché la plaie à la teinture d'iode, ou saupoudré la région avec de la poudre de talc.

L'ablation des fils est en général une petite opération très simple, mais que certains malades néanmoins redoutent très sérieusement. Il suffit de les rassurer par de bonnes paroles et de leur promettre qu'on n'enlèvera dans une première séance que deux ou trois fils pour obtenir, même chez les plus nerveux, un calme relatif.

Il arrive parfois, qu'après l'ablation des premiers fils le malade, loin de se calmer, s'énerve davantage. Il se plaint de souffrir avec un tel accent de sincérité, qu'à moins de se compromettre à ses yeux il faut remettre à une séance ultérieure l'ablation des autres fils.

M. J.-M. Villette [1] conseille dans ces cas, quand on doit faire l'ablation de plus de six à huit crins, la méthode suivante :

« Après le lavage de la plaie à l'alcool, dit-il, je sectionne avec des ciseaux fins et pointus chaque anse de fil comme de coutume. J'ai soin de couper bien au ras de la peau et sans exercer la moindre traction. — Pansement à la gaze sèche ou de préférence enduite de vaseline stérilisée.

« Dans ces conditions, quand je lève le pansement après quarante-huit heures, *tous les fils sont dans la gaze, extraits spontanément* sous la double influence du retrait tégumentaire et des mouvements du malade. »

Cette méthode peut donc, dans certains cas, rendre d'excellents services.

L'ablation d'un ou plusieurs fils sera parfois nécessaire au bout de trois à quatre jours. La température s'est élevée, avertissant le chirurgien qu'il y a lieu de regarder la plaie. Une légère tuméfaction rouge, luisante, colore les téguments, et en

1. J.-M. VILLETTE. *Presse Médicale*, 25 juillet 1908, n° 60, p. 480.

ce point la plaie est sensible. Il faut alors donner issue au pus en enlevant un ou plusieurs fils, et ne pas hésiter à faire plus que moins pour éviter une désunion complète; avec une solution antiseptique faible on lavera la plaie largement, sans cependant léser les points indemnes. On asséchera la plaie pour ne pas laisser stagner des antiseptiques dont nous connaissons les dangers et on placera des drains. Des compresses humides chaudes contribueront souvent très heureusement à faire disparaître l'inflammation périphérique. On entourera le pansement de ouate pour le conserver tiède, et on le renouvellera le soir si l'inflammation est intense, sinon le lendemain. Quand la plaie siège dans un membre on recourra avec bénéfice au bain local.

Le dernier terme de cette infection des plaies est le phlegmon diffus et la septicémie, que nous étudierons dans le chapitre des complications post-opératoires générales.

Parfois, on est obligé dès le lendemain de l'opération de défaire le pansement, le chirurgien ayant laissé une mèche ou un drain de sûreté ou parce qu'un léger suintement a souillé le pansement. La plaie ne sera laissée découverte que juste le temps nécessaire à l'ablation du drain ou de la gaze et au renouvellement des compresses; on ne touchera à la plaie et aux gazes qu'avec des instruments rigoureusement stérilisés.

Dans d'autres cas le drainage a été établi d'une façon permanente pour permettre l'écoulement du pus. Le pansement sera alors refait tous les jours et avec le même soin que s'il s'agissait d'une plaie aseptique.

Suivant les indications on fera de l'aspiration dans les drains ou le lavage de ces derniers. On lavera la plaie à l'eau oxygénée, sublimée ou simplement bouillie.

Dans certains cas la plaie exhale une odeur vraiment incommodante pour tout l'entourage. Les lavages antiseptiques répétés ne suffisent pas à combattre la fétidité; l'eau oxygénée n'agit que momentanément. Aussi a-t-on préconisé l'anios depuis quelque temps; ce sel de vanadium présente l'avantage de dégager de l'oxygène d'une façon régulière et permanente et de combattre d'une façon très énergique les agents putrides. On se sert en général de poudre d'anios dont on recouvre la plaie, qu'on entoure ensuite de compresses trempées dans la solution suivante :

Anios	20 grammes.
Eau bouillie	1 litre.

Il est enfin des cas où on a été obligé de tamponner une cavité avec des mèches de gaze. Si on cherche à les enlever au bout de 48 heures, leur adhérence aux tissus détermine parfois des douleurs violentes et on est obligé d'y renoncer. Il faut alors attendre le 5e ou 6e jour et quelquefois plus. La gaze sera à ce moment imbibée, ramollie et viendra facilement. On sera cependant parfois forcé de mouiller un peu la plaie avec une solution antiseptique inoffensive ou mieux avec du sérum pour détacher quelques adhérences ; on fera de légères tractions sur la gaze tantôt d'un côté, tantôt de l'autre et avec beaucoup de patience on arrivera à extraire les mèches sans faire trop souffrir le malade.

Dans les cas de tamponnement d'une cavité osseuse, il n'est pas prudent d'attendre aussi longtemps pour enlever les mèches et le pansement devra être refait au bout de 24 ou 48 heures.

8° *DIÉTÉTIQUE*

Le moment de la reprise de l'alimentation, la formule même de celle-ci sont trop variables suivant les cas pour que nous puissions donner ici des règles exactes en ce qui la concerne. Il ne faudra dans les premiers jours tenir compte que des effets post-opératoires des anesthésiques et en aucun cas la reprendre avant que les vomissements aient complètement cessé. Ce seront ensuite le siège de l'opération, sa nature, son importance qui fixeront la conduite à tenir. Aussi envisagerons-nous ces éléments à propos de la chirurgie de chaque région.

CHAPITRE II

LES ACCIDENTS POST-ANESTHESIQUES

L'anesthésie a de nos jours pris une telle place dans le domaine de la chirurgie qu'il est bon de résumer dans une étude d'ensemble les méfaits post-opératoires des divers anesthésiques. Nous ne voulons pas analyser ici les dangers de chaque narcotique au cours de l'anesthésie, mais seulement envisager les troubles qui se produisent ultérieurement du fait de la narcose. Nous ne ferons pas non plus une revue générale de tous les anesthésiques connus, voulant nous borner à ceux qui sont actuellement employés en France tant pour l'anesthésie générale que pour l'anesthésie locale. Nous terminerons par les accidents consécutifs à l'anesthésie médullaire qui semble chaque jour gagner plus de terrain dans le champ de l'anesthésie générale.

I

ANESTHÉSIE GÉNERALE

A) *CHLOROFORME*

Nous savons aujourd'hui mieux manier le chloroforme; aussi ne voyons-nous qu'à de rares intervalles des complications qui survenaient jadis, alors qu'on tenait moins compte, dans l'administration du chloroforme, de l'âge, du tempérament et des antécédents de l'opéré.

De nos jours les partisans des appareils et ceux de la compresse reconnaissent à l'une ou à l'autre méthode des avantages dans le cours normal de l'anesthésie, mais quel que soit le procédé employé les accidents post-chloroformiques restent les mêmes.

1° *Vomissements.* — Bien peu de sujets échappent à cette complication de l'anesthésie chloroformique; mais alors que chez les uns elle se manifeste à peine par quelques fusées dès le réveil, chez d'autres elle n'apparaît qu'au bout de 24 heures et prend des caractères de gravité tels qu'ils peuvent en imposer pour des vomissements péritonitiques.

C'est un diagnostic qu'il faudra porter tout d'abord. Les vomissements péritonitiques ne se manifestent que quelque temps après l'opération; ils coïncident avec des phénomènes locaux, mais comme ils font souvent suite aux vomissements post-chloroformiques, ils peuvent ne pas attirer l'attention et être mis sur le compte de l'anesthésique. Aussi faudra-t-il se méfier des vomissements d'une trop longue durée, et en tous cas surveiller toujours l'abdomen.

En général, les femmes sont plus sujettes que les hommes aux vomissements post-anesthésiques, sans que toutefois le tempérament joue un rôle quelconque. La quantité de chloroforme administré et la manière de le donner entrent encore en ligne de compte.

Certains praticiens ont également remarqué que le lait était contre-indiqué dans les 24 heures qui précèdent l'opération; il se produirait en effet, du fait du chloroforme ou de l'éther, une certaine hyperacidité stomacale, qui déterminerait la coagulation et contribuerait à augmenter les vomissements.

En général, on admet que le chloroforme imprègne petit à petit toutes les cellules de l'économie, inhibe les processus métaboliques et n'est éliminé que lentement après l'anesthésie. Le cerveau, le bulbe, la moelle sont imprégnés comme les autres tissus et même avec prédilection, à cause de leur teneur en graisses (Hans Meyer et Overton). Le centre vomitif siégeant au niveau du bulbe serait dès lors irrité par le chloroforme, d'après Wooton [1], par les modifications post-opératoires de la pression sanguine, d'après Pillsbury [2].

Certains auteurs pensent que les vomissements sont dus à l'action du chloroforme sur la muqueuse gastrique. L'irritation serait directe pour les uns, la salive étant l'agent de transmission, indirecte pour les autres, les glandes de l'estomac contribuant comme les reins et les poumons à l'élimination de l'anesthésique. Quoi qu'il en soit le meilleur moyen de les combattre serait de défendre la muqueuse gastrique contre le contact irritant en faisant ingérer au patient avant l'anesthésie une grande quantité (800 grammes environ) d'eau par petites quantités dans les heures qui précèdent la narcose (Denucé, Dorsett, Lucarelli). Cette méthode n'a pas donné les résultats qu'en attendaient les promoteurs. Aussi subsiste-t-il des doutes à l'heure actuelle sur la valeur de cette théorie.

Dans l'incertitude où nous sommes de l'efficacité des moyens thérapeutiques employés contre ces vomissements, il faudra, après l'opération, secouer le malade le moins possible, le transporter dans son lit à plat, aérer souvent la chambre pour ne pas laisser s'y accumuler les vapeurs de l'anesthésique. Dès que les vomissements seront déclarés, il faudra, autant que possible, faire coucher le patient sur le côté droit, afin de faciliter l'écoulement des liquides vers le duodénum. On pourra faire asseoir le malade ; on lui lavera la bouche plusieurs fois par jour avec une solution antiseptique.

Malheureusement, nous ne possédons à l'heure actuelle aucun remède efficace. Nous nous contenterons donc de signaler les procédés qui ont été préconisés par les différents auteurs. Du café chaud, du champagne, font assez souvent bon effet. L'acide cyanhydrique à faibles doses répétées réussit parfois. L'eau albumineuse a été aussi recommandée.

1. WOOTON. *Journal of the Amer. med. Association*, 1907, p. 1420.
2. PILLSBURY. *Toledo med. and chir. Reports*, 1908.

La morphine a des succès à son actif. Souvent on peut obtenir de bons effets par l'application sur la région épigastrique de vésicatoires ou de flanelles trempées dans de l'eau bouillante. Il est juste d'ajouter que les applications de glace sur l'estomac ou la nuque ont été également préconisées. On a aussi conseillé v à x gouttes d'essence de menthe sur un morceau de sucre ou dans un peu d'eau. Dans certains cas, les inhalations d'oxygène ou de vinaigre ont réussi. Enfin, dans les cas de vomissements incoercibles, on devra avoir recours au lavage de l'estomac. Quoi qu'il en soit, l'alimentation ne devra jamais être reprise avant la cessation complète des vomissements. Le premier jour, on pourra donner, les six premières heures écoulées, quelques boissons légères, glacées, du thé, du champagne. Le lendemain, si les vomissements ont cessé, on pourra alimenter le malade, à moins de contre-indication particulière du fait de son opération.

Burkhardt [1] a remarqué que les vomissements et la céphalée post-opératoires étaient moindres et pouvaient même faire défaut, si on avait soin de faire, peu de temps avant l'anesthésie, une injection intra-veineuse de 1500 à 2000 centimètres cubes de sérum physiologique.

Paterson (de Glasgow) aurait obtenu de très bons résultats avec la picrotoxine [2]. Dès la fin de l'anesthésie, il injecte dans le tissu cellulaire sous-cutané xx gouttes, ce qui représente 1 centimètre cube d'une solution à 0,2 pour 100 de picrotoxine. Si les vomissements sont déjà survenus, l'injection a pour effet de les faire disparaître. Si une injection de xx gouttes ne suffit pas, il faudrait en faire une seconde de x gouttes seulement dix minutes après. Chez l'enfant, dit-il, il ne faut injecter que v gouttes sous la peau.

2° ***Hoquet.*** — A côté des vomissements, nous devons signaler le hoquet, parfois rebelle à toute médication et qui fatigue beaucoup le malade. On a conseillé dans ce cas de

1. BURKHARDT. *Arch. f. klin. Chir.*, 1907, 82-4.
2. PATERSON. *The Lancet*, 14 sept. 1907, p. 794.

faire des tractions de la langue, des applications de glace sur l'épigastre, ou d'administrer des calmants, tels que le bromure de potassium ou le valérianate d'ammoniaque.

3° ***Troubles pulmonaires.*** — Ils s'observent parfois après la chloroformisation. C'est tantôt une bronchite, tantôt une pneumonie qu'on voit survenir. Et sans chercher à les expliquer toujours par une infection, on peut admettre que dans certains cas ils sont dus, soit à une mauvaise administration du chloroforme, soit à un refroidissement au cours de l'anesthésie ou pendant le transport de l'opéré. Nous savons en effet que pendant l'anesthésie générale la température s'abaisse comme pendant le sommeil; il faudra donc avoir bien soin de recouvrir le sujet dans des linges chauds et éviter qu'il se refroidisse quand on le transportera dans son lit.

Il va sans dire que l'âge avancé, les affections cardiaques, les intoxications (alcoolisme, saturnisme, etc.), y prédisposent comme les maladies pulmonaires antérieures.

La position du malade après l'opération joue également un certain rôle dans l'apparition des accidents. Il faut, à tout prix, éviter la stase sanguine déjà facilitée par la dépression cardiaque dans certaines grandes interventions. En outre, dans certaines opérations sur la région cervicale, les lésions nerveuses (pneumogastrique, récurrent, sympathique) contribuent très certainement à la production de phénomènes de broncho-pneumonie, comme l'ont démontré Legallois, Billroth, Friedlander, Vulpian, Schiff.

L'infection joue néanmoins le grand rôle. Le poumon s'infecte, soit par continuité, soit par voie sanguine et suivant le degré ou la nature de l'infection, on assiste à l'apparition d'une bronchite simple, d'une broncho-pneumonie, d'une pneumonie.

Le traitement de ces complications pulmonaires ne présente ancune particularité et n'exige aucune indication spéciale.

4° **Ictère.** — L'ictère qu'on observe à la suite d'une anesthésie chloroformique est en général bénin et disparaît assez rapidement.

Voici une malade, âgée de quarante-trois ans, que nous avons opérée en mars 1902 d'un cancer du sein, dans le service de notre maître, M. Richelot. L'anesthésie fut faite au chloroforme. Le lendemain, cette femme présente une coloration jaune des conjonctives ; sa face prend un aspect ictérique ; ses téguments jaunissent progressivement au niveau des plis de flexion. La malade vomit ; ses vomissements sont muqueux, puis bilieux. Les selles sont normales. Pas de xanthopsie. Aucun trouble viscéral. Pas de fièvre.

L'analyse des urines a permis de constater l'absence d'albumine, mais a révélé la présence d'une certaine quantité d'indican, d'urobiline et de pigments biliaires. La coloration des urines était jaune foncé. Pendant deux jours, la coloration des téguments et des muqueuses augmente, puis l'ictère diminue sensiblement pour disparaître complètement en huit jours.

A la même époque, nous eûmes l'occasion de recueillir une observation analogue. Il s'agissait d'une femme de trente-huit ans, opérée d'un abcès pelvien par notre maître, M. Richelot. L'anesthésie au chloroforme, précédé de quelques grammes de bromure d'éthyle, n'avait duré que quelques minutes. Mais dès le lendemain, s'installait un ictère qui, en deux jours, atteignait une teinte jaune olivâtre. Cet état dura quarante-huit heures et, comme dans le cas précédent, tout disparut en huit jours.

Les urines avaient été examinées. Elles étaient de couleur acajou. On trouva un peu d'albumine, de l'indican, de l'urobiline et des pigments biliaires.

G. Campora [1] dans une étude où il rapporte trois cas d'ictère après deux cures radicales de hernie et une néphro-

1. G. Campora. *Gazetta degli Ospedali e delle Cliniche*, XXVII, 29 avril 1906, n° 51, p. 535.

pexie, étudie la pathogénie de cet accident. Avec lui, nous pensons qu'il y a lieu d'éliminer l'absorption du sang épanché, la coïncidence d'un ictère catarrhal ou émotif, la rétention biliaire par un spasme réflexe d'origine péritonéale; de Bovis [1] admet qu'il s'agit toujours d'une atteinte légère de la cellule hépatique. Les éléments de la bile passeraient dans le sang et il se produirait un ictère par diffusion.

Il est certain que, pour que l'ictère se produise dans ces conditions, il faut des sujets prédisposés. Mais cette prédisposition peut être de nature diverse; chez les uns, elle est congénitale, chez les autres, elle est acquise et sous la dépendance de la syphilis, de l'alcool ou du saturnisme. Chiarleoni [2], étudiant l'ictère post-chloroformique, le rapporte à l'action directe du chloroforme sur la cellule hépatique. C'est l'opinion actuellement admise par la majorité des auteurs. L'ictère bénin traduit l'altération légère de la cellule hépatique par l'intoxication chloroformique qui, à un plus haut degré, déterminera l'apparition de l'ictère grave.

Reprenant l'étude des ictères post-chloroformiques, MM. Quénu et Kuss [3] distinguent :

1° des ictères chloroformiques par action du chloroforme sur la cellule hépatique;

2° des ictères chloroformiques hématogènes par action hémolytique du chloroforme sur le sang;

3° des ictères à pathogénie mixte hépatico-hématogène.

5° ***Ictère grave.*** — L'ictère grave s'observe très rarement à la suite de la chloroformisation. Foa [4], Reggianini [5],

1. De Bovis. Ictères bénins post-opératoires, *Semaine Médicale*, 1903, p. 293.

2. Chiarleoni. *Jahrb. für Chir.*, 1899.

3. Quénu et Kuss. *Bull. et Mém. de la Soc. de Chir. de Paris*, 1908, 4 novembre.

4. Foa. Sur deux cas d'ictère grave par action du chloroforme chez les cirrhotiques latents. *Gaz. Méd. Ital.*, 31 janvier 1907.

5. Reggianini. A propos de deux cas d'ictère grave consécutifs à la chloroformisation. *Riforma Medica*, 6 juillet 1907, n° 27.

Guleke (1), en ont publié dernièrement des observations, mais ce sont là des faits exceptionnels. En règle générale, lorsque l'intoxication chloroformique est profonde, elle ne se localise pas seulement au foie, elle agit sur tout l'organisme pour produire les phénomènes d'empoisonnement tardif que nous envisagerons plus loin. Du reste, il semble bien que la pathogénie de ces accidents soit encore très obscure, que ce n'est pas tant à la quantité du chloroforme donné, qu'à d'autres facteurs encore inconnus, qu'on doive les rapporter. Guleke fait remarquer qu'ils n'ont été observés jusqu'à ce jour qu'à la suite d'opérations abdominales, et presque toujours chez des sujets gras. Pour Foa, une lésion antérieure de la cellule hépatique serait nécessaire, et l'ictère grave n'apparaîtrait que chez des cirrhotiques.

6° ***Troubles urinaires.*** — Depuis longtemps les auteurs ont signalé la mauvaise influence des anesthésiques sur les reins. Nous passerons donc successivement en revue les divers éléments de l'urine pour en étudier les variations.

a) Les *chlorures* augmentent souvent après la chloroformisation, mais cette augmentation n'est que la résultante de l'élimination du chloroforme qui se fait par la peau, les poumons et les reins, et par ceux-ci, sous forme de chlorures surtout.

b) L'élimination du *soufre* et du *phosphore* après l'anesthésie, est parallèle à celle de l'azote ; il y a donc augmentation du taux du soufre et du phosphore, ce qui ne nous étonne pas puisque, comme l'azote, ils proviennent de la molécule albuminoïde.

c) L'*albuminurie* qui s'observe après la chloroformisation, n'est jamais d'une longue durée. Son importance n'est nullement en relation avec la durée de l'anesthésie, comme l'ont démontré Patin et Terrier (2), puis Vidal (3).

1. Guleke. *Archiv. fur Klin. Chir.*, 1907.
2. Patin et Terrier. *Manuel d'anesthésie chirurgicale.* Paris, 1894.
3. Vidal. *Th. de Paris*, 1897.

Mme de Stankiewicz [1] admet qu'elle est due à l'action du chloroforme qui produirait une légère néphrite, les autopsies faites sur l'animal et sur l'homme lui ayant révélé l'existence de lésions au niveau des tubes contournés.

d) Le chloroforme peut-il déterminer de la *glycosurie*? De fait, après l'anesthésie chloroformique, il arrive souvent que l'urine réduise la liqueur de Fehling, mais nous savons que le chloroforme est lui-même un corps réducteur. Aussi Hegar et Kaltenbach admettent que c'est à la présence du chloroforme dans l'urine qu'il faut rapporter la réaction.

Pour Pavy et Drappier, il existe réellement du sucre dans les urines des opérés.

Pour Zeller enfin, pour Vidal, c'est un dérivé du chloroforme qu'il faut incriminer.

Quoi qu'il en soit, il semble bien démontré aujourd'hui qu'il n'y a en aucune façon de glycosurie vraie.

e) La *bilirubine* a été signalée dans les urines. Elle peut exister exceptionnellement en dehors de tout ictère, mais généralement elle accompagne la coloration ictérique des téguments. Sa présence est due à la destruction de l'hémoglobine dans le sang.

f) Gianasso [2] a recherché l'*urobiline* dans les urines de 25 enfants anesthésiés pendant dix à quarante-cinq minutes pour des opérations diverses. Les résultats ont toujours été positifs et l'urobiline a été constatée pendant un temps variable sans toutefois dépasser dix-huit heures.

Nous l'avons trouvée nous-même dans les deux observations d'ictère que nous rapportons plus haut.

C'est sans aucun doute à la destruction des globules rouges par le chloroforme qu'il faut l'attribuer. Nous savons, en effet, que la destruction de l'hémoglobine dans le sang par l'eau distillée ou le chloroforme donne lieu à la formation de la biliru-

1. De Stankiewicz. *Th. de Paris*, 1908.
2. Gianasso. *Riforma med.*, mai 1906, p. 538-541.

bine et que l'urobiline n'est qu'un produit de réduction de la bilirubine.

g) L'*acétone* n'apparaît dans l'urine que dans les cas graves comme une manifestation de l'action toxique du chloroforme.

Elle est relativement rare et en tous cas presque toujours passagère.

Luigi Longo [1] dans une récente étude sur l'acétonurie post-opératoire rappelle que Luzzatti, Becher, Aiello, Brackett, Stone et Low [2] ont signalé la présence de l'acétone dans l'urine après l'anesthésie générale.

Luzzatto [3] a trouvé l'acétone dans l'urine 20 fois sur 60 sujets chloroformisés, mais il est incapable d'établir un rapport entre l'acétonurie et la quantité de chloroforme absorbé ou la durée de la narcose.

L'apparition de l'acétone dans l'urine serait, pour Becher, causée par l'absorption des vapeurs de chloroforme. Luzzatto admet qu'il s'agit d'une altération des reins. Pour Mauban [4], c'est à l'inanition relative produite par le jeûne auquel on soumet les malades avant l'anesthésie chirurgicale qu'est due l'acétonurie.

Taylor [5] pense que l'acétone se forme aux dépens des graisses de l'organisme sous l'influence de l'anesthésique.

Brackett, Stone et Low ont signalé des cas mortels d'acétonurie après l'anesthésie se manifestant par des phénomènes de collapsus, vomissements, dyspnée, accélération du pouls, cyanose et coma avec absence totale de fièvre. L'acétone était très manifeste dans l'air expiré et dans l'urine.

Quoi qu'il en soit, la présence de l'acétone dans l'urine est toujours le fait d'une intoxication de l'organisme se produi-

1. Luigi Longo. Recherches cliniques sur l'acétonurie post-opératoire. *Riforma med.*, n° 37, 15 septembre 1907.
2. Brackett, Stone et Low. *Boston med. and surg. Journ.*, vol. CLI, n° 1, 1904.
3. Luzzatto. *Rivista veneta di scienze med.*, 1895.
4. Mauban. *Th. de Paris*, 1905.
5. Taylor. *Journ. of amer. med. Assoc.*, 1906.

sant probablement plus facilement chez des sujets gras. Pour Luigi Longo, elle est en rapport avec des altérations fonctionnelles (ou anatomiques?) du système nerveux central.

h) Dès 1893, M. Lucas-Championnière [1] avait remarqué qu'après les grandes opérations on observait une *ascension du taux de l'urée.*

Vidal en 1897 [2], Soulié, Claret [3], Gross et Sencert [4] reprennent la question et tous retrouvent une augmentation très notable de l'azote dans l'urine.

Vidal qui a fait une étude très approfondie de la question insiste sur ce fait qu'on ne peut affirmer l'hyperazoturie qu'après avoir établi le rapport de l'azote ingéré à l'azote éliminé.

Tous les composés azotés sont augmentés mais dans des proportions variables. C'est ainsi que c'est surtout sur l'acide urique et la créatinine que porte l'augmentation, l'urée pouvant parfois être diminuée.

L'explication de cette hyperazoturie est différente suivant les auteurs :

Pour les uns (Lucas-Championnière), elle serait due à la résorption des liquides épanchés et des éléments morts.

Pour les autres (Claret, Gross et Sencert), elle dépendrait des altérations du sang. Chez nombre d'opérés ils signalent une hyperleucocytose intense, et la destruction des leucocytes donnerait lieu à une élimination d'azote.

Pour d'autres [Vidal [5]], il faut la rapporter à l'intoxication

1. M. L.-Championnière. *Jour. de méd. et de chir. prat.*, 1893, t. LXIV, p. 534.

2. E. Vidal. *Influence de l'anesthésie chloroformique sur les phénomènes chimiques de l'organisme. Th. de Paris*, 1897.

3. Claret. La décharge azoturique post-opératoire dans les grandes interventions abdominales. Son importance pronostique, *Arch. gén. de méd.*, 1905, p. 513.

4. Gross et Sencert. Congrès de Bruxelles, 1905, in *Presse Médicale*, n° 76, 1905, p. 606.

5. Vidal. Quelques points de la séméiologie urinaire des opérés. *Presse Médicale*, 20 janvier 1906, n° 6, p. 43.

causée par les anesthésiques. Vidal se base pour l'affirmer sur les trois faits suivants :

1° Elle existe toujours chez les animaux chloroformisés et non opérés ;

2° Elle existe toujours chez les sujets anesthésiés pour un examen clinique ;

3° Elle n'existe jamais chez les opérés non anesthésiés et non fébricitants.

Cette hyperazoturie est selon lui « une démolition profonde que subit l'organisme sous l'action des anesthésiques, une heure de chloroforme produit plus de désordres que douze jours d'inanition complète chez un sujet en bon état ».

Il faudra donc « combler la brèche par une alimentation aussi précoce que possible » et balayer « les déchets toxiques ».

Aussi ne saurions-nous trop conseiller, même en dehors des cas de débilité extrême du sujet, des injections de sérum artificiel. C'est là le meilleur moyen que nous ayons de laver rapidement le sang et de préparer le sujet à recevoir sans danger une alimentation précoce.

7° ***Troubles nerveux.*** — Ces troubles se manifestent par des paralysies ou des psychoses.

a) **Les paralysies post-anesthésiques** sont assez variées; deux groupes cependant doivent en être distraits, qui comme l'avait déjà signalé Mally[1], n'ont aucun rapport avec l'anesthésie, ce sont les paralysies hystériques et les paralysies réflexes.

Avec Blumfeld[2] nous diviserons donc en trois catégories les paralysies post-anesthésiques.

Les unes sont d'origine périphérique et doivent être rapportées à la compression ou au tiraillement de quelque racine nerveuse pendant l'anesthésie. Elles disparaissent en géné-

1. Mally. Paralysies post-anesthésiques. *Revue de Chir.*, juillet 1899, p. 91.
2. Blumfeld. *Clin. Journal*, août 1901.

ral au bout de quelques jours sans traitement. Parfois elles persistent plus longtemps.

Les autres sont d'origine centrale et sont de véritables attaques d'apoplexie sous la dépendance de la congestion cérébrale. Dans certains cas on peut également leur reconnaître une origine toxique.

Les troisièmes enfin sont indéterminées et sans explication bien plausible à l'heure actuelle.

b) **Les psychoses post-opératoires** se manifestent dès le réveil, dans les vingt-quatre, trente-six ou quarante-huit heures, ou bien quelques jours plus tard, mais toujours chez des prédisposés. Elles ont été rapportées à diverses causes que nous ne ferons que signaler, mais comme elles ont été mises par certains sur le compte des anesthésiques, nous devons en faire une étude sommaire.

Signalés par Dupuytren, puis par Verneuil et Ball, les troubles psychiques post-opératoires font l'objet de travaux d'ensemble à partir de 1888. Werth, Gaillard Thomas [1], Vène [2], Wilson [3], Truelle [4], Briand et Picqué [5], Duplay [6], le professeur Berger [7] et la Société de chirurgie de Paris en 1898, étudient et discutent la question. Plus près de nous, Carlo Lorenzi [8] insiste sur la variété des formes qu'elles peuvent revêtir et s'élève contre l'idée de créer une entité spéciale de psychose post-opératoire.

Il est une distinction qu'il faut tout d'abord établir dans le groupe de ces psychoses, suivant qu'elles sont passagères ou

1. Gaillard Thomas. *New-York Ac. of med.*, avril 1889, et *Med. News*, mai 1889.
2. Vène. *Th. de Paris*, 1881.
3. Wilson. *The med. News*, 1897, t. I, p. 47.
4. Truelle. *Th. de Paris*, 1898.
5. Briand et Picqué. *Ann. méd.-psychol.*, 1898, et *Arch. de neurol.*, mars 1903, p. 209.
6. Duplay. Folie post-opératoire. *Presse médicale*, 28 juin 1899, p. 305.
7. Berger. *Méd. mod.*, 17 juin 1899.
8. Carlo Lorenzi. Sur les psychoses dites post-opératoires, *Riforma med.*, n° 19, 11 mai 1907.

permanentes. Les premières, disent Briand et Picqué, sont essentiellement transitoires; ce sont des délires d'hôpital, dus surtout à la septicémie, rarement au chloroforme ou à d'autres agents médicamenteux et qui se terminent rapidement par la guérison ou par la mort (Briand et Picqué). Les secondes sont plus ou moins longues, parfois permanentes. Ce sont les délires d'asile de Briand et Picqué, les vraies psychoses post-opératoires.

Les psychoses post-opératoires sont relativement rares. Elles apparaissent presque toujours chez des femmes nerveuses, ou chez des individus prédisposés par une tare héréditaire ou organique (intoxication chronique, saturnisme, alcoolisme, etc.). L'importance de l'opération ne semble en revanche jouer aucun rôle dans leur éclosion.

C'est à l'anesthésique que certains auteurs ont rapporté l'apparition de ces manifestations psychiques. On avait constaté que la substance anesthésique déprimait le cœur, qu'elle hyperémiait le foie, qu'elle déterminait de l'anémie cérébrale, de la stase veineuse, de l'albuminurie.

On avait remarqué que les personnes nerveuses étaient plus longues à s'endormir, qu'il leur fallait des doses plus fortes et qu'enfin leur système nerveux était plus ébranlé par la crainte de l'opération. Il semble bien aujourd'hui que ce n'est pas à une cause unique, mais à un ensemble de circonstances qu'il faut attribuer ces psychoses (prédisposition héréditaire ou acquise, shock opératoire ou ébranlement moral).

Les troubles psychiques qui peuvent se manifester après une intervention chirurgicale ne présentent aucun caractère particulier, et il est difficile de les classer, car ils prennent chez chaque individu une allure spéciale, folie, manie, mélancolie, délire, etc. Tantôt ce sont des phénomènes d'excitation violente avec élévation de température, tantôt de l'insomnie tranquille.

On doit donc prévoir l'apparition de ces troubles avant l'opération, dès qu'on a affaire à un sujet pusillanime ayant des stigmates psychiques, en gagnant sa confiance et en abrégeant le plus possible la période pré-opératoire.

8° **Empoisonnement tardif.** — Le chloroforme tue après l'opération, comme il tue avant, comme il tue pendant.

Depuis que Casper en 1850 [1] rapporta le premier cas de mort quelques jours après une anesthésie générale par le chloroforme diverses observations ont été publiées. Nous les trouvons toutes rassemblées par M. J. Auburtin [2] dans une excellente thèse sur les effets tardifs du chloroforme. Nous y ajouterons les cas publiés dernièrement par Thorp, Telfort, Bride, Wilson [3]. Dans une série d'expériences très intéressantes, Nothnagel, Ungar et Jaukers, Paul Bert avaient déjà montré les effets des inhalations chloroformiques sur les viscères. Il semble bien prouvé aujourd'hui qu'en dehors de toute infection opératoire le chloroforme à lui seul suffit à déterminer l'apparition de symptômes d'intoxication grave, et parfois même mortelle.

A l'autopsie, on trouve des lésions de dégénérescence viscérale, localisées surtout au foie, aux reins, au cœur, et presque toujours il s'agit de dégénérescence graisseuse.

Les symptômes qui traduisent l'intoxication se manifestent en général après la première journée.

Les vomissements chloroformiques sont plus fréquents ; ils deviennent plus foncés, parfois même marc de café. La respiration est plus rapide et le malade est gêné par une odeur persistante de chloroforme. Parfois on voit apparaître le rythme de Cheyne-Stokes. Le pouls est rapide, petit. Le facies est légèrement subictérique. Le malade est plus ou moins agité, mais sans fièvre ; parfois on voit apparaître un délire calme; dans d'autres cas ce sont des convulsions. Les urines sont rares, foncées. On y décèle la présence de l'albumine, de pigments biliaires et d'une abondante quantité de composés azotés.

1. Casper. *Wochens.*, 1850.
2. J. Auburtin. *Th. de Paris*, 1906.
3. Thorp, Telfort, Bride, Wilson. *The Lancet*, 29 février 1908.

Tous ces phénomènes, dans les cas mortels, s'aggravent rapidement en quelques jours.

Dans les cas les plus heureux, tout rentre dans l'ordre assez rapidement, surtout si on agit dès l'apparition des symptômes par des injections de caféine ou d'huile camphrée et par de grandes injections intra-veineuses de sérum.

Si le chloroforme suffit à lui seul à altérer la cellule hépatique et à amener un trouble dans les fonctions du foie, il semble bien que d'autres facteurs entrent en jeu pour faciliter son action. L'une des causes qui augmentent la dépression fonctionnelle du foie et diminuent sa fonction anti-toxique serait d'après William Hunter[1] le jeûne pré-anesthésique auquel on soumet le malade. Le jeûne est en effet, comme nous l'avons appris en physiologie, une des influences qui font le mieux diminuer puis disparaître le glycogène du foie. Pour subvenir aux besoins de l'organisme, le foie est alors obligé de produire du glycogène aux dépens des protéiques et des graisses. Or, la destruction des premières entraîne une augmentation des substances toxiques et le métabolisme des graisses une formation exagérée d'acides, conditions qui favorisent au plus haut point l'intoxication de l'organisme. Le jeûne pré-anesthésique serait donc un contre-sens, puisqu'il supprimerait un apport indispensable au foie. W. Hunter conseille donc de donner au malade quelques heures avant l'opération (quatre heures environ), un aliment amylacé facile à digérer; d'autres [Beddard[2]] recommandent la dextrose par voie buccale ou rectale ou même en injection intraveineuse (solution à 6 pour 100). Ils pensent ainsi fournir au foie au moment où il va avoir besoin de toutes ses réserves, une nouvelle provision de glycogène, qui va contribuer à assurer l'intégrité de ses fonctions.

1. William Hunter. Intoxication tardive par le chloroforme. Sa nature. Sa prophylaxie. *The Lancet*, 1908, 4 avril, n° 4414.

2. Beddard. Traitement de l'intoxication chloroformique tardive. *The Lancet*, 1908, 7 mars, n° 4410.

B) ÉTHER

Les troubles gastriques, respiratoires, urinaires, toxiques, sont aussi fréquents avec l'éther qu'avec le chloroforme.

1° *Vomissements.* — Avec l'éther les vomissements apparaissent immédiatement après la cessation de l'anesthésie; ils sont en général plus violents qu'après le chloroforme, mais durent moins, cessant parfois dès que le malade a repris connaissance.

Les enfants y sont moins sujets que les vieillards.

On a cherché à expliquer ces vomissements de diverses façons : les uns admettent que le mucus et la salive s'imprègnent constamment d'éther et que, déglutis, ils s'accumulent dans l'estomac pendant tout le temps de l'anesthésie; dès le réveil, l'estomac retrouvant son fonctionnement normal se débarrasserait de son contenu. La fréquence des vomissements serait donc en rapport avec la quantité du contenu stomacal ou avec sa viscosité. Aussi a-t-on conseillé de faire boire au malade, immédiatement avant l'anesthésie, une quantité d'eau en rapport avec la durée présumée de la narcose, afin de diluer ce contenu. Dès que les vomissements se produisent, on pourra donner des boissons chaudes et froides dans le même but.

Pour d'autres, l'éther excrété par la muqueuse gastrique s'accumulerait dans l'estomac et déterminerait une véritable gastrite [Hess (de New-York)]. D'autres enfin pensent qu'ils sont d'origine nerveuse centrale.

2° ***Troubles pulmonaires.*** — Ils s'observent beaucoup plus fréquemment qu'après la chloroformisation. La bronchite est rare; la broncho-pneumonie l'est moins; la pneumonie est la forme la plus fréquente.

Parfois on voit survenir des hémoptysies, chez des sujets qui ne présentent aucune manifestation de tuberculose. Il semble alors que l'éther agisse en congestionnant l'organe.

Ces troubles pulmonaires sont sous la dépendance, non pas d'une irritation directe de la muqueuse par l'éther, mais de l'aspiration de la salive buccale infectée.

L'éthérisation n'est pas plus dangereuse chez les vieillards, pourvu qu'on n'éthérise pas les emphysémateux et les affaiblis.

Ces complications doivent être traitées dès leur début par les ventouses sèches et scarifiées.

Quant à l'abaissement de la température qui, comme nous l'avons vu à propos du chloroforme, facilite l'atteinte des poumons, il est un peu moins à craindre qu'avec le chloroforme.

3° ***Ictère.*** — L'ictère bénin, léger, a été observé après l'anesthésie par l'éther comme après le chloroforme. Les cas en sont cependant excessivement rares; si certains chirurgiens l'ont noté parfois, Lindh [1] ne l'a jamais constaté dans une série de 1279 anesthésies.

4° ***Troubles urinaires.*** — Ces troubles ont été surtout étudiés par Babaci et Bebi [2] qui montrèrent que, si le chloroforme produit des lésions de néphrite parenchymateuse, l'éther donne plutôt lieu à de la néphrite hémorragique.

Mais les effets les plus importants de l'éther sur le rein sont des modifications de la sécrétion qui est très sensiblement diminuée le premier jour.

L'examen des urines permet d'y trouver des éléments anormaux, tout comme après l'anesthésie par le chloroforme. On y a signalé la présence de l'albumine, de l'urobiline, de la bilirubine, de l'acétone, de cylindres, etc.

D'après Eisendraht [3], l'*albuminurie* se présente cependant moins fréquemment qu'après la chloroformisation : le rapport serait de 32 à 25.

1. Lindh. *Nord med. Archiv.*, 1895, XXVIII, 4-5.
2. Babaci et Bebi. *Jahrb. f. Chir.*, 1896.
3. Eisendraht. *Deuts. Zeit. f. Chir.*, 1899.

Roux[1], sur 115 anesthésies par l'éther, n'a trouvé que 4 fois de l'albumine dans les urines.

L'*acétonurie* s'observe dans les cas d'empoisonnement grave. Brackett, Stone et Low[2] en rapportent des observations. Ici encore il est probable que l'acétonurie a pour origine la graisse de l'organisme.

Quant à l'hyperazoturie, possible après l'éthérisation, tout ce que nous avons dit sur l'hyperazoturie post-chloroformique peut lui être rapporté (Vidal).

5° ***Troubles nerveux.*** — Ils sont peu signalés en France où l'emploi de l'éther s'est moins vulgarisé que celui du chloroforme. Néanmoins on en rencontre de-ci de-là quelques observations. Truelle[3] a observé quelques paralysies passagères après une anesthésie de peu de durée (quinze à vingt minutes).

C) *CHLORURE D'ÉTHYLE*

L'anesthésie par le chlorure d'éthyle est une anesthésie courte. Le réveil est très rapide et les suites en sont véritablement très simples.

Au point de vue général, pas de vomissements, pas de nausées, pas de céphalée. On note cependant de rares cas où ces troubles ont pu se manifester et durer quelques heures.

Au point de vue pulmonaire on n'a jamais signalé de complications, même chez des sujets présentant antérieurement des lésions.

Du côté des reins enfin, le chlorure d'éthyle est également inoffensif. On ne constate jamais d'albuminurie.

Dernièrement cependant, Cunningham[4] a signalé un cas d'intoxication grave à la suite d'une anesthésie d'une minute

1. Roux. *Korrespond. f. Schw. Ærzte*, 1888.
2. Brackett, Stone et Low. *Boston med. and surg. Journ.*, 7 juillet 1904.
3. Truelle. *Étude critique sur les psychoses dites post-opératoires. Th. de Paris*, 1898.
4. Cunningham. *The Lancet*, 1er février 1908, p. 284.

pour ablation de végétations adénoïdes. L'état de la malade fut très inquiétant pendant cinq jours; on fût obligé de recourir à l'alimentation rectale.

D) *BROMURE D'ÉTHYLE*

Le bromure d'éthyle comme le chlorure est un anesthésique bénin au point de vue des suites opératoires, comme nous avons pu nous en rendre compte pendant l'année que nous avons passée à l'hôpital des Enfants Malades où nous l'avons longuement expérimenté. Cependant Seitz, d'après Dumont[1], a vu les vomissements durer des jours entiers. Nous n'avons jamais observé de cas analogue. Quand l'anesthésie a été de très courte durée, on n'observe aucun retentissement sur l'organisme. Le bromure s'élimine rapidement par les poumons surtout, par les reins accessoirement.

Quand, au contraire, on a administré des doses plus élevées on observe [Regli, Haslebacher[2]] de l'albuminurie, de la cylindrurie, parfois même des dégénérescences viscérales (foie, rein, cœur).

E) *PROTOXYDE D'AZOTE*

Nous n'avons en France aucune expérience du protoxyde d'azote. C'est un anesthésique assez délaissé auquel seuls quelques chirurgiens dentistes recourent parfois.

Et cependant, à en croire les Anglo-Saxons, il est d'une bénignité parfaite.

Nous l'avons expérimenté à trois reprises sur nous-même sans jamais en avoir ressenti le moindre malaise consécutif.

Hills[3] vient de signaler récemment l'érythème consécutif à l'anesthésie par le protoxyde d'azote.

1. Dumont. *Traité de l'anesthésie générale et locale*, édit. franç., par F. Cathelin, Baillière et fils édit., p. 149.
2. Regli, Haslebacher. Cités par Dumont. *Loc. cit.*, p. 171.
3. Hills. *British Medical Journal*, 1909, n° 2519, 10 avril.

F) SCOPOLAMINE

La scopolamine, surtout associée à la morphine, a pris dans ces derniers temps une place éphémère dans la catégorie des anesthésiques généraux. Elle a malheureusement l'inconvénient de ne pouvoir à elle seule produire une anesthésie complète et durable. Aussi n'est-elle plus employée aujourd'hui que comme introduction au chloroforme ou à la stovaïne lombaire, et c'est à ce seul titre qu'elle méritera de retenir un instant notre attention.

MM. Walther, Terrier, qui ont introduit en France cet anesthésique, ont bien montré le grand intérêt qu'il y a, pour certains malades pusillanimes ou nerveux, à supprimer en quelque sorte les émotions de la veillée opératoire; la scopolamine, à cet effet, a une action remarquable. Elle permet, en outre, de ne donner au malade qu'une quantité très minime de chloroforme, ce qui est très important pour les malades déjà très affaiblis et qui sont ainsi moins exposés aux effets toxiques d'une trop grande quantité de chloroforme.

Après l'opération, la scopolamine agit encore en laissant le malade plongé dans une somnolence qui le soustrait aux douleurs occasionnées par toute opération.

Lors de sa première communication, M. Walther [1] n'avait observé ni vaso-dilatation consécutive, ni contracture de la paroi après l'opération.

Dans sa deuxième communication [2] il ne rapporte encore aucun accident, mais, contrairement à ses conclusions de 1905, il a constaté que les vomissements post-anesthésiques étaient fort rares. Il n'a jamais observé non plus la tendance aux hémorragies, signalée par certains auteurs.

Néanmoins l'emploi de cet anesthésique ne s'est pas encore

1. WALTHER. *Bull. et Mém. de la Soc. de Chir.*, 21 juin 1905.
2. WALTHER. *Ibid.*, 28 février 1906.

beaucoup vulgarisé en France, aussi n'insisterons-nous pas davantage.

II

ANESTHÉSIE LOCALE

L'anesthésie locale peut être produite de trois façons : mélanges réfrigérants, pulvérisation de liquides, injections sous-cutanées.

A) *MÉLANGES RÉFRIGÉRANTS*

Les mélanges réfrigérants, composés de glace et de sel marin, produisent une anesthésie locale très satisfaisante pour certaines petites opérations.

Les complications qu'on a signalées à la suite de leur application sont rares et en tous cas de peu de gravité. Dans quelques cas on a vu se former des escarres superficielles dues à une congélation trop intense. Ailleurs on a signalé une réaction inflammatoire assez vive et même des angioleucites.

B) *PULVÉRISATION DES LIQUIDES*

C'est une méthode d'anesthésie locale par laquelle le chlorure d'éthyle est le plus souvent employé. L'anesthésie est toute superficielle et de courte durée. Nous n'avons trouvé signalé aucun accident digne d'être rapporté.

C) *COCAÏNE*

Les accidents à la suite des injections sous-cutanées de chlorhydrate de cocaïne apparaissaient autrefois, au début de la méthode, alors qu'on employait des solutions cocaïniques un peu fortes. On observait des phénomènes d'empoisonnement grave et on signala même des cas de mort.

Aujourd'hui les accidents observés sont relativement bénins.

Cependant chez des sujets affaiblis, nerveux, la cocaïne peut encore déterminer des symptômes graves d'empoisonnement, se traduisant par de l'angoisse, de la pâleur de la face au début, par des convulsions plus tard.

Il faudra réagir contre ces phénomènes de vaso-constriction.

Malheureusement nous ne connaissons pas de substance antagoniste de la cocaïne. Le nitrite d'amyle, le chloral, la morphine qu'on a successivement conseillés ne réagissent pas contre le poison. Force nous est donc d'agir sur l'état général.

Dès les premiers symptômes d'intoxication, on étendra le sujet la tête en bas, et on lui aspergera le visage avec de l'eau froide. On fera sous la peau une injection d'éther doublée d'une injection de caféine. On donnera au malade des excitants, du café, un grog. On sera parfois obligé de faire la respiration artificielle et quelquefois même pendant fort longtemps. Dumont rapporte le cas d'un médecin morphinomane, chez lequel on dut la faire pendant cinq heures après une injection de 1 gramme de cocaïne.

Schleich, cité par Dumont dans son *Traité de l'anesthésie*, recommande de donner V à X gouttes de menthol camphré sur du sucre.

Actuellement on n'observe d'accidents que si on néglige les principes de l'anesthésie cocaïnique.

L'opération terminée, il est de règle en effet de laisser le malade deux heures étendu. Pour une opération de petite importance (panaris, abcès, etc.), une demi-heure suffit.

Quoi qu'il en soit, il sera bon de toujours faire boire au malade un peu de café, et de le faire manger avant de l'autoriser à se lever.

En se départant de ces règles on s'expose à voir survenir des phénomènes de faiblesse cardiaque et des syncopes plus ou moins graves.

D) *SUCCÉDANÉS DE LA COCAÏNE*

Depuis la tropacocaïne jusqu'à l'orthoforme, ils ont tous eu leur moment de vogue et ont reçu quelques applications en oculistique, laryngologie, dans l'art dentaire. Leur emploi ne s'est pas suffisamment vulgarisé pour que nous ayons à entreprendre ici l'étude de leurs effets post-opératoires. Disons seulement que parfois, à la suite d'injections d'orthoforme ou de nirvanine, on peut obtenir des œdèmes, des érythèmes, de l'eczéma, voire même de la gangrène.

E) *STOVAÏNE*

Quelques chirurgiens la préfèrent à la cocaïne. Depuis trois ans qu'il l'emploie, M. Reclus[1] n'a jamais eu le moindre incident.

III

ANESTHÉSIE GÉNÉRALISÉE

(Anesthésie médullaire.)

C'est à la cocaïne que les partisans de l'anesthésie médullaire eurent d'abord recours, mais malgré la petite quantité de substance injectée on observa quelques troubles consécutifs, aussi chercha-t-on à la remplacer par une substance moins offensive. Bier conseilla la tropacocaïne, mais, ayant observé de violentes céphalalgies, il l'abandonna bientôt. C'est alors que notre maître, M. Chaput, eut l'idée d'injecter par voie rachidienne la stovaïne.

Ce sont les effets consécutifs à l'injection de ces deux substances, cocaïne et stovaïne, que nous allons passer en

1. M. Reclus. *Bull. de la Soc. de Chir.*, 8 avril 1908.

revue. Laissant de côté les accidents immédiats pendant l'anesthésie, nous n'étudierons que les séquelles de celle-ci.

Les effets anesthésiques sont-ils dans cette méthode le résultat du passage de l'anesthésique dans la circulation sanguine ou de son contact direct avec les centres nerveux?

Les anesthésiques produisent-ils des altérations définitives du système nerveux? Ce sont là deux questions qui ont fait l'objet d'une étude récente de MM. H. Klose et H. Vogt[1]. Par des recherches expérimentales sur des animaux, ces auteurs ont constaté que les substances anesthésiques injectées ne commencent à être résorbées qu'au bout de 6 heures pour la novocaïne, 12 heures pour la tropacocaïne, 30 heures pour la stovaïne et que leur élimination complète par l'urine est tardive, entre 20 et 48 heures. Ils en concluent que ces anesthésiques agissent par contact direct avec les centres nerveux.

A la seconde question, Klose et Vogt répondent d'une manière moins affirmative. Les lésions qu'ils ont observées sont variables suivant le moment où on examine la moelle (simples altérations cellulaires, dégénérescence des fibres médullaires). Ce sont des lésions toxiques et non mécaniques. Chez l'homme on observe des altérations cellulaires qui régressent assez facilement. Quant aux lésions de dégénérescence des fibres elles n'ont pas encore été signalées.

A) COCAÏNE

C'est M. Tuffier qui, le premier, à Paris en 1899, obtint une anesthésie étendue par des injections de cocaïne dans le sac médullaire. Son procédé fut suivi par quelques-uns

1. H. Klose et H. Vogt. *Mitteilungen aus den Grenzgebieten der Medizin und Chir.*, 1909, t. XIX, fasc. 5, p. 737.

de ses élèves. Cadol[1], Kendirdjy[2] en firent le sujet de leur thèse. Sans chercher à faire ici le procès de la méthode, nous voulons nous borner suivant notre programme à rapporter les faits consécutifs à ces injections.

Il faut bien ajouter, dès le début, que ces effets (affaiblissement, céphalalgie, vomissements, etc.) ne s'observent pas chez tous les malades, surtout si on a soin de les tenir au lit comme après toute anesthésie. M. Severeanu[3] leur oppose la caféine et même les injections de sérum artificiel. Pitesci[4] conseille aussi de recourir à la caféine et à l'éther.

De nos jours la rachi-cocaïnisation semble de plus en plus abandonnée. M. Tuffier lui-même lui préfère la stovaïne. Aussi ne ferons-nous que signaler rapidement les accidents consécutifs notés par les auteurs.

1° **Vomissements.** — Les vomissements sont plus rares que dans l'anesthésie générale; cependant ils ne font pas complètement défaut; ils durent peu. D'après MM. Legueu et Kendirdjy[5], ils s'observent surtout chez les sujets opérés à jeun; ils ne sont nullement en rapport avec la quantité de cocaïne injectée.

2° **Céphalalgie.** — Se manifestant dans la moitié des cas dès la fin de l'anesthésie, elle est en général peu intense et disparaît dès le lendemain. Elle est parfois assez violente pour empêcher le sommeil pendant la première nuit.

M. Tuffier[6] la signale dans 95 pour 100 des cas.

3° **La raideur de la nuque, le ralentissement du pouls** sont signalés par quelques auteurs (Severeanu, Pitesci). Mais ces

1. A. Cadol. *L'anesthésie par les injections de cocaïne sous l'arachnoïde lombaire. Th. de Paris*, 1900.

2. L. Kendirdjy. *L'anesthésie chirurgicale par la cocaïne. Th. de Paris*, 1902.

3. Severeanu. Congrès intern. de méd., 2-9 août 1900.

4. Pitesci. *Idem.*

5. Legueu et Kendirdjy. *Presse médicale*, 27 octobre 1907, n° 89, p. 300.

6. Tuffier. Congrès intern. de méd., 2-9 août 1900.

symptômes disparaissent très rapidement et cèdent à la caféine et à l'éther.

4° Élévation de température. — MM. Legueu et Kendirdjy l'ont observée 12 fois sur 55 cas. M. Tuffier l'a également signalée.

5° Dilatation pupillaire. — Elle est passagère et coïncide avec les vomissements.

6° Incontinence d'urine. Rétention d'urine. Relâchement du sphincter anal. — Signalés surtout par MM. Legueu et Kendirdjy.

7° Troubles nerveux. — Peuvent se présenter parfois sous forme de paraplégies, d'aliénation mentale passagères.

Tous ces accidents, quoique passagers, étaient cependant de nature à jeter quelque discrédit sur la méthode.

MM. Guinard, Ravaut et Aubourg, à la suite de recherches très intéressantes, montrèrent que ces accidents étaient dus à l'irritation méningée, qu'à la suite d'une injection sous-arachnoïdienne, il se produisait une *pluie leucocytaire*, qu'il y eût ou non d'accidents post-anesthésiques ; cependant la proportion de lymphocytes et de polynucléaires était plus accusée, lorsqu'il survenait des accidents (vomissement, céphalée, etc.). Ils proposèrent donc de diluer la solution dans le liquide céphalo-rachidien du malade. Cette modification n'apportant qu'une atténuation légère aux accidents, la cocaïne fut abandonnée, surtout, il faut bien le dire, à cause des accidents graves et parfois mortels qu'elle avait occasionnés.

B) *STOVAÏNE*

C'est à notre maître, M. Chaput, que revient le mérite d'avoir le premier fait des injections arachnoïdiennes de stovaïne et d'avoir porté la méthode à un tel degré de perfectionnement que nous ne craignons pas d'affirmer qu'à l'heure actuelle la rachi-stovaïnisation peut rivaliser avec le chloroforme ou l'éther.

Les suites immédiates sont très simples; les malades sont reportés dans leur lit sans manifester aucune fatigue. Leur visage est coloré; ils ne vomissent pas et peuvent, sauf les laparotomisés, boire et s'alimenter aussitôt. Dès le lendemain les malades vont spontanément à la selle.

Krönig les laisse se lever le sixième jour. M. Chaput est plus sévère et ne les y autorise que le dixième jour.

Dans sa statistique de 1905 [1] portant sur 309 cas, M. Chaput ne signalait comme accidents consécutifs que les vomissements et la céphalée.

Aujourd'hui, avec le perfectionnement de la technique et l'emploi de la stova-cocaïne précédée d'une injection d'un quart de milligramme de scopolamine une heure avant l'opération, la céphalée est très rare. Si elle se manifeste c'est que l'on n'a pas évacué assez de liquide céphalo-rachidien avant l'injection et on pourra en extraire 10 centimètres cubes.

Dans cette même statistique, M. Chaput signalait deux cas de paralysie intestinale et vésicale ayant persisté trois à quatre jours.

Dans sa statistique de 1906, basée sur 859 anesthésies, M. Chaput [2] note la disparition complète de la céphalée, depuis qu'il fait une évacuation systématique de liquide céphalo-rachidien avant l'injection.

Il signale un cas d'anesthésie consécutive du fémoro-cutané après une opération d'appendicite. Les vomissements sont devenus très rares. Il constate l'intégrité du foie et des reins et n'observe pas d'albuminurie post-opératoire.

Cependant Schwarz [3], dans quelques cas, a signalé, après une injection de 0 gr. 04 de stovaïne, la présence d'albumine dans les urines. Elle apparut de quatre à cinq heures après l'opération, quelquefois le lendemain ou le surlen-

1. CHAPUT. *Bull. et Mém. de la Soc. de Chir.*, 31 janvier 1906.
2. CHAPUT. *Presse Médicale*, 23 février 1907, p. 121.
3. SCHWARZ. *Centralbl. f. Chir.*, 1907, n° 13.

demain. En général la néphrite ne dura que deux à huit jours et disparut sans laisser de traces.

Krönig[1] n'a observé que 6 fois sur 160 cas des vomissements post-opératoires. Il signale 12 cas de céphalalgie, 4 d'entre eux, survenus six jours après l'opération et ayant duré deux à trois jours. Enfin il rapporte un cas de mort chez une femme de soixante-cinq ans, opérée pour un cancer de l'utérus. L'autopsie fit reconnaître une myocardite grave.

Dans les derniers articles de M. Chaput[2] nous trouvons encore quelques cas de céphalée, mais calmée par une ponction lombaire évacuatrice.

En ajoutant aux accidents signalés antérieurement les cas rapportés à la Société de chirurgie le 4 mars 1908, nous pouvons résumer les méfaits consécutifs à la rachi-stovaïnisation en :

1° **Céphalées.** — Se manifestent quand le malade se lève trop tôt. Tel l'exemple de cet interne des hôpitaux, dont M. Chaput rapporte l'histoire, et qui, s'étant levé trente-six heures après l'opération pour reprendre son service, fut pris immédiatement d'une violente céphalée occipitale.

Contre ces céphalées, M. Chaput conseille le repos au lit et l'évacuation par la ponction de 20 à 30 centimètres cubes de liquide céphalo-rachidien.

Ce traitement est toujours efficace quand la céphalée est consécutive à un excès de pression du liquide céphalo-rachidien, ce qui est généralement le cas. Mais très souvent, d'après Hosemann[3], la céphalée est due au contraire à une diminution de la pression; l'évacuation du liquide ne fait alors qu'augmenter la céphalée. Il faut dans ces cas faire une injection hypodermique de sérum artificiel qui fait cesser la céphalalgie en moins d'une heure.

2° **Vomissements.** — Signalés encore par quelques auteurs

1. Kronig. Congrès allemand de Chirurgie. Berlin, avril 1906.
2. Chaput. *Presse Médicale,* 20 novembre 1907, p. 753 et 1er février 1908, p. 73.
3. Hosemann. XXXVIIIe Congrès de la Soc. allem. de Chir. Berlin, 14-17 avril 1909.

après l'injection de stovaïne, les vomissements ont complètement disparu depuis que l'on fait précéder la stovaïne lombaire d'une injection de scopolamine-morphine.

Krönig (de Fribourg) insistait encore sur ce point au XXXVe Congrès allemand de chirurgie, tenu à Berlin en 1906. Dans une statistique portant sur 160 malades, il n'a observé ni nausées ni vomissements chez 154 d'entre eux.

M. Chaput a noté encore des vomissements, mais seulement après des laparotomies; du reste, si on a soin de priver les malades de boissons pendant les sept à huit heures qui suivent l'opération, ils font complètement défaut.

3° **Hyperthermie.** — Dans trois cas de la dernière statistique de M. Chaput, observés par M. Chochon-Latouche, il se manifesta une élévation de température appréciable pendant trois à quatre jours.

4° **Troubles urinaires.** — L'albuminurie, nous l'avons dit, a été signalée par Schwarz. En revanche, M. Chaput ne l'a jamais observée.

La rétention d'urine observée par quelques auteurs, avec l'emploi de la stovaïne pure [Sabadini (1) : 44 fois sur 146 cas], n'a plus été rencontrée par M. Chaput avec la stova-cocaïne. Cependant MM. Schwarz, Le Dentu l'ont de nouveau signalée.

L'incontinence passagère est constatée par M. Rochard, par M. Auvray. Les lavements électriques sont tout indiqués dans ce cas.

5° **Troubles cutanés.** — Pautrier et Simon (2) ont observé un cas de zona après une injection de stovaïne. A. Mayer (3) a vu se développer, sur la paroi abdominale d'une femme qu'il avait opérée 3 jours auparavant sous anesthésie rachidienne (0 gr. 08 de stovaïne et 0 gr. 0003 d'adrénaline), des taches à

1. Sabadini. *Congrès franç. de Chir.* Paris, 7-12 octobre 1907.
2. Pautrier et Simon. *Soc. méd. des hôp.*, 22 novembre 1907.
3. A. Mayer. Troubles neurotrophiques après anesthésie lombaire. *Soc. de Gyn. et Obstétrique du Haut-Rhin*, 25 octobre 1908, *in Beitrage zur geb. und Gyn.*, 1909, t. XIV, p. 162, analysé in *Journ. de Chir.*, n° 5, mai 1909, p. 490.

peu près symétriques, écchymotiques, limitées par un liseré rouge de 2 mm. Ces taches se couvrirent de vésicules, puis en quelques jours se transformèrent en ulcérations (fig. 2) cernées par une bordure rouge, et dont le fond se couvrit

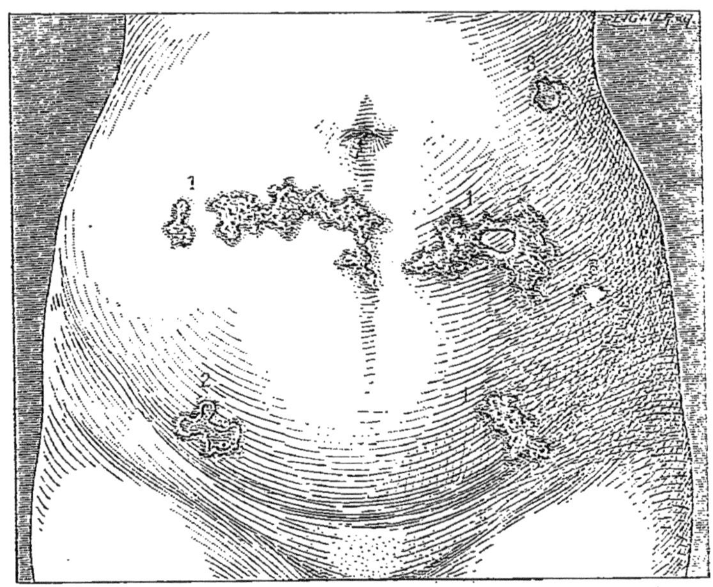

Fig. 2. — Troubles trophiques de la paroi abdominale consécutifs à l'anesthésie lombaire (d'après Mayer).

1. Tâches avec bordure rouge (1re phase). — 2. Ulcération avec bordure jaune et bordure rouge (2e phase). — 3. Ulcérations après disparition du liseré jaunâtre, avec fond lardacé (3e phase).

de croûtes brunes. Ces lésions persistèrent 10 semaines et laissèrent des taches pigmentées de brun. Mayer les considère comme des troubles neurotrophiques consécutifs à l'injection intra-rachidienne, d'ordre toxique et nullement mécanique.

6° **Troubles nerveux.** — Les troubles nerveux se sont manifestés jusqu'ici par des paralysies passagères ayant guéri facilement en quelques semaines. Ces paralysies ont fait l'objet d'une étude récente de Mingazzini [1].

Pour M. Chaput ces troubles peuvent s'expliquer par

1. MINGAZZINI. *Revue neurol.*, 14 mars 1908.

l'hystéro-traumatisme, l'infection opératoire ou la syphilis actionnée par la stovaïne, mais ne doivent pas être mis sur le compte unique de la stovaïne. Cependant, d'après Finkenlburg, certains éléments nerveux posséderaient une sensibilité spéciale vis-à-vis de la stovaïne.

α) *Paralysies des membres inférieurs.* — Constatées par différents chirurgiens (Trautenroth, Hildebrandt, Lang, Kœnig); M. Chaput n'a observé que deux cas d'anesthésie du fémoro-cutané.

M. Guinard [1] signale cet accident trois mois après l'opération. La parésie devint progressive et le malade mourut très rapidement.

Borszéky (de Budapest) [2] signale aussi comme accidents éloignés de l'anesthésie lombaire des troubles de la sensibilité et de la motilité dans les membres inférieurs persistant encore 9 à 18 mois après l'opération. Ce sont tantôt des fourmillements, des élancements, des œdèmes rendant la marche très difficile, tantôt des vertiges ou des douleurs rachidiennes.

β) *Paralysie des muscles de l'épaule.* — M. Le Dentu [3] a observé une paralysie complète des muscles de l'épaule, qui a duré quinze jours à trois semaines.

γ) *Paralysie complète des quatre membres.* — M. Reynier [4] en a rapporté un cas qui se produisit un mois après la rachistovaïnisation, mais qui guérit en quinze jours.

δ) *Paralysie du nerf moteur oculaire externe.* — M. Chaput en signale 6 cas rapportés par Lœser, Scholer, Feilchenfeld, Vossius, Blanluet et Caron, auxquels il ajoute un cas qu'il a observé lui-même chez un sujet syphilitique, après une injection de 6 centigrammes. Il fait remarquer que ces accidents sont plus fréquents en Allemagne où on se sert de la novocaïne et de l'adrénaline.

1. Guinard. *Bull. et Mém. de la Soc. de Chir.*, 4 mars 1908.
2. Borszéky. *Beitrage zur Klinischen Chirurgie*, 1908, t. LVIII, fasc. 3 juillet, p. 651.
3. Le Dentu. *Bull. et Mém. de la Soc. de Chir.*, 4 mars 1908.
4. Reynier. *Ibid.*

M. Rochard [1] vient d'en signaler un nouveau cas à la Société de chirurgie.

Mingazzini rapporte encore les cas de Rœder [2], Sandmann [3].

ε) *Crises épileptiformes.* — M. Chaput en rapporte un cas observé par M. Chochon-Latouche. Les crises apparurent le jour même de l'opération et disparurent sans laisser de traces.

ζ) *Syndrome d'Erb-Goldflam.* — C'est une myasthénie grave pseudo-paralytique dont Mingazzini rapporte un cas.

η) *Lésions du système nerveux central.* — M. Spielmeyer [4] a recherché les lésions du système nerveux central, après anesthésie médullaire par la stovaïne. Il a eu l'occasion d'examiner à l'autopsie 7 sujets qui avaient reçu une injection de 5 à 7 centigrammes de stovaïne et 6 qui en avaient reçu 10 à 12 centigrammes. Les 7 premiers n'ont présenté aucune lésion pathologique. Ceux qui avaient reçu une injection plus forte ont présenté des lésions très manifestes. Spielmeyer décrit une hypertrophie des cellules polygonales des cornes antérieures de la moelle; ces cellules se videraient à leur centre; le réseau disparaîtrait ; les fibrilles et le noyau seraient repoussés à la périphérie. L'auteur a pu reproduire expérimentalement ces mêmes lésions chez le chien et chez le singe; il a en outre constaté chez un chien et trois singes une dégénérescence étendue du cordon postérieur de la moelle et du cordon latéral sans troubles fonctionnels.

7° Cas de mort. — Analysés, avec tout le soin qu'ils méritent, par M. Chaput, les premiers cas signalés par Hildebrandt, Sonnenburg, Deetz, Freund et Chaput, sont expliqués par M. Chaput de la façon suivante :

Les cas de Deetz [5] et de Freund [6] avaient trait à des

1. Rochard. *Bull. et Mém. de la Soc. de Chir.*, 4 mars 1908.
2. Rœder. *Munch. med. Wochens.*, 1906, n° 23.
3. Sandmann. *Ibid.*, 1906, n° 34.
4. W. Spielmeyer. *Munch. mediz. Wochenschrift*, 1908, 4 août, n° 31, p. 1629.
5. Deetz. *Munch. mediz. Wochenschrift*, 1906.
6. Freund. *Deuts. med. Wochenschrift*, 1906.

gens trop âgés (soixante-douze et soixante-treize ans).

Le malade de Chaput [1] était un infecté cachectique et pleurétique.

Celui de Sonnenburg [2] avait été opéré en pleine septicémie.

Seul le cas d'Hildebrandt [3] reste sans explication et peut être mis sur le compte de la stovaïne.

A ces cas malheureux il nous faut encore ajouter les deux morts signalées par M. Guinard [4] trois mois après l'anesthésie lombaire et le cas de mort subite au bout de trois semaines.

D'après M. Chaput tous ces accidents sont dus à des défauts de technique et peuvent être évités si on veut bien se conformer aux principes qu'il a déjà plusieurs fois énoncés. Dernièrement Donitz [5] a voulu voir la cause de ces accidents dans l'irritation thermique, chimique ou mécanique de la moelle par la stovaïne; il est difficile d'admettre cette explication tout hypothétique, émise sans aucun fait à l'appui.

C) TROPACOCAÏNE

C'est à Kader (de Cracovie) [6] que nous devons la plus importante statistique d'anesthésies rachidiennes faites avec cette substance.

En Avril 1909, cet auteur avait pratiqué 1853 interventions à l'aide de la tropacocaïne (0,07 pour les opérations au-dessous de l'épine iliaque antéro-supérieure; 0,12 pour les interventions abdominales; 0,16 pour les opérations sur le cou).

Les accidents observés au cours de l'anesthésie sont à peu près les mêmes que pour la stovaïne (troubles circulatoires, respiratoires, insuffisance de l'anesthésique).

1. CHAPUT. *Bull. et Mém. de la Soc. de Chir.*, 1906.
2. SONNENBURG. *Centralbl. f. Chir.*, 1906.
3. HILDEBRANDT. *Deuts. med. Wochenschrift*, 1905.
4. GUINARD. *Bull. et Mém. de la Soc. de Chir.*, 4 mars 1908.
5. DONITZ. Communication au XXXVe Congrès de la Soc. all. de chirurgie tenu à Berlin du 21 au 24 avril 1908.
6. KADER. Communication au XXXVIIIe Congrès de la Soc. all. de chirurgie. Berlin, 14-17 avril 1909.

Après l'opération, Kader a observé de la céphalalgie dans 4,5 pour cent des cas; 2 fois il est survenu une parésie du nerf de la 3e paire et 1 fois de la parésie de la 6e paire. Toutes trois ont guéri. De forts collapsus se sont manifestés dans 2 cas une demi-heure après des cures radicales de hernies.

D) *NOVOCAÏNE*

La novocaïne est entrée tout dernièrement dans le domaine de l'anesthésie généralisée. Son emploi est encore trop récent pour nous permettre d'en étudier les suites. M. Chaput[1] la considère comme d'une bénignité absolue, si on ne dépasse pas les doses de 5 à 7 centigrammes.

Il a pu faire, grâce à elle, 125 opérations, dont 32 laparotomies, sans aucun accident immédiat ni consécutif.

Gross [2] communiquait récemment à la Société de médecine de Prague le résultat de 605 anesthésies lombaires faites à la novocaïne-suprarénine. Les troubles secondaires qu'il a observés sont de même ordre que ceux que nous avons signalés pour l'anesthésie à la stovaïne.

Les céphalées se sont montrées dans 10 pour 100 des cas, surtout chez des femmes jeunes et nerveuses.

Gross a observé une fois une paralysie de l'oculo-moteur externe qui disparut au bout de deux mois, deux fois des symptômes méningitiques, probablement par stérilisation imparfaite.

E) *ANESTHÉSIQUES ET SUBSTANCES MUCILAGINEUSES*

Klapp a récemment proposé d'associer aux anesthésiques destinés à la rachianesthésie des substances mucilagineuses, espérant ainsi en diminuer la toxicité et en augmenter l'effet utile. Cette méthode étant encore à l'essai, il est difficile d'en connaître les inconvénients.

1. Chaput. *Bull. et Mém. de la Soc. de Chir.*, séance du 30 juin 1909.
2. Gross. Communication à la Soc. de méd. de Prague, 14 mai 1909.

CHAPITRE III

ACCIDENTS DUS AUX ANTISEPTIQUES

A mesure que l'ère aseptique fait des progrès, les accidents dus aux antiseptiques s'observent plus rarement. Tant à cause de l'emploi plus restreint de ces agents chimiques que du titre plus approprié des solutions employées, les accidents notés jadis ne sont plus signalés qu'à titre d'exceptions.

Brun dans sa thèse de 1886 étudie les accidents imputables à l'emploi chirurgical des antiseptiques et passe successivement en revue l'acide phénique, l'iodoforme, le sublimé, le bi-iodure de mercure, le sous-nitrate de bismuth, l'acide borique, l'acide salicylique, le chloral, l'alcool, l'iode, le chlorure de zinc.

Notre but n'est pas de faire ici le procès de l'antisepsie (elle a eu ailleurs ses illustres défenseurs), mais de rappeler les accidents auxquels expose l'emploi immodéré ou intempestif des principaux agents antiseptiques encore en usage courant.

1° *ACIDE PHÉNIQUE*

L'acide phénique était jadis la pierre de touche du pansement antiseptique. Sous forme de spray, de gaze, de lavages, il présidait à toutes les opérations et il n'était pas rare de le voir occasionner des accidents souvent mortels.

Aujourd'hui on ne l'emploie plus guère que dans les opérations septiques nécessitant quelque lavage étendu, et encore s'en garde-t-on dans les cavités séreuses. Cependant, il conserve toute sa valeur, sous forme de pulvérisations, pour le traitement des anthrax, et sous forme de bains locaux après l'incision des phlegmons des membres. Il préside encore à la conservation des drains dans beaucoup de services et de ce fait peut occasionner des accidents; témoin cette observation que M. le professeur Le Dentu communiquait à la Société de Chirurgie en août 1882 : il s'agissait d'un enfant qu'il draina après incision d'un kyste du cou. Le lendemain, la mère constatait que le petit opéré avait rendu des urines noires.

Dans d'autres cas c'est la gaze phéniquée qui est la cause des accidents comme dans l'observation de Dreyfous [1] où on vit des symptômes d'empoisonnement se développer après une circoncision dont la plaie avait été pansée avec une bandelette de gaze phéniquée.

Enfin, dans la majorité des cas, c'est l'application même de la solution antiseptique qui détermine l'apparition des accidents qui, suivant leur intensité, seront les uns locaux, les autres généraux, sans qu'il y ait une relation forcée entre le titre de la solution et l'importance des accidents observés.

a) **Localement**, il faut signaler la possibilité d'un érythème, d'un eczéma, d'une gangrène, à la suite d'une application inopportune ou trop consciencieuse de la solution phéniquée.

L'érythème phéniqué simple débute brusquement avec des phénomènes généraux : inappétence, anorexie, agitation; le pouls est rapide, la température monte de un à deux degrés le soir. Du côté de la plaie se manifestent des démangeaisons, des douleurs, du gonflement, de la rougeur qui peuvent s'étendre aux parties voisines. Dans certains cas, c'est une éruption de vésicules du volume d'un grain de millet, donnant à la plaie l'aspect d'une surface sur laquelle on aurait posé un vésicatoire. En général tout s'amende en trois à quatre jours par suppression de la cause.

L'eczéma et la gangrène sont plus rares. Et cependant, en dehors des cas ignorés ou cachés, ne voyons-nous pas encore

1. DREYFOUS. Empoisonnement phéniqué chez des nouveau-nés. *France médicale*, 1885.

parfois des gangrènes partielles nécessitant souvent l'amputation.

M. Morestin (1) observe une gangrène digitale à la suite d'un pansement phéniqué fait vingt-quatre heures auparavant.

M. Cotte (2), dans une note sur une observation de gangrène phéniquée du médius droit survenue après une application d'acide phénique pur, reconnaît qu'il s'agit là d'un accident moins rare qu'on ne paraît le supposer. Il rappelle les mémoires de Brun, Secheyron, les discussions à la Société de chirurgie de Paris en 1889 et 1894, les travaux allemands de Leusser (1898), Czerny (1897), Frankenbürger (1898), Fischer (1901) et américains de Husson (1891) et Harrison (1900).

Kelly (3) vient de rapporter un nouveau cas de gangrène d'un doigt produite par l'acide phénique.

La gangrène phéniquée est cliniquement une gangrène sèche. Elle apparaît sans douleurs, en altérant les téguments qui deviennent jaunes, bruns, noirs. Les tissus sont secs et racornis et au bout de deux à trois semaines le mort se sépare du vif.

Tillaux pensait que c'était au contact des petits cristaux d'acide phénique avec les tissus qu'étaient dus les accidents.

Pour Harrison, le titre de la solution phéniquée n'aurait qu'une importance secondaire, la majorité des accidents s'étant produits avec des solutions inférieures à 5 pour 100. Levai admet même que les solutions faibles seraient plus dangereuses que l'acide phénique pur, car elles épaississent moins les téguments et leur permettent ainsi d'absorber plus facilement l'acide.

La durée de l'application et la compression trop forte favorisent l'apparition de la gangrène.

1. Morestin. *Bull. Soc. Anat.*, janvier 1897.
2. Cotte. Gangrène phéniquée. *Presse Médicale*, 5 juillet 1905, p. 418.
3. Kelly. *Annals of Surgery*, 2 février 1909.

Mais la véritable cause est encore discutée : troubles circulatoires, thrombose veineuse, disent les uns (Frankenbürger); troubles nerveux, trophonévrose toxique, disent les autres (Max Kortüm) ; troubles locaux, réaction chimique produisant la coagulation de l'albumine, affirment Levai et Harrisson en se basant sur l'examen histologique des tissus.

Le traitement de ces accidents peut être efficace s'il est institué tout à fait au début. On a conseillé de combattre l'intoxication locale par des solutions alcalines, mais il faudra le plus souvent recourir à l'intervention chirurgicale, car quand le malade vient nous consulter la gangrène est déjà établie.

b) *Intoxication générale.* — Elle peut débuter brusquement (forme aiguë) immédiatement après une opération, quelquefois même au cours de celle-ci, ou au contraire n'apparaître que lentement dans la suite (forme chronique) lorsqu'on a abusé de lavages phéniqués. Elle se manifeste par des symptômes nerveux, digestifs, respiratoires, vaso-moteurs.

La céphalalgie est violente. On note des convulsions. L'inappétence est rapidement suivie de nausées, de vomissements. La respiration est modifiée. Le pouls est petit. Les urines sont noires. La pâleur de la face, les sueurs, le refroidissement des extrémités, l'abaissement de température à 36°, 35° et même 34° se manifestent en moins de quelques heures et la mort survient très rapidement.

La guérison peut s'observer, mais elle est lente en huit à dix jours. A côté de ces faits d'intoxication grave il faut signaler les deux cas de paralysie de l'accommodation observés par Prat [1] chez des enfants opérés de kyste hydatique du foie. Dans le premier cas la guérison survint trois semaines après la cessation des lavages phéniqués ; dans le second, dès qu'on cessa l'usage de l'eau phéniquée.

Le traitement est surtout prophylactique ; il ne faut à aucun

1. DOMINGO PRAT. *Archives latino-américaines de pédiatrie*, février 1907, in *Thèse de Zimmer*, Paris, 1907.

prix laisser stagner de l'acide phénique sur les plaies. Une fois l'intoxication déclarée il faudra supprimer immédiatement le pansement en cause.

Dans les cas d'intoxication aiguë, on combattra le collapsus par des injections d'éther, de caféine, des frictions, des boules chaudes; on activera la sécrétion rénale par des boissons abondantes et des injections de sérum. On a également beaucoup conseillé, à l'intérieur, le sulfate de soude à 5 pour 100. On pourra aussi administrer du sulfate de magnésie dans le but de transformer le phénol en phénolsulfates inoffensifs.

2° IODOFORME

Nous ne sommes plus au temps où après l'ovariotomie on recouvrait d'iodoforme les surfaces cruentées. Nous n'insufflons plus l'iodoforme au fond des plaies par les tubes à drainage. Mais l'iodoforme n'en reste pas moins un très bon antiseptique auquel nous aurons quelquefois recours avec succès dans certaines suppurations spéciales et dont il nous faut connaître les méfaits.

Érythème, eczéma sont encore ici les lésions locales causées par l'antiseptique. Nous n'insisterons pas sur ces lésions banales que la suppression de l'iodoforme suffit à écarter.

Mais il est des accidents généraux qui peuvent survenir même après complète guérison de la plaie et qui, suivant les circonstances, déterminent une intoxication légère ou grave.

L'intoxication légère se traduit par de l'inappétence, du dégoût des aliments, voire même des nausées et des vomissements.

Puis éclatent des phénomènes nerveux : insomnie, agitation, quelquefois même délire. La température ne se modifie pas. La plaie cicatrise bien, mais néanmoins on voit à son pourtour apparaître un érythème ressemblant à de l'urticaire. L'examen des urines révèle la présence d'iodures.

L'intoxication grave est plus brusque. Après une courte

période de troubles digestifs, apparaissent subitement les symptômes nerveux sous forme de phénomènes d'excitation (hallucinations, délire). Le pouls est très fréquent. Les urines présentent les mêmes caractères que dans la forme légère.

Ces symptômes peuvent ne durer que deux à trois jours ou persister assez longtemps. Ils sont cependant amendés par l'usage de l'opium et de la morphine. Dans les cas où l'intoxication s'accentue, aux phénomènes d'excitation succèdent les phénomènes de dépression et le malade meurt dans le collapsus. Tels sont les deux cas de Caselli, rapportés par Zimmer dans sa thèse (1).

Brun a signalé, à côté de cette forme, deux autres types cliniques qui s'observent surtout chez l'enfant : une forme méningitique et une forme comateuse.

Terrien (2) vient de rapporter récemment trois cas de malades ayant présenté des *accidents oculaires* à la suite de pansements ou d'injections d'iodoforme. Dans le premier cas la vue se troublait 37 jours après une injection de glycérine iodoformée dans un abcès froid. Dans le deuxième, un enfant pansé à l'iodoforme fut frappé de cécité à peu près complète pendant un temps et conserva ensuite une atrophie blanche des deux papilles. Le troisième cas a trait à une femme pansée à l'iodoforme chez laquelle survint un affaiblissement extrême des deux yeux qui atteignait son maximum en huit jours et restait définitif.

Le traitement de tous ces accidents doit être institué aussitôt que possible. On supprimera le pansement iodoformé, on lavera la région avec une solution de bicarbonate de potasse; on instituera le régime lacté; on fera des injections de sérum; on administrera des diurétiques, des bromures, du calomel à doses répétées, une solution de 5 à 10 pour 100 de bicarbonate de potasse ou de soude. En cas d'accidents oculaires, on se conduira de même; malheureusement une fois l'atrophie

1. ZIMMER. *Th. de Paris*, 1907.
2. TERRIEN. *La Clinique*, n° 11, 12 mars 1909, p. 174.

optique constituée, il reste peu d'espoir; les injections temporales de strychnine, l'électrisation, l'iodure de potassium peuvent toutefois être tentées.

L'huile iodoformée, l'éther iodoformé peuvent produire des accidents de même nature. C'est ainsi que chez une malade de Dresman [1] soignée pour une tumeur blanche du genou par des injections d'huile iodoformée pendant plusieurs mois et présentant des troubles psychiques, on trouve au moment de la résection un foyer de la grosseur d'un noyau de cerise plein d'iodoforme. Tous les troubles disparurent à la suite de cette opération.

M. Moty [2] a observé également des accidents graves et même un cas de mort.

M. Delbet [3], étant interne de M. Trélat, a vu mourir subitement un enfant à la suite d'une injection d'éther iodoformé dans une arthrite tuberculeuse du coude; M. Championnière [4] signale également des accidents graves d'intoxication.

Mais M. Kirmisson [5] ne s'explique ces cas que par une mauvaise technique.

3° SUBLIMÉ

Avec le sublimé nous entrons dans un groupe d'antiseptiques dont la généralisation est à l'heure actuelle universelle. Ce n'est qu'à la longue que le sublimé produit des phénomènes d'irritation. On voit alors les téguments s'épaissir à son contact, la peau se racornir; rarement se déclare un érythème pâle pouvant dans quelques cas se couvrir de vésicules.

Les accidents généraux produits par le sublimé semblent appartenir à la médecine légale et à l'obstétrique plutôt qu'à la chirurgie.

Rarement en effet l'absorption a été suffisante au niveau

1. Dresman. *Beitrage f. Klin. Chir.*, IX, 1892, cité par Zimmer.
2. Moty. *Bull. Soc. Chir.*, 18 mai 1904.
3. Delbet. *Bull. Soc. Chir.*, 18 mai 1904.
4. Championnière. *Bull. Soc. Chir.*, 18 mai 1904.
5. Kirmisson. *Bull. Soc. Chir.*, 18 mai 1904.

d'une plaie pour produire l'intoxication. Brun cependant raconte l'histoire d'une malade « qui opérée par Bakelman d'un prolapsus du rectum et du vagin, et traitée par des lavages et des injections au sublimé à 1 pour 1000, ressentit au sixième jour un sentiment de brûlure dans la bouche et présenta de la salivation avec gingivite, symptômes toxiques qui disparurent au bout de trois jours ».

Longuet, cité par Zimmer [1], constate un goût métallique, du ptyalisme, de l'hydrargyrisme, après immersion des mains pendant cinq minutes dans une solution mercurique. Dans des cas plus graves tout le tube digestif réagit : salivation, liseré gingival, ulcérations, plaques gangréneuses, vomissements, coliques, diarrhée. Les phénomènes généraux sont très graves. Le pouls est petit. On trouve de l'albumine dans les urines. Souvent des éruptions étendues accompagnent ces symptômes. Maurer [2] en signale trois exemples à la suite d'une résection de la hanche, d'une ostéotomie du tibia et d'une résection de métacarpien. Reichel [3] les voit survenir après une ostéotomie pour genu valgum, le pansement ayant été fait avec de la gaze au sublimé.

M. Ruggi (de Bologne) [4] voit une malade, opérée de fibrome, mourir de collapsus rapide ; les compresses avaient été par mégarde trempées dans le sublimé.

Ces cas sont rares. En général, les accidents ne se produisent que lorsqu'on lave au sublimé des cavités naturelles ou des plaies anfractueuses ; il y a alors rétention de liquide et les accidents se déclarent consécutivement. Aussi a-t-on abandonné aujourd'hui le sublimé pour le lavage de ces plaies.

Dans tous les cas il faudra éliminer le poison au plus vite par les diurétiques, combattre la stomatite par le chlorate de

1. Zimmer. *Th. de Paris*, 1907, p. 18.
2. Maurer. *Centr. f. Gynæk.*, 1884, n° 17, cité par Brun.
3. Reichel. *Berlin. klin. Wochenschrift*, 1884, cité par Brun.
4. Ruggi (de Bologne), 6e réunion de la Soc. Ital. de Chirurgie, avril 1889, *in Th. de Zimmer*. Paris, 1907, p. 32.

potasse et en cas de collapsus relever le malade par des injections d'éther et de caféine.

4° EAU OXYGÉNÉE

Avec la connaissance chaque jour plus profonde des micro-organismes l'eau oxygénée tend à prendre une place de plus en plus grande dans les pansements antiseptiques, d'autant que ses méfaits sont exceptionnels. L'absorption de l'eau oxygénée n'est en effet possible qu'en injection directe dans le système circulatoire. Aussi les accidents locaux auxquels elle expose sont tout à fait bénins et dus toujours à l'impureté du produit. Ce sont des rougeurs, des érythèmes, des ulcérations. Parfois il se développe autour des plaies un emphysème sous-cutané, mais cet emphysème est nécessaire, dit Malet [1]; sous l'action de la distension gazeuse, en effet, les trabécules se rompent et le pus s'écoule plus facilement.

Dans les plaies en contact avec le cuir chevelu ou des régions pileuses, il faudra se rappeler que l'eau oxygénée a une action décolorante.

Dans les cavités naturelles, l'eau oxygénée peut produire certains troubles pénibles, en déterminant une distension douloureuse. C'est ainsi qu'après avoir été conseillés dans les cystites rebelles, les lavages à l'eau oxygénée sont aujourd'hui abandonnés.

Dans les cavités anfractueuses, à la suite de plaies contuses, dans les poches à parois faibles, la distension produite par l'eau oxygénée ouvre des espaces dans lesquels peut fuser l'oxygène entraînant avec lui des microbes qui vont porter plus loin l'infection. C'est là une complication à l'appui de laquelle Coudrain [2] apporte une observation. Il s'agissait d'une appendicite opérée et drainée qui se compliqua d'abcès secondaires à la suite de lavages à l'eau oxygénée.

Enfin on a accusé l'eau oxygénée d'exercer une action

1. MALET. *Th. de Bordeaux*, 1902.
2. COUDRAIN. *Th. de Paris*, 1904.

désorganisatrice sur le catgut et de faciliter les hémorragies secondaires.

C. Moreau[1] ayant observé une hémorragie secondaire foudroyante à la suite d'une amputation de cuisse, huit jours après l'opération, avait accusé l'eau oxygénée avec laquelle on avait lavé la plaie. Mais Thiriar[2] et Moreau lui-même[3], ont reconnu que l'eau oxygénée qui ne renferme pas trop d'HCl n'a aucune action sur le catgut.

En injections enfin, l'eau oxygénée pourrait produire des accidents emboliques.

Paul Bert pensait qu'au contact du sang l'eau oxygénée se détruisait immédiatement et que l'oxygène mis en liberté pouvait dès lors produire des embolies mortelles.

Pour Laborde et Quinquaud[4] les embolies ainsi observées étaient dues à la rapidité de l'injection dans la veine; quand on a soin d'injecter lentement l'eau oxygénée, on trouve bien des bulles d'oxygène dans les vaisseaux, mais elles sont rapidement résorbées.

5° ACIDE BORIQUE

L'acide borique passe en général pour un antiseptique anodin; aussi, s'il est peu employé dans l'antisepsie chirurgicale, jouit-il au contraire d'une assez grande faveur dans la thérapeutique ménagère. Il expose cependant parfois à des accidents assez graves d'empoisonnement.

En 1882, Molodenkow[5] voit mourir d'intoxication boriquée en quatre jours un malade à qui on faisait des lavages de la cavité pleurale avec une solution boriquée à 5 pour 100.

En 1904, Chevalier[6] signale une observation également funeste. Il s'agissait d'un homme opéré d'adénite inguinale;

1. C. Moreau. *Presse médicale belge*, t. LIII, 1901, p. 99.
2. Thiriar. Acad. de Méd. de Belgique, 23 février 1901.
3. Moreau. Acad. de Méd. de Belgique, 30 mars 1901.
4. Laborde et Quinquaud. *Soc. de Biologie*, 1885, p. 126.
5. Molodenkow. *Vratch*, 1881, *in* Th. de Brun.
6. Chevalier. Soc. thérapeutique, 1904, *in Th. de Zimmer*.

on avait bourré la plaie avec de l'acide borique pulvérisé. Le troisième jour apparaît un érythème diffus, accompagné de cyanose, sueurs, vomissements, refroidissement des extrémités. La température monte à 38°2 et le malade meurt dans le délire. A l'autopsie on trouve des ecchymoses sous-péricardiques et de la dégénérescence graisseuse du foie et des reins.

6° *NAPHTOL CAMPHRÉ*

Le naphtol camphré si fréquemment employé en injections interstitielles et intra-cavitaires peut aussi produire des accidents. Les premiers cas signalés sont réunis dans la thèse de Robbaz[1], qui reconnaît, après de nombreuses expériences, que les préparations anciennes ont un pouvoir toxique plus grand que le même médicament fraîchement préparé, et que le naphtol camphré est un poison convulsivant du système nerveux, pouvant déterminer en outre des embolies du côté de l'appareil respiratoire.

A la suite d'une observation rapportée par M. Guinard[2] à la Société de chirurgie en 1904, où, après une injection de 25 c. c., on vit se déclarer des crises épileptiformes multiples qui déterminèrent la mort en moins d'une heure, la question des intoxications par le naphtol camphré fut soulevée à la Société de chirurgie.

M. Guinard en réunit 5 cas mortels. Dans 14 autres observations qu'il a rassemblées, les accidents ont été moins graves.

M. Périer[3], cherchant à s'expliquer les cas signalés par M. Guinard, pense qu'il ne s'agit pas là d'une absorption simple, car le naphtol camphré est très peu diffusible, mais d'une pénétration par effraction dans le torrent circulatoire par les veines pariétales de la poche rompues. Et M. Quénu[4]

1. ROBBAZ. *Th. de Montpellier*, 1901.
2. GUINARD. *Bull. Soc. Chir.*, séance du 11 mai 1904.
3. PÉRIER. *Bull. Soc. Chir.*, séance du 18 mai 1904.
4. QUÉNU. *Bull. Soc. Chir.*, séance du 18 mai 1904.

ajoute que les accidents consécutifs à la pénétration par effraction des gouttelettes huileuses de naphtol camphré dans le torrent circulatoire doivent s'expliquer par le mécanisme des embolies. Des accidents de collapsus excessivement graves sont encore signalés par MM. Lucas-Championnière(1), Peyrot(2).

Dans tous les cas, dès que l'intoxication sera reconnue, il faudra inciser largement la poche, la vider et la laver à l'eau bouillie.

7° SOUS-NITRATE DE BISMUTH

Le sous-nitrate de bismuth, utilisé en chirurgie dès 1881 par Kocher, pour le pansement des plaies opératoires ou accidentelles, est à peu près délaissé aujourd'hui. Aussi nous faut-il remonter à 1882, 1886 et 1895 pour trouver des cas d'intoxication dus à son emploi.

En 1882 Kocher(3) en publiait 4 cas. M. Dalché(4) en rapporte un nouveau et rappelle celui de Petersen(5). Enfin MM. Gaucher et Balli(6) font une excellente étude de la question à propos de 4 cas qu'ils eurent l'occasion de soigner.

Le sous-nitrate de bismuth provoque parfois en pansement des symptômes d'intoxication grave, probablement, d'après MM. Dalché et Villejean, parce qu'au contact des matières albuminoïdes il devient plus facilement absorbable.

L'intoxication se manifeste quelques jours après l'application du pansement par un liseré ginvival noirâtre et des plaques violacées disséminées sur la muqueuse buccale. Les gencives deviennent douloureuses. Des symptômes généraux

1. L.-Championnière. *Bull. Soc. Chir.*, séance du 18 mai 1904.
2. Peyrot. *Bull. Soc. Chir.*, séance du 18 mai 1904.
3. Kocher. *Sammlung Klin. Vortrage*, 1882.
4. Dalché. *Annales d'hygiène*, 1886, XVI, p. 358-362.
5. Petersen. *Deutsche. Med. Woch.*, 1883.
6. Gaucher et Balli. *Bull. et Mém. de la Soc. Méd. des Hôp.*, 29 novembre 1895, p. 773-788.

apparaissent souvent : ce sont des vomissements, de la diarrhée, du hoquet, de la fièvre, des urines noires.

Il ne suffit pas de supprimer le pansement pour voir les accidents disparaître. Ils persistent souvent quelque temps encore et il faudra pendant ce temps relever l'état général du malade.

Un dérivé du bismuth, *le dermatol* (sous-gallate de bismuth), peut également donner lieu à des phénomènes d'intoxication, qui sont cependant moins connus. M. Martens[1] rapportait dernièrement le cas d'un enfant dont on pansait une brûlure du dos, en la saupoudrant avec du dermatol. Au bout de quelques jours on vit se développer une dermatite rouge en placards, et de la stomatite aphteuse, en même temps que se manifestait une fièvre assez intense. Ces accidents disparurent à la suite de la suppression du dermatol et de lavages de la plaie à l'eau salée physiologique.

Depuis que le sous-nitrate de bismuth est employé en radioscopie pour reconnaître la forme des viscères creux, on a signalé quelques accidents dus à l'absorption d'un lait de bismuth. Kiar a rapporté un fait d'intoxication grave à la suite d'une absorption de 75 grammes de sous-nitrate de bismuth. Dès le soir, la malade, âgée de cinquante ans, ressentait de violentes douleurs de tête, quelques palpitations et ne pouvait fermer l'œil de la nuit. Le lendemain elle était très cyanosée; on lui donna du soufre sublimé. L'examen du sang permit de reconnaître de la méthémoglobine. La malade n'avait pas de fièvre; son pouls était régulier; elle n'avait ni vomissements, ni dyspnée, ni douleurs abdominales; on lui prescrivit de l'huile de ricin et un vomitif. Dans l'après-midi elle présentait encore des vertiges et une grande fatigue. Tous ces phénomènes persistèrent trois jours.

MM. Bensaude et Agasse-Lafont ont rapporté dernièrement à la Société médicale des hôpitaux un cas où l'absorp-

1. Martens. Réunion libre des chirurgiens de Berlin, 10 mai 1909.

tion de 30 grammes de sous-nitrate de bismuth dans un but radioscopique détermina de l'angoisse, des convulsions, de l'hypothermie, des lipothymies, de la cyanose, de la dyspnée et du coma. Ces symptômes inquiétants persistèrent deux jours entiers pour s'atténuer ensuite.

MM. Bensaude et Agasse-Lafont ont pu réunir 14 cas analogues où l'absorption de sous-nitrate de bismuth en vue d'un examen radioscopique détermina l'apparition des symptômes d'une intoxication par les poisons méthémoglobinisants.

C'est dans les cas de sténose que ces accidents se manifestent surtout, à cause du séjour prolongé du bismuth dans l'anse dilatée et de son absorption plus facile.

Dans une étude récente, L. Lewin[1] a montré que tous les sels de bismuth sont toxiques et qu'ils peuvent déterminer des phénomènes d'empoisonnement. Aussi cet auteur propose-t-il de les remplacer par l'oxyde de fer magnétique naturel qui n'est pas nocif et rend les mêmes services pour les examens radioscopiques.

On a dernièrement conseillé (Beck) d'injecter dans les cavités et fistules chroniques, principalement d'origine tuberculeuse, une masse solidifiable composée de 30 parties pour 100 de sous-nitrate de bismuth, 5 de cire blanche, 5 de paraffine et 60 de vaseline. Les résultats entre les mains de l'auteur ont été très satisfaisants[2].

Cette méthode ne semble pas cependant être aussi bénigne que le dit son promoteur, puisque David et Kauffmann signalent déjà deux cas d'empoisonnement, dont un mortel, consécutifs à des injections de pâte à la vaseline et au bismuth.

1. L. Lewin (Berlin). *Munchener mediz. Wochenschrift*, 1909, n° 13, 30 mars, p. 643.
2. Beck. *Beitrage zur klinischen Chirurgie*, 1909, t. LXII, août, p. 401.

8° PERMANGANATE DE POTASSE

Employé surtout pour la désinfection des mains et en lavages urétraux ou vaginaux, le permanganate de potasse ne présente guère d'inconvénients. Ce n'est qu'en dépassant les doses normales qu'on s'expose à voir survenir des accidents. Il devient alors caustique pour la peau et les muqueuses.

9° CHLORURE DE ZINC

Le chlorure de zinc est employé en cautérisations ou en injections. Dans le premier cas il donne rarement lieu à des accidents. A moins de badigeonnages trop énergiques ou de stagnation de liquide dans la plaie, on n'observe pas d'escarres. Les hémorragies secondaires sont un accident dû au contact de la solution caustique avec les vaisseaux.

Quant aux injections interstitielles de chlorure de zinc, elles sont inoffensives si on ne s'écarte pas des règles établies par notre maître, M. le professeur Lannelongue. Avec une solution au 1/10 pour les grandes articulations, au 1/20 pour les petites (doigts, pied) et une bonne technique, on est à peu près à l'abri des accidents, tels que les escarres.

CHAPITRE IV

ACCIDENTS POST-OPÉRATOIRES LOCAUX ET GÉNÉRAUX

Indépendamment des complications propres à chaque intervention, il est tout un groupe d'accidents d'ordre général qui peuvent survenir, quelles que soient la région sur laquelle on opère et l'opération qu'on ait exécutée. Généralement bénins, ils peuvent parfois prendre un caractère de gravité exceptionnel.

Il est bien difficile, dans l'étude de ces accidents, de faire la part du traumatisme opératoire, de l'hémorragie ou de l'infection. Ces trois facteurs interviennent suivant les cas, pour diminuer la résistance de l'individu et favoriser le développement des germes. Aussi nous contenterons-nous de dire que la dépression du système nerveux, celle du tempérament et du sang sont les causes les plus fréquentes des accidents post-opératoires généraux.

Après toute intervention, il est une lutte que l'organisme a encore à soutenir, c'est la lutte contre l'infection. « On ne devient malade, a dit M. Bouchard, qu'à condition de n'être plus bien portant », tant il est vrai que la résistance de l'individu joue le principal rôle dans la lutte contre la maladie. Or, en chirurgie, l'infection nous guette à tout instant, et si nous faisons le plus possible pour l'éviter, nous ne faisons pas tout. Ce que nous ne faisons pas, l'organisme doit le faire. Si quelque faute a été commise malgré notre vigilance, si quelque microbe a résisté à notre parfaite asepsie, et même à notre antisepsie, il faut qu'il trouve dans la place un terrain impropre à sa culture, des agents prompts à le détruire et ceux-ci, comme nous le savons, sont représentés par les globules du sang. C'est donc sur la parfaite intégrité de la composition sanguine que nous devons compter, pour réparer nos fautes d'asepsie. Malheureusement, le traumatisme chirurgical, comme l'a montré Bockenheimer [1], diminue très notablement le pouvoir bactéricide du sang à l'égard du colibacille et même des autres agents pathogènes. Aussi pourra-t-il être utile d'étudier ce pouvoir avant l'intervention et différer, s'il y a lieu, l'acte opératoire, ou se contenter d'une opération palliative, chez un malade dont le pouvoir bactéricide du sang est tel que le pronostic post-opératoire en soit assombri.

INFECTION DE LA PLAIE

Nous avons vu (ch. I) les accidents légers qu'on peut observer du côté de la plaie et qui obligent à modifier légèrement le pansement de l'opéré.

Il en est d'autres plus graves qui peuvent compliquer toute plaie opératoire, et qui prennent une importance telle qu'ils dominent la scène. Ce sont le phlegmon diffus, les différents érythèmes, la septicémie, la gangrène gazeuse, l'érysipèle, le tétanos.

Phlegmon diffus. — Le phlegmon diffus s'observe rarement après des opérations aseptiques ; c'est à la suite d'opérations sur des foyers septiques, et surtout chez des sujets prédisposés qu'on voit se développer le tableau classique du phlegmon diffus, suffisamment connu et décrit ailleurs, pour que nous n'ayons pas à y revenir.

Dès que le diagnostic est posé, il faut débrider largement la plaie, ouvrir la voie au pus par les grandes incisions préconisées par Hutchinson, suffisamment espacées pour éviter le sphacèle de la peau intermédiaire, drainer les foyers, faire de larges irrigations à la liqueur de Van Swieten, à l'eau phéni-

1. Bockenheimer. *Arch. fur klin. Chir.*, 1907, t. LXXXIII, p. 97.

quée ou oxygénée, et recouvrir la plaie d'un pansement humide.

Septicémie. — La septicémie, dit J.-L. Faure [1], est l'ensemble des accidents provoqués par la diffusion dans le sang des poisons organiques, produits ou sécrétés par les divers agents microbiens de la suppuration, qui vivent à la surface des plaies, ou pénètrent dans l'intérieur des vaisseaux.

Ainsi définie, la septicémie est rare après les interventions chirurgicales. Il faut véritablement une infection intense et une plaie non surveillée, pour que les micro-organismes, retenus sous pression par la suture et le pansement, soient absorbés par les vaisseaux, pour déterminer la fièvre et la septicémie.

Dans les plaies suppurées mal drainées, dans les plaies cavitaires, l'absorption des poisons microbiens est plus facile, et la septicémie plus fréquente.

Mais, quoi qu'il en soit, c'est une complication qu'on peut le plus souvent éviter, en vérifiant l'état de la plaie à la moindre élévation thermique.

La septicémie, dans la majorité des cas, débute par de la fièvre; rares, en effet, sont les cas où on observe de l'hypothermie. La fièvre monte rapidement à 38°, 39° et quelquefois 40°, dès le lendemain de l'opération; les phénomènes généraux se manifestent en même temps : céphalalgie, agitation, anorexie, vomissements, diarrhée. Si on n'intervient pas immédiatement, l'infection gagne rapidement.

On voit apparaître des taches érythémateuses sur tout le corps et le malade meurt en quelques jours.

La fièvre subit de grandes oscillations, variant de 1 à 2 degrés (fig. 3).

Tout peut évoluer sans que les phénomènes locaux attirent particulièrement l'attention; la plaie est livide, suppure légèrement, et laisse écouler une sérosité peu abondante; on n'ob-

1. J.-L. Faure. *Traité de Chir. clin. et opérat.* Le Dentu-Delbet, t. I, p. 190.

serve pas la rougeur et la tuméfaction qui caractérisent les infections locales.

Dans certains cas cependant, des foyers mal vidés, mal drainés, permettent une absorption microbienne lente ; la fièvre est alors peu élevée et intermittente, mais le malade maigrit; il dépérit lentement, en proie à une diarrhée continue. Son facies prend un aspect caractéristique : les joues sont creusées, les pommettes saillantes et rouges, les traits tirés. Épuisés par la suppuration, les malades finissent par mourir dans le marasme.

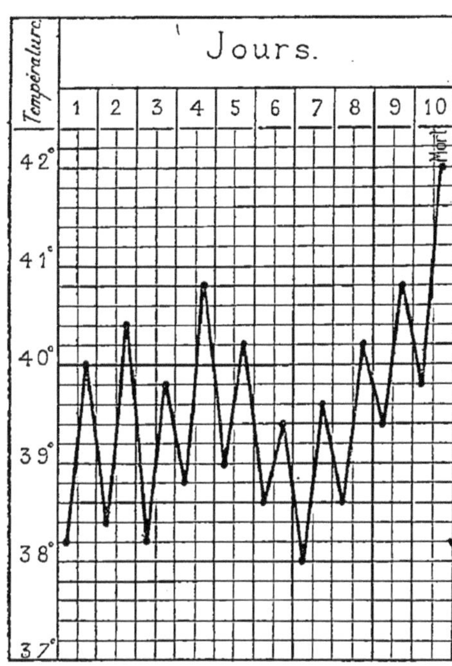

Fig. 3. — Septicémie aiguë.
(D'après M. Jeannel.)

Le traitement doit donc être très énergique dès le début. Le débridement de la plaie, les bains locaux, les pulvérisations antiseptiques, les incisions, les larges drainages, tout doit entrer en jeu pour détruire sur place les éléments microbiens. Il faudra même, dans les cas graves, se résoudre à l'amputation.

On combattra l'infection par les injections intra-veineuses de sérum ou de collargol à 1 pour 100 à la dose de 10 à 15 centimètres cubes.

Le collargol a pour effet de paralyser le développement des microbes pathogènes et d'empêcher leur multiplication. On obtient ces résultats avec des solutions très diluées, même à 1 pour 2000. Pour détruire les germes infectieux, il faut des solutions plus fortes, à 1 pour 100 et 1 pour 50. Le collargol contient 80 pour 100 d'argent à l'état colloïdal; il est soluble dans 20 parties d'eau distillée.

Introduit dans l'organisme, il commence par abaisser le nombre des globules blancs, mais cet effet est de peu de durée; le chiffre des leucocytes augmente très rapidement d'une façon considérable, au bout de 6 à 8 heures, après une injection intra-veineuse, pour atteindre son maximum à la 24e heure, et diminuer ensuite.

En dehors de cette action sur les globules blancs, le collargol, argent colloïdal, augmente les oxydations et détruit les toxines microbiennes.

Son action est de peu de durée; 8 à 10 heures après l'injection, on n'en trouve que des traces dans le sang. Il s'accumule dans les viscères, principalement dans le foie, et n'est éliminé que très tardivement, surtout par l'intestin grêle.

Le collargol est donc un agent puissant pour combattre les infections. Il peut être utilisé à doses souvent répétées, sans aucun inconvénient.

On peut l'administrer par voie cutanée, buccale, rectale ou veineuse.

Voie cutanée. — L'absorption par cette voie se fait assez lentement. On se servira d'un onguent à base d'axonge benzoïnée, ou de vaseline contenant 2 à 3 grammes de collargol par friction; chez l'enfant, 1 gramme suffira. La peau bien nettoyée, on fera la friction sur l'abdomen, si on n'a pas de raisons pour préférer une région quelconque, durant un quart d'heure environ. On pourra la recommencer de 3 à 4 fois dans les 24 heures.

Voie buccale. — On pourra prescrire le collargol sous forme de pilules de 5 centigrammes à la dose de 10 à 20 par jour pour les adultes, de 5 à 10 pour les enfants.

Voie rectale. — Comme pour toute médication introduite par cette voie, on donnera un lavement évacuateur auparavant, puis, quand ce dernier aura produit son effet, on fera une irrigation d'environ 1 litre de sérum tiède. Un quart d'heure plus tard, on injectera 50 à 100 centimètres cubes d'une solution aqueuse de collargol à 5 pour 100, additionnée de VIII à X gouttes de laudanum, si le sujet garde difficilement ces lavements. Ceux-ci sont très rapidement absorbés, en une ou deux heures.

On pourrait également prescrire des suppositoires contenant 50 centigrammes à 1 gramme de collargol.

Voie veineuse. — L'injection intra-veineuse est la méthode la plus rapide et la plus active de l'administration du collargol, mais aussi la plus délicate. Le sujet sera préparé comme pour une injection intra-veineuse ordinaire : nettoyage du bras ou de la jambe, suivant qu'on adopte la céphalique ou la saphène; lien à la racine du membre pour interrompre la circulation veineuse sans gêner la circulation artérielle; découverte de la veine; introduction et fixation de la canule. Du sang s'écoule alors par cette dernière.

On se servira de la solution aqueuse à 2 pour 100, dont on aura préalablement vérifié la fraîcheur. Pour ce faire, on versera quelques gouttes de la solution, qui doit avoir été conservée dans des flacons bleus ou jaune foncé, dans de l'eau distillée. Si le liquide prend une couleur jaune et reste clair, la solution peut être employée sans crainte; s'il devient gris et trouble en formant un précipité, il faudra la rejeter.

Après avoir rempli la seringue préalablement stérilisée de 5 à 15 centimètres cubes d'une solution à 2 pour 100, on évacue les bulles d'air en poussant le piston, et on ajuste la seringue à la canule, fixée sur la veine. On relâche alors le lien constricteur du membre, et on injecte le contenu de la seringue, très lentement, en s'arrêtant de temps en temps, pour ne pas faire une injection massive qui pourrait déterminer de la suffocation.

L'injection faite, on enlève la canule, et on fait un pansement local.

Si la première injection n'a pas produit d'effet au bout de 8 à 10 heures, on en refera une seconde le lendemain.

La lutte devra néanmoins continuer sur tous les terrains. On favorisera la diurèse par le lait et la lactose.

Les intestins seront évacués le plus tôt possible. On donnera le matin à jeun un cachet de :

℞ Calomel	}	āā 0 gr. 50.
Scammonée	}	

Les purgatifs agissent en déshydratant les tissus et en les rendant plus ou moins œdémateux; la plaie se dessèche également et résiste mieux à l'infection.

La fièvre sera combattue par la quinine, à la dose de 30 à 60 centigrammes, trois fois par jour.

On alimentera le malade toutes les deux ou trois heures.

On relèvera le myocarde par des injections quotidiennes de 2 à 3 centimètres cubes de :

Sulfate neutre de strychnine	0 gr. 01
Ergotine Ivon	2 gr.
Eau distillée et stérilisée	10 gr.

L'air de la chambre sera renouvelé souvent; il sera bon de faire des vaporisations d'eau bouillante dans laquelle on aura versé une cuillerée à soupe de la solution suivante :

Eucalyptol	2 grammes.
Teinture de tolu	āā 50 —
Teinture de benjoin	

Infection purulente. — Dans la septicémie, ce sont les toxines seules qui empoisonnent le sang et déterminent l'infection de l'organisme.

Dans l'infection purulente, ce sont les micro-organismes eux-mêmes qui pénètrent dans la circulation pour aller déterminer ailleurs de nouveaux foyers.

Telle est l'explication admise aujourd'hui par tous de cette redoutable complication que les anciens chirurgiens avaient cherché à expliquer par des théories diverses (métastase, résorption purulente, intravasation sanguine, phlébite).

Cette infection autrefois si meurtrière a à peu près disparu de nos hôpitaux, grâce à l'asepsie rigoureuse des plaies chirurgicales et à l'antisepsie des plaies suppurées. Aussi serons-nous bref à son sujet. Elle s'observe chez des sujets affaiblis, opérés dans de mauvaises conditions et dont les plaies bourgeonnent mal.

Toutes les descriptions de la pyohémie relatent un début brusque par un frisson violent, ressemblant à l'accès paludéen, et s'accompagnant d'une ascension thermique considérable (voir fig. 4). Du côté de la plaie on note des modifications inquiétantes : aspect blafard, sérosité louche, odeur particulière.

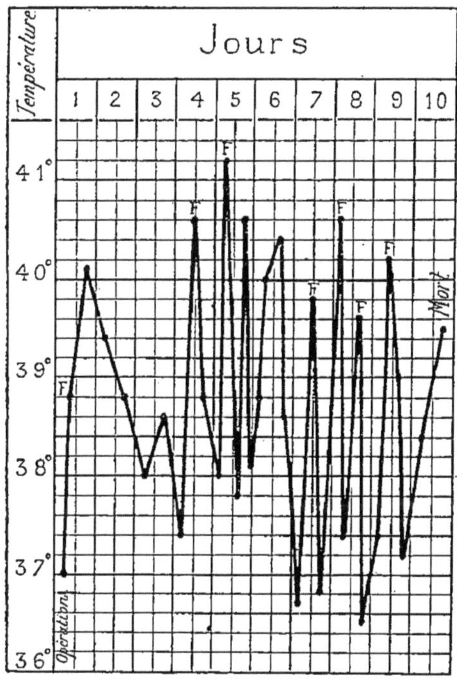

Fig. 4. — Infection purulente F, frissons. (D'après M. Jeannel).

L'affection évolue par accès irréguliers, s'accompagnant d'altérations graves de l'état général, coïncidant avec la formation d'abcès métastatiques dans le poumon, les articulations, le foie, le tissu cellulaire, etc.

Le traitement doit être très énergique. On ne devra pas abandonner le malade en déclarant toute médication impuissante. Il faudra, au contraire, empêcher l'absorption de nouveaux micro-organismes par une désinfection rigoureuse de la plaie, ou même une amputation, relever l'état général pour permettre au malade de mieux lutter contre l'infection, favoriser l'élimination des poisons par la peau, l'intestin et les reins.

Gangrène gazeuse. — La gangrène gazeuse a pu être autrefois, dans certains milieux, une complication post-opératoire. Elle sévissait sur les champs de bataille, à l'occasion de la moindre plaie. Les amputés lui payaient un large tribu, et bien des plaies opératoires étaient facilement inoculées par les instruments ou les mains du chirurgien. Dans la pratique civile, nous ne l'observons plus qu'à titre exceptionnel, et, encore, s'agit-il toujours de blessures septiques, souillées antérieurement à l'intervention par le vibrion septique qui continue à évoluer. Aussi serons-nous bref sur cette infection qui est plutôt une complication des traumatismes qu'une complication opératoire et dont l'histoire est admirablement décrite dans tous les traités de chirurgie générale.

Nous ne rappellerons que la marche foudroyante de l'affection caractérisée par les douleurs locales, l'œdème bronzé, l'emphysème et un état général rapidement adynamique (facies terreux, dyspnée, pouls rapide, fièvre, etc.).

Le diagnostic posé, il faut agir au plus vite. Au début, dans les premières heures, on peut encore espérer, par l'ouverture large du foyer et les injections profondes d'eau oxygénée à distance du foyer, enrayer la marche envahissante. Plus tard, il faudra recourir à l'amputation, en se gardant bien de fermer le moignon qu'on recouvrira de compresses imbibées d'eau oxygénée diluée.

Érysipèle. — L'érysipèle est une affection générale, fébrile, à point de départ dans une solution de continuité de la peau, chirurgicale ou non, grâce à laquelle le streptocoque pénètre dans l'organisme en déterminant des altérations locales particulières. Toute plaie opératoire est donc exposée à se compliquer d'érysipèle.

Le début de l'affection avec fièvre et frissons, l'aspect caractéristique de la plaque érysipélateuse, les phénomènes généraux qui l'accompagnent sont suffisamment connus pour nous dispenser de la description classique que relatent tous les traités de chirurgie auxquels nous nous contenterons de renvoyer le lecteur.

Quand on voit survenir une plaque érysipélateuse sur une plaie opératoire, il faut tout d'abord isoler le malade, faire des applications de compresses humides sur la plaie et combattre la réaction générale par la quinine, les bains, etc.

On a dernièrement conseillé (K. Bohland, Mlle G. Ehrenberg) de faire sur la plaque érysipélateuse des applications de pommade au chlorure de chaux à 5 pour 100. Sous leur influence on verrait la fièvre tomber dès le deuxième ou troisième jour.

Tétanos: — Nous ne rappellerons ici ni les théories pathogéniques diverses du tétanos, ni les données bactériologiques bien connues aujourd'hui. Qu'il nous suffise d'avoir toujours présent à l'esprit, surtout lorsque nous opérons en dehors d'une salle d'opérations rigoureusement aseptique, que le bacille de Nicolaïer peut non seulement souiller les blessures traumatiques, mais encore les plaies chirurgicales. Nous pourrions en rappeler de nombreux faits, si nous ne craignions d'être entraîné trop avant dans l'histoire de cette complication qui, à la vérité, est exceptionnelle après les interventions actuelles. Richardson [1], cependant, la signalait encore tout dernièrement.

En dehors de ces faits, il est des cas où l'on voit le tétanos se déclarer après des interventions où, tous les soins d'asepsie ayant été rigoureusement pris, il est difficile d'incriminer une infection opératoire directe. C'est ainsi qu'on l'a vu survenir après des opérations sur les régions ano-rectales, intestinales, génitales. Il faudra se rappeler, alors, que le tétanos peut avoir une origine intestinale, et que toute plaie en contact avec le tractus intestinal peut de ce fait même être inoculée.

Le tétanos survient dans la majorité des cas quelques jours après l'opération. Dès le début, on observe des modifications du côté de la plaie (douleurs locales, spasmes des muscles voisins, soubresauts des tendons), et des phénomènes géné-

1. Richardson. Tétanos consécutif aux opérations chirurgicales. *British medical Journal*, 1909, n° 2520, 17 avril.

raux graves (anorexie, céphalée, etc.). Puis le tétanos éclate classique par du trismus, du rire sardonique, des crises de contractures générales, etc.

L'évolution est variable suivant l'intensité de l'infection.

Toutes les formes décrites peuvent s'observer et le pronostic reste subordonné à la virulence des toxines.

Dès que le diagnostic est posé, il faut tout mettre en œuvre pour combattre le tétanos. Certes, nous ne possédons encore à l'heure actuelle aucun remède vraiment curatif du tétanos déclaré, mais comme, parmi les traitements institués, plusieurs ont donné des guérisons, nous devrons toujours y recourir.

SHOCK POST-OPÉRATOIRE

Nous voyons parfois, après une opération un peu longue, faite dans de mauvaises conditions, le malade tomber dans un état de dépression générale, immédiatement très inquiétant. La respiration est superficielle, irrégulière. Le pouls est petit, rapide. La température descend au-dessous de la normale. Les extrémités se refroidissent. Les sphincters se relâchent, et on assiste, en moins de vingt-quatre heures, au déficit de toutes les fonctions, sans pouvoir localiser l'affection qui semble emporter le malade.

Shock, disent les uns; collapsus, affirment les autres. Et sans vouloir trancher entre ces deux termes, dont le premier résulterait, d'après Crile [1], de l'épuisement des centres vasomoteurs, le second de l'inhibition de ces mêmes centres ou d'une perte de sang plus ou moins considérable, nous étudierons les raisons de cet état, et les moyens dont nous pouvons disposer pour sauver le malade.

Le principal facteur dans la production du shock est une chute de la pression sanguine générale. Sous l'influence d'une

1. CRILE. Surgical Shock. *Journal of Amer. med. Assoc.*, 17 juin 1905, et *The Boston medical and surgical Journal*, 1908, t. CLVIII, n° 26, 25 juin.

irritation des extrémités périphériques des nerfs sensitifs ou sympathiques, il se produit une chute de la pression générale, et une accumulation de sang dans le système porte.

Nous savons que toute chute dans la pression sanguine tend à être rectifiée immédiatement par le système vaso-moteur, puis, quand ce système devient insuffisant, par l'intermédiaire du centre cardiaque accélérateur. Quand celui-ci ne suffit plus, il se produit une chute générale de la pression.

L'anesthésie de longue durée, la prolongation de l'opération, l'hémorragie opératoire, les tractions sur les pédicules des tumeurs, les manipulations malencontreuses, les fautes d'asepsie, sont des éléments qui favorisent pleinement l'apparition du shock.

Les opérations sur l'abdomen, l'appareil génital mâle y exposent davantage, ainsi que les interventions sur l'estomac, le pylore et le duodénum. Aux membres, le shock est d'autant plus menaçant que la région opérée est plus riche en terminaisons nerveuses.

Nos opérés sont aujourd'hui moins exposés au shock qu'autrefois. Quand nos malades sont dans de mauvaises conditions, nous savons mieux les préparer à l'opération, nous savons mieux aussi administrer les anesthésiques et nos techniques opératoires se sont perfectionnées.

Le shock déclaré, il nous faut intervenir activement et judicieusement, car de notre thérapeutique dépendra souvent le sort du malade.

On placera le malade la tête basse, les pieds du lit étant légèrement surélevés.

On lui bandera l'abdomen, sans toutefois gêner sa respiration. Les membres seront entourés de bandages de flanelle. On le réchauffera à l'aide de boules, en ayant soin de ne pas le faire transpirer.

Puis on réglera la médication active, sans vouloir tout administrer à la fois. Il faut évidemment ne pas perdre de temps, mais surtout être méthodique.

Dans les moments de trop grande gêne respiratoire, on fera faire des inhalations d'oxygène.

Dans la prescription des stimulants il faudra se rappeler que plusieurs d'entre eux (whisky, nitroglycérine, strychnine) augmentent le shock au lieu de le diminuer; car si la strychnine par exemple relève le pouls pour un temps, elle le fait en stimulant les centres nerveux déjà épuisés et, une fois l'effet de la strychnine passé, les centres n'en seront qu'épuisés d'autant. En outre, ces stimulants ne sont souvent pas éliminés et peuvent produire un très mauvais résultat. Ce sont là des faits que Crile a démontrés expérimentalement.

L'adrénaline relève la pression sanguine, indépendamment des centres vaso-moteurs. Les Américains l'ont beaucoup conseillée en injections, mais ses effets sont passagers.

Le meilleur moyen que nous ayions de relever la pression est l'injection intra-veineuse de sérum. Le liquide sera injecté lentement, à la température du sang et en petite quantité (500 gr.). L'injection sera renouvelée toutes les demi-heures jusqu'à ce qu'on observe le relèvement du pouls. Si le liquide a été injecté trop rapidement on pourra observer de la dyspnée (il faut en moyenne n'injecter que 500 gr. en 10 minutes). Dans ce cas on suspendra l'injection jusqu'à ce que la respiration soit devenue régulière et on la continuera plus lentement.

Les injections sous-cutanées sont plus douloureuses et d'un effet moins rapide et moins sûr.

Dans les cas graves, on pourra faire des applications chaudes et froides alternatives sur la région précordiale, de la respiration artificielle; on a même conseillé la faradisation des nerfs phréniques.

L'alimentation devra être reprise le plus tôt possible et au besoin on utilisera la voie rectale.

HÉMORRAGIES POST-OPÉRATOIRES

Une hémorragie peut survenir à la suite d'une opération, immédiatement, dans les 24 heures ou plus tardivement, le 6e ou le 7e jour.

1° ***L'hémorragie immédiate*** est toujours due à une négligence opératoire, car elle n'est que la manifestation d'une hémostase insuffisante. Tant que quelque chose saigne, on ne doit pas abandonner le malade. Un simple suintement pourra n'être que de peu d'importance. Mais s'il persiste ou augmente on verra petit à petit s'affirmer des signes qui commandent d'intervenir de nouveau immédiatement pour lier le vaisseau qui saigne. Dès son réveil, le malade sera agité, tourmenté par une soif intense; la respiration sera haletante; ses lèvres resteront blanches, exsangues et il aura de la peine à se réchauffer.

2° ***L'hémorragie primaire*** se présente avec un aspect différent. L'opération s'est terminée sans suintement d'aucune sorte, l'hémostase semblant parfaite. Néanmoins, quelques heures après que le malade a été transporté dans son lit, on est rappelé d'urgence auprès de lui pour des symptômes alarmants qui traduisent bien l'hémorragie : agitation, pâleur de la face, refroidissement des extrémités, sueurs profuses, petitesse du pouls. Quelquefois il vient de tomber en syncope. La température peut être assez élevée pour en imposer pour de l'infection. Elle est due à la résorption sanguine. Si on découvre le pansement on le trouve inondé de sang; quelquefois même, les draps sont souillés. S'il s'agit d'une intervention abdominale, on trouve à l'examen les signes classiques d'un épanchement interne. Dans un troisième ordre de faits, on trouve une hématome plus ou moins diffus. Sans perdre de temps nous devons encore ici ouvrir la plaie et chercher la cause de l'hémorragie.

Nous la trouverons souvent dans le glissement ou le relâchement d'un fil, dans une résorption trop rapide du catgut, dans une plaie artérielle qui ne révèle ainsi sa présence qu'après le réveil, au moment où la pression sanguine se relève, dans le déplacement d'un caillot cicatriciel facilité par les mouvements du malade.

Dans des cas tout à fait exceptionnels on peut trouver d'autres causes à l'hémorragie. Newman Dorland (1) raconte l'histoire d'une malade opérée d'un gros kyste de l'ovaire dont le pédicule avait été facile à lier. Quelques heures après l'opération on constata des signes d'hémorragie interne. On rouvrit le ventre, mais la malade mourut au moment où l'on constatait que l'hémorragie provenait de la rupture d'une veine située à près de 8 centimètres en dehors de la ligature qui était intacte.

Cette rupture des veines du plexus pampiniforme est facilitée, d'après Dorland, par la stase temporaire de la circulation pelvienne après la ligature des vaisseaux, par la chute de la pression qu'on observe après l'ablation des grosses tumeurs pelviennes et qui impose un travail supplémentaire aux veines pelviennes déjà amincies pendant le développement de la tumeur.

Quand on ne trouve pas la source de l'hémorragie, on tiendra le malade au repos absolu en appliquant de la glace sur la région qui saigne. On lui fera une injection de morphine pour abaisser la pression sanguine et on cherchera surtout si la répétition de l'hémorragie n'est pas sous la dépendance d'un état général prédisposant, hémophilie, leucocythémie ou ictère.

L'hémophilie, quoique rare dans nos pays, est cependant parfois la cause d'hémorragies post-opératoires. Qu'on admette la dégénérescence des parois vasculaires (théorie vasculaire) ou la diminution de la coagulabilité (théorie sanguine), l'hémor-

1. Newman Dorland. *American med. Assoc.*, t. XLVIII, n° 20, 18 mai 1907, p. 1658.

ragie de cet ordre résiste aux moyens ordinaires et nécessite un traitement spécial.

Il semble bien qu'on doive, au point de vue du traitement, distinguer les hémophilies primitives et les hémophilies secondaires, symptomatiques. Les premières sont traitées avec succès par la sérothérapie. L'injection intra-veineuse de 10 à 20 c. c. de sérum frais humain, de cheval ou de lapin, suffit pour arrêter l'hémorragie. En injection sous-cutanée il faut employer 30 à 40 c.c. On renouvellera l'injection deux jours après s'il est nécessaire. Chez les enfants on utilisera des doses moitié moins fortes.

L'injection de sérum artificiel aurait, d'après M. Tuffier[1], la même action anticoagulante chez les hémophiles.

L'action du sérum antidiphtérique qu'on a assimilé aux autres sérums serait moins efficace. M. Mauclaire [2], avant d'inciser une parotidite double chez un hémophile, injecta plusieurs centimètres cubes de sérum antidiphtérique ; malgré l'injection il se produisit une hémorragie foudroyante qui détermina la mort en quelques heures.

Dans les hémophilies secondaires, symptomatiques de purpura, brightisme, scorbut, anémie pernicieuse, leucémie, artério-sclérose, etc., la sérothérapie est impuissante. Il faudra recourir à l'eau antipyrinée, à l'eau oxygénée, au perchlorure de fer, à la ferripyrine, à l'adrénaline et à tous les autres hémostatiques.

Ce qu'il faut retenir, c'est que, chez un hémophile, on ne devra entreprendre une intervention chirurgicale qu'en cas d'urgence absolue.

On a beaucoup conseillé, pour combattre l'absence ou la diminution des sels de calcium qui sont la cause du retard de la coagulation du sang, d'administrer ces sels à haute dose. Mayo Robson en prescrit 4 grammes environ 3 fois par jour par la voie rectale jusqu'à ce que tout suintement ait cessé.

1. Tuffier. *Bull. et Mém. de la Soc. de Chir.*, février 1907.
2. Mauclaire. *Idem*, 27 mars 1907.

Carnot avait autrefois conseillé la gélatine; elle constitue malheureusement un excellent milieu de culture pour les germes microbiens et de ce fait a dû être abandonnée, des accidents tétaniques ayant été observés à la suite de son emploi.

On a également conseillé des applications d'adrénaline, mais ses effets sont passagers et l'hémostase est trompeuse.

3° ***L'hémorragie secondaire*** survient dans les jours qui suivent l'opération, quelquefois même très tardivement au bout de deux ou trois semaines seulement.

Elle est due le plus souvent à une légère infection de la plaie qui altère les parois artérielles ou à une fragilité particulière des artères chez des sujets athéromateux, par exemple.

Le saignement est généralement léger au début, mais il augmente petit à petit et nécessite une intervention rapide. Telle cette malade dont nous eûmes l'occasion de recueillir l'observation. Il s'agissait d'une femme qui avait été opérée d'un kyste de l'ovaire à pédicule tordu. Le sixième jour, en déjeûnant, la malade, assise sur son lit, ressent une légère douleur dans le ventre et tombe en syncope. Immédiatement on lui fait dans le service des injections d'éther, de caféine, d'huile camphrée et 1 litre de sérum sous la peau. La malade revient à elle, mais reste pâle, faible, avec des sueurs abondantes. A 6 heures du soir elle présente le tableau classique de l'hémorragie interne. On intervient et on constate que l'hémorragie provenait du pédicule dont la ligature avait lâché.

Dès que l'hémorragie sera reconnue, il faudra donc la conjurer au plus vite par le tamponnement s'il s'agit d'un saignement en nappe, par la ligature ou la pince à demeure s'il n'y a qu'un seul ou plusieurs vaisseaux facilement isolables qui saignent.

Toute hémorragie devra être traitée ultérieurement. Après une perte de sang d'une certaine importance, le malade reste en effet très affaibli et tout effort doit lui être interdit.

Les malades seront gardés au lit assez longtemps ; on ne leur permettra de se lever que graduellement. On leur prescrira du fer sous une forme quelconque, de légers massages des membres inférieurs. En un mot on les remontera le plus rapidement possible par tous les moyens pour leur permettre de récupérer les globules rouges perdus.

DELIRIUM TREMENS

Le delirium tremens est toujours à craindre chez les alcooliques invétérés qu'on opère. C'est un accident qui ne saurait être rapporté toujours, comme l'a avancé M. Picqué[1], à l'infection.

Le delirium tremens a des caractères propres bien différents de l'intoxication aiguë et un pronostic toujours sombre. Les hallucinations, le tremblement, les sueurs, les mouvements désordonnés donnent à la crise un aspect effrayant ; la fièvre y ajoute son appoint.

Diverses médications ont été instituées contre le delirium post-opératoire. On a conseillé l'alcool, le chloral (4 gr.), l'opium (extrait thébaïque 5 à 10 centigr.). Mais on ne fait ainsi qu'augmenter l'intoxication.

M. Quénu[2] considérant qu'on se trouve en présence d'intoxiqués, cherche avant tout à éliminer le poison. Dans ce but il ordonne uniquement l'emploi du sérum artificiel; s'il devait ajouter un médicament aux injections de sérum, dit-il, ce serait, en cas de faiblesse cardiaque, l'injection sous-cutanée de sulfate de strychnine que conseille également M. Broca[3], à la dose de 3 milligrammes en moyenne.

Il est bon de rappeler que la digitale, conseillée par Trousseau et Vulpian, les lavements, les bains froids rendent également des services.

1. Picqué. *Soc. de Chir. de Paris*, 3 mai 1905.
2. Quénu *Soc. de Chir. de Paris*, 24 mai 1905.
3. Broca. *Soc. de Chir. de Paris*, 24 mai 1905.

ACCIDENTS BRONCHO-PULMONAIRES POST-OPÉRATOIRES

Les accidents pulmonaires consécutifs aux interventions chirurgicales ont fait l'objet, dans ces dernières années, de nombreuses discussions et de nombreux travaux portant surtout sur leur pathogénie.

Au point de vue clinique, en effet, les troubles pulmonaires post-opératoires n'offrent aucun caractère particulier. La bronchite, la broncho-pneumonie, la pneumonie, sont ce que nous les connaissons dans leurs manifestations primitives.

Nous avons déjà vu, dans les accidents post-anesthésiques, la part que prenaient le chloroforme ou l'éther et le refroidissement dans leur apparition. Nous savons également le rôle que peuvent jouer la position de l'opéré, l'âge du malade, son état général ou pulmonaire comme causes prédisposantes. Il nous reste maintenant à envisager les causes qui semblent vraiment déterminantes, et en première ligne l'infection.

L'infection peut atteindre le poumon par voie bronchique, sanguine ou lymphatique.

Dans le premier cas, toutes les causes qui favoriseront l'introduction des liquides dans les voies aériennes et gêneront la toux et l'expectoration, engendreront facilement les troubles pulmonaires dès les premières heures.

Dans le deuxième cas, il s'agit presque toujours de petites embolies survenant plusieurs jours après l'intervention.

L'infection par voie lymphatique est réalisée, quand, dans une laparotomie par exemple, les microorganismes, traversant le diaphragme grâce aux lymphatiques, gagnent par la plèvre viscérale le poumon qui a perdu son élasticité. On a donné la richesse lymphatique plus grande du côté droit du diaphragme comme la raison de la plus grande fréquence des pleurésies et des pneumonies droites. Cette théorie émise par Kelling au XXXIVe Congrès de la Société allemande de

Chirurgie en 1905 a trouvé des défenseurs dans Czerny, Kausch.

Certains auteurs admettent cependant que des phénomènes d'ordre mécanique jouent un rôle important dans la genèse de ces accidents broncho-pulmonaires.

On a incriminé le refroidissement du péritoine.

M. Bibergeil[1] refute cette théorie en alléguant qu'on peut facilement éviter ce refroidissement, et qu'en outre la masse du foie protégeant le côté droit, les accidents devraient être plus fréquents à gauche; or c'est exactement le contraire qu'on observe. La cause de cette plus grande fréquence à droite des accidents pulmonaires doit plutôt être rapportée, à notre avis, à la pénétration plus facile des éléments étrangers dans la bronche droite.

Korte préfère accuser la suture de la paroi abdominale. Celle-ci étant sensible pendant les premiers jours, les malades suspendent instinctivement la respiration abdominale pour la remplacer par une respiration thoracique superficielle qui traumatise moins la plaie opératoire. La ventilation pulmonaire se fait moins bien, les mucosités buccales encombrent plus facilement les bronches et favorisent ainsi l'éclosion d'une bronchite ou d'une pneumonie.

Quoi qu'il en soit, les accidents pulmonaires s'observent surtout après les laparotomies et indifféremment, qu'elles soient hautes ou basses.

Tout récemment, M. A. von Lichtenberg[2] a fait de la question une revue générale très complète, sans toutefois ajouter aucun document personnel nouveau.

En additionnant quelques grandes statistiques, il est arrivé à rassembler quelques milliers d'observations qu'il a étudiées au point de vue des accidents pulmonaires post-opératoires.

1. Bibergeil. *Archiv. für klin. Chir.*, 1905, vol. LXXVIII, p. 339.
2. A. von Lichtenberg. *Centralblatt für die Grenzgebiete der Med. und Chir.*, 1908, t. XI, mars et avril, n°s 4, 5, 6 et 7.

16000 laparotomies ont déterminé des complications pulmonaires dans la proportion de 5,5 pour 100.

2176 opérations sur l'estomac ont occasionné la mort par accidents pulmonaires dans 8 pour 100 des cas.

Dans les opérations sur les voies biliaires (1042 cas) la proportion est moindre : 2 pour 100.

Dans les opérations gynécologiques (3280 cas), elle n'est que de 1,5 pour 100; dans les hernies (1601 cas), de 1 pour 100; dans les goitres (3526 cas), de 0, 4 pour 100.

C'est par les précautions pré-opératoires qu'on mettra son malade le mieux à l'abri de ces complications. Ne pas endormir les catarrheux, éviter les refroidissements, l'hypostase, désinfecter soigneusement la bouche des malades avant et après l'anesthésie générale, telle devra être la conduite du chirurgien qui voudra éviter ces accidents.

TACHYCARDIE

On a signalé, depuis quelque temps, certains cas de tachycardie post-opératoire.

Edward Sanderson[1] rapporte en 1905 le cas d'une jeune femme de 20 ans, qui, à la suite d'une opération pour appendicite chronique, présenta des palpitations et une tachycardie très marquée montant jusqu'à 200 par moments.

L'auteur cite quatre autres cas analogues au sien et rapporte les symptômes à un hyperfonctionnement thyroïdien, à du « thyroïdisme aigu ».

Nous ne sommes pas encore bien renseignés sur la nature de cette complication, et de nouveaux travaux sont nécessaires avant de pouvoir en préciser l'origine exacte.

1. E. Sanderson. *Medical News*, 1905, 4 février.

TROUBLES INTESTINAUX POST-OPÉRATOIRES

La diarrhée post-opératoire s'observe surtout chez les sujets débilités. Heile[1] qui s'est principalement intéressé à la question admet qu'elle doit être due au fait que, chez ces derniers, l'intestin perd de son alcalinité, et il en trouve la preuve dans les urines où il révèle la présence d'acétone et d'acide acétique.

C'est une complication parfois très sérieuse par sa ténacité. Le contenu intestinal n'étant plus suffisamment neutralisé provoquerait une diarrhée opiniâtre qui en impose parfois pour une véritable intoxication. Il y a lieu de combattre cette diarrhée dès qu'on l'a reconnue. Heile conseille d'administrer des alcalins en abondance. Parfois il faudra même, dit-il, recourir à l'injection dans les veines de solutions de bicarbonate de soude.

Chez les malades qui ont eu des diarrhées antérieures on pourra donner préventivement des alcalins.

RASHES POST-OPÉRATOIRES

Toute éruption qui survient après une intervention chirurgicale est en général fonction d'infection. Et cependant il faut établir entre les différents rashes des distinctions très importantes, car si, pendant longtemps, on les a tous confondus dans une description d'ensemble, il faut reconnaître qu'ils ne méritent pas tous d'être considérés comme d'origine scarlatiniforme.

Les uns, comme nous l'avons vu (ch. III), sont d'origine médicamenteuse; les autres doivent être rapportés, suivant les cas, à l'infection, à une fièvre scarlatine vraie, ou à l'administration d'un lavement.

1. Heile. XXXVIe Congrès de la Soc. allem. de Chirurgie. *Berliner klin. Wochenschrift*, 22 avril 1907, n° 16.

1° ***Rash d'origine infectieuse.*** — Pendant longtemps cette éruption fut confondue avec la scarlatine vraie avec laquelle elle présente de grandes analogies. Nous avons nous-même commis plusieurs fois cette erreur, et il nous est arrivé, pendant notre année d'internat à l'Hôpital des Enfants Malades, de faire passer au pavillon de scarlatine des enfants atteints d'une éruption scarlatiniforme qui évoluait d'une façon particulière.

Le rash d'origine infectieuse, plus fréquent chez l'enfant que chez l'adulte, apparaît dans les premiers jours qui suivent l'intervention, s'accompagnant de fièvre, agitation, accélération du pouls, etc. Il est très variable d'aspect : tantôt c'est une teinte uniforme qui colore les téguments, tantôt il prend une apparence papuleuse. On ne l'observe dans certains cas qu'aux plis de flexion; dans d'autres au contraire il recouvre tout le corps. Il persiste tantôt quelques jours, tantôt une semaine, puis disparaît en déterminant une légère desquamation, sans grande réaction de l'organisme.

Parfois cette éruption s'accompagne de phénomènes généraux très graves et le malade meurt de septicémie.

Et cependant du côté de la plaie on n'observe souvent que de très légères modifications : parfois un peu d'œdème, parfois une légère suppuration, ailleurs aucune altération. Dans certains cas cependant la plaie suppure abondamment, et ce n'est que plus tard, après une lutte plus ou moins longue, que l'infection générale se manifeste et que le rash apparaît.

Il est parfois très difficile de distinguer ce rash infectieux du rash scarlatiniforme. On se basera sur l'apparition de l'exanthème sur tout le corps à la fois, sur l'absence d'angine, sur l'irrégularité de la fièvre qui présente parfois de grandes oscillations. L'albuminurie ne saurait être un signe distinctif, car on l'a signalée dans les rashes infectieux.

2° ***Fièvre scarlatine.*** — La fièvre scarlatine vraie, post-opératoire, sévit surtout chez l'enfant et principalement après les interventions sur les fosses nasales, la bouche ou le pharynx. On l'observe surtout après l'ablation d'amygdales ou de végétations adénoïdes, sans qu'on puisse, dans la majorité des cas, suspecter une contamination ignorée.

Aussi, en face d'éruptions avérées, a-t-il bien fallu chercher d'autres explications.

Washbourne [1] pense que l'agent infectieux sommeille longtemps dans la cavité buccale et qu'à l'occasion d'une solution de continuité créée par l'acte opératoire il entre en activité. D'autres auteurs pensent que c'est au moment même de l'intervention que le virus pénètre dans la plaie.

Quoi qu'il en soit, c'est presque toujours dès les premiers jours qu'apparaît l'éruption après une période d'incubation très courte, variant de 1,2 à 3 jours.

Une fois déclarée, l'affection évolue d'une façon régulière et mérite la même surveillance et le même traitement que la scarlatine ordinaire.

3° ***Rashes divers.*** — C'est dans cette catégorie que nous devons faire rentrer quelques éruptions spéciales bien distinctes de la scarlatine et des rashes infectieux qu'on voit parfois apparaître quelques heures après l'opération et qui disparaissent en 2 à 3 jours.

Ces rashes qui peuvent revêtir des aspects variés, ressemblant tantôt à une scarlatine, tantôt à une rougeole, tantôt à de l'urticaire, ont été rapportés à l'administration de lavements trop considérables avant l'intervention. Certains auteurs les expliquent par le passage à travers la muqueuse intestinale soit des substances en suspension, soit des matières fécales.

Ces éruptions sont en général bénignes et durent peu. Le rash peut s'étendre sur tout le corps ou se localiser aux membres inférieurs ou au siège, pouvant prendre simultanément les aspects que nous avons signalés. Le plus souvent il s'agit d'un simple érythème, sans ascension thermique ni

1. Washbourne. Scarlet fever following operations. *Clinical Journal*, 15 octobre 1902.

phénomènes généraux, qui disparaît spontanément en quelques jours.

PAROTIDITES POST-OPÉRATOIRES

Avant les thèses de Pellé (Bordeaux) et de Morel (Paris) parues en 1907 et la discussion soulevée à la Société de Chirurgie de Paris, à propos d'un cas de parotidite observée par notre maître, M. Morestin [1], dès le lendemain d'une colpotomie pour suppuration pelvienne et guérie par l'expression, les parotidites post-opératoires signalées de-ci de-là n'avaient fait l'objet d'aucun travail d'ensemble.

La question, toute d'actualité, fut alors reprise par A. Rives dans une revue générale de la *Gazette des Hôpitaux* [2].

La parotidite post-opératoire débute en général dans le cours de la première semaine, quelquefois dès le lendemain de l'opération.

Elle se présente sous deux formes, l'une bénigne, parotidite simple, purulente ou non, l'autre grave, parotidite gangreneuse.

La parotidite simple débute par des frissons, de la fièvre (38 à 39°) et des phénomènes locaux. La tuméfaction, d'abord dure, rougit et diffuse dans les régions pré- et sous-auriculaires. Les douleurs sont vives, lancinantes. La région est chaude. La mastication et la déglutition sont difficiles, douloureuses. Ces phénomènes, unilatéraux au début, se manifestent une fois sur deux du côté opposé, au bout de 2 ou 3 jours.

Dans la majorité des cas, ces phénomènes inflammatoires disparaissent en quelques jours.

Mais souvent la parotidite aboutit à la suppuration. Les phénomènes prennent alors une allure plus grave : les douleurs s'exaspèrent, la peau s'œdématie ; bientôt apparaissent

1. Morestin. *Bull. et Mém. de la Soc. de Chir.*, 23 octobre 1907.
2. A. Rives. *Gazette des Hôp.*, 20 juin 1908, p. 831.

des vertiges, des bourdonnements d'oreilles et dès le 3e jour la glande suppure : la tuméfaction se ramollit, du pus s'écoule par le canal de Stenon.

La parotidite gangreneuse est plus grave. La glande se creuse de cavités remplies de fragments de glande nécrosée. Tous les tissus environnants s'infiltrent et la mort en est souvent la terminaison.

Avant d'aborder la question d'origine de ces parotidites, nous devons faire remarquer qu'on les a observées surtout après des interventions sur l'appareil génital de la femme (50 p. 100), et chez des sujets déjà affaiblis par un mauvais état général.

— De nombreuses théories pathogéniques ont essayé de les expliquer.

On a incriminé l'anesthésie, l'acte opératoire sans véritables raisons.

Moricke, puis Stephen Paget, se basant sur la sympathie qui existe entre les glandes génitales et les glandes salivaires, qu'elle soit établie par réflexe vaso-moteur ou par relation sécrétoire, les rapportent à un processus fluxionnaire; mais, dans cette hypothèse, il devient difficile d'expliquer les parotidites suppurées.

La théorie de Bouillaud suivant laquelle la parotidite serait secondaire à une inflammation voisine est infirmée par le fait que jamais la parotidite n'est apparue après une opération sur le crâne ou la face.

Liebermeister a pensé qu'il pouvait s'agir d'une dégénérescence parenchymateuse occasionnée par un état hyperthermique.

Bouchard admet que les maladies infectieuses à leur déclin peuvent donner lieu à des décharges microbiennes au niveau des glandes sécrétrices.

Pour Blandin la parotidite aurait pour point de départ une embolie partie d'un foyer septique.

Toutes ces théories exposées et discutées longuement dans

la thèse de M. Morel [1] ne sauraient aujourd'hui être admises sans contestation. L'opinion la plus probable est qu'il s'agit d'une infection ascendante d'origine buccale. Cette infection, dit M. Morel, est facilitée :

Avant l'intervention, par la purgation, le bain chaud, causes de deshydratation et la diète préopératoire, cause de moindre résistance aux infections;

Pendant l'opération, par l'ouvre-bouche, le tampon monté, la pince à langue, sources possibles d'infection, par le chloroforme, qui modifie la sécrétion salivaire, par la propulsion de la mâchoire qui contusionne la parotide, par l'hémorragie opératoire, par le shock;

Après l'opération, par la négligence des soins buccaux, par la morphine qui diminue l'excrétion salivaire, par les vomissements qui déshydratent l'opéré, par assèchement de la muqueuse buccale, occasionné par un bandage trop serré qui oblige à la respiration buccale.

L'infection de la glande par voie sanguine ne doit cependant pas être absolument rejetée; elle peut expliquer certains cas survenant chez des sujets infectés, mais, en général, il faut bien l'admettre, l'infection ascendante par le canal de Stenon est la plus probable.

— Le traitement doit évidemment être différent suivant la marche de l'affection. On comprend que, dans la forme bénigne, les lavages antiseptiques de la bouche, les compresses humides, l'expression suffisent et que MM. Morestin, Delbet, Routier, Hartmann, Tuffier, Broca, Quénu, Bazy, Reynier, Potherat aient guéri leurs malades [2].

Mais, dans les cas graves, la glande étant suppurée ou gangrenée, il faut de toute nécessité recourir à l'incision le plus tôt possible.

Comme traitement prophylactique M. Legueu [3] conseille

1. M. Morel. *Th. de Paris*, 1907.
2. Discussion à la Soc. de Chir., octobre, novembre et déc. 1907.
3. *Bull. et Mém. de la Soc. de Chir.*, 30 octobre 1907.

de veiller à l'antisepsie buccale et d'assurer l'hydratation du malade par des injections de sérum. L'alimentation devra être reprise le plus tôt possible.

TROUBLES PSYCHIQUES

L'état mental subit parfois, après une intervention chirurgicale et chez certains sujets prédisposés, des modifications d'une certaine gravité. Dans la majorité des cas, il s'agit de simples bizarreries de caractère vite dissipées; le sujet non convaincu du succès de l'intervention à laquelle il s'est soumis craint qu'on ne soit obligé de recommencer; il redoute une nouvelle opération, comme si elle devait être fatale; n'ayant nullement souffert, il s'imagine qu'il est impossible qu'on l'ait guéri à si bon compte. Dans certains cas, c'est le doute sur l'exécution même de l'opération, qui obsède le malade. Connaissant toujours à peine le chirurgien qui l'a opéré, le malade, nerveux et suspicieux, se figure qu'on l'a trompé, et il se demande avec anxiété si l'opération a été réellement exécutée.

Certains malades qu'on opère des parties génitales subissent, à la suite de l'opération, de véritables crises de neurasthénie. Ils se figurent amoindris, diminués, et deviennent de véritables hypocondriaques. Certaines femmes tombent, après la castration, dans des états semblables.

Parfois l'amputation d'un membre, ou d'un segment de membre, détermine des modifications psychiques telles que le malade n'ose plus se montrer; honteux de son infirmité, il se figure être le point de mire de tout le monde.

Tous ces phénomènes doivent être traités par la persuasion patiente que le médecin exercera sans répit.

Malheureusement, les troubles psychiques sont, dans certains cas, plus graves encore. Il s'agit de véritable folie postopératoire, sur la nature de laquelle nous ne sommes pas encore très fixés. On a rapporté ces cas, comme nous l'avons vu [1], à l'action de l'anesthésique sur le système nerveux central, à l'infection ou à d'autres facteurs. Leurs manifestations sont multiples et variées. Leur traitement relève uniquement de la neuropathologie.

CICATRICES

Les cicatrices post-opératoires sont loin d'être toujours régulières. Malgré le soin apporté à la suture et à l'affrontement des lèvres, on voit parfois se développer ultérieurement sur la cicatrice, des altérations plus ou moins étendues, qui donnent à la plaie un aspect nouveau.

Nous ne nous occuperons pas des cicatrices obtenues par seconde intention après toute plaie suppurée ; elles affectent une forme et une disposition spéciales, suivant le siège de la lésion, la longueur de la suppuration et la direction des pansements.

La cicatrisation par première intention est au contraire régulière, linéaire, dans la généralité des cas. Mais, secondairement peuvent se produire à son niveau des modifications que nous devons signaler.

Il en est d'exceptionnelles. C'est ainsi que notre ami Lecène [2] vit se développer, deux ans après une gastro-entérostomie pour ulcère de l'estomac, *une plaque d'ossification* en forme de demi-anneau, au niveau de la cicatrice. Le malade souffrait après les repas et avait des vomissements répétés. L'ablation de la cicatrice mit un terme aux souffrances du malade.

Il en est d'autres plus connues, ce sont les douleurs, les chéloïdes et les cancers.

1° **Douleurs.** — Les cicatrices douloureuses ne sont pas rares. Qu'un ou plusieurs filets nerveux se trouvent pincés, il se forme dans la cicatrice de petits névromes qui, sans invo-

1. Voir *Psychoses post-opératoires*, p. 29.
2. Lecène. Ossification dans une cicatrice. *Bull. Soc. Anat.* Séance du 14 mai 1909.

quer l'état névropathique du sujet, suffisent à expliquer les douleurs. Dans certains cas, ce sont de simples adhérences qui déterminent des tiraillements parfois très pénibles.

Ailleurs, on a rapporté à l'état hygrométrique l'apparition de certaines douleurs qui disparaissent sous la simple application de compresses chaudes ou de liniments calmants.

Les douleurs sont tantôt spontanées, tantôt réveillées par la moindre pression. Le plus souvent légères, elles peuvent parfois déterminer de véritables crises avec irradiations multiples; dans certains cas même, on a signalé de l'épilepsie vraie.

Le massage a pu, dans quelques cas, diminuer les douleurs. On pourra toujours y avoir recours. Mais il est bien rare qu'on ne soit pas obligé de recourir à l'exérèse chirurgicale qui seule les guérit radicalement.

2° **Chéloïdes.** — Les chéloïdes sont des altérations des cicatrices, qui apparaissent assez rapidement chez certains sujets et dans des circonstances assez particulières. On les a surtout signalées à la suite d'ablation de ganglions cervicaux. La cicatrice se fait *per primam*, mais, au bout de 2 à 3 mois environ, la chéloïde débute sur une partie de la cicatrice ou sur toute sa longueur. Si plusieurs sutures ont été faites, la chéloïde peut se développer sur l'une d'elles, en respectant les autres; il faut donc admettre que le développement de cette altération des cicatrices ne tient pas uniquement à une question de terrain. Celui-ci joue cependant un très grand rôle. C'est surtout chez les scrofuleux qu'on voit apparaître les chéloïdes, et Ménard, depuis longtemps, a signalé ce fait.

Nevins Hyde [1] a constaté dans certaines chéloïdes la présence de bacilles tuberculeux.

Gougerot [2] a réuni un ensemble de preuves cliniques, his-

1. Nevins Hyde. *Journ. of cut. and genito-urin. Diseases*, octobre 1897.
2. Gougerot. *Gazette des Hôp.* (Revue générale), 1906, p. 1170.

tologiques, bactériologiques et expérimentales, en faveur de l'origine tuberculeuse des chéloïdes.

Les chéloïdes sont faciles à reconnaître. Elles se manifestent par une altération d'abord légère de la cicatrice qui devient saillante, légèrement rouge, plus ou moins douloureuse et dure. Cet état persiste plusieurs mois ; il semble que l'altération est permanente, mais en général, elle subit une évolution régressive à partir de la première année.

Si on n'a pas de patience et qu'on veuille recourir à l'exérèse chirurgicale, on verra presque toujours la lésion récidiver très rapidement.

Si au contraire on a le courage d'attendre, on verra la chéloïde disparaître spontanément en 2 ou 3 ans.

On a dernièrement conseillé la radiothérapie [1] après exérèse chirurgicale, pour prévenir la récidive. La radiumthérapie aurait également quelques succès à son actif.

Il ne faut pas oublier qu'on reconnaît actuellement aux chéloïdes une origine bacillaire. Aussi le traitement général ne doit-il pas être négligé : les eaux chlorurées sodiques (la Bourboule), l'huile de foie de morue, la suralimentation, doivent être recommandées. Localement, on a obtenu quelques bons résultats avec l'iode, l'emplâtre de Vigo, les scarifications, et parfois la simple compression.

3° **Cancers.** — La dégénérescence cancéreuse des cicatrices est une forme de récidive bien connue de l'extirpation des cancers cutanés, sous-cutanés, ou viscéraux, et qui n'offre aucun intérêt. Ce n'est pas elle que nous voulons rappeler, mais le développement de tumeurs cancéreuses primitives sur une cicatrice produite pour un acte opératoire tout différent de l'ablation d'un cancer.

Ces faits de dégénérescence cancéreuse d'une cicatrice banale ont été décrits depuis longtemps par Chaintrac. Le cancer se développe sur les cicatrices assez tardivement, en

1. De Beurmann, Noiré et Gougerot. *Soc. de Dermatologie*, 1905.

général, sous la forme d'épithélioma pavimenteux lobulé. Il apparaît sous l'aspect d'un noyau localisé en un point de la cicatrice, qui, très rapidement, s'étend et retentit sur les régions ganglionnaires voisines. Dès que le cancer sera reconnu, il faudra le traiter avec toute la rigueur qu'on oppose aux cancers primitifs, et en faire l'exérèse large, sans oublier les territoires lymphatiques.

Tout autre traitement serait illusoire.

CHAPITRE V

CHIRURGIE DU CRANE ET DU RACHIS

I

TRÉPANATION DE LA MASTOÏDE

Suivant l'importance et l'étendue des lésions qui commandent une intervention sur les cavités de l'oreille moyenne, le chirurgien aura à exécuter une trépanation simple (antrectomie) ou une trépanation de l'apophyse mastoïde et de la caisse du tympan suivant le procédé de Zaufal (évidement pétro-mastoïdien) qui ouvre d'abord l'antre, puis l'aditus et l'attique, ou le procédé de Stacke qui commence par effondrer la paroi externe de l'attique et, après cathétérisme de l'aditus, fait la trépanation d'avant en arrière s'il y a lieu.

SOINS CONSÉCUTIFS

Quel que soit le procédé employé il reste après l'opération une cavité parfois longue à se combler et qui devra être pansée avec le plus grand soin (fig. 5).

Il vaudra mieux ne pas faire des lavages dans l'oreille; on leur préférera les instillations de glycérine phéniquée à 1/30 pour désinfecter la caisse du tympan.

Dès le lendemain on pourra renouveler le pansement, qui à partir de ce moment devra être fait tous les jours.

On aura bien soin chaque fois de ne pas laisser dans la plaie de petits filaments de compresses qui entretiennent souvent la suppuration et on tamponnera avec soin la cavité. On surveillera la cicatrisation de la plaie, qui doit se faire de la profondeur vers la périphérie pour éviter la formation de fistules secondaires.

Si accidentellement le sinus latéral a été ouvert au cours de l'intervention, on laissera en place le tamponnement com-

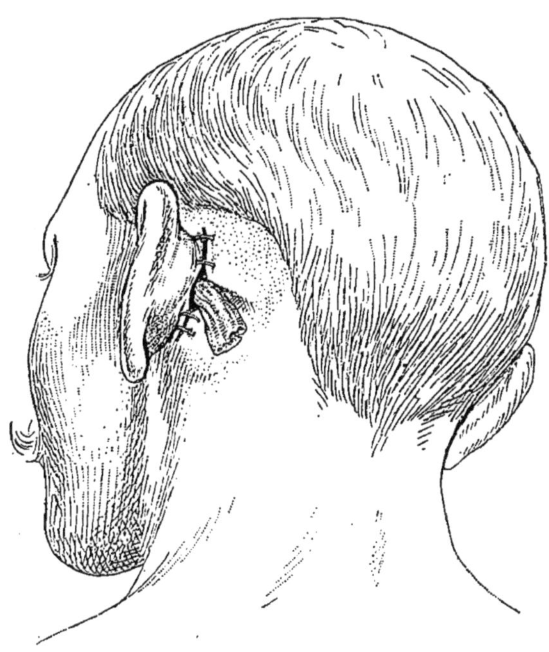

Fig. 5. — Trépanation de la mastoïde. Tamponnement et drainage rétro-auriculaire.

pressif jusqu'au 4e jour et on ne le changera qu'avec une extrême prudence.

Dans les cas d'évidement pétro-mastoïdien certains chirurgiens préfèrent drainer par l'oreille (fig. 6), après avoir fermé la plaie rétro-auriculaire. Le tamponnement et les pansements ultérieurs seront faits par le conduit auditif externe avec les mêmes précautions que quand on draine par la plaie rétro-auriculaire. Les pansements consécutifs sont toujours longs et douloureux. Chaque spécialiste a ses préférences.

Les uns adoptent le pansement huileux, les autres les pansements à l'acide borique. On a reproché à ces derniers d'être douloureux. Pour éviter ces douleurs, Caboche [1] panse ses opérés à la poudre de salicylate de soude pendant les 15 premiers jours, puis il reprend l'acide borique, qui à partir

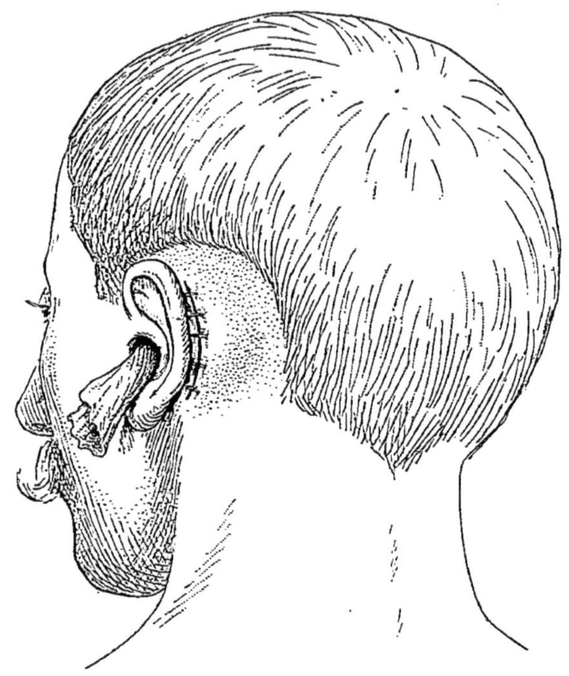

Fig. 6. — Évidement pétro-mastoïdien.
Tamponnement et drainage par le conduit auditif externe.

de ce moment ne détermine plus de douleurs. Mais quoi qu'on fasse, la durée des pansements est parfois d'une longueur désespérante. Elle dépend principalement de la bonne exécution de l'évidement, de la nature de l'infection et de l'état général du malade.

La guérison, si les pansements ont été bien exécutés, survient du 3e au 6e mois, quelquefois un peu plus tôt.

1. CABOCHE. *Soc. de laryngologie, d'otologie et de rhinologie de Paris*, 13 novembre 1908.

Fermeture autoplastique de l'orifice rétro-auriculaire. — Dans certains cas, après l'évidement pétro-mastoïdien, il persiste un orifice cicatriciel rétro-auriculaire très disgracieux qu'il est facile de combler par un des procédés autoplastiques décrits à cet effet, et que nous trouvons résumés dans la thèse de G. Pigé[1]. Le plus simple nous paraît être celui de Laurens[2] que nous reproduisons ici :

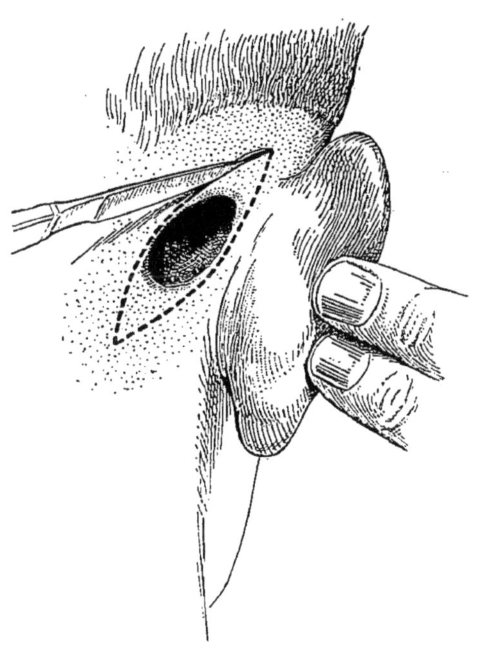

Fig. 7. — Fermeture autoplastique de l'orifice rétro-auriculaire. Procédé de P. Laurens.
Tracé des incisions cutanées. Commencement de dissection du lambeau supérieur.

1er Temps : Tracé des incisions. — Comme le montre la figure ci-jointe (fig. 7), on trace une première incision profonde, allant jusqu'à l'os, qui, concave en avant, circonscrit le bord postérieur de l'orifice pour se terminer en haut et en bas à 1 centimètre du pôle.

Une incision antérieure rejoint en haut et en bas l'incision précédente après avoir contourné le bord antérieur de l'orifice. Profonde à ses extrémités, elle reste superficielle au niveau de la face postérieure cartilagineuse de la conque.

2e Temps : Dissection des lambeaux et des lèvres de la plaie. — Le lambeau triangulaire supérieur est disséqué de haut en bas jusqu'à sa base. On fait de même pour le lambeau infé-

1. G. Pigé. *Th. de Paris*, 1908.
2. P. Laurens. *Annales des maladies de l'oreille, du larynx, du nez et du pharynx*, n° 7, 1908.

rieur. La lèvre antérieure est ensuite disséquée et décollée sur une longueur de 1/2 centimètre. La lèvre postérieure plus résistante est détachée à la rugine.

3ᵉ Temps : Retournement des lambeaux et leur fixation. — On retourne le lambeau triangulaire supérieur face cutanée contre l'orifice ; le lambeau inférieur est également accolé à l'orifice ; les deux faces cruentées deviennent alors superficielles. On fixe l'une à l'autre les extrémités libres des lambeaux, à l'aide d'un point en V au catgut (fig. 8).

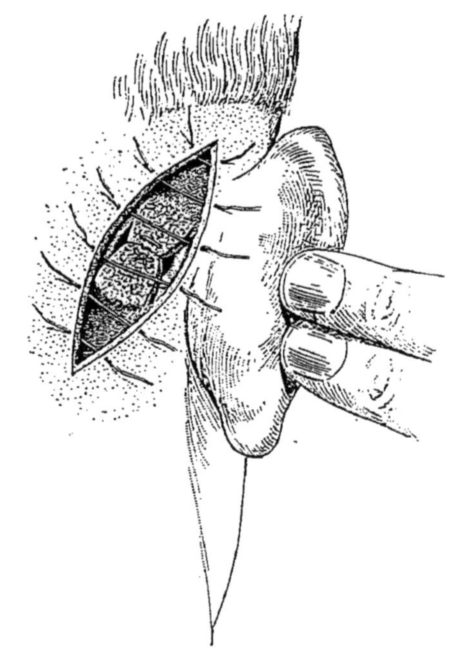

Fig. 8. — Fermeture autoplastique de l'orifice rétro-auriculaire. Procédé de P. Laurens.
Les deux lambeaux disséqués ont été retournés et réunis. Les lèvres cutanées vont être rapprochées et réunies par les crins déjà en place.

4ᵉ Temps : Rapprochement des lèvres antérieure et postérieure. — Ce temps est extrêmement facile. Les points sont faits aux crins de Florence. On fait un pansement compressif.

COMPLICATIONS POST-OPÉRATOIRES

Fausses récidives. — Sous le nom de fistules, de guérison retardée, de fausses récidives, on désigne tous ces états qui persistent longtemps après la trépanation de la mastoïde, prolongeant l'affection d'une façon souvent désespérante. La trépanation n'a fait qu'amener un amendement des phénomènes aigus; mais l'otorrhée persiste plus ou moins abondante; par les fistules souvent multiples s'écoule un pus fétide. Ce sont ces dernières qui retardent la guérison. Elles siègent sur la cicatrice ancienne, ont un trajet plus ou moins sinueux qui conduit vers un os dénudé, la dure-mère ou le sinus. Pendant un temps plus ou moins long, une croûte recouvre l'orifice cutané et elles semblent guéries; l'espoir n'est en général pas de longue durée. Elles récidivent bientôt, suintantes et tenaces.

Du côté de la caisse du tympan les lésions sont analogues : suppuration persistante amenant la destruction des osselets, granulations abondantes, etc. En somme on se trouve en présence d'un état chronique, souvent latent, sur lequel viennent se greffer des poussées aiguës qui font croire à une récidive de l'affection première.

Quelles sont donc les causes de ces retards dans la guérison et de ces fausses récidives?

Elles tiennent à l'opération, aux pansements, à la nature de l'affection.

1° *L'opération.* — Elle peut être insuffisante; toute intervention pour mastoïdite qui n'aura pas trépané l'antre, aura négligé une des principales sources de l'infection et exposera de ce fait même à la fistule. Les périostites mastoïdiennes [1] simples comme les périostites phlegmoneuses diffuses sont d'une extrême rareté; aussi ne faudra-t-il se contenter de l'incision simple de l'abcès qu'en cas d'extrême urgence, quand on n'aura pas sous la main les instruments nécessaires à une trépanation. C'est là en effet une intervention qui pare au plus pressé, mais qui ne produit qu'une fausse guérison, puisqu'elle ne touche pas au foyer d'origine.

L'oubli dans la plaie d'un corps étranger (tampon d'ouate ou fragment de mèche) confondu avec un bourgeon charnu peut entretenir pendant longtemps la suppuration de l'antre.

1. PÉCHARMANT. *Th. de Paris*, 1904.

Les petits séquestres détachés au moment de l'intervention, ou secondairement, peuvent jouer le même rôle.

2° *Les pansements.* — Ils ne doivent pas être confiés à n'importe qui, car si l'opération est délicate les suites ne le sont pas moins. De bourgeonnements trop rapides, d'un tamponnement prolongé, de cautérisations intempestives résultent souvent des fistules intarissables aboutissant à de fausses récidives.

3° *La nature de l'affection* reste une des principales causes des pseudo-récidives. La trépanation de la mastoïde guérit les empyèmes aigus; mais quand elle s'adresse à des lésions chroniques invétérées, surtout de nature tuberculeuse, passibles de l'évidement pétro-mastoïdien, elle n'apporte qu'un soulagement momentané; il ne faudra donc pas s'étonner de voir les phénomènes persister sous une forme moins aiguë, il est vrai, mais sans aucune tendance à la guérison.

4° *L'obstruction de la trompe* serait pour Hubbard [1] une cause de fistulisation chronique. Dench ne l'admet pas et Ilié [2], qui rapporte cette discussion dans sa thèse, se range à son avis.

Quoi qu'il en soit, le traitement dans tous ces cas reste le même : il faut évider la mastoïde et la caisse, enlever les osselets, les séquestres, curetter les os cariés, faire en un mot l'évidement pétro-mastoïdien et drainer largement.

Récidives vraies. — Comme nous venons de le voir, les fistules des trépanations mastoïdiennes guérissent le plus souvent très lentement, mais d'une façon radicale, à telle enseigne que lorsque 3 mois après, 6 mois, 1 an et même plus, le sujet revient nous trouver avec une suppuration de la même oreille, c'est bien à une nouvelle mastoïdite, à une récidive vraie que nous avons affaire; la trépanation guérit

1. HUBBARD. Communication à la Soc. Amér. de Boston in *Annales internat. de laryngologie de Chauveau*, septembre-octobre 1905.
2. ILIÉ. *Th. de Paris*, 1908.

bien un antre suppuré, mais n'immunise pas pour le reste de l'existence.

Il faut bien nous convaincre de ce fait qu'une oreille déjà atteinte et guérie peut, à l'occasion d'une nouvelle infection, chez un sujet adénoïdien non opéré, par conséquent toujours en imminence d'infection, être atteinte une fois, deux fois et même plus à des époques plus ou moins rapprochées; il s'agit là chaque fois d'une nouvelle infection atteignant un organe dont la suppuration est tarie depuis longtemps, dont la cicatrisation est parfaite et qui fonctionne bien.

La mastoïdite évolue comme la première fois, précédée ou non d'otorrhée. Elle évolue dans une apophyse dont la paroi externe seule diffère de celle d'une apophyse normale : elle est fibreuse, d'origine cicatricielle. Le pus formé dans l'antre va avoir une grande tendance à s'extérioriser; il ne rencontrera plus au dehors cette barrière osseuse qui lui fermait la route la première fois; et il arrivera facilement sous les téguments après avoir soulevé et perforé la cicatrice, en formant une tuméfaction douloureuse, rouge, fluctuante.

Dans tous ces cas le traitement est simple. Il s'agit tout simplement d'ouvrir un abcès dont la paroi est fibreuse. Un simple débridement suffit la plupart du temps. Quelquefois on sera obligé de curetter des fongosités. Les pansements ultérieurs se feront comme après la première intervention.

Parésie temporaire du nerf facial. — La paralysie faciale survient quelquefois deux à trois jours après la trépanation. Elle est due généralement à une compression du nerf dans le canal par un épanchement sanguin. Dans la plupart des cas, elle guérit en quelques semaines, avec ou sans traitement électrique.

A côté de cette parésie temporaire, il nous faut signaler la paralysie vraie du nerf facial. Celle-ci est due à la blessure du nerf au cours de l'intervention et constitue une infirmité permanente pour laquelle il ne reste à proposer au malade qu'une anastomose spino ou hypoglosso-faciale.

Complications méningées et cérébrales. — Ces accidents ne sont généralement pas d'ordre post-opératoire. Ils sont sous la dépendance de la marche envahissante de l'infection au cours de laquelle la trépanation n'a été qu'une dérivation insuffisante.

Dans certains cas cependant, la cavité crânienne a pu être ouverte accidentellement au cours de l'intervention; si la solution de continuité est passée inaperçue et n'a pas été tamponnée immédiatement, il persiste un orifice de communication par lequel l'infection pourra gagner facilement les méninges, et donner lieu à des accidents méningés et cérébraux, contre lesquels il ne restera d'autre ressource qu'une large craniotomie.

Kystes épidermiques. — Ces kystes signalés après l'évidement pétro-mastoïdien suivi de greffes sont assez rares pour que les cas en soient encore comptés. W. Schötz [1] en a dernièrement signalé deux nouveaux cas qui nous donneront très exactement une idée de ces accidents.

Dans le premier cas, après autoplastie par le procédé de Passow (première manière), on avait fait, six semaines après, des greffes de Thiersch. Au bout de deux ans apparaissaient, dans la région mastoïdienne, deux kystes dont l'un atteignait le volume d'un œuf de pigeon; il contenait de la matière sébacée. Quatre ans après, un troisième kyste analogue se présentait dans la région; il fut extirpé.

Le second cas de Schötz est tout à fait semblable : évidement pétro-mastoïdien, autoplastie par le procédé de Passow, greffes consécutives, développement d'un kyste dans la région : ablation dix ans plus tard.

Tous ces kystes ont une paroi formée d'épithélium pavimenteux stratifié à plusieurs couches.

1. W. Schötz. Kystes épidermiques consécutifs à des greffes de la plaie de l'évidement pétro-mastoïdien. *Zeitschrift für ohrenheilkunde und für die Krankheiten der Luftwege*, 1908, t. LVI, fasc. 1, mai, p. 56.

II

CRANIECTOMIE

SOINS CONSÉCUTIFS

Les soins dont il faut entourer les opérés du crâne sont de la plus haute importance, car la moindre faute post-opératoire expose aux complications les plus redoutables.

L'opéré sera isolé immédiatement après l'opération; le plus souvent il sera en état de shock; aussi faudra-il le remonter le plus rapidement possible. On lui fera des injections d'éther et de caféine, on l'entourera de boules chaudes; si l'opération a été un peu longue, ce qui est généralement le cas, et s'il a perdu beaucoup de sang, on lui fera une injection de sérum de 500 ou 1000 grammes.

Cet état peut disparaître assez rapidement, ou au contraire persister au point de donner les plus grandes inquiétudes.

Le shock est sous la dépendance, surtout après les craniectomies, de l'ébranlement cérébral, de la diminution de la tension intra-crânienne causée par l'écoulement du liquide céphalo-rachidien, et parfois du traumatisme des nerfs crâniens. Il se manifeste surtout par trois ordres de phénomènes qui dominent la scène.

En première ligne, il faut signaler les troubles respiratoires. La respiration est ralentie, faible, ou présente, dans certains cas, le rythme caractéristique de Cheyne-Stokes. Horsley [1] conseille de combattre ces troubles par des injections de strychnine et des inhalations d'oxygène.

Les troubles circulatoires seront très heureusement traités par des lavements nutritifs toutes les deux heures et des injections d'atropine à faibles doses.

1. HORSLEY. *Association médicale britannique*, 21-25 août 1906.

Dans certains cas survient de l'hyperpyrexie par paralysie du centre régulateur thermique; ce phénomène, observé surtout chez les enfants, est combattu par Horsley par des affusions froides aux membres supérieurs.

Les jours suivants, le malade sera tenu au repos le plus absolu, moral et physique, et dans l'isolement le plus complet.

On laissera de la glace en permanence sur la tête pour lutter contre les phénomènes congestifs.

Les pansements ultérieurs devront être faits avec l'asepsie la plus rigoureuse, car ce sont les phénomènes infectieux qui sont le plus souvent la cause des morts secondaires.

En cas d'abcès extra et sous dure-mériens largement ouverts et bien drainés, la suppuration cesse assez rapidement.

Quand on est intervenu pour un abcès encéphalique profond, la guérison se fait plus longtemps attendre. On pourra enlever les mèches au bout de 48 heures, mais il faudra se garder de retirer le drain trop tôt; on verrait se constituer une fistule qui exposerait à des phénomènes de rétention et à la formation d'un nouvel abcès. Mieux vaut laisser le drain en place jusqu'à ce que la suppuration soit tarie. Par son orifice on fera des lavages quotidiens à l'aide d'une solution antiseptique faible.

Pinder (1) préconise un nouveau procédé pour assurer le drainage continu de l'abcès cérébral. Il place dans la cavité de l'abcès un gros tube de caoutchouc, qu'il fixe au cuir chevelu à l'aide d'un crin. Un drain percé de plusieurs orifices et pouvant facilement glisser dans le gros tube est introduit jusqu'au fond de la cavité de l'abcès. Il est entouré, dans la partie située en dehors du gros tube, d'un rouleau de gaze iodoformée qui maintient en place le premier tube.

1. PINDER. *The journal of Laryngology, Rhinology and Otology*, 1907, juin, p. 244.

COMPLICATIONS POST-OPÉRATOIRES

Les complications consécutives à la craniectomie sont toujours très graves et souvent mortelles.

Fistules. — Les fistules après la craniectomie pour suppurations ou décollements intra-crâniens sont dues, en général, à une opération rendue incomplète par l'insuffisance du drainage. La trépanation est en défaut si elle n'ouvre pas largement le foyer septique, si elle permet au pus de s'accumuler dans un récessus inexploré. Après la craniectomie, la sonde doit explorer avec soin tous les diverticules intra-crâniens et une contre-ouverture doit être pratiquée à l'extrémité de chaque trajet diverticulaire. Faute de ces précautions, la blessure tarde à guérir, le pus s'accumule aux points déclives non drainés; la fièvre traduit cette insuffisance du drainage et la vie est bientôt en danger.

Nous ne pouvons ici avoir recours à l'évacuation de ces trajets par expression; la calotte osseuse s'y oppose; force nous sera donc de recourir à une intervention nouvelle, qui aura pour but de pratiquer un ou plusieurs orifices à l'extrémité de chaque trajet pour en permettre le drainage. Cette deuxième intervention n'est pas toujours suffisante; les fistules s'établissent de nouveau, plus courtes il est vrai, mais sans tendance à la guérison spontanée; il faudra recourir à un nouveau drainage, par une troisième craniectomie. Dans tous les cas, on fera les contre-ouvertures aux points extrêmes du trajet fistuleux.

Ce n'est qu'en poursuivant ainsi la suppuration jusque dans ses derniers retranchements, qu'on se mettra en garde contre les complications plus graves qui peuvent survenir.

Méningo-encéphalite. — La méningo-encéphalite est une complication de nature infectieuse, à l'abri de laquelle tout chirurgien devrait pouvoir se mettre. Malheureusement toutes les craniectomies ne sont pas faites pour des tumeurs solides ou des épanchements non infectés. Souvent on opère en plein foyer septique et, si le traitement consécutif n'est pas très énergique, on peut voir survenir une méningite secondaire mortelle. Dans d'autres cas, l'opération a été tout à fait aseptique; secondairement il se produit une hernie qui s'infecte et peut à son tour contaminer les méninges et l'encéphale. Enfin, dans toutes les trépanations voisines de l'oreille, il est toujours à craindre qu'une infection ne se propage par cette voie.

La méningo-encéphalite se caractérise par ses symptômes classiques d'excitation cérébrale (fièvre, frissons, céphalalgie, vomissements, constipation, délire, convulsions, etc.). Très rapidement apparaît la période de dépression et la mort survient en quelques jours.

Quelque grave que soit cette complication, nous n'avons pas le droit de rester inactifs en sa présence. Si le malade a quelque chance de guérison, c'est dans le drainage de la cavité crânienne. Aussi, par une hémi-craniectomie temporaire, on ouvrira largement la boîte crânienne; on ponctionnera les foyers purulents et, après avoir fait des lavages à l'eau bouillie de tous les points douteux, on instituera un large drainage.

Abcès du cerveau. — Comme la méningo-encéphalite, l'abcès du cerveau reconnaît pour cause l'infection opératoire de la substance cérébrale ou la propagation d'une suppuration de voisinage insuffisamment drainée.

Le siège de l'abcès est en relation directe avec la région opérée, mais, quel qu'il soit, l'abcès débute toujours d'une façon insidieuse, se traduisant par des signes de méningo-encéphalite (céphalée, vomissements, torpeur, délire). Les signes de foyer ne se manifestent que plus tard, permettant alors de localiser l'abcès et d'intervenir. Nous n'insisterons pas sur la symptomatologie bien connue de cet accident, pour lequel nous renvoyons aux traités classiques. Qu'il nous suffise de le reconnaître pour intervenir sans tarder et donner issue à la collection.

Hémorragie intra-cérébrale. — En dehors des hémorragies post-opératoires dues à une hémostase insuffisante, on peut observer parfois des accidents d'un autre ordre. Tel le cas de ce malade de Krause[1] qui, opéré pour un double kyste du cervelet, fut tamponné et drainé. Le cinquième jour on enlève le tamponnement. Le malade présente dans les jours suivants des troubles excessivement graves : fièvre, raideur de la nuque, troubles de déglutition. On l'opère de nouveau et on trouve le kyste gauche refermé et distendu par du sang coagulé. On le vide et on tamponne de nouveau. Le malade guérit.

Dans certains cas il s'agit de véritables *infarctus hémorragiques*. En extirpant une tumeur on peut en effet léser les vaisseaux de territoires environnants, qui, ne recevant plus de sang, vont devenir le foyer d'infarctus parfois très étendus.

Ces faits, quoique très rares, méritent d'être signalés.

Ramollissement cérébral. — Ce sont les mêmes causes qui produisent le ramollissement à la suite d'extirpations de tumeurs cérébrales. La ligature ou la rupture de certaines artères cérébrales compromettent la circulation de territoires voisins de la tumeur qui a nécessité l'intervention. Un ramollissement partiel se produit qui va donner naissance à des troubles psychiques ou paralytiques.

Que faire dans ces cas? Krause conseille d'attendre ; dans la plupart des cas on est assez heureux pour assister à l'élimination du foyer ramolli par la plaie opératoire et à la guérison spontanée. Aussi faut-il être très circonspect en face des sujets déjà éprouvés par l'intervention antérieure et ce n'est que dans des cas exceptionnels qu'on interviendra de nouveau pour enlever et drainer le foyer ramolli.

Hernie du cerveau. — L'issue du cerveau hors de la cavité crânienne est un accident immédiat de toute trépana-

1. KRAUSE. Communication au XXXVIIe congrès allemand de Chirurgie, 1908, in *Journ. de Chir.*, octobre 1908, p. 702.

tion pour tumeur ou abcès. Elle est en quelque sorte la conséquence naturelle de la solution de continuité créée à la boîte crânienne permettant à l'encéphale distendu de se faire jour au dehors.

La hernie qui se produit dans les jours ou les mois qui suivent la craniotomie est au contraire une complication post-opératoire dont la pathogénie est toute différente.

Elle apparaît au niveau de la plaie sous forme d'une petite tumeur de forme et de dimensions variables, de consistance molle, fluctuante, animée de battements isochrones à la systole cardiaque; elle augmente de volume à l'occasion d'un effort.

Suivant le siège de la tumeur, suivant les lésions concomitantes (abcès, hydropisie ventriculaire, adhérences cicatricielles), on observera des phénomènes d'excitation, de paralysie, d'hémiplégie, d'anesthésie, voire même de crises épileptiformes ou des troubles cérébraux.

L'état général est souvent atteint; le pouls est rapide à 120 ou 140; la fièvre monte souvent à 39° et 40°. Parfois apparaissent des nausées et des vomissements, du délire.

La constitution anatomique de la hernie ne présente aucune particularité. Elle est formée par du tissu cérébral enflammé, entourant un diverticule ou un prolongement ventriculaire plein de liquide céphalo-rachidien. La dure-mère ne suit pas le cerveau; elle adhère à l'orifice herniaire; parfois cependant, quand la hernie traverse un canal osseux, la dure-mère tapisse ce dernier jusqu'à l'orifice externe.

Il est rare d'observer des complications graves dans la hernie du cerveau. On a cependant signalé des cas de gangrène ou de suppurations ayant entraîné la mort. En général la hernie guérit facilement, grâce à « des tractus épidermiques qui s'étendent sur la surface externe granuleuse de la hernie. Ces tractus peu à peu s'étalent, se réunissent et aboutissent à la formation d'une coque épidermique qui se rétracte peu à peu et se met, à une époque plus ou moins éloignée de sa formation, de niveau avec le crâne. » C'est là l'explication qu'en donne M. Caboche[1] qui la reconnaît du reste tout à fait hypothétique.

La pathogénie de cette complication reste encore indéterminée. On n'admet plus aujourd'hui une cause unique à la hernie du cerveau. A l'infection, seule cause admise par Mac Even[2], il faut ajouter l'action mécanique et d'autres facteurs qui joueraient un certain rôle.

L'hydropisie ventriculaire, par exemple, l'augmentation de la pression sanguine favorisent la production de la hernie.

A ces causes M. Caboche ajoute le ramollissement plus ou moins étendu de la substance cérébrale autour d'une vaste tumeur, l'œdème cérébral localisé qui résulterait du vide produit par la disparition de la tumeur.

Il n'en reste pas moins certain que la cause la plus probable de la hernie du cerveau est l'encéphalite déterminée par l'infection venue du dehors ou de la cavité crânienne elle-même (abcès).

La hernie du cerveau peut être évitée, d'après certains auteurs, si dans les derniers temps de l'opération on suit une technique rigoureuse : bourrage de la cavité laissée par la tumeur enlevée, suture de la dure-mère dans les cas possibles, réapplication des plaques osseuses, etc.

En général, comme nous l'avons vu, la hernie du cerveau a une grande tendance à la guérison spontanée; grâce à quelques soins antiseptiques, à une ponction lombaire et à une compression légère, on voit assez rapidement la tumeur diminuer, puis disparaître. Néanmoins, pour en hâter la destruction, on a conseillé l'emploi de diverses substances chimiques (nitrate d'argent, perchlorure de fer, potasse caustique, etc.) en applications; les pointes de feu, la compression énergique, l'ablation de la tumeur n'ont pas donné de bons résultats; aussi, à moins d'indications spéciales du fait d'une

1. Caboche. *Th. de Paris*, 1901.
2. Mac Even. *The Lancet*, 1896, 16 mai.

complication, vaut-il mieux attendre, car la hernie guérit le plus souvent toute seule.

La hernie réduite, on pourra chercher à fermer la perte de substance osseuse par un des nombreux procédés préconisés. Le procédé de Müller et König est certainement celui qui donne les meilleurs résultats et doit être préféré, quand on le peut, aux greffes osseuses et aux différentes plaques métalliques. Il consiste à emprunter aux parties voisines de la solution de continuité un lambeau ostéo-cutané. La lamelle osseuse détachée doit être mince, car il faut éviter de perforer le crâne. On fait ensuite un croisement de lambeaux que les figures ci-jointes expliqueront mieux que toute description (fig. 9).

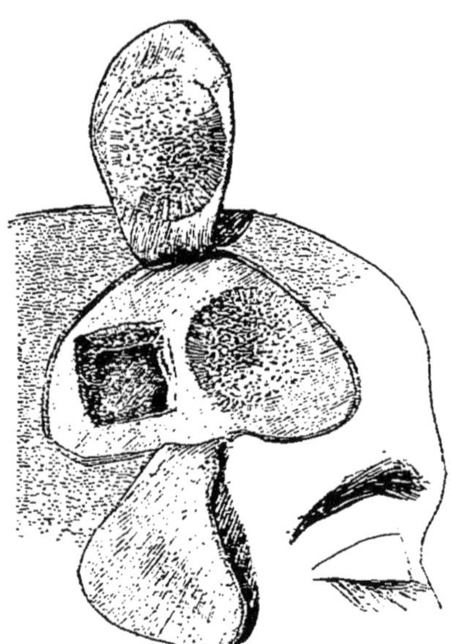

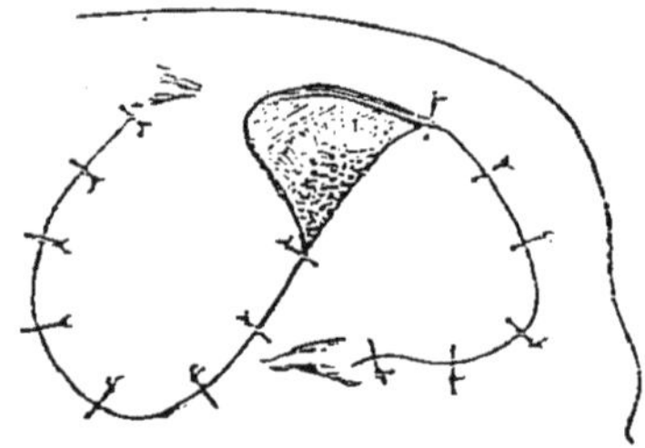

Fig. 9. — Procédé autoplastique de Müller et König (d'après Lenormant).

Fongus de la dure-mère. — Sous ce nom on désigne des tumeurs dont le diagnostic est cliniquement impossible avec les hernies du cerveau ; seul l'examen microscopique permet de le formuler.

En effet, le fongus ressemble en tous points à l'encéphalocèle. « Même aspect de la tumeur, dit M. Caboche[1], même consistance ; mêmes battements aussi, car souvent les fongus

1. Caboche. *Th. de Paris*, 1901, p. 80.

dure-mériens, les fausses hernies, pourrait-on dire, comprennent dans leur constitution de nombreux vaisseaux de nouvelle formation qui communiquent à la masse totale leur ébranlement propre. »

Le fongus est une tumeur exclusivement formée de bourgeons charnus qui semblent nés aux dépens des enveloppes cérébrales. Aucun fragment de substance cérébrale n'entre dans la constitution de la tumeur, comme le prouvent les examens histologiques faits par les auteurs.

Cliniquement c'est une tumeur bénigne, se présentant comme une masse fongueuse, ressemblant étrangement à une hernie et qu'il faut traiter par l'ablation.

III

RÉSECTION DU GANGLION DE GASSER

SOINS ET SUITES POST-OPÉRATOIRES

Quel que soit le procédé employé, la résection du ganglion de Gasser reste encore une opération très grave. Qu'on adopte la voie temporo-sphénoïdale (Doyen, Quénu et Sébileau, Poirier) ou la voie temporale (Krause, Cushing, Ricard, Prat), l'opéré est exposé à des accidents ultérieurs redoutables et parfois même à la récidive de son affection. Aussi faudra-t-il entourer ces malades des soins minutieux qu'on doit prodiguer à tous les opérés du crâne : isolement absolu dans une pièce obscure, piqûres d'éther, de caféine, injections de sérum, etc.

Les effets de l'opération se font sentir dès le réveil ; le malade ne souffre plus, et, si on se rend compte dans quel état de dépression la souffrance l'avait jeté, on conçoit combien ce bien-être, ne fût-il que passager, lui paraîtra appréciable.

Malheureusement, il ne va pas sans quelques inconvénients ;

l'ablation du ganglion, si elle fait disparaître les horribles douleurs de la névralgie faciale, détermine aussi une anesthésie partielle ou totale dans le territoire du trijumeau ; elle entraîne également une paralysie des muscles masticateurs.

La gêne de la mastication due à la paralysie des masticateurs et à la présence des brides cicatricielles opératoires est parfois très considérable.

« On pourra dans ces cas, dit notre maître G. Marion [1], être amené à pratiquer la section de l'apophyse coronoïde, pour rendre au maxillaire inférieur sa mobilité compromise par la rétraction du temporal. »

Avant d'aborder l'étude des accidents post-opératoires de la gasserectomie, il nous faut signaler les cas où l'opération n'atteint pas son but. La récidive de la névralgie a été, en effet, plusieurs fois signalée, quelquefois complète (l'opération n'ayant apporté aucun amendement aux crises douloureuses), quelquefois partielle et se manifestant à de longs intervalles.

Il faut admettre que, dans ces cas, la résection du ganglion n'a pas été complète, car, dans tous les cas où le ganglion a été extirpé en totalité et contrôlé histologiquement, on n'a pas observé de récidive.

Dans les cas enfin où la récidive s'est faite du côté opposé, il est de toute probabilité que la névralgie était d'origine centrale.

COMPLICATIONS POST-OPÉRATOIRES

La résection du ganglion de Gasser nécessite une craniotomie large au moins dans le procédé par voie temporale, et comme telle expose aux graves complications de l'ouverture du crâne. Nous ne ferons que rappeler ici le shock, la méningo-encéphalite, le ramollissement cérébral, l'écoulement de liquide céphalo-rachidien par la plaie.

D'autres complications sont plus directement en rapport

1. G. Marion. *Chir. du système nerveux*, p. 489. Steinheil, édit., Paris, 1905.

avec l'extirpation du ganglion de Gasser (nécrose osseuse, troubles oculaires). Ce sont elles que nous allons étudier ici, les autres ayant déjà été signalées à propos de la craniotomie.

Nécrose osseuse. — Dans le procédé de Krause, il est de règle de conserver le fragment osseux de l'écaille temporale dans le lambeau pour le réappliquer à la fin de l'opération. Malheureusement, ce fragment se nécrose parfois; Krause, Keen, Czerny ont observé cet accident plusieurs fois. Prat [1] pense que, dans ces cas, le fragment osseux s'est nécrosé, parce que, après avoir été taillé, il fut décollé de la face profonde des téguments.

De plus, le degré d'asepsie, dit-il, ne doit pas être un des moindres éléments dans la genèse de ces nécroses.

Troubles oculaires. — On peut observer deux ordres de troubles oculaires après la gasserectomie : les uns intéressent l'appareil moteur, les autres les différentes membranes de l'œil.

L'amaurose du côté opéré est assez fréquente, et c'est là une complication qui tend à faire préférer à la gasserectomie la destruction de la racine du trijumeau.

1° Paralysies. — Les paralysies des nerfs moteurs de l'œil atteignent le moteur oculaire commun, le pathétique, le moteur oculaire externe. On a encore signalé des ophtalmoplégies totales et des paralysies de la pupille. Tantôt elles guérissent assez facilement en quelques semaines; tantôt elles restent définitives.

Cushing et Lexer admettent qu'elles sont dues à la compression exercée au cours de l'opération par l'écarteur cérébral.

Prat [2], alléguant qu'on les a observées à la suite de gasserectomies suivant la méthode de Rose, dans laquelle on ne faisait pas usage de l'écarteur cérébral, pense que « les troubles moteurs tiennent à ce que, au moment du dégagement du

1. PRAT. *Th de Paris*, 1903, p. 64.
2. PRAT. *Loc. cit.*, p. 68.

ganglion, les branches motrices sont détruites par les instruments — ce qui est rare — ou simplement irritées. »

2° **Lésions inflammatoires.** — Elles sont toutes d'ordre infectieux, et se manifestent dans les jours qui suivent l'opération, quelquefois au quinzième jour seulement. Elles atteignent la conjonctive, la cornée (opacités, ulcérations, kératites), parfois tout le globe de l'œil (panophtalmie).

Dans certains cas, on a signalé une diminution de tension du globe de l'œil.

Pour expliquer ces différents troubles on a invoqué l'influence trophique du trijumeau sur le globe oculaire, l'anesthésie cornéenne consécutive à l'opération et qui mettrait l'œil en état de moindre résistance contre l'infection.

« En somme, dit notre maître G. Marion [1], on ne connaît exactement ni la raison de ces accidents, ni les conditions dans lesquelles ils apparaissent. Cependant, il est peut-être à noter qu'ils sont plus fréquents lorsque l'ablation du ganglion est absolument complète. »

C'est donc par des soins antiseptiques qu'il faudra traiter ces accidents, et ceux-ci doivent être institués indépendamment du traitement post-opératoire de la plaie temporale. On devra, bien entendu, instiller de l'atropine dans l'œil.

IV

PONCTION LOMBAIRE

La ponction lombaire n'est pas encore, comme on aurait pu le penser, entrée dans le domaine de la petite chirurgie des praticiens.

C'est qu'en dehors des difficultés qu'elle, présente parfois, elle a donné lieu, dans certains cas, à des suites désastreuses,

1. G. Marion. *Chir. du système nerveux*. Steinheil, édit., Paris, 1905.

qui font hésiter tous ceux qui les ont observées. Si la plupart des médecins font aujourd'hui délibérément une ponction exploratrice du genou, de la plèvre ou du péritoine, il en est encore beaucoup qui hésitent devant le canal rachidien.

Il nous semble cependant qu'on a exagéré un peu les accidents de la ponction lombaire, et qu'en tout cas, en voulant bien se persuader que la ponction du canal rachidien comporte certaines règles dont il ne faut pas se départir, on verra peu à peu disparaître les accidents signalés. La ponction du genou n'est-elle pas encore considérée dans les services de chirurgie comme une véritable opération qui doit être faite avec tous les soins de l'asepsie moderne? Pourquoi n'en serait-il pas de même de la ponction lombaire, que nous avons vue, hélas! pratiquée dans une salle de consultation, après un lavage relatif et avec une aiguille souvent douteuse?

SOINS CONSÉCUTIFS

Après la ponction, le malade devra rester étendu la tête basse, pendant un ou deux jours, temps nécessaire à la cicatrisation de la dure-mère perforée par l'aiguille. Jusqu'à ce moment, une certaine quantité de liquide pourra filtrer dans l'atmosphère graisseuse épidurale, mais cet écoulement est minime. M. Sicard [1] l'évalue à plusieurs dizaines de centimètres cubes.

Cette quantité augmentera inévitablement par l'attitude verticale et par les secousses déterminées par la marche.

C'est à ces causes jointes à une forte hypertension du liquide qu'il faut rapporter les cas où le liquide sourd au niveau de l'orifice cutané.

Les accidents mortels sont rares après la ponction lombaire. Minet et Lavoix [2] en ont cependant réuni 34 cas; il s'agissait

1. J.-A. SICARD. *Presse médicale*, 1908, 31 octobre, n° 88, p. 704.
2. MINET et LAVOIX. *Écho médical du Nord*, 1909, n° 17, 25 avril, p. 193.

dans la plupart de malades atteints de tumeur cérébrale et la mort doit être attribuée à une trop grande évacuation de liquide céphalo-rachidien.

ACCIDENTS POST-OPÉRATOIRES

Méningisme. — *La réaction méningée* après la ponction lombaire n'est pas due, comme on l'avait pensé, à la soustraction de 5 à 10 centimètres cubes de liquide. Elle est d'ordre mécanique, d'après M. Sicard. Quand toutes les précautions post-opératoires ne sont pas scrupuleusement observées, le liquide céphalo-rachidien s'écoule en plus grande abondance dans l'espace épidural. Dès lors, privées momentanément de leur coussinet élastique liquide, les méninges sont partiellement entravées dans leur jeu physiologique et réagissent par du méningisme (Sicard). C'est ainsi qu'on voit des malades, après une ponction faite dans de mauvaises conditions, se plaindre d'une *céphalée* très pénible, de *malaises*, de *vertiges* et quelquefois présenter des *vomissements* pendant plusieurs jours.

Ces symptômes durent peu en général; ils s'atténuent rapidement et disparaissent dans la journée.

Il en est de même des troubles consécutifs des membres inférieurs. Les *fourmillements*, les *crampes* qu'on doit rapporter à la piqûre des nerfs de la queue de cheval, ne persistent pas au delà de vingt-quatre à quarante-huit heures.

V

LAMINECTOMIE

SOINS CONSÉCUTIFS

Ce qu'il faut surtout chercher à obtenir après une laminectomie c'est le repos absolu du malade. Ébranlé par le shock opératoire et le traumatisme médullaire, l'opéré est exposé à des complications redoutables, si on néglige de pallier par tous les moyens l'excitation de son système nerveux.

Dans les 3 ou 4 cas que nous avons eu l'occasion de suivre, nous avons appris que le malade devait être complètement isolé, dans une chambre sombre, à l'abri de tout bruit. Une seule personne doit rester près de lui, lui évitant tout mouvement inutile.

Le malade couché sur le dos, la tête basse, souffre beaucoup le premier jour. On calmera ses douleurs par des piqûres de morphine. Le pansement pourra être refait le lendemain. On retournera le malade avec d'infinies précautions et on fera le pansement avec la plus stricte asepsie. Ce premier pansement n'amène pas toujours un amendement des douleurs et il faudra continuer la morphine pendant quelques jours.

L'alimentation devra être purement liquide les premiers jours — pour devenir progressivement plus substantielle.

La fièvre peut faire son apparition sans qu'il s'agisse forcément d'infection; nous savons, en effet, que tout traumatisme médullaire suffit à élever de quelques degrés la température.

La laminectomie crée une solution de continuité osseuse qui affaiblit considérablement la solidité de la colonne vertébrale. Des ligatures apophysaires ont été faites par différents chirurgiens (Hadra, Chipault) pour lutter contre la déformation ultérieure. Mieux vaudra immobiliser le malade dans une gouttière de Bonnet ou dans un large appareil plâtré dans lequel on aura ménagé une fenêtre en regard de la plaie opératoire.

La durée de cette immobilisation doit être toujours assez longue.

Quand le malade sera autorisé à se lever, il devra porter un appareil de soutien, tel qu'un corset en cuir moulé.

Dans certains cas où il s'agit simplement de compression médullaire sans lésions de la moelle, la laminectomie guérit le malade; dans d'autres, les résultats sont moins satisfaisants; on n'obtient que des améliorations. Cela tient surtout à l'époque à laquelle on est intervenu. Il est bien certain que l'opération ne peut régénérer une moelle compromise et que d'autre part on intervient souvent trop tard pour enlever une tumeur qu'on est obligé d'abandonner en partie.

ACCIDENTS POST-OPÉRATOIRES

L'écoulement de liquide céphalo-rachidien pendant quelques jours n'est pas une complication. Il ne le devient que lorsque sa durée dépasse plusieurs semaines, tirant surtout sa gravité de la facilité avec laquelle l'infection peut gagner les méninges à la moindre faute d'asepsie. Si, par suite d'une fermeture spontanée de la solution de continuité cutanée, le liquide s'accumule sous les téguments, il formera une tumeur kystique qui se résorbera d'elle-même le plus souvent.

Après une laminectomie, le malade est surtout exposé à trois grandes complications, *le shock*, *l'hémorragie* et *l'infection.* Aussi la mortalité est-elle encore grande pour cette opération qui cependant à l'heure actuelle semble assez bien réglée. Bérard (de Lyon), au IIe Congrès de la Société internationale de Chirurgie (Bruxelles 1908), accuse une mortalité de 45 à 50 pour 100, variable suivant la région opérée.

Pour la région cervicale, la mortalité serait de 55 à 65 pour 100 et le grand danger le shock opératoire.

Pour la région dorsale, la mortalité tombe à 40 pour 100.

Pour la région lombo-sacrée, elle est de 50 pour 100, les dangers étant surtout l'hémorragie et l'infection.

CHAPITRE VI

CHIRURGIE DE LA BOUCHE ET DU PHARYNX

I

ABLATION DES VÉGÉTATIONS ADÉNOÏDES

SOINS CONSÉCUTIFS

Les soins consécutifs ont une importance considérable en chirurgie adénoïdienne. L'enfant doit être entouré de soins constants si on veut éviter les complications graves qui le guettent; et, pour confirmer les résultats de l'opération, il faudra exercer une surveillance très attentive sur son mode respiratoire.

Le premier jour, l'enfant sera gardé au lit dans une chambre bien ventilée, mais sans courant d'air. Pour prévenir l'infection de la plaie opératoire, on lavera sa bouche et sa gorge avec une solution antiseptique faible ou une solution salée normale, six fois par jour la première semaine, matin et soir seulement la semaine suivante. Pendant les premières heures il pourra se produire un léger suintement sanguin, l'enfant pourra même avoir quelques vomissements noirâtres sans qu'on doive s'en inquiéter, mais, si l'hémorragie persiste, il faudra faire un lavage du nez et de la bouche avec une solution de perchlorure de fer ou un tamponnement du naso-pharynx avec de la gaze à la ferripyrine.

La douleur post-opératoire disparaît très rapidement.

L'enfant ne devra prendre les deux premiers jours que des liquides ou des bouillies. Puis on relèvera ses forces à l'aide d'huile de foie de morue, de phosphates, de sirop d'iodure de fer, etc. La première semaine on s'abstiendra de tout aliment solide, et chaque repas sera suivi d'un lavage de la gorge.

On s'occupera en second lieu de son mode respiratoire. Il arrive souvent qu'après l'opération comme avant l'enfant ne puisse pas respirer par le nez; l'entourage ne peut aussitôt s'empêcher d'émettre un doute sur l'efficacité de l'intervention; aussi devra-t-il être prévenu; dans d'autres cas, on croit que les végétations ont repoussé. Il est certain que le bénéfice retiré de l'opération semble nul si on s'en tient à l'acte opératoire. L'opération enlève l'obstruction, permet la respiration nasale, mais ne la garantit pas. Aussi faut-il une grande patience pour lutter contre une habitude invétérée de respiration buccale. C'est une éducation tout entière à refaire. Il faudra apprendre à l'enfant à faire de profondes et régulières inspirations par le nez et on peut avec une attention qui ne se dément pas arriver à obtenir, tout au moins dans la journée, une respiration nasale.

Pour la nuit on a conseillé de nombreux bandages. Il suffira souvent de clore les deux lèvres à l'aide d'une bande d'emplâtre adhésif.

L'éducation phonatrice devra être complètement refaite pour certains mots; il ne faudra pas se lasser de faire répéter les mots défectueux autant de fois qu'il le faudra pour obtenir une prononciation convenable.

On luttera contre les déformations du thorax par une gymnastique respiratoire bien dirigée.

Au bout de quelques semaines, le petit malade commence à recueillir le bénéfice de l'opération. L'ouïe est améliorée; il respire mieux, il ne ronfle plus et son état général reprend très rapidement. Son thorax, ses membres qui semblaient arrêtés dans leur croissance, se développent d'une façon notable, et son intelligence même un peu endormie semble se réveiller.

D'une enquête faite très consciencieusement par M. Castex[1] il résulte « qu'en moyenne un enfant opéré de tumeurs adénoïdes présente un mouvement de croissance plus que doublé et presque triplé ». Le mouvement de croissance, d'après cet auteur s'accuse, surtout dans les semaines qui suivent l'opération pour se ralentir après.

COMPLICATIONS POST-OPÉRATOIRES

Les complications qui peuvent survenir à la suite de l'intervention sont toujours très graves; aussi malgré la bénignité de l'opération est-il prudent de faire toujours un pronostic réservé.

Les accidents signalés relèvent tous de l'infection; il existe, après l'ablation des végétations, une telle plaie ouverte dans le naso-pharynx, qu'il est facile de comprendre que parfois, malgré les irrigations répétées et les inhalations antiseptiques, une infection y puisse germer et déterminer des accidents sérieux.

Les principaux sont : l'angine simple, diphtérique ou scarlatineuse, l'abcès rétro-pharyngien, l'otite moyenne, la pneumonie.

On a également signalé quelques adéno-phlegmons cervicaux.

1° ***Angines.*** — L'angine simple est en général bénigne et ce n'est point ici le lieu de la décrire et de la traiter.

L'angine diphtérique et l'angine scarlatineuse sont au contraire d'une gravité exceptionnelle. Il faudra les craindre au plus haut point et ne permettre les premiers jours aucun contact de l'opéré avec d'autres enfants ou des personnes suspectes.

La diphtérie et la scarlatine une fois déclarées évoluent avec leur cortège habituel de symptômes et le traitement qu'on doit leur opposer ne trouve dans l'état du malade aucune contre-indication.

1. CASTEX. In *Traité de Chir. clinique et opérat.* de MM. Le Dentu et Delbet, t. V, p. 626.

Il ne faudra cependant pas confondre la fièvre scarlatine avec certains rashes infectieux fréquents après les interventions sur le naso-pharynx et les amygdales, qui peuvent évoluer sans grand fracas et sur lesquels nous avons déjà attiré l'attention[1].

2° ***Abcès rétro-pharyngien.*** — L'abcès rétro-pharyngien n'est heureusement pas très fréquent. Dès qu'il sera reconnu, on le ponctionnera à l'aide d'un bistouri garni de diachylon jusqu'à 1 centimètre de sa pointe et on élargira l'orifice à l'aide de la sonde cannelée. Les lavages de la cavité buccale et de la gorge seront renouvelés plusieurs fois par jour.

3° ***Otite moyenne.*** — L'infection du naso-pharynx gagnant l'oreille moyenne par la trompe d'Eustache peut déterminer l'apparition de l'otite avec ses symptômes habituels.

Dès qu'on l'aura reconnue, on appliquera un vésicatoire ou des sangsues derrière l'oreille; on ne négligera pas la désinfection du naso-pharynx et, si la perforation du tympan ne se fait pas spontanément, on fera la paracentèse suivie de lavages, d'instillations de glycérine phéniquée et de douches d'air dans la trompe d'Eustache.

Si la suppuration gagne l'antre, la trépanation sera faite d'urgence.

4° ***Pneumonie.*** — La pneumonie est une des principales causes de mortalité après l'intervention. Soit que du sang plus ou moins infecté ait encombré les bronches, soit que l'infection ait gagné le poumon par propagation le long de l'arbre bronchique, elle se manifeste toujours avec des allures de gravité exceptionnelle. Facilement reconnue dans certains cas, elle peut déjouer dans d'autres les plus fines oreilles, évoluant centrale, sans permettre au médecin de trouver dans le poumon l'explication des symptômes alarmants auxquels elle donne lieu.

1. *Rashes post-opératoires*, p. 88.

II

AMYGDALOTOMIE

SOINS CONSÉCUTIFS

Ce que nous venons de dire des soins post-opératoires des adénoïdiens nous permettra d'être brefs au sujet de l'amygdalotomie. En effet, ce sont ici les mêmes soins locaux, les mêmes précautions qu'il faudra prendre pour conjurer les fâcheuses complications qui peuvent survenir après les opérations sur cette région. Des lavages, des inhalations, des pulvérisations antiseptiques devront être faits régulièrement. Le gargarisme est trop pénible pour être conseillé. L'alimentation sera composée de liquides et de bouillies.

L'hémorragie banale consécutive sera facilement combattue en évitant de laisser l'enfant la tête basse, en lui faisant sucer des morceaux de glace et en ne lui donnant que des boissons glacées. On pourra faire également quelques applications de glace sur la région sous-angulo-maxillaire. Il est rare que ces soins ne suffisent pas.

Dès le 3e jour on verra se former sur l'amygdale une fausse membrane dont la chute est assez rapide et qu'il ne faudra pas prendre pour une membrane diphtérique. Dans le doute on fera un ensemencement.

L'enfant rétabli, on ne saurait trop conseiller aux parents, ainsi qu'après l'ablation des végétations adénoïdes, de le conduire au grand air, de préférence au bord de la mer, pour activer son développement retardé.

COMPLICATIONS POST-OPÉRATOIRES

Les cryptes amygdaliennes sont dans le vestibule du pharynx des réceptacles de toutes les espèces microbiennes qui pullu-

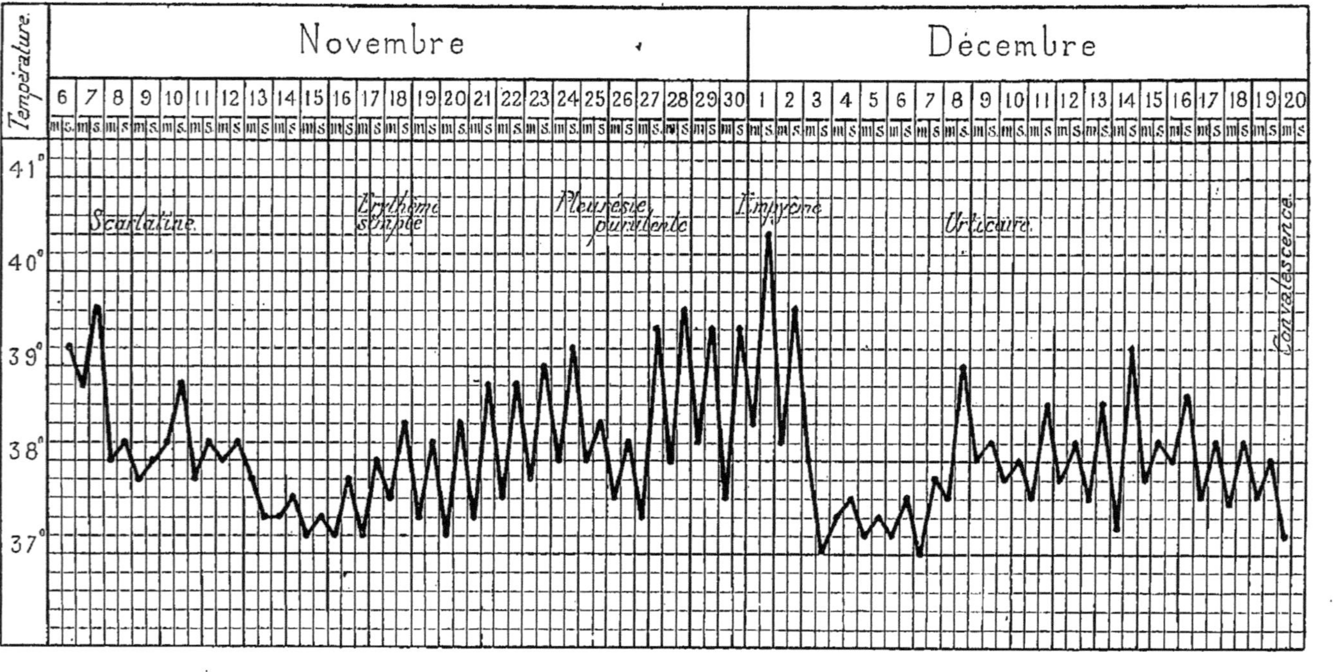

Fig. 10. — Accidents consécutifs à une amygdalotomie (A. Le Play).

lent dans la cavité buccale. Si donc on n'a pas eu soin avant l'amygdalotomie de faire une désinfection soigneuse de la bouche et de la gorge, les vaisseaux mis à nu vont trouver là une multiplicité de germes variés qu'ils pourront porter au loin. C'est là l'origine des infections graves, rares à la vérité, qu'on a signalées à la suite de l'amygdalotomie.

Nous ne citerons comme exemple que le cas que rapporte notre ami A. Le Play [1]. Chez un enfant de 8 ans, dont on avait fait l'ablation des amygdales, on vit se développer, à la faveur de la plaie amygdalienne, une fièvre scarlatine d'une certaine gravité; bientôt après, les ganglions du médiastin s'enflammèrent et finalement se déclara une pleurésie purulente à pneumocoques. Il semble bien difficile de ne pas reconnaître dans la plaie opératoire, chez un sujet mal préparé, le point de départ de toutes ces complications.

Hémorragies secondaires. — L'hémorragie persistante après l'amygdalotomie est rare; elle est sous la dépendance dans presque tous les cas de l'hémophilie, d'une affection cardiaque ou de l'artério-sclérose.

On l'observe également quand un vaisseau anormalement situé a été lésé au cours de l'intervention, ou quand on a laissé quelque vestige amygdalien appendu à la loge.

Certains cas ont pu être considérés comme des hémorragies complémentaires chez des jeunes filles opérées au moment de leurs règles.

Quoi qu'il en soit, ces hémorragies sont parfois très graves. Elles peuvent se produire pendant le sommeil donnant lieu à des hématémèses secondaires qui alarmeraient peut-être un sujet non prévenu.

L'hémorragie prend dans certains cas des caractères de gravité exceptionnelle et nombreux sont déjà les cas publiés de mort post-opératoire. Il ne faut cependant pas se laisser

1. A. Le Play. Les conséquences d'une amygdalotomie. *Arch. générales de médecine*, n° 52, p. 3281, t. II, 82e année, 1902.

impressionner outre mesure par ces observations. Elles deviennent de plus en plus rares.

Si les petits moyens que nous avons déjà signalés (boissons glacées, applications de glace sur le cou, applications de perchlorure de fer) ne suffisent pas à conjurer l'hémorragie, on tentera la cautérisation du moignon, le pincement direct de l'artère qui saigne, la compression entre les deux mors d'une pince de la région amygdalienne, le mors interne appliqué sur la surface saignante devant être garni d'ouate ou de caoutchouc.

Ce n'est qu'en dernier lieu qu'on recourra à la ligature de la carotide externe.

Atrophie des testicules. — Nous ne ferons que signaler cet accident dont les observations ne sont pas encore bien convaincantes. Certains auteurs auraient observé après l'ablation des amygdales un certain degré d'atrophie des testicules.

III

OPÉRATIONS POUR BEC-DE-LIÈVRE

Quel que soit le procédé employé pour la restauration de la lèvre il est de toute utilité, pour n'en point compromettre le résultat, de veiller attentivement à l'enfant les jours suivants.

SOINS CONSÉCUTIFS

Les premiers jours on prescrira une alimentation essentiellement liquide. Le pansement sera refait tous les matins, car il est vite souillé par les mucosités nasales, la salive et les boissons. On évitera les pansements humides; quelques auteurs conseillent la poudre d'iodoforme; le plus simple est la compresse stérilisée doublée d'une lamelle de ouate et maintenue par une bandelette de taffetas d'Angleterre ou de diachylon. Cette bandelette aura les dimensions de la lèvre en son milieu, sera plus large sur les côtés qui doivent être fixés aux joues (fig. 11).

Notre maître M. Marion nous a appris à maintenir le pan-

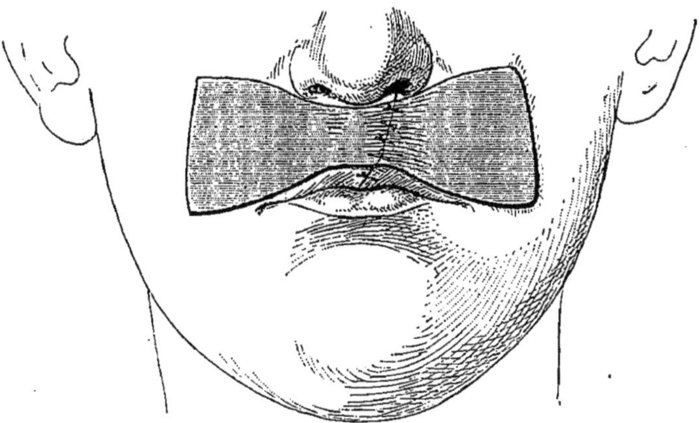

Fig. 11. — Bandelette de diachylon destinée à maintenir en place un pansement de bec-de-lièvre.

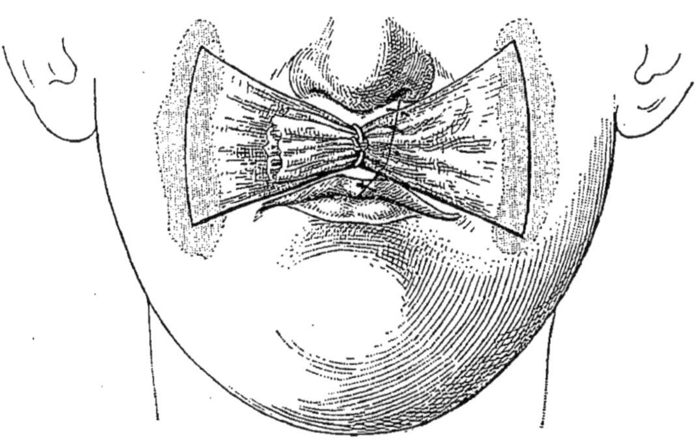

Fig. 12. — Bandelettes de gaze fixées sur les joues et nouées sur la ligne médiane pour maintenir le pansement. (D'après M. Marion.)

sement sur la lèvre à l'aide d'un autre procédé. Deux bandelettes de cinq à six épaisseurs de gaze et d'une longueur de 15 centimètres environ seront fixées avec du collodion sur les joues à 2 centimètres de la commissure des lèvres. Une fois le collodion bien sec, on fera le pansement de la plaie et on le maintiendra en réunissant par un fil sur la ligne médiane les deux bandelettes entre-croisées (fig. 12). On pourra ainsi refaire le pansement tous les jours très rapidement. Il suffira de couper le fil, d'écarter les 2 bandelettes qui restent adhérentes aux joues et de changer les compresses.

Ces pansements ont l'avantage d'empêcher les tiraillements qui seraient produits par les cris de l'enfant.

Tous les fils seront enlevés vers le 5e jour et le pansement sera renouvelé comme nous venons de le conseiller jusqu'au 8e ou 9e jour pour éviter une désunion fâcheuse qui nécessiterait une nouvelle suture.

Les premiers jours, il faudra veiller à la respiration de l'enfant. Habitué depuis longtemps à respirer par la fente buccale, il peut se trouver très gêné pour respirer dans les conditions nouvelles. On a signalé des cas d'asphyxie qui ne reconnaissaient pas d'autre cause.

La garde chargée de l'enfant devra donc surveiller sa respiration et de temps en temps déprimer sa lèvre inférieure pour permettre la libre entrée de l'air dans la cavité buccale. On pourrait également maintenir fixée en bas la lèvre inférieure à l'aide d'une bandelette de diachylon ou de taffetas.

ACCIDENTS POST-OPÉRATOIRES

Les accidents post-opératoires sont rares après l'opération du bec-de-lièvre simple. Il n'en est pas de même pour les becs-de-lièvre compliqués dont nous verrons les complications possibles en étudiant la palatoplastie.

Ce n'est pas ici le lieu de discuter l'âge auquel on doit intervenir dans le bec-de-lièvre. Cette question que différents chirurgiens ont cherché à résoudre à coup de statistiques nous entraînerait dans de trop longues discussions. Ce qu'il faut savoir, c'est que les accidents post-opératoires s'observent surtout si on s'est écarté de la ligne de conduite généralement admise. Si on opère trop tôt on s'expose à voir l'enfant succomber à une hémorragie ou à une infection dont il ne peut faire les frais.

La mortalité au contraire devient presque nulle si on sait attendre l'âge propice.

Il est rare d'observer des désunions complètes si les sutures ont été correctement exécutées. Un ou deux points peuvent lâcher sans compromettre pour cela le résultat final. On aura recours dans ces cas au rapprochement des lèvres de la plaie à l'aide des pansements que nous avons conseillés.

Les résultats esthétiques de l'intervention sont sous la dépendance de la bonne exécution de l'opération.

Les résultats fonctionnels dépendent surtout de la rééducation de la prononciation si on opère à un âge tardif.

IV

PALATOPLASTIE

Dans les suites opératoires des palatoplasties, il y a lieu d'envisager plusieurs questions, le résultat chirurgical et les modifications apportées à la déglutition et à la phonation. Ces dernières semblent avoir intéressé moins que de mérite les chirurgiens; elles sont cependant de la plus haute importance, car, si l'opérateur peut se contenter d'un résultat opératoire parfait, l'entourage du patient réclame plus, et, ne mettant nullement en doute le succès de l'intervention, attend surtout de l'opération un résultat fonctionnel satisfaisant. Ce sont ces modifications fonctionnelles qui, un peu négligées jusqu'ici, ont fait l'objet de l'excellente thèse de notre collègue M. Hulleu [1] à laquelle nous ferons de larges emprunts.

1. M. Hulleu. *Le pronostic des urano-staphylorraphies pour fissures congénitales. Th. de Paris*, 1904.

1° SOINS CONSÉCUTIFS

La palatoplastie terminée, le malade ayant été préalablement préparé par une désinfection buccale rigoureuse (ablation de végétations adénoïdes, extraction des dents cariées s'il y a lieu, lavages de la bouche répétés) sera replacé dans son lit, la tête légèrement soulevée. Il sera bon, si on a affaire à un enfant indocile, de lui attacher les mains afin qu'il ne touche pas à son pansement. Mieux vaut le faire garder par une personne compétente.

Le petit malade sera tenu à la diète absolue le premier jour. On pourra cependant lui donner quelques petites cuillerées d'eau à la fin de la journée.

Il souffre peu en général. Aussi, est-ce plutôt l'impatience que la douleur qu'on aura à combattre.

On évitera soigneusement toute cause de refroidissement qui pourrait favoriser les complications pulmonaires.

Une des premières conditions du succès est l'asepsie rigoureuse de la cavité buccale. Dès le soir de la première journée on pourra commencer les irrigations buccales qu'on continuera toutes les 2 à 3 heures. On se sert en général de sérum ou d'une solution de chloral à 1 pour 100 à une température moyenne. On pourra également utiliser l'eau oxygénée diluée.

L'enfant sera assis dans son lit, la tête inclinée en avant, la bouche ouverte au-dessus d'un bassin ; on lui recommandera bien de ne faire aucun mouvement de déglutition. Avec une légère pression, on fera un lavage de toute la cavité buccale et principalement du palais, en ayant bien soin de ne pas y laisser séjourner des détritus alimentaires qui seraient la cause d'infection ultérieure.

Malgré ces soins minutieux, on pourra constater les premiers jours un léger mouvement fébrile symptomatique d'un processus infectieux bénin ; en général il ne dure pas.

L'enfant sera levé le troisième ou quatrième jour et pourra même sortir sans aucun inconvénient. Mais il devra garder le silence jusqu'au 10e jour.

La première semaine on n'autorisera que des aliments liquides : un peu de champagne coupé d'eau, du bouillon, de l'eau d'orge, de l'eau albumineuse, etc. Le lait forme de petits caillots dans les anses des fils ; il faudra s'en abstenir.

L'alimentation pourra devenir plus substantielle la deuxième semaine. M. Broca [1] accorde des purées, des panades, des potages pour autoriser la troisième semaine des aliments mous, des poissons sans arêtes, de la cervelle, du ris de veau, etc.

La question des fils a une grande importance. On a accusé l'ablation trop précoce de favoriser la désunion. En général, on les enlève du huitième au dixième jour. M. Broca enlève les premiers fils au cinquième jour, les derniers au huitième. D'autres chirurgiens préfèrent les laisser plus longtemps et ne les enlèvent que s'ils déterminent des accidents locaux gangreneux ou ulcéreux.

2° *COMPLICATIONS POST-OPÉRATOIRES*

Tout opéré de palatoplastie est exposé dans les jours qui suivent l'intervention à l'hémorragie, à des accidents infectieux broncho-pulmonaires ou généraux, à la désunion partielle ou totale de la plaie opératoire, à des fistules, au sphacèle d'un lambeau.

Hémorragies secondaires. — Elles s'observent quelques heures ou quelques jours après l'opération. Dans le premier cas c'est une hémorragie précoce due à la mobilisation d'un caillot par un lavage trop violent, dans le second c'est un suintement moins impérieux déterminé par la chute d'une escarre.

L'hémorragie précoce surprend en général l'entourage ;

1. Broca. La technique et les résultats de la palatoplastie. *Revue d'Orthopédie*, 1er janvier 1905.

aussi faudra-t-il la prévoir et laisser à demeure quelqu'un prêt à parer à toute éventualité. Dans les cas simples un tamponnement de quelques instants suffit à arrêter l'hémorragie. On fera la compression à l'aide d'une petite éponge imbibée d'une solution d'antipyrine à 50 pour 100.

Parfois l'hémorragie est plus redoutable; c'est la palatine elle-même ou une de ses branches qui, incisée au cours de l'opération, se remet à saigner; le tamponnement devra être alors très énergique et parfois prolongé.

L'hémorragie tardive se manifeste quelques jours après la palatoplastie; elle est en général bénigne et facilement arrêtée.

Accidents broncho-pulmonaires. — Comme toutes les interventions sur la cavité buccale la palatoplastie peut se compliquer d'accidents broncho-pulmonaires parfois bénins, mais parfois aussi suffisamment graves pour entraîner la mort. Toute faute d'asepsie au cours de l'opération, toute négligence dans les soins post-opératoires favoriseront au plus haut degré l'infection déjà facilitée par l'acte opératoire.

Par continuité ou par voie sanguine l'arbre bronchique s'infecte et *une bronchite*, *une broncho-pneumonie* ou *une pneumonie* se manifeste. Les accidents bronchiques sont facilements reconnus; la pneumonie au contraire est d'un diagnostic très difficile. Dans certains cas on reste dans l'incertitude pendant trois ou quatre jours. La pneumonie évolue centrale sans déterminer d'autre phénomène qu'une fièvre très élevée et un abattement général. L'auscultation ne révèle aucun bruit; l'état adynamique du petit malade laisse les parents très perplexes, quand, au bout de quelques jours, l'auscultation attentive permet d'entendre les signes révélateurs de la pneumonie contre laquelle on pourra alors agir avec succès.

Le croup a également été signalé à la suite de la palatoplastie. C'est une complication très rare.

Accidents généraux. — Toute plaie opératoire est une porte d'entrée ouverte à l'infection et la palatoplastie n'échappe pas à cette règle. La cavité buccale est un milieu septique où on trouve tous les éléments propres à déterminer une infection profonde de l'organisme et parfois même la mort comme nous le verrons ultérieurement. Mais, en dehors de ces cas graves on observe des infections atténuées retentissant sur les divers appareils.

On a signalé de légères élévations de température dans les premiers jours, des érythèmes polymorphes diversement localisés, des troubles gastro-intestinaux, des douleurs articulaires; ces accidents durent peu. Ils s'atténuent assez rapidement pour disparaître en quelques jours.

C'est autour des fils, dans la suture, dans les incisions libératrices, qu'on trouve l'explication de ces divers phénomènes; il existe là des fausses membranes, des exsudats qui sont les points de départ de l'infection, mais qui cèdent aux lavages d'eau oxygénée.

On a également signalé *la coqueluche* après la palatoplastie. Peut-être ne faut-il voir dans ces cas qu'une fâcheuse coïncidence, car toute relation paraît difficile à établir.

Désunion totale. — Les désunions totales sont des accidents susceptibles de se manifester quel que soit le chirurgien qui ait exécuté l'opération. Nous en trouvons des cas même assez nombreux dans toutes les statistiques, aucun opérateur ne pouvant être sûr de se mettre absolument à l'abri de l'infection dans une opération buccale. C'est à l'infection, en effet, qu'il faut rapporter les désunions dans la palatoplastie. Dans les cas les plus heureux, celle-ci n'est que partielle, mais souvent elle est totale, déterminant un insuccès opératoire complet. L'affrontement défectueux des lambeaux, le défaut de vitalité des tissus, le mauvais état général du sujet entrent également en ligne de compte dans la manifestation de cet accident.

Quoi qu'il en soit, quand la désunion est complète, il ne reste d'espoir que dans une intervention nouvelle. Parfois cette seconde palatoplastie aboutit à un nouvel échec; une troisième intervention pourra être tentée, parfois plus heureuse; mais chez certains sujets, après plusieurs tentatives, il faut abandonner tout espoir de succès et force sera de recourir à un des différents appareils prothétiques obturateurs.

Désunion partielle; fistules médianes. — Les désunions partielles limitées souvent à un simple point sont plus fréquentes, et plus bénignes. Elles sont de même ordre que les désunions totales, mais le processus infectieux désorganisateur se limite ici à une partie de la suture, créant tantôt un simple orifice punctiforme, tantôt une petite fente ovalaire, tantôt la désunion de la partie antérieure ou postérieure de la suture. Suivant le siège de la communication, il nous faudra donc décrire des désunions antérieures et postérieures, des fistules antérieures, postérieures et médianes.

La désunion antérieure se confond avec la fistule antérieure; il n'y a entre elles qu'une différence d'étendue. Si nous voulons réserver le nom de désunion aux cas où la fente palatine communique en avant avec un bec-de-lièvre guéri préalablement, nous dirons que la fistule est l'orifice qui se produit dans la partie antérieure de la suture par suite du défaut de coaptation des tissus au niveau d'un point de suture. Le processus est le même; l'étendue seule diffère. La désunion antérieure nécessite une opération secondaire; la fistule guérit le plus souvent par quelques cautérisations au nitrate d'argent ou au fer rouge.

La désunion postérieure se limite en général au voile du palais, parfois même à la luette. A l'infection, cause de toutes les désunions, il faut ajouter ici, pour expliquer la division, la négligence de l'opérateur qui n'aura pas suturé la luette sur sa face supérieure, se contentant de réunir les lambeaux sur leur face buccale. Contre la déhiscence de la luette il vaut mieux ne pas intervenir, elle n'entrave en aucune façon les fonctions de déglutition et de respiration après l'opération; ce ne serait donc que dans un but esthétique qu'on pourrait tenter de la suturer à nouveau. — La désunion postérieure réclame une nouvelle intervention qui sera relativement facile.

La fistule postérieure ou médiane siège à l'union du voile du palais et de la voûte palatine. C'est un orifice en général assez étendu, pouvant atteindre dans certains cas 1 centimètre de diamètre. Il apparaît au moment de l'ablation des fils, augmente d'étendue les jours suivants, puis diminue pour ne persister que sous forme d'un petit orifice punctiforme qui guérira assez facilement par des attouchements au nitrate d'argent ou au thermo-cautère.

Hulleu ([1]) explique de la façon suivante la production de ces fistules médianes : « Au moment où la cicatrisation commence à se faire dans la profondeur, dit-il, entre l'os et les lambeaux en ponts mobilisés (vers le 5e jour), elle doit débuter par les points où la mobilisation fut la moins complète, près des pédicules des lambeaux. Or, la queue des incisions latérales se termine d'ordinaire en face des dernières molaires, au bord postérieur du palais osseux. Les lambeaux muqueux commencent en ce point à coller aux deux parties osseuses, séparées l'une de l'autre par un hiatus considérable; constitués ici par une aponévrose peu extensible, ils tirent sur la suture médiane au point le plus sollicité. »

Fistules latérales. — A côté des fistules médianes il faut faire une place aux fistules latérales, bien mises en lumière en 1897 par M. Ehrmann ([2]).

D'après cet auteur elles, seraient assez fréquentes (6 cas sur 94 urano-staphylorraphies), siègeraient au niveau des incisions libératrices et reconnaîtraient pour causes le mauvais état général du sujet, la longueur des incisions latérales, la cicatrisation trop rapide de l'une d'elles; de ce dernier fait il se produirait une traction énergique sur la suture et le lambeau opposé.

Il existe deux variétés de fistules latérales : les unes

1. Hulleu. *Loc. cit.*, p. 20.
2. Ehrmann. Sur les fistules latérales consécutives à l'urano-staphylorraphie. *Bull. de l'Acad. de méd.*, 1897, t. I, p. 634.

sont directes entre la cavité buccale et les fosses nasales, les autres indirectes faisant communiquer par un trajet plus ou moins irrégulier les deux cavités. Les premières sont guéries assez facilement par une palatoplastie secondaire ; les deuxièmes réclament une opération en deux temps espacés de 5 à 10 mois.

Sphacèle d'un lambeau. — Le sphacèle d'un lambeau est une complication souvent grave qui ne relève dans certains cas que d'un traitement palliatif.

La déchirure d'une des extrémités du lambeau au cours des manœuvres opératoires, la section de la palatine ou de ses branches principales déterminent une anémie considérable du lambeau. Ce dernier, insuffisamment nourri, pâlit, reste exsangue dans les heures qui suivent, puis devient noirâtre, s'entoure d'un sillon qui limite la partie mortifiée.

La suture immédiate de l'extrémité rompue peut dans quelques cas heureux empêcher la mortification. Le lambeau reprend une couleur rosée et l'accident n'entraîne aucune suite fâcheuse. Mais, en général, le lambeau se sphacèle en quelques jours, souvent en quelques semaines seulement, et il ne reste plus qu'à fermer la brèche par un appareil prothétique comme après les insuccès opératoires répétés ou les divisions inopérables. Si le sphacèle est localisé, on peut espérer par quelques cautérisations limiter la lésion, quitte à recourir plus tard à une autoplastie complémentaire.

3° MORTALITÉ

« Les palatoplasties, dit Hulleu [1], amènent rarement la mort; elles l'amènent avec une fréquence d'autant plus grande que l'enfant est opéré plus près de la naissance. »

En additionnant les statistiques de Roux, de Trélat, d'Ehrmann, de Le Dentu, de Ranzi et Sultan, de A. Broca, de

1. HULLEU. *Loc. cit.*

Julius Wolff, de Jalaguier, il arrive à un total de 898 interventions, avec 30 morts, ce qui donne une mortalité de 3,34 pour 100. En analysant tous ces cas, on reconnaît que la mortalité est égale, qu'on opère en un temps ou en deux temps. Le facteur âge est au contraire d'une importance capitale dans l'issue de l'intervention; et tous les auteurs, à part Brophy, s'accordent à l'heure actuelle pour ne pas opérer avant l'âge de 6 ans. Dans ces conditions, l'opération devient plus bénigne, le sujet résistant mieux à l'hémorragie opératoire et à l'infection d'origine buccale. Aussi Hulleu peut-il conclure que « la palatoplastie, pratiquée par un bon chirurgien, maître de sa technique, chez un enfant d'au moins six ans, ne présente qu'une ou plusieurs chances de mort sur cent. »

Quelles sont donc les causes de mort dans ces cas ?

Ce sont l'hémorragie et l'infection.

— Les dangers de *l'hémorragie* sont surtout à envisager dans les jours qui suivent l'opération. L'hémorragie primitive est un danger opératoire que le tamponnement bien dirigé arrive assez facilement à juguler. Mais, si elle est abondante, elle retarde les temps opératoires, augmente les chances d'infection et affaiblit le malade, surtout s'il est jeune et débilité. Il faudra donc, dès la fin de l'opération, augmenter la résistance du sujet, comme après toute intervention sanglante; les injections de sérum seront un moyen excellent pour lutter contre l'anémie.

L'hémorragie secondaire est une complication encore plus grave, car elle frappe le sujet en l'absence du chirurgien; qu'il nous suffise de rappeler ces dangers pour ne pas abandonner nos opérés à des personnes inexpérimentées et bien nous persuader de la nécessité de laisser en permanence auprès d'eux, les trois ou quatre premiers jours, une personne qualifiée pour arrêter l'hémorragie qui, sans une intervention immédiate, entraînerait la mort à bref délai.

— La mort peut être déterminée en second lieu par *l'infection*. Celle-ci, comme nous l'avons vu, a sa source dans la cavité buccale et se propage facilement aux voies aériennes, parfois même à tout l'organisme comme chez ce petit malade de M. Jalaguier, dont Hulleu rapporte l'histoire [1], qui mourut 10 jours après une palatoplastie, après avoir présenté de la fièvre, des éruptions multiples, des vomissements, une diarrhée profuse, du tremblement de la mâchoire, des secousses musculaires, des convulsions, du nystagmus et de la raideur de la nuque.

4° *RÉSULTATS FONCTIONNELS*

Les fonctions dans lesquelles interviennent la voûte palatine et le voile du palais sont la déglutition et la phonation. Elles sont toujours plus ou moins modifiées chez les divisés et c'est surtout dans l'espoir de les voir devenir normales que les parents réclament l'opération.

Déglutition. — La déglutition mérite en réalité peu d'attention, car les petits malades obvient spontanément à la malformation. Instinctivement ils ferment la fente palatine avec le dos de la langue faisant glisser les aliments dans les gouttières linguo-gingivales et renversent la tête en arrière pour remplacer ce que les physiologistes appellent le « coup de piston lingual ».

Après l'opération, la déglutition s'exécute normalement et on peut dire qu'à n'envisager que cette fonction le résultat opératoire est parfait.

Phonation. — Deux conditions interviennent dans le résultat phonétique de la palatoplastie : l'une anatomique, essentielle, primordiale, c'est la configuration du palais, du naso-pharynx, du massif facial; l'autre secondaire, physiologique, subordonnée aux nouvelles conditions d'émission de la voix, c'est la rééducation post-opératoire de la parole. La première est inhérente à l'individu et tient si bien sous sa dépendance le résultat fonctionnel de l'opération qu'en

1. HULLEU. *Loc. cit.* Obs. III (Jalaguier, p. 105).

reconnaissant par l'examen direct l'existence de certaines altérations congénitales on peut prédire presque à coup sûr si on peut attendre un résultat satisfaisant de l'intervention.

A) **Dispositions anatomiques.** — L'émission correcte des sons dépend en première ligne de l'intégrité anatomique des fosses nasales, de la cavité buccale, du pharynx et du larynx. Les trois premiers organes sont modifiés chez les divisés du voile du palais, et c'est en partie de leur altération que résultent les troubles de la phonation.

Après la palatoplastie, le palais est restauré, la bouche ne communique plus avec les fosses nasales. En moins d'un mois les incisions libératrices sont cicatrisées, les lambeaux décollés et abaissés ont regagné leurs connexions premières avec l'os, mais certaines altérations concomitantes persistent auxquelles l'opération n'a apporté aucune modification ; ce seront elles qui seront la cause des résultats parfois absolument nuls de la palatoplastie au point de vue phonétique.

En première ligne, il nous faut signaler la configuration de la voûte du naso-pharynx. D'après un travail de Moure et Lafarelle [1], elle peut être cintrée, surbaissée, ogivale ou quadrangulaire (fig. 13).

Toutes ces variétés ne sont pas également favorables; celle qui convient le mieux au palais restauré, et qui est du reste la plus fréquente, c'est la voûte surbaissée, parce que le voile l'obturera plus facilement.

Dans la division du palais, les mâchoires sont déformées; les lames palatines sont le plus souvent raccourcies, le vomer est reporté en avant, le naso-pharynx est élargi, toutes causes qui favorisent le nasonnement et qui persistent après l'opération. En outre, les fosses nasales restent asymétriques et irrégulières, parfois communicantes.

Les anomalies dentaires, conséquence d'un bec-de-lièvre

1. Moure et Lafarelle. Sur quelques particularités morphologiques du naso-pharynx. *Revue hebd. de laryngologie*, etc., 1901, p. 689.

concomitant, persistent également, contribuant aux défauts de prononciation.

La musculature du voile du palais enfin est anormale; les muscles sont peu développés en général; certains manquent totalement (les azygos); d'autres sont atrophiés (les glosso-

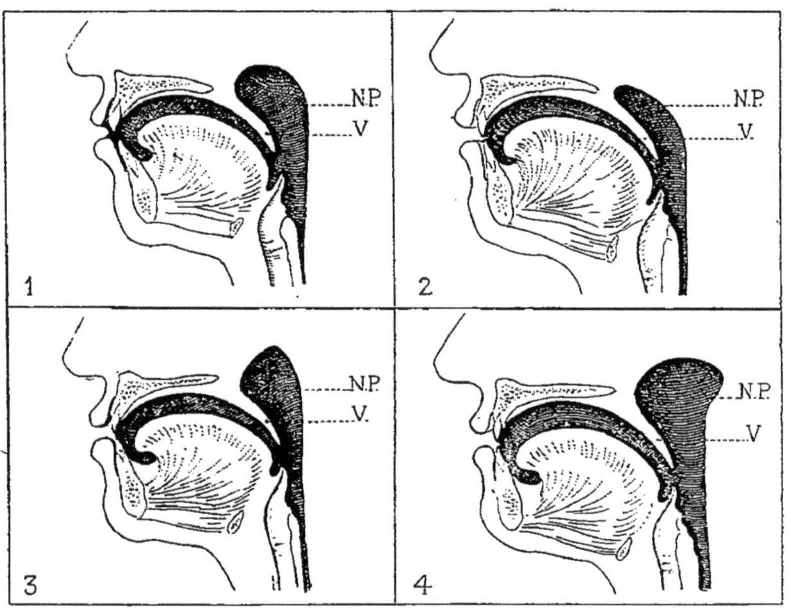

Fig. 13. — Variétés morphologiques du naso-pharynx.
(D'après Moure et Lafarelle.)

NP, naso-pharynx; V, voile du palais; 1, naso-pharynx à voûte cintrée; 2, naso-pharynx à voûte surbaissée; 3, naso-pharynx à voûte ogivale; 4, naso-pharynx quadrangulaire.

staphylins); seuls les pharyngo-staphylins sont bien développés, leurs faisceaux supérieurs salpingiens s'hypertrophiant parfois pour former sur la paroi postérieure du pharynx un gros bourrelet horizontal, le bourrelet de Passavant, qui compenserait en partie la brièveté de la voûte vélo-palatine.

Le raphé médian n'existe plus en tant que centre d'entrecroisement des fibres des deux moitiés du voile; il est remplacé par un pont fibreux cicatriciel privé de toute action physiologique. Le défaut d'innervation des muscles du voile qu'invoquait Langenbeck [1] pour expliquer le nasonnement ne saurait être admis jusqu'à plus ample informé, l'auteur n'apportant aucune dissection à l'appui de sa théorie.

Telles sont les dispositions anatomiques des fissurés qui persistent après la restauration et mettent en échec les essais de rééducation phonétique.

B) **Résultats phonétiques.** — Peut-on réellement obtenir de la palatoplastie un résultat phonétique satisfaisant? Albert, de Vienne, en est si peu convaincu qu'il préfère les appareils prothétiques à toute intervention opératoire.

Avec Ranzi et Sultan [2] et la majorité des chirurgiens français nous ne sommes pas aussi pessimiste et nous dirons que la palatoplastie donne à l'opéré l'instrument nécessaire pour bien parler, mais ne lui fournit pas la manière de s'en servir. C'est à la famille, au médecin, à reprendre cette éducation.

Les résultats sont là pour nous donner foi dans le traitement post-opératoire, et, pour ne citer que la statistique de Ranzi et Sultan, nous trouvons, sur 64 enfants bien observés après l'opération, 6 résultats parfaits, 44 améliorations et 14 insuccès.

Nous connaissons tous des enfants guéris et améliorés par l'opération, aussi ne faut-il conseiller les appareils prothétiques qu'après plusieurs échecs opératoires.

Certains opérés sont assez heureux pour parler correctement dès les jours qui suivent l'opération. Ce sont ceux, dit Hulleu [3], « qui ont des fentes isolées du voile sans raccourcissement de la voûte osseuse, avec pharyngo-staphylins vigoureux, pharynx étroit ou rétréci par la présence d'amygdales très développées, dents bien plantées. Ces favorisés articu-

1. Langenbeck. *Archiv. fur Klinische Chirurgie*, vol. V, fasc. I.
2. Ranzi et Sultan. *Archiv. fur Klin. Chirurgie*, vol. LXXII, fasc. III, p. 616.
3. Hulleu. *Loc. cit.*, p. 97.

laient convenablement et nasonnaient à peine avant l'opération. On pouvait prédire l'excellence du résultat. »

Les cas moyens, d'après Hulleu, sont ceux « dans lesquels, avant la palatoplastie, on avait du nasonnement et quelques consonnes inarticulées, K, Q, B, P, D, T, par exemple : fentes du palais tout entier la plupart du temps, mais sans racourcissement notable du palais osseux et des fosses nasales, sans largeur exagérée du pharynx. » La rééducation post-opératoire donnera des résultats très satisfaisants et parfois presque parfaits, surtout si on a eu soin, pendant quelques mois avant l'opération, de faire faire au futur opéré des exercices raisonnés de la parole.

Après l'opération, le petit malade sera confié à des spécialistes qui, comme Chervin, ont acquis, dans le traitement méthodique des troubles de la parole, une véritable compétence.

Il est enfin des cas où les troubles sont tellement graves qu'il semble bien qu'on ne puisse rien espérer au point de vue fonctionnel, et, cependant, avec une longue patience, on peut obtenir quelques résultats. Chervin conseille d'apprendre d'abord à ces sujets à respirer ; on leur apprend ensuite à prononcer les lettres une à une, comme le maître de philosophie les enseigne au Bourgeois gentilhomme ; en dehors des leçons, on condamnera l'opéré à un mutisme absolu pour qu'il n'en perde pas le bénéfice par des essais de conversation. Ce n'est que tardivement qu'on le fera lire à haute voix et parler. Les différents appareils qu'on a préconisés pour amener un léger rétrécissement des narines peuvent également rendre des services en favorisant la prononciation des consonnes. Parfois il suffira tout simplement de pincer avec les doigts les lobules du nez pour atténuer le nasonnement.

V

CANCER DES LÈVRES

Ce qu'on doit chercher dans le traitement opératoire d'un cancer des lèvres, c'est de faire l'ablation complète du cancer d'abord, de restaurer ensuite la lèvre par une chéiloplastie immédiate ou secondaire.

Le premier point est assez facilement obtenu, aujourd'hui qu'on reconnaît bien ces cancers à leur début, et qu'on les opère avant qu'ils ne soient trop étendus. Les résultats sont assez satisfaisants. Les statistiques de Steiner, Armknecht et Ebel, réunies par Von Bonsdorff au IIe Congrès de la Société internationale de chirurgie (1908), donnent 81,78 pour 100 d'absences de récidives au bout de 3 ans après des opérations complètes avec extirpation des ganglions. Au même Congrès, Dollinger apporte une statistique de 200 cas avec 70,7 pour 100 de cas sans récidive au bout de 3 ans, et 68,6 pour 100 de non-récidives après 5 ans.

Les suites opératoires sont toujours très simples. Si le cancer était limité, si on a pu faire la chéiloplastie immédiate, la guérison survient en quelques jours. Les soins post-opératoires sont analogues à ceux que nous avons décrits pour l'opération du bec-de-lièvre. Les pansements seront refaits et maintenus de la même manière.

Si la restauration de la lèvre n'a pu être faite immédiatement après l'extirpation du cancer, il faudra, jusqu'à la chéiloplastie secondaire, entretenir la plaie absolument aseptique. Par des lavages de la cavité buccale et de la plaie, avec de l'eau chloralée à 1 pour 100, ou oxygénée (1 partie pour 10 d'eau bouillie), on préparera très avantageusement la région.

Nous ne pouvons envisager ici tous les procédés de chéiloplastie pour lesquels nous renvoyons à l'excellente étude de MM. Nélaton et Ombrédanne [1].

Ce qui nous intéresse surtout, ce sont les résultats finaux de l'opération, qui sont excellents. La lèvre étant reconstituée, le malade n'est plus gêné pour la préhension des aliments, la mastication et la phonation. Il peut retenir facilement sa salive qui, autrefois, souillait continuellement le menton.

VI

CHIRURGIE LINGUALE

La chirurgie linguale se fait toujours en un milieu plus ou moins septique. La cavité buccale, malgré tous les soins préliminaires (ablation des dents cariées, lavages répétés), demeure après l'opération une cavité infectée, qui nécessite des soins continus. C'est le plus souvent pour un cancer qu'on intervient dans la cavité buccale ; le cancer de la langue en est la raison la plus fréquente. L'intervention bien réglée aujourd'hui comprend l'ablation de la tumeur et celle des ganglions. Notre maître, M. Morestin, que nous avons eu la bonne fortune d'aider dans quelques-unes de ces opérations, et qui a acquis dans une chirurgie si ingrate une réelle compétence, attache une très grande importance aux soins post-opératoires. Nous l'avons vu souvent laver lui-même les malades, et refaire avec une rare minutie les pansements ultérieurs, pour nous prouver que des soins consécutifs bien dirigés pouvaient sauver des malades que la négligence ou le désintéressement post-opératoires eussent certainement condamnés.

1. Nélaton et Ombrédanne. *Les Autoplasties.* Traité de médecine opératoire et de thérapeutique chirurgicale. Steinheil, édit.

SOINS CONSÉCUTIFS

Au Congrès français de chirurgie de 1901, il insiste encore sur ces soins consécutifs. « Ce sont des opérés, dit-il, dont il « faut s'occuper de très près, si l'on veut obtenir la guérison « opératoire comme terminaison habituelle.

« Pendant les premières vingt-quatre heures, on ne leur donne rien par la bouche.

« Le lendemain de l'opération, le pansement est complètement refait; il est toujours imbibé de sérosité. Le drain carotidien est enlevé.

« Les deux ou trois jours qui suivent, on donne à l'opéré de l'eau bouillie, de petites injections de sérum, et des lavements d'eau pure bouillie (les lavements alimentaires sont complètement inutiles).

« Plusieurs fois par jour la bouche est lavée avec de l'eau bouillie.

« Au bout de cinq à six jours, l'opéré est hors de danger, il entre dans une période dont la durée est variable, pendant laquelle s'oblitère la communication entre la bouche et la région sus-hyoïdienne.

« Il faut de 3 à 6 semaines pour que la cicatrice soit obtenue. Les fils ont été enlevés au 8e ou 10e jour. »

M. Morestin a, depuis, légèrement modifié sa technique. Il a renoncé, nous a-t-il dit, aux lavages de la cavité buccale. Il se contente de déterger la bouche soigneusement, avec des tampons imbibés d'eau bouillie simple, et touche les parties suspectes à la teinture d'iode ou à l'éther.

Il préconise le lever précoce chez ces opérés. Dès que les accidents post-chloroformiques auront cessé, et, sauf complications, le malade sera autorisé à se lever.

Une des grandes difficultés dans le traitement post-opératoire est l'alimentation. Elle a une importance capitale, car ces malades, affaiblis depuis longtemps par la cachexie, affaiblis encore par l'intervention qu'ils viennent de subir, ont besoin d'être rapidement remontés. Les lavements nutritifs, les injections de sérum, ont certes une action très efficace, mais rien ne vaut l'alimentation œsophagienne. La sonde devra être introduite par la narine, et laissée à demeure les premiers jours.

S'il est besoin de la remplacer, on le fera avec toutes les précautions nécessaires pour éviter d'introduire malencontreusement dans la trachée, une quantité de liquide qui déterminerait des accidents asphyxiques mortels.

MORTALITÉ OPÉRATOIRE

Il est bien difficile d'établir la proportion exacte de la mort post-opératoire dans la chirurgie linguale. Telle intervention, en effet, s'adresse à une tumeur petite, circonscrite, facilement extirpable. Telle autre nécessite l'amputation totale de la langue, avec ablation des paquets ganglionnaires des deux côtés.

Il est bien certain qu'en présence de cas si différents il est impossible d'établir des statistiques exactes. La mortalité opératoire dépend donc de l'importance de l'opération, pouvant s'élever à 50 pour 100 dans les cas graves.

Quoi qu'il en soit, on ne peut, à l'heure actuelle, établir qu'une moyenne. C'est ce qu'a fait notre ami L. Capette dans sa thèse [1]; il réunit les différentes statistiques publiées, et arrive à un total de 1 059 opérations, pour lesquelles le pourcentage des morts donne 11,60 pour 100 dans les cas de cancer.

C'est au shock, à l'hémorragie, à l'inanition, aux accidents infectieux broncho-pulmonaires, que succombent les malades, dans les jours qui suivent l'opération.

1. L. Capette. *Th. de Paris*, 1907.

ACCIDENTS POST-OPÉRATOIRES

Phénomènes d'asphyxie. — L'asphyxie post-opératoire est soit immédiate, soit secondaire. L'asphyxie immédiate est sous la dépendance de l'encombrement des voies aériennes par du sang épanché. L'asphyxie secondaire est due à la fermeture de l'orifice supérieur du larynx par le renversement du moignon lingual. Aussi est-il de toute nécessité, dans les cas où on a été obligé de recourir à l'amputation totale, de fixer sur le moignon un fil qui sortira par l'orifice buccal, et sera maintenu au dehors.

Étant donnée la cause de ces phénomènes d'asphyxie, il sera assez facile de les combattre efficacement dans la majorité des cas.

Hémorragies secondaires. — Ces hémorragies sont beaucoup plus rares, depuis que l'ablation des ganglions, qui doit être le complément de toute intervention pour cancer, conduit au cours de l'opération à la ligature de la linguale, et même de la carotide externe.

Accidents infectieux. — Les accidents infectieux se manifestent parfois dans la région cervicale; l'érysipèle, des phlegmons du cou et de la zone glottique étaient assez fréquents autrefois; on ne les observe qu'exceptionnellement de nos jours.

Accidents broncho-pulmonaires. Pneumonie de déglutition. — Ce sont les accidents les plus redoutables de la période post-opératoire du traitement du cancer de la langue. Ils éclatent brusquement vingt-quatre ou trente-six heures après l'intervention.

Sans prodromes, sans frissons, la température s'élève, le pouls s'accélère, la respiration devient plus rapide. L'état général est aggravé d'emblée, le facies devient terreux, la bouche exhale une odeur fétide, et on trouve aux poumons la signature de l'affection. La pneumonie évolue très rapidement, classique, emportant le malade en quelques jours.

Quelle est la raison d'être d'une évolution aussi foudroyante? L'infection par propagation, disent les auteurs allemands. L'infection, d'abord localisée au niveau de la plaie opératoire, ne tarderait pas, grâce aux mouvements de déglutition, à gagner l'arbre broncho-pulmonaire et à déterminer la pneumonie de déglutition, la *schluck-pneumonie*.

D'autres accusent la section des muscles suspenseurs de l'os hyoïde nécessaire dans les procédés qui utilisent la voie sus-hyoïdienne. L'ascension du larynx ne peut plus dès lors s'exécuter au moment de la déglutition, et la porte épiglottique reste largement ouverte à l'infection qui gagnera facilement les bronches et le poumon.

En présence de la gravité de ces accidents, on est le plus souvent désarmé. Aussi a-t-on cherché par tous les moyens à combattre préventivement l'infection de l'arbre bronchique. On a pensé tout d'abord parer aux accidents par la trachéotomie et le tamponnement du pharynx, mais les résultats sont venus bien vite donner un démenti à la méthode. La laryngotomie semblerait empêcher mieux le développement des accidents pulmonaires.

Rien ne vaut cependant une bonne direction dans les soins post-opératoires. Nous avons vu quelle importance y attache notre maître M. Morestin. Les lavages répétés de la cavité buccale à l'eau oxygénée ou avec une solution faible de permanganate de potasse parent mieux qu'une opération préventive à l'éclosion des complications pulmonaires. Certains chirurgiens conseillent de faire ces lavages, le malade étant en position inclinée, pour éviter la pénétration du liquide dans les voies aériennes.

SUITES OPÉRATOIRES

La langue est un organe essentiel dans les fonctions de gustation, de mastication, de déglutition et de phonation. Il va sans dire que l'amputation partielle ou totale de cet organe apportera un trouble plus ou moins grand à l'exécution de ces fonctions.

— **Le sens du goût** a été localisé par les physiologistes dans la cavité buccale.

La langue dans sa portion basale surtout, par sa pointe et ses bords accessoirement, perçoit les sensations gustatives. Certains auteurs admettent qu'il existe également au niveau de l'isthme du gosier (piliers antérieurs et voile du palais) des papilles gustatives susceptibles d'apprécier certaines saveurs. En outre, les physiologistes admettent que le doux est surtout perçu à la pointe de la langue, l'acide sur les bords, l'amer à la base. Les perturbations apportées à la gustation par l'amputation partielle de la langue seront donc insignifiantes, cette fonction ayant son siège principal au niveau de la base. Tout au plus pourra-t-on constater une diminution dans la perception des saveurs douces, et encore ce fait aurait-il besoin d'être démontré, car les compensations s'établissent rapidement.

L'amputation totale de la langue ne supprime pas non plus complètement le goût. Nous venons de voir que les papilles gustatives siègent surtout au niveau de l'isthme du gosier. Celui-ci persistant, il existe toujours suffisamment de papilles pour que ce sens ne soit pas aboli, ce que les faits cliniques ont bien démontré.

En somme, l'amputation de la langue n'apporte qu'un trouble insignifiant dans la fonction gustative.

— **La mastication** ne peut s'exécuter correctement qu'avec l'aide des muscles de la langue qui sont indispensables pour diriger les aliments. Elle sera donc fatalement compromise après l'ablation totale de la langue, partiellement seulement après la résection cunéiforme ou l'hémisection.

— **La déglutition** comprend plusieurs temps dont le premier, bucco-pharyngien, se termine par le coup de piston lingual, qui pousse le bol alimentaire dans le pharynx. La base de la langue va alors couvrir le larynx et rabattre l'épiglotte.

L'amputation totale de la langue est suivie d'une gêne considérable dans la déglutition. Le malade ne peut conduire les aliments à l'entrée du pharynx par ses propres moyens; il est obligé de recourir au manche d'une fourchette ou d'une cuillère pour pousser le bol alimentaire jusqu'à l'isthme du gosier. Il ne peut déblayer, en quelque sorte, le terrain, et il restera toujours quelques parcelles alimentaires au niveau du plancher. La déglutition des liquides détermine souvent de petits accidents. Le malade est obligé de renverser la tête complètement en arrière. Malgré tous ses efforts, quelques gouttes peuvent pénétrer dans le larynx déterminant de la toux et parfois des accès de suffocation.

Tous ces troubles ne sont toutefois pas définitifs. Grâce à une bonne rééducation, le malade arrive facilement à les corriger et à obtenir un résultat satisfaisant.

— **La phonation**, très troublée également à la suite d'une résection linguale, est améliorée par des exercices consécutifs bien conduits. L'articulation de certaines consonnes est parfois très difficile; ce sont les dentales et les linguales qui sont le plus difficilement articulées. Le chuchotement est impossible. Dans le cas d'amputation totale, ces inconvénients sont très marqués. Aussi a-t-on conseillé, pour y obvier, le port d'un appareil prothétique.

RÉCIDIVES

En matière de cancer, on ne peut parler de guérison qu'après une période suffisamment longue.

On s'accorde en général pour admettre qu'après trois ans les chances de récidive diminuent tellement qu'on peut considérer le malade comme guéri; et cependant, n'a-t-on pas vu le cancer récidiver après 10 ans (Delbet), 18 ans (Guinard)?

Capette [1], réunissant un total de 777 cas sur lesquels 140 étaient en bonne santé après 3 ans, admet une proportion de guérisons de 18 pour 100. C'est à peu près le chiffre auquel arrivent les différents auteurs.

1. L. Capette. *Loc. cit.*

Sur une série de 112 cas de cancer de la langue et de la bouche, Collins Warren (de Boston) [1] a obtenu 16 guérisons absolues au bout de 3 ans (14,2 pour 100) pour des cancers contrôlés microscopiquement.

Dans une série de 197 cas de cancer de la langue, Butlin [2] obtient les résultats suivants :

20 morts des suites de l'opération.
26 récidives buccales.
39 récidives ganglionnaires.
7 récidives buccales et ganglionnaires.
10 récidives locales à siège exact inconnu.
4 récidives ganglionnaires et peut-être buccales.
2 récidives ganglionnaires du côté opposé.
2 récidives du côté opposé de la langue.
1 affection secondaire du poumon.
3 opérations palliatives.
5 opérations incomplètes.
22 récents opérés.
55 cas non récidivés depuis 3 à 33 ans.
1 malade perdu de vue.
197

Bastianelli, dans son livre sur le cancer de la langue (1902), avait rassemblé 802 cas opérés. Sur 584 malades revus, 11,6 pour 100 seulement étaient sans récidive au bout de 3 ans.

La récidive dans les cancers de la langue se fait en général dans les ganglions ou dans le moignon lingual, rarement dans le plancher de la bouche. Dans ces deux derniers cas, elle est plus rapide que dans le premier; en général, elle se fait avant six mois. Il faudra donc revoir souvent les malades, et au moindre indice de récidive intervenir à nouveau. La récidive dans les ganglions lente et progressive doit être traitée également par une nouvelle intervention cervicale.

Malheureusement, dans certains cas, les ganglions sont pris en quelques jours, et ils forment, dès le début, une masse dure, immobile, inopérable.

1. COLLINS WARREN. *IIe congrès de la Soc. internat. de Chir.*, tenu à Bruxelles du 21 au 25 septembre 1908.
2. BUTLIN. *Id.*

CHAPITRE VII

CHIRURGIE DE LA FACE ET DU COU

I

PERCEMENT DES OREILLES

Si le médecin est rarement appelé pour percer des oreilles destinées à supporter des pendants, il l'est plus souvent pour soigner les accidents consécutifs au percement du lobule.

C'est qu'en effet cette petite opération, considérée par tous comme anodine, crée une plaie qui réclame les mêmes précautions et les mêmes soins d'antisepsie et d'asepsie que la moindre intervention chirurgicale.

Faute de ces soins, on verra se développer des accidents infectieux, bénins dans la majorité des cas, mais qui peuvent parfois retentir sur l'état général du sujet.

Les plus fréquentes de ces complications sont l'impétigo et l'eczéma. Puis viennent les chéloïdes.

L'*impétigo* débute par des pustules qui forment plus tard des croûtes localisées d'abord au niveau de la perforation. Négligée, la lésion s'étend de proche en proche, au cuir chevelu, à la face, au cou. A ce degré d'extension, l'affection peut retentir sur les ganglions, donnant lieu à des adénites cervicales, sur la région mastoïdienne et l'oreille elle-même.

L'*eczéma* peut également débuter à l'occasion du percement des oreilles et suivre la même marche envahissante que l'impétigo.

Dans l'un et l'autre cas, après avoir enlevé la boucle malfaisante, il faudra procéder à la désinfection soignée de la région et à l'application de topiques calmants.

Les *chéloïdes* sont plus rares. Elles reconnaissent pour cause une inoculation par le trocart de l'opérateur, chez un sujet prédisposé. Il nous suffit ici de les signaler ayant vu par ailleurs les raisons invoquées par les auteurs pour expliquer leur développement. Comme toutes les chéloïdes elles relèvent des traitements que nous avons exposés à leur propos.

Il est enfin d'autres accidents moins fréquents, mais signalés pourtant un certain nombre de fois à la suite du percement des oreilles. Ce sont :

La *déchirure du lobule de l'oreille* par un pendant trop lourd, la *gangrène* du lobule, l'*inoculation tuberculeuse* ou *syphilitique*.

Qu'il nous suffise de les signaler pour mettre en garde les femmes ignorantes ou coquettes, qui se livreraient trop à la légère à des mains extra-médicales.

II

KYSTES DES MACHOIRES

Le traitement chirurgical des kystes des mâchoires comporte des soins post-opératoires très simples.

L'incision suivie de curettage laisse une cavité plus ou moins volumineuse, qu'on bourre de gaze iodoformée ou simplement aseptique.

La cicatrisation se fait lentement par bourgeonnement profond de la poche sous la surveillance du chirurgien qui devra renouveler le pansement tous les jours.

Finalement, il reste une dépression plus ou moins complète qui, dans certains cas, devra être comblée par un appareil prothétique.

Si on adopte le procédé de Rodier [1] pour le traitement des kystes des mâchoires, les suites deviennent beaucoup plus simples. Rodier conseille en effet, après avoir fait l'ablation du kyste, de procéder à l'hémostase soignée de la cavité, d'en faire un bon savonnage, de la laver à l'eau bouillie, et de la badigeonner à la teinture d'iode. Les jours suivants, le malade devra procéder plusieurs fois par jour au savonnage et au lavage de la cavité, sans laisser ni pansement, ni tamponnement à demeure dans l'intervalle des lavages.

L'auteur a vu tous les malades ainsi traités guérir en quelques semaines et sans complications.

III

SINUSITES

Sans vouloir passer ici en revue tous les procédés opératoires proposés pour drainer les sinus de la face, nous ne pouvons cependant omettre de mentionner le traitement opératoire et post-opératoire de la sinusite frontale et maxillaire qui appartiennent vraiment à la chirurgie générale aussi bien qu'à la spécialité.

I. SINUSITE FRONTALE

La sinusite frontale peut être drainée par voie frontale ou par voie nasale.

1° **Voie frontale** (*Opération de Kuhnt*). — Après l'opération, il reste une large brèche créée par l'abrasion de toute la paroi antérieure du sinus ; on draine au niveau de la partie interne de la plaie. Celle-ci suppure peu, et le lambeau cutané vient s'appliquer à la paroi profonde du sinus. Il en résulte une difformité parfois très disgracieuse. Pour y remédier, on a

1. RODIER. *Revue de Stomatologie*, 1907, janvier, n° 1, p. 19.

conseillé de faire des injections sous-cutanées de paraffine, de vaseline liquide ou d'installer un appareil de prothèse (lames métalliques).

2° *Voie nasale.* — Le drainage par voie nasale est conseillé par Luc et par Killian.

Dans tous les cas, on suture complètement la plaie cutanée qu'on recouvre d'un pansement compressif.

Luc introduisait dans le sinus un drain qui sortait par la fosse nasale. Actuellement, on laisse le sinus communiquer largement avec la fosse nasale sans drainage.

Killian tamponne et draine. Le drain et la mèche sortent par le nez. Le tamponnement est laissé deux jours en place. Le drain n'est retiré qu'au troisième ou quatrième jour.

M. Sébileau ne draine ni par le nez ni par la peau. Il ne fait pas de pansement compressif pour éviter la dépression apparente.

Les lavages sont complètement inutiles et ne doivent pas être conseillés.

Il faudra se contenter de faire faire des inhalations mentholées plusieurs fois par jour pendant plusieurs semaines.

Complications post-opératoires. — Lorsque le sinus est bien drainé, il est exceptionnel d'observer des complications post-opératoires.

Il arrive cependant que, lorsqu'on intervient, l'infection est déjà installée dans le diploé crânien. Si on ne l'y a pas reconnue, ou si on ne l'y a pas poursuivie, l'*ostéomyélite* progresse après l'opération, en déterminant des phénomènes généraux graves, de la fièvre et parfois une thrombo-phlébite des sinus ou une encéphalite qui emporte le malade. Il faudra donc réséquer toutes les parties osseuses envahies dès que l'ostéomyélite sera reconnue.

Les *abcès du cerveau, la thrombo-phlébite des sinus* post-opératoires s'expliquent par l'insuffisance du drainage ou par une propagation de l'infection ayant gagné le diploé-crânien.

L'*infection méningée* reconnaît souvent la même origine,

mais il est des cas où elle est due à un accident opératoire. Au cours du curettage du foyer, la paroi crânienne a pu être lésée, et l'infection, à la faveur de cette brèche, souvent passée inaperçue, gagner les méninges. Une méningite se déclare presque aussitôt; la fièvre, la céphalée, les vomissements, la raideur de la nuque se succèdent très rapidement pour aboutir au délire et au coma. Quand l'infection méningée fait suite à une ostéomyélite crânienne, elle est moins brusque et peut se localiser; on peut alors intervenir secondairement. On réséquera largement l'os frontal et on fera un bon drainage. Cette intervention pourra être couronnée de succès dans les cas de lésions limitées.

II. SINUSITE MAXILLAIRE

On draine actuellement le sinus maxillaire par la cavité buccale (alvéole ou fosse canine) ou par le nez (procédé de Caldwell-Luc).

1° *Voie buccale.* — Cowper arrachait la deuxième prémolaire, trépanait l'alvéole, et lavait le sinus avec de l'eau bouillie ou une solution légèrement antiseptique.

Ces lavages seront continués les jours suivants matin et soir, puis, à mesure que la suppuration diminuera, on les espacera pour ne les faire qu'une fois par jour, puis tous les deux jours. Le drain laissé en place sera bien surveillé, et ce n'est que lorsqu'il ne donnera plus qu'on sera autorisé à l'enlever.

Il restera pendant quelque temps une fistule toujours longue à guérir.

La fistule simple cède en général à des cautérisations répétées.

La fistule suppurée réclame au contraire presque toujours une intervention secondaire autoplastique.

Le drainage par la fosse canine à la manière de Desault laisse, pendant un an ou deux, une cavité ouverte dans la bouche; les aliments y pénètrent et retardent l'épidermisation, si tant est qu'elle puisse se produire, car certains sinus sont inépidermisables, d'après Killian.

Les pansements doivent être renouvelés tous les jours; le sinus doit être cautérisé de temps en temps, car il a une tendance désespérante à se fermer.

La situation de ces malades devient très pénible.

La méthode endo-buccale de M. Sébileau comporte des suites beaucoup plus simples. La mèche est retirée au bout de 24 heures.

Le traitement consécutif comprend des gargarismes et des lavages intra-sinusaux plusieurs fois par jour avec de l'eau oxygénée. On fera l'antisepsie des fosses nasales à l'aide d'une pommade mentholée et pendant 15 jours le malade ne prendra que des aliments liquides et demi-liquides.

La guérison survient en quelques semaines par accolement des deux lèvres de la section gingivale.

On a signalé à la suite de l'opération de M. Sébileau quelques légères complications. La fluxion de la joue du côté opéré guérit facilement en une semaine; les dents peuvent être, dans certains cas, anesthésiées par suite de la trépanation de la fosse canine; des troubles vaso-moteurs et sensitifs peuvent s'observer pendant quelque temps par lésion du nerf sous-orbitaire.

2° **Voie nasale** (*opération de Caldwell-Luc*). — Dans ce procédé le sinus, ouvert par la bouche, est drainé par le nez après fermeture de la plaie buccale. On fait un tamponnement du sinus avec une mèche de gaze qui sort par le nez et qu'on retire au bout de 24 à 48 heures.

IV

THYROÏDECTOMIE TOTALE

S'il est une opération que la physiologie condamne et qu'à moins de cas de force majeure (cancer par exemple) on n'est plus autorisé à pratiquer chez l'homme, c'est bien la thyroïdectomie totale. Dès leurs premières opérations, Kocher, Reverdin (1882-83) observèrent, à la suite de la thyroïdectomie totale, les altérations de la nutrition, les arrêts de croissance, la bouffissure de la face, le gonflement des extrémités, la torpeur intellectuelle, les troubles nerveux qui constituent le cortège habituel du myxœdème post-opératoire et qu'ils rapportèrent à la suppression de la glande. Un peu plus tard, Billroth décrivait les accidents tétaniformes après la thyroïdectomie totale (convulsions tétaniques, contractures, secousses fibrillaires, tremblement, etc., se manifestant sous forme de crises aiguës), accidents que les expériences de Moussu nous permettent de rapporter aujourd'hui à la parathyroïdectomie.

Il n'est donc pas étonnant qu'on ait pu penser, à un moment donné, que la thyroïdectomie totale avait vécu, et que Poncet et Rivière, au Congrès de Chirurgie de 1899, aient avancé que, même en face d'un cancer thyroïdien, toute tentative chirurgicale active paraissait non seulement inutile, mais même dangereuse. Et cependant Carrel se demande si, « en présence de l'évolution fatalement mortelle du cancer thyroïdien, il est nécessaire de redouter si fort la venue hypothétique de la cachexie strumiprive ». La thyroïdectomie totale, en effet, n'est pas fatalement suivie de myxœdème ou de tétanie, et c'est ce qui nous permet d'en étudier les suites opératoires et les soins destinés à en prévenir les accidents post-opératoires.

SOINS POST-OPÉRATOIRES

Malgré les résultats parfois heureux de la chirurgie thyroïdienne radicale, nous ne pouvons encore nous défendre d'une certaine hésitation à enlever complètement une glande dont la physiologie expérimentale nous a appris à reconnaître l'importance. Aussi est-il naturel que, dans les cas où le chirurgien a été conduit à l'ablation totale de la thyroïde, il ait cherché, par des prescriptions opothérapiques ou par des greffes, à combler le déficit glandulaire.

La tétanie a pu être combattue pendant un temps par la saignée et les injections de sérum.

Le bromure, le chloral, la morphine ont pu, dans certains cas, dominer les accidents tétaniformes.

Les différentes préparations thyroïdiennes ont certes donné quelques résultats; les extraits thyroïdiens et parathyroïdiens ont pu atténuer les accidents et même les supprimer dans certains cas. C'est ainsi que Mac Callum (1) rapporte l'histoire d'une femme qui, après ablation de tout le corps thyroïde, présenta des phénomènes de tétanie qui disparurent dès qu'on lui donna de la glande parathyroïde de bœuf.

L'opothérapie parathyroïdienne n'a malheureusement qu'une action inconstante et passagère; elle n'empêche pas la terminaison fatale.

D'autres substances auraient une action similaire, en particulier les graisses bromées ou alogénées [Corandi et Marchetti (2)].

C'est à la *méthode des greffes* qu'on doit certainement les meilleurs résultats post-opératoires.

Les premiers essais expérimentaux de greffe thyroïdienne et parathyroïdienne appartiennent à Schiff, Christiani, Ferrari, Lusena. Ils furent tentés chez les animaux et principalement chez le chien.

Payr (3), en 1906, essaie la greffe thyroïdienne dans la rate. Kocher (4), en 1908, préconise la greffe dans le cartilage de conjugaison de l'extrémité supérieure du tibia. Il creuse là une loge dans laquelle il dépose un corps étranger (petite balle de caoutchouc ou en argent) qu'il retire au bout de quelques jours pour le remplacer par un fragment de corps thyroïde.

1. Mac Callum. *Assoc. Med. Brit.*, 21-25 août 1906.
2. Corandi et Marchetti. *Revista di patol. nerv. e ment.*, 1904, p. 255.
3. Payr. *Communication au XXXVe congrès all. de Chir.*, 1906.
4. Kocher. *Communication au XXXVIIe congrès all. de Chir.*, 1908.

Von Eiselsberg[1] a pratiqué des greffes entre l'aponévrose et le péritoine.

Ce sont là des résultats qui méritent d'être signalés. Nous croyons néanmoins que le plus sage est de respecter une partie de la glande, car, en dehors des troubles qui se traduisent par le myxœdème ou la tétanie, la thyroïdectomie totale serait passible d'autres méfaits qui ressortissent aux fonctions accessoires de la glande thyroïde.

V

RÉSECTION — ÉNUCLÉATION

Les accidents post-opératoires de l'ablation des goitres sont devenus de plus en plus rares, depuis que la thyroïdectomie totale a été abandonnée pour la résection, l'énucléation et l'énucléation-résection. C'est ainsi que sur une statistique de 670 opérations, faites à la clinique de Krönlein, à Zurich, Monnier[2] ne relève aucun cas de cachexie strumiprive ou de tétanie.

Ces opérations comportent en général des suites très simples. L'état général est très amélioré par l'intervention. Les troubles fonctionnels disparaissent.

Les accidents cardio-pulmonaires sont devenus plus rares depuis qu'on opère tous les goitres à la cocaïne; Monnier ne rapporte que 7 cas de troubles de cet ordre.

Les récidives sont également très rares et ne s'observent qu'à la suite d'interventions incomplètes. Nous en trouvons 11 cas dans la statistique de Monnier.

1. Von Eiselsberg. *Soc. Imp. roy. des méd. de Vienne*, février 1908.
2. Monnier. Étude clinique sur la strumectomie. *Beitrage zur Klin. Chir.*, 1907, t. LIV, fasc. 1, p. 23.

MORTALITÉ OPÉRATOIRE

Les interventions partielles pour goitres donnent une mortalité vraiment très restreinte.

La statistique de Monnier [1] portant sur 660 opérations faites à la clinique de Krönlein ne comporte que 9 morts, soit 1,3 pour 100.

Celle de Leischner [2] comprenant 500 interventions faites à la clinique de Von Eiselsberg compte 14 morts : 10 dans des goitres simples (pneumonie, pleurésie grippale, infection, insuffisance cardiaque, hémorragie secondaire), 4 dans des goitres basedowifiés (pneumonie, hypertrophie thymique).

ACCIDENTS POST-OPÉRATOIRES

Fièvre. — Il n'est pas rare après la strumectomie d'observer, en dehors de toute infection, une certaine élévation de température; la fièvre peut atteindre 39 et 40 degrés et persister pendant quelques jours. On ignore encore la pathogénie de cette ascension thermique qui se manifeste sans traces de complication broncho-pulmonaire. Monnier l'attribue à une résorption de suc thyroïdien. Pour Kocher, il faut la rapporter à la formation d'un hématome, qui serait presque inévitable dans certaines variétés de goître.

Accidents cardiaques. — L'insuffisance cardiaque serait, d'après Monnier, une cause fréquente de mort après la thyroïdectomie. Cet auteur a trouvé à l'autopsie onze fois de la dilatation du cœur droit avec ou sans atrophie brune du myocarde.

Les accidents cardiaques mortels, se produisant quelques heures après l'intervention chirurgicale dans la maladie de

1. Monnier. *Loc. cit.*

2. Leischner. *Mitteilungen aus den Grenzgebieten der Medizin und Chirurgie*, 1908, t. XIX, fasc. 2.

3. Capelle. Le thymus dans la maladie de Basedow. *Munch. med. Woch.*, 1908, 1er septembre, n° 35, p. 1826.

Basedow, doivent selon toute vraisemblance être rapportés à une hypertrophie du thymus. Capelle (de Bonn) ([5]) voit douze heures après l'opération chez une malade à qui il a réséqué le lobe droit de la thyroïde, le pouls devenir subitement petit et rapide (180), le visage pâlir, et le sujet anxieux, angoissé, meurt en 10 minutes par paralysie du cœur. A l'autopsie, on trouva un thymus long de 10 centimètres.

Complications laryngées. — Le pincement, la ligature, la section du nerf récurrent au cours de l'intervention entraînent dès le réveil des modifications de la voix pouvant aller jusqu'à l'aphonie complète. Ces lésions sont encore assez fréquentes. Leischner (de Vienne) ([1]), qui les a recherchées au laryngoscope sur 330 malades, en a rencontré 67 fois, 5 fois après des énucléations intraglandulaires, 62 fois après des thyroïdectomies ou des résections extra-glandulaires.

Il a observé :

4 cas de lésions accentuées des 2 cordes vocales (2 fois par section certaine d'un récurrent).
6 cas de paralysie unilatérale.
35 cas de parésie unilatérale accentuée.
19 — — légère.
3 — bilatérale légère.

Ces lésions vues au laryngoscope restent souvent stationnaires, s'aggravent parfois, mais rétrocèdent rarement. Ce n'est que dans les cas de parésie légère qu'on peut espérer une guérison. Anatomiquement donc, la guérison est exceptionnelle. Heureusement il n'en est pas de même au point de vue fonctionnel ; grâce à la corde vocale saine, qui tend de plus en plus à se rapprocher de la corde paralysée, la fonction se rétablit petit à petit.

Sur 59 malades examinés à ce point de vue par Leischner, 47 parlaient correctement, 12 avec un peu de raucité.

Accidents respiratoires. — C'est à un spasme glottique,

1. LEISCHNER. Les lésions des cordes vocales après les opérations de goitre et leur destinée tardive. *Mitteilungen aus den Grenzgebieten der Med. und Chir.*, 1908, fasc. 2, p. 304-315.

au ramollissement de la trachée (Rose), à une lésion du récurrent qu'il faut rapporter ces accidents.

Si le ramollissement est en cause, il faudra recourir à la trachéotomie ou au tubage.

Si le récurrent est lié ou pincé, il faudra le dégager par une intervention secondaire.

Cellulite cervicale. — C'est une complication fâcheuse due à une infection opératoire et qu'il faut ouvrir et drainer dès qu'elle sera reconnue.

Hémorragies secondaires. — Elles sont généralement redoutables et doivent être arrêtées immédiatement. Il ne faudra pas négliger un hématome, car son infection peut conduire à des accidents d'une certaine gravité.

VI

TRACHÉOTOMIE

SOINS CONSÉCUTIFS

Après la trachéotomie le malade devra être gardé dans une chambre bien chauffée mais ventilée, dans laquelle il respirera un air sec et chaud : on placera sur l'orifice du tube une compresse de gaze stérilisée sur laquelle on versera de temps en temps quelques gouttes d'une solution d'eucalyptus tiède.

Il ne faudrait pas cependant que cette solution déterminât de la toux; dans cette éventualité on la supprimerait.

On laissera dormir le malade aussi longtemps que possible. Toutes les deux heures, on retirera le tube intérieur pour le laver dans une solution antiseptique faible; on s'assurera de sa perméabilité en y faisant passer une plume stérilisée qui enlèvera en même temps le mucus adhérent.

Si des mucosités trop épaisses viennent à gêner la respiration, on fera asseoir le malade et on le maintiendra dans cette position avec des oreillers. Avec une éponge montée sur une tige mince on pourra, à travers la canule, débarrasser la trachée.

Au bout de 24 à 48 heures on changera le tube externe. Cette manœuvre ne présente en général aucune difficulté; il sera néanmoins prudent d'avoir sous la main le dilatateur trachéal dont on pourrait avoir besoin dans certains cas difficiles. On placera alors un tube présentant un second orifice au point culminant de sa courbe permettant la respiration naso-bucco-laryngée; de temps en temps on bouchera l'orifice cervical pendant une dizaine de minutes pour habituer le malade à respirer de nouveau par ses voies aériennes supérieures.

A moins de raison majeure, on tentera le plus tôt possible de rétablir la respiration normale en supprimant la canule. On fera d'abord quelques essais prudents, en étant toujours prêt à replacer le tube. Ce n'est que sûr de la régularité de la respiration que le chirurgien sera autorisé à quitter le malade.

Quand on est obligé de laisser la canule en permanence au delà d'une semaine, il faut la remplacer par un tube moins rigide. La canule métallique en effet blesse à la longue la muqueuse trachéale et est la cause de complications ultérieures. En outre, des adhérences ou des néoformations peuvent en rendre l'ablation difficile.

L'alimentation devra être purement liquide les premiers jours.

COMPLICATIONS POST-OPÉRATOIRES

On a signalé après la trachéotomie quelques complications, les unes exceptionnelles telles que la dégénérescence de la muqueuse laryngée (Stœrck), l'œdème chronique (Ranke), que nous nous contenterons de signaler, les autres plus fréquentes, l'emphysème sous-cutané, les accidents broncho-pulmonaires, les ulcérations et les rétrécissements de la trachée sur lesquels nous insisterons davantage.

Emphysème sous-cutané. — L'emphysème sous-cutané est une complication dont il faut immédiatement rechercher la cause, car si parfois il est dû à une faute opératoire, dans certains cas il est la conséquence d'une fausse intubation ; la canule n'est pas dans la trachée ; il faut alors enlever le tube et le replacer en bon lieu.

Accidents broncho-pulmonaires. — Quand la trachéotomie a été faite pour une asphyxie croupale, le pronostic en est toujours sombre, car elle n'est généralement pratiquée qu'après échec du tubage. C'est dans ces cas surtout qu'on voit la diphtérie gagner la trachée et les bronches et les malades succomber à des accidents broncho-pulmonaires post-opératoires.

Les accidents broncho-pulmonaires peuvent reconnaître une origine primitive.

Lorsque les soins post-opératoires ou l'opération elle-même n'auront pas été suffisamment aseptiques, l'infection pourra se propager aux bronches et aux alvéoles pulmonaires pour déterminer des accidents dont la gravité est toujours considérable. Ces broncho-pneumonies assez fréquentes autrefois sont plus rares de nos jours.

Ulcérations de la trachée. Rétrécissements. — Les ulcérations de la trachée sont toujours traumatiques et dues au contact de la canule. En général, elles sont superficielles et ne lèsent que la muqueuse, mais, dans certains cas, l'extrémité de la canule peut ulcérer la totalité de la paroi et parfois même blesser les vaisseaux du cou. L'ulcération siège en général sur la paroi antérieure de la trachée ; elle est directement d'origine traumatique. Dans les cas où on se sert de canules avec fenêtre sur la convexité, permettant la respiration laryngée, il peut se produire une ulcération sur la paroi postérieure de la trachée.

Ces ulcérations guérissent souvent sans laisser de traces, mais, dans certains cas plus graves, elles aboutissent au rétrécissement des voies aériennes avec toutes ses conséquences.

Ces rétrécissements seront donc traités ultérieurement par la dilatation, une opération endo-laryngée ou une nouvelle intervention par voie externe suivant les cas.

VII

LARYNGOSTOMIE

De toutes les méthodes de traitement qui s'adressent aux rétrécissements du larynx la plus récente est la laryngostomie. Appliquée par Killian aux sténoses cicatricielles, elle a été vulgarisée par l'École lyonnaise et vient de faire l'objet de l'excellente thèse de Barlatier[1].

La laryngostomie consiste à ouvrir le larynx sur la ligne médiane, et à maintenir béante la plaie opératoire. Faite en général pour des rétrécissements cicatriciels du larynx, elle nécessite des soins consécutifs de longue durée.

SOINS CONSÉCUTIFS

« Les succès de la laryngostomie, dit M. Barlatier, dépendent surtout de la minutie des soins post-opératoires, bien plus que de l'opération elle-même. La dilatation et les pansements consécutifs sont le fait important. Toute négligence de l'opérateur peut compromettre ou retarder le résultat. »

La canule trachéale et le drain dilatateur mis en place (fig 14), le malade sera isolé dans une chambre rigoureusement désinfectée, pour éviter l'inoculation toujours possible des voies aériennes. Il reposera la tête basse, très minutieusement surveillé par une infirmière compétente.

Dès qu'il sera possible de l'alimenter et jusqu'au quatrième jour, on ne donnera au malade que des liquides à la cuillère ou au biberon.

Si on constate que le pansement est souillé le soir de l'opération, il faudra changer les compresses superficielles; sinon,

1. R. Barlatier. *La laryngostomie dans le traitement des rétrécissements du larynx. Th. de Lyon*, 1908.

on pourra attendre le lendemain pour renouveler le pansement qui à partir de ce moment sera changé matin et soir. Pour éviter l'adhérence des compresses, on enduira de vase-

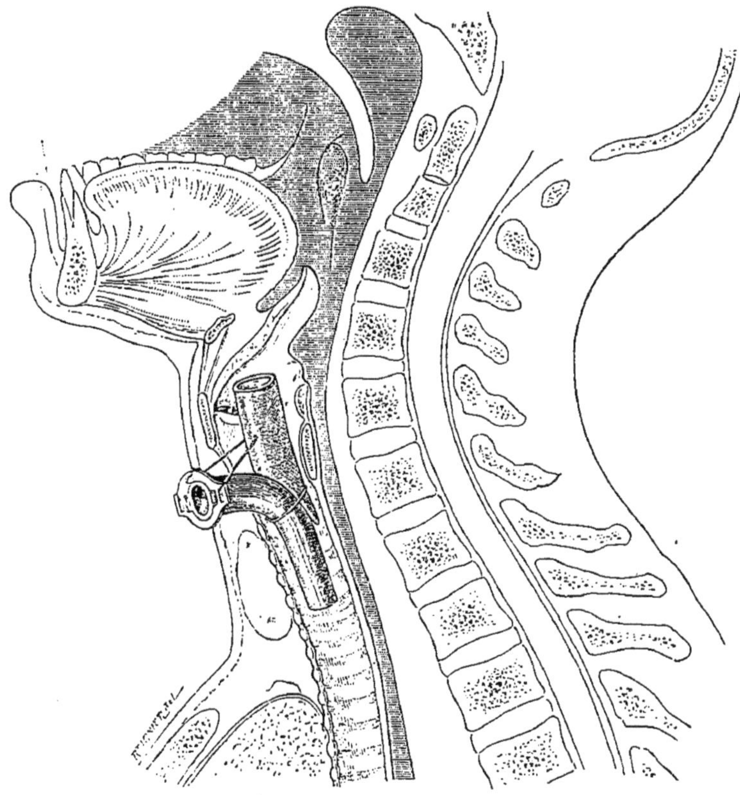

Fig. 14. — Canule trachéale et drain dilatateur mis en place après la laryngostomie.

line stérilisée la première couche de gaze en contact avec les surfaces cruentées.

En ce qui est de la canule interne trachéale, il faudra prendre à son égard les mêmes précautions que nous avons signalées à propos de la trachéotomie; on la retirera toutes les deux heures pour la laver dans une solution antiseptique faible et on s'assurera de sa perméabilité.

Dans certains cas, lorsque le larynx paraît trop irrité, le

chirurgien préfère ne commencer la dilatation caoutchoutée que plus tard. Le premier jour il fait un tamponnement du larynx à la gaze vaselinée; certains le font à l'aide de tampons de gaze ou de coton revêtus de gutta-percha laminée (Canepèle). Le pansement est ensuite refait tous les jours et la plaie tamponnée très aseptiquement avec de la gaze vaselinée. La dilatation caoutchoutée sera commencée dès qu'elle sera possible, en général du 3e au 10e jour.

A partir de ce moment dans ces derniers cas, et dès le lendemain quand le drain aura été placé d'emblée, on procédera méthodiquement aux pansements en observant les modifications qui se produiront du côté de la plaie.

MM. Sargnon et Barlatier étudiant ces modifications de la plaie laryngée ont montré qu'elles se manifestaient toujours dans le même ordre.

« Au début, dit M. Barlatier [1], la plaie se ramollit et du sphacèle apparaît : *stade de sphacèle.*

« Puis les bords de la fistule bourgeonnent en même temps que débute l'épidermisation : *stade de bourgeonnement.*

« Enfin, l'épidermisation suit ses progrès normaux jusqu'à ce que la muqueuse trachéo-laryngienne régénérée se continue insensiblement avec la peau qui s'invagine dans le conduit néoformée : *stade d'épidermisation.* »

Sans insister sur cette évolution post-opératoire de la plaie, nous rappellerons que le premier stade débute au deuxième jour au niveau des fils de suture cutanés, que le processus de sphacèle peut s'étendre aux cordes vocales donnant à la muqueuse un aspect grisâtre, diphtéroïde et s'accompagnant d'une certaine élévation thermique. Ce sphacèle, dû à une infection descendante d'origine buccale, serait nécessaire, au dire de M. Barlatier, à la fonte du tissu cicatriciel. Il est d'autant plus étendu que les points de la suture sont plus serrés et plus rapprochés. C'est la période critique post-

1. Barlatier. *Loc. cit.*

opératoire pendant laquelle toute négligence dans les soins pourrait être fatale au malade.

Dès le lendemain de l'opération on refera complètement le pansement; on enlèvera le drain dilatateur et on examinera la plaie attentivement. Si le sphacèle est trop étendu, on fera un tamponnement à la gaze, en remettant au lendemain ou au surlendemain la mise en place d'un nouveau tube dilatateur. A chaque pansement on lavera la muqueuse à l'aide de tampons trempés dans de l'eau oxygénée diluée.

Tous les jours on changera les compresses et le drain. Chaque fois on prendra un tube d'un calibre plus gros à moins de sphacèle trop abondant. Le drain sera toujours vaseliné avec soin avant son introduction. Il sera indiqué parfois de couper un ou plusieurs points de suture. Cette première période dure de 3 à 8 jours.

La *deuxième période* (stade de bourgeonnement) se caractérise par l'apparition de bourgeons charnus et de fongosités dont on aura raison par des attouchements superficiels au crayon de nitrate d'argent. Le drain sera changé tous les jours, et on écartera, avec des compresses vaselinées placées autour de lui, les lèvres de la plaie afin d'éviter une cicatrisation trop rapide.

Le *stade d'épidermisation* est le plus long. Dès que celle-ci paraît complète, on pourra ne changer le drain que tous les deux à trois jours, mais, à la moindre menace de suppuration, il faudra revenir au pansement quotidien. La dilatation à l'aide des drains sera poursuivie régulièrement jusqu'à ce qu'on n'observe plus de tissu cicatriciel ni de bourgeonnement. En général, il faut arriver jusqu'au n° 30 (Charrière) pour un enfant de 6 ans et jusqu'au n° 45 pour un adulte. Cette dilatation s'obtient en moyenne en 3 à 6 mois. Il ne faudra pas que le drain dépasse trop les cordes vocales, car il ferait obstacle à la déglutition; il pourra au contraire être très notablement raccourci vers la fin du traitement.

Ce n'est qu'avec beaucoup de prudence qu'on fera les premiers essais de respiration buccale, en enlevant le drain et la canule et en fermant momentanément l'orifice cutané.

Il persistera, dans la plupart des cas, un orifice fistuleux qu'il faudra traiter par une autoplastie secondaire ou quelquefois par un simple avivement suivi de suture. Cette nouvelle

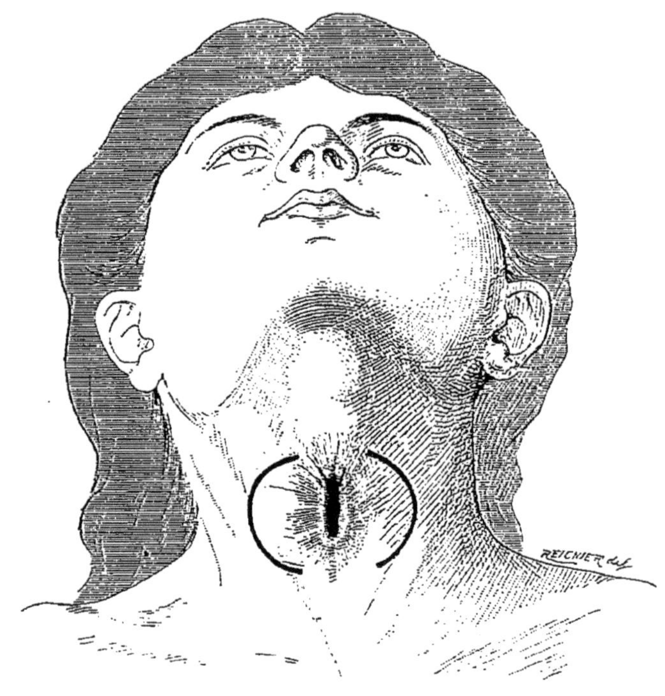

Fig. 15. — Fissure aryngée. Procédé autoplastique de Berger. Incisions cutanées.

intervention ne sera faite que tardivement, un an au moins après la laryngostomie. On se met ainsi à l'abri d'une récidive par la surveillance quotidienne de la plaie qui permettra de lutter au jour le jour contre les cicatrisations trop rapides et les complications inflammatoires.

Divers procédés ont été préconisés pour fermer la fissure laryngée (Killian, Glück). Nous ne retiendrons que celui de notre regretté maître, le professeur Berger, dont les figures ci-jointes donnent une idée assez exacte (fig. 15 et 16).

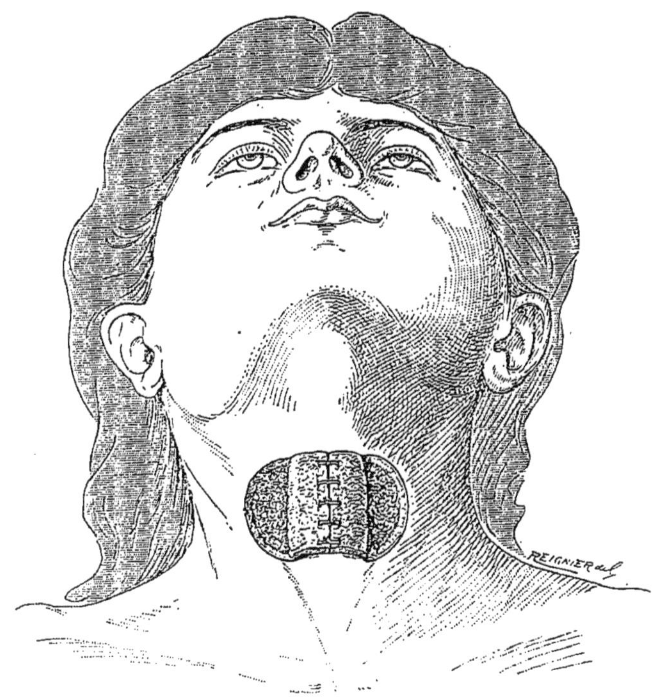

Fig. 16. — Procédé autoplastique de Berger. Les deux lambeaux latéraux sont renversés et suturés sur la ligne médiane.

RÉSULTATS OPÉRATOIRES ET FONCTIONNELS

Dans une statistique portant sur 41 laryngostomies, M. Barlatier ne signale qu'un décès immédiat par complication pulmonaire, et il donne comme pourcentage de mortalité opératoire le chiffre de 2 à 3 pour 100, estimant qu'il peut très facilement être réduit à zéro.

Les résultats fonctionnels doivent envisager les modifications de la respiration et de la phonation.

A la condition qu'on pousse très loin la dilatation postopératoire la respiration devient très satisfaisante.

La phonation, en raison des altérations concomitantes des cordes vocales, reste souvent défectueuse ; elle peut cependant se modifier avec le temps, les cordes vocales elles-mêmes ayant une grande tendance à se reconstituer.

ACCIDENTS POST-OPÉRATOIRES

Malgré les précautions minutieuses prises dans la période post-opératoire, il survient parfois des accidents presque inévitables.

Les plus graves sont *les complications broncho-pulmonaires* dues à une infection des voies aériennes surtout exposées à la période de sphacèle. On les traitera énergiquement à quelque période qu'elles apparaissent, car leur gravité assombrit le pronostic.

Les autres accidents signalés peuvent être beaucoup plus facilement évités.

Les récidives se manifestent lorsque la dilatation post-opératoire n'est pas rigoureusement surveillée ou quand elle est trop vite abandonnée.

La formation de *petites végétations* et de *polypes* est un fait habituel dans le stade de bourgeonnement. Nous avons vu comment il était d'usage de les détruire. Dans certains cas, ces nouvelles formations se développent avec une telle exubérance qu'il faut en faire l'excision.

VIII

LARYNGECTOMIE TOTALE

La laryngectomie est une opération d'une gravité exceptionnelle. Elle donne lieu à une mortalité très élevée et laisse les survivants dans un état déplorable au point de vue de la vie sociale. En ce qui la concerne nous devons étudier :

Les suites opératoires immédiates;
Les complications post-opératoires;
Les résultats fonctionnels et esthétiques.

SOINS ET SUITES IMMÉDIATS

Muni de sa canule trachéale et de sa sonde œsophagienne, le malade devra être surveillé avec la plus grande attention. La canule trachéale réclame les mêmes soins qu'après une trachéotomie; nous les avons déjà signalés. La sonde œsophagienne servira à alimenter les malades les deux premiers jours. Le troisième jour, l'opéré pourra déglutir et il y a intérêt dès ce moment à retirer la sonde et à l'alimenter normalement.

Durant toute cette première période, on devra maintenir le malade la tête plus basse que le tronc pour permettre aux sécrétions de s'évacuer par les voies naturelles et éviter ainsi l'infection descendante.

La canule trachéale restera en place jusqu'à ce que, toute trace de récidive semblant écartée, on se décide à placer un larynx artificiel.

COMPLICATIONS POST-OPÉRATOIRES

L'infection broncho-pulmonaire est l'accident le plus fréquent et le plus grave dans les suites opératoires de la laryngectomie. Presque fatal autrefois, alors qu'on laissait la plaie ouverte et qu'on cherchait à obtenir la réunion par seconde intention, elle est certainement plus rare depuis que la laryngectomie est devenue une opération réglée.

Il en est de même des accidents septiques qui se développaient dans le tissu cellulaire du cou et du médiastin.

La laryngectomie totale est une opération radicale qui ne s'applique qu'au cancer et qui comme telle peut être encore insuffisante. Les récidives locales ou ganglionnaires sont assez fréquentes. Dans ces dernières années cependant la proportion des guérisons a sensiblement augmenté avec le perfectionnement de la technique.

Butlin[1] en 1908 rapporte les observations de sept laryngectomies totales avec les résultats suivants :

1 mort opératoire.
1 mort par dégénérescence ganglionnaire probable.
1 opéré vivant, mais avec récidive dans les ganglions du cou.
3 opérés sans récidive depuis moins de 3 ans.
1 opéré sans récidive depuis plus de 3 ans.

RÉSULTATS FONCTIONNELS ET ESTHÉTIQUES

La suppression du larynx, du pharynx et d'une partie de l'œsophage, sacrifices auxquels on est souvent conduit dans les cas de cancer du larynx, nécessite une réparation naturelle ou artificielle par les différents procédés de prothèse (larynx, pharynx, œsophage artificiels) ou de plastie (laryngo, pharyngo, œsophagoplasties). Trop peu de résultats sont encore publiés sur cette question pour que nous puissions dès maintenant en fournir un résumé suffisamment intéressant.

IX

ŒSOPHAGOTOMIE EXTERNE

SOINS CONSÉCUTIFS

L'œsophagotomie externe se termine suivant les circonstances par la suture de l'œsophage, des plans musculaires et cutanés ou par le tamponnement et le drainage de l'œsophage et de la plaie cervicale laissés ouverts. Dans le premier cas,

1. Butlin. *IIe Congrès de la Soc. intern. de Chirurgie.* Bruxelles, 1908.

on fait généralement un petit drainage à la gaze qu'on laisse quarante-huit heures; les 2 ou 3 premiers jours, le malade sera tenu à la diète absolue; on le soutiendra avec des lavements alimentaires et des injections de sérum; on évitera de faire le cathétérisme œsophagien qui serait dangereux; dès le troisième jour on alimentera le malade avec des liquides, eau, lait, bouillon, et ce n'est qu'au bout de dix jours qu'on commencera une alimentation ordinaire.

Quand l'œsophage n'aura pas été suturé, on aura le choix entre plusieurs méthodes.

On pourra, comme dans le cas précédent, soutenir, les premiers jours, le malade avec des lavements alimentaires et des injections de sérum pour laisser au repos la plaie opératoire. Au bout du troisième jour, on pourra nourrir le malade à la sonde par cathétérisme quotidien.

Il sera préférable de laisser la sonde à demeure dans l'œsophage pendant quelques jours.

Trois voies nous sont offertes pour ce cathétérisme, la voie nasale, la voie buccale, la voie cervicale.

Le cathétérisme permanent par voie buccale n'est pas facilement toléré par certains malades, qui supportent très mal la sonde. En outre, il peut provoquer, surtout chez les enfants, des phénomènes réflexes d'une certaine gravité.

La sonde permanente introduite par le nez est beaucoup mieux supportée. Gross cite un cas où la sonde fut maintenue soixante-trois jours sans inconvénient notable.

La sonde peut encore être introduite directement dans l'œsophage par la plaie cervicale. C'est la voie la plus simple, mais elle expose à la longue à la formation d'une fistule qui peut durer plusieurs mois.

Certains chirurgiens (Fischer, Jalaguier, Nové-Josserand, Weiss) ont adopté un autre procédé qui leur a donné de bons résultats. Ils nourrissent le malade simplement par la bouche, en ayant bien soin de faire un pansement très compressif de la plaie.

Quoi qu'il en soit, le pansement sera refait une ou deux fois par jour suivant qu'il sera plus ou moins souillé.

ACCIDENTS POST-OPÉRATOIRES

L'infection facilitée par le contact de la sonde et des aliments avec la plaie peut gagner le tissu cellulaire environnant et se propager à distance. C'est à elle que sont dues les cellulites cervicales et médiastinales signalées par certains auteurs et qui nécessitent de larges contre-ouvertures.

X

SYMPATHICECTOMIE

Les suites opératoires la sympathicectomie sont généralement très simples. L'opération exécutée dans les conditions d'asepsie normale ne doit comporter aucun traitement post-opératoire particulier. Si on craint un peu de suintement sanguin on pourra drainer pendant quarante-huit heures.

Tout l'intérêt de la question porte sur les suites et les résultats de l'intervention. La sympathicectomie entraîne, en effet, quelques troubles consécutifs. Dès le lendemain on note de la rougeur du visage du côté opéré et du rétrécissement de la pupille. Nous avons observé également une légère chute de la paupière, du larmoiement et des névralgies diverses s'étendant à l'oreille, aux joues et à la région parotidienne. « Ces névralgies, dit notre maître M. Marion[1], semblent être le résultat des sections des nerfs branches du plexus cervical superficiel et en particulier de la branche auriculaire. »

On a également signalé (Dejerine) après la résection du sympathique des troubles trophiques du côté de la face.

1. Marion. Traité de médecine opératoire et de thérapeutique chirurgicale. *Chirurgie du système nerveux*, p. 512. Steinheil, édit.

Tous ces phénomènes ont été réunis sous le nom de *syndrome sympathique facial*, caractérisé par du rétrécissement de la fente palpébrale, du myosis, de l'énophtalmie et un certain aplatissement de la joue.

Le principal reproche qu'on peut faire à la sympathicectomie appliquée à la névralgie faciale est de ne donner qu'un résultat tardif. Alors que les arrachements périphériques produisent la guérison spontanée, la sympathicectomie ne produit ses effets qu'au bout de quelque temps (quelques semaines ou quelques mois). Cependant, MM. Jaboulay et Cavaillon[1] ont dernièrement pris la parole à la Société de Chirurgie de Lyon en faveur de cette opération. Ils ont obtenu d'elle des résultats très satisfaisants. Aussi conseillent-ils de faire une double intervention combinée : l'arrachement assurant le résultat immédiat, la sympathicectomie le résultat lointain.

Quoi qu'il en soit, les succès de l'intervention ne sont malheureusement pas définitifs : on n'obtient en général qu'une guérison temporaire dans 50 pour 100 des cas, l'accalmie pouvant se prolonger jusqu'à trois, quatre et cinq ans.

1. JABOULAY et CAVAILLON. Société de Chirurgie de Lyon. Séance du 27 février 1908.

CHAPITRE VIII

CHIRURGIE DU THORAX

I

PLAIES DU CŒUR

Avec la suture, tout n'est pas fini dans les plaies du cœur. Le malade opéré d'urgence, après l'excitation d'une bataille ou l'émotion d'une agression, ayant perdu une plus ou moins grande quantité de sang, est dans les plus mauvaises conditions pour subir une opération aussi grave. Les soins post-opératoires sont donc de la plus haute importance, car ils seront le complément nécessaire d'une opération toujours hâtive et d'une gravité exceptionnelle. Les accidents post-opératoires méritent aussi d'être étudiés avec beaucoup d'attention, car ils aggravent singulièrement le pronostic et sont le plus souvent la cause de la mort après les plaies du cœur soigneusement suturées.

SOINS CONSÉCUTIFS

Ils sont en général très simples. Le malade sera remis dans son lit immédiatement après l'opération, et réchauffé à l'aide de boules d'eau chaude. On lui fera des injections de sérum sous-cutanées et même intra-veineuses, si la plaie a saigné abondamment. On lui recommandera l'immobilité la plus absolue.

Le pansement sera respecté le plus longtemps possible. On renouvellera les compresses dès qu'elles seront souillées, mais sans toucher à celles qui recouvrent la plaie.

La question des drains ne doit plus nous occuper aujourd'hui, puisque la majorité des chirurgiens s'accordent pour les rejeter.

R. Lemaître, dans sa thèse, résume en ces quelques lignes cette question : « Sur 68 cas de suture du cœur, il n'est pas mort d'*infection* pleurale un seul cas non drainé. Les 8 cas *non drainés* ont tous guéri ; 6 ont réussi *per primum*, 2 ont nécessité une pleurotomie.

« Au contraire, sur 15 cas drainés contenus dans le tableau précédent, 3 seulement ont réussi *per primum*, 6 ont guéri après suppuration, et 16 sont morts d'infection du 3e au 22e jour.

Il n'est pas d'indication spéciale à donner pour l'alimentation, qui sera reprise le plus tôt possible, dès que les vomissements auront cessé.

SUITES OPÉRATOIRES

La suture d'une plaie du cœur ne compromet en rien le fonctionnement de cet organe. La cicatrisation se fait régulièrement, comme l'ont bien démontré les expériences d'Elsberg, et on n'a pas encore signalé d'altérations consécutives, sauf, bien entendu, dans les cas où la plaie très pénétrante a intéressé un pilier ou une valvule.

COMPLICATIONS POST-OPÉRATOIRES

Presque tous les malades qui succombent après la suture d'une plaie du cœur meurent de shock, d'hémorragie ou d'infection pleurale.

Le shock résulte de la saignée abondante qu'a subie le malade, de la longueur et de la gravité de l'opération.

Il doit être traité énergiquement par tous les moyens dont nous disposons et que nous avons déjà énumérés à plusieurs reprises.

L'hémorragie secondaire a été plusieurs fois la cause de morts post-opératoires. Elle a deux sources qu'il faudra distinguer : le cœur et les vaisseaux mammaires internes. Si le premier est rarement en cause, l'opérateur ayant eu pour principal souci de tarir l'hémorragie au cours de l'intervention, les seconds le sont plus souvent. Dans la hâte de terminer l'opération, on les oublie, et le volet, remis en place, ils se remettent à saigner, assez abondamment parfois pour mettre les jours du malade en danger. Il faudra, dans ces cas, retrouver la source de l'hémorragie et placer une ligature ou une pince à demeure sur le vaisseau qui saigne.

Infection pleurale. — L'infection pleurale est d'autant plus à craindre que, le plus souvent, la plèvre a été lésée en même temps que le cœur. Dans les premières interventions, on drainait toujours la plèvre par la partie antérieure. On a tendance aujourd'hui à la suturer, et à attendre que la complication pleurale contre laquelle on faisait le drainage préventif se soit déclarée, pour recourir à une thoracotomie postérieure. On évite ainsi l'infection secondaire de la cavité pleurale, si fréquente autrefois, quand le drain formait une cheminée d'appel pour les micro-organismes.

L'infection pleurale n'en reste pas moins la complication la plus à redouter, après la suture des plaies du cœur, et celle qui détermine la plus grande mortalité.

II

AMPUTATION DU SEIN

L'amputation du sein est une opération tellement bien réglée aujourd'hui, qu'à moins de faute grossière, il est exceptionnel qu'on ait des mécomptes opératoires.

SOINS ET SUITES POST-OPÉRATOIRES

Soins et suites opératoires sont simples et bénins. La question des drains et des fils ne présente non plus aucune particularité.

L'attitude dans laquelle on doit maintenir le membre supérieur, après l'intervention, ne doit pas être l'adduction complète. Elle expose à une rétraction cicatricielle, qui entravera pendant longtemps les mouvements d'abduction et d'élévation du bras. Cette entrave sera nulle, si on a eu soin, en traçant l'incision cutanée, de la commencer, non pas à la base de l'aisselle, mais en avant d'elle, sur le bord inférieur du grand pectoral.

Pour l'éviter, Dawbarn [1] conseille de maintenir le bras en abduction, soit à l'aide d'une attelle triangulaire, soit en le laissant libre en dehors d'un spica.

L'amputation du sein pour cancer conduit presque toujours à l'ablation des deux muscles pectoraux ; aussi pourrait-on penser qu'il doive s'ensuivre un trouble fonctionnel définitif dans les mouvements d'adduction et de projection en avant du bras. De même, la fonction respiratoire est privée de deux muscles inspirateurs accessoires. En réalité, les troubles sont insignifiants, les suppléances s'établissant très rapidement grâce aux muscles qui ont une fonction synergétique, et point n'est besoin de recourir à des anastomoses musculaires préventives comme le conseille Dawbarn, qui, détachant un faisceau antérieur du deltoïde, le suture à un moignon pectoral claviculaire interne respecté dans l'ablation de ce muscle. Ce sont là des précautions inutiles, car les mouvements du bras ne souffrent pas en général de la suppression des pectoraux. « Si l'on observe parfois de la gêne des mouvements du bras, dit notre maître M. Gosset [2], ce n'est pas

1. DAWBARN. *Annals of Surgery*, 1908, mars, n° 3, p. 374.
2. GOSSET. *Journal de Chir.*, 1908, juillet, n° 4, p. 322.

l'ablation des muscles pectoraux qu'il faut incriminer, mais la section maladroite du nerf du grand dorsal. »

La question des *récidives* est autrement importante. C'est elle qui a conduit aux opérations de plus en plus radicales et aux techniques les mieux réglées. Quand il s'agit de cancer, en effet, la question est primordiale. La récidive doit être surveillée aussi attentivement que les manifestations fébriles dans les autres affections ; tout bourgeon néoformé devra être extirpé dès qu'il sera reconnu.

Les récidives des cancers du sein ont été étudiées dès 1890 par M. Rieffel dans sa thèse. Depuis son travail, on admet qu'il existe plusieurs formes de récidives, les unes locales, les autres à distance.

Les récidives locales comprennent tous les cas où le cancer apparaît plus ou moins longtemps après l'opération :

a) au voisinage de la cicatrice ;
b) dans le tissu cellulaire sous-cutané de la région mammaire ;
c) dans les ganglions de l'aisselle ;
d) en masse.

Les récidives de généralisation apparaissent :

a) dans le sein du côté opposé ;
b) dans les téguments ;
c) dans le tissu osseux ou les viscères.

L'époque d'apparition de ces récidives est en relation assez directe avec la cause qui les détermine. En général, on peut dire que, sauf exceptions (car on ne saurait trop faire de réserves en matière de cancer), lorsque la récidive se produit au bout d'un mois, il y a eu ablation incomplète. Ces récidives sont de plus en plus rares ; la récidive dans les 2 à 3 mois est plus fréquente ; la récidive au bout de 1 an ou 2 comprend la généralité des cas.

Quoi qu'il en soit, dès que la récidive locale est reconnue, il faut la traiter comme une tumeur primitive et en faire l'ablation radicale.

Si la récidive est diffuse, l'action chirurgicale ne saurait dépasser les limites du mal; il faut savoir s'abstenir et recourir aux méthodes palliatives et reconstituantes, à la radiothérapie, à la fulguration, à la radiumthérapie, en nous rappelant les conclusions de M. Tuffier (1) :

Les rayons X n'agissent que superficiellement; leur action ne dépasse pas 2 millimètres en profondeur.

La fulguration n'altère les tissus que sur une épaisseur de 1 millimètre 1/2 à 2 millimètres.

Le radium agit à une profondeur de 2 centimètres.

C'est donc à lui qu'iront jusqu'à plus ample informé nos préférences.

Il est intéressant de connaître dans quelles proportions ont lieu les récidives après l'ablation des cancers du sein, et quel est le pourcentage des guérisons. La question, soulevée au IIe Congrès de la Société internationale de chirurgie (Bruxelles, 1908), a permis à plusieurs chirurgiens de fournir leur statistique. Nous rapporterons les plus importantes :

		Guérisons après 3 ans. p. 100.	Récidives locales. p. 100.	Récidives ganglionnaires. p. 100.	Récidives à distance. p. 100.
Depage (Bruxelles).	de 1865 à 1875	9,4	76	6	7,5
	de 1875 à 1895	10	72	6,2	10
	de 1885 à 1895	34,8	45,5	8,4	19
	de 1895 à 1905	46,5	29		23

Le Dentu. 59 cas :

25 récidives avant 3 ans.
23 récidives entre 3 et 16 ans.
9 guérisons datant de 4 à 19 ans.

Ribeira y Sans (Madrid) :

25 sarcomes :

18 guérisons après 3 ans.
7 récidives.

1. M. Tuffier, *IIe Congrès de la Soc. intern. de Chirurgie*. Bruxelles, 1908.

135 épithéliomes :

12 morts opératoires (10 pour 100).
41 récidives (30 pour 100).
60 guérisons durables (44 pour 100).

Dollinger (Buda-Pest) apporte une statistique où les récidives atteignent 70,4 pour 100.

Dans celle de Borelius (de Lund) la guérison après 3 ans est de 35 pour 100, la récidive de 60 pour 100.

On voit en somme que les chiffres varient beaucoup suivant les auteurs.

COMPLICATIONS POST-OPÉRATOIRES

Ce sont les accidents infectieux qui sont à l'origine de toutes les complications post-opératoires, dont les plus fréquentes sont le sphacèle des téguments et la désunion de la suture.

Mal nourris, tendus par les fils qui exercent une traction trop violente, les téguments rougissent, et se sphacèlent très rapidement, entraînant une désunion partielle ou totale de la plaie. Il sera donc prudent, dès qu'on verra cet accident se manifester, de couper les fils les plus tendus et de panser la plaie à plat, pour éviter la désunion totale. Dès ce moment, la plaie sera vérifiée et pansée tous les jours, et on n'hésitera pas à couper d'autres fils, si l'infection se propage. On lavera la plaie à l'eau oxygénée et on fera un pansement compressif très aseptique. En général, le processus s'arrête dès qu'on a donné de l'air à la plaie, et la cicatrisation se fait lentement par seconde intention.

Il est des cas ou les deux lèvres de la plaie se sphacèlent et s'écartent, laissant une plaie béante dont la cicatrisation spontanée est impossible. Il faudra recourir à des greffes secondaires par la méthode de Thiersh, si la solution de continuité est restreinte, par la méthode indienne, dans les cas de grandes pertes de substance.

III

PLEUROTOMIE

SOINS ET SUITES POST-OPÉRATOIRES

L'opération terminée, on surveillera attentivement la respiration du malade. Les nouvelles conditions dans lesquelles se trouve le poumon peuvent, en effet, modifier la circulation pulmonaire, et déterminer une certaine gêne dans l'hématose, se traduisant par une cyanose marquée de la face et de la gêne respiratoire. Si on constate ces modifications, il faut aussitôt faire respirer de l'oxygène à l'opéré, jusqu'à ce que la respiration ait repris un rythme normal.

Il faudra faire coucher le malade sur le côté opéré et le garnir soigneusement, en prévision de l'abondance de l'écoulement qui continuera à se faire par la plaie opératoire. On sera très certainement obligé de refaire le pansement plusieurs fois par jour au début, et quoiqu'on ait affaire à une pleurésie purulente, il faudra le faire avec toutes les précautions désirables d'asepsie, pour éviter au malade le danger des associations microbiennes.

La plèvre ouverte, la fièvre tombe aussitôt, mais il est des cas où la température persiste; le simple drainage ne suffit pas, il faut laver la plèvre. On fera alors ce lavage deux fois par jour au début, à l'aide d'eau bouillie de préférence, ou d'eau oxygénée. On n'oubliera pas, que ces lavages ont donné lieu à des accidents redoutables. Molodenkow[1] lavant une plèvre avec une solution d'*eau boriquée* à 5 pour 100, laissa un jour une partie de la solution dans la cavité pleurale. Le soir, le malade avait des vomissements, et le

1. MOLODENKOW. *Vratch*, 1881. *in Th. de Brun*. Paris, 1886.

lendemain, le pouls était petit; un érythème apparaissait sur la face et s'étendait les jours suivants à tout le corps; la mort survenait le 4e jour.

Chez un malade à qui on faisait des *injections iodées* dans la plèvre après une pleurotomie, Martin (1) voit survenir, après une injection un peu plus abondante, des étourdissements et de la céphalalgie, en même temps qu'une éruption de roséole sur tout le corps.

Indépendamment de la substance employée, les lavages de la plèvre ont donné lieu à des accidents variés.

Raynaud, en 1875, rapporte à la Société médicale des hôpitaux 2 cas de *convulsions éclamptiques*. En 1888, Bouveret en rassemble 26 cas. Jeanselme en signale 45 cas en 1892, et Cestan 85 en 1897.

Lépine signale des *paralysies d'ordre embolique*.

Goodhart, Dumontpallier, Thompson, Bouveret, rapportent des cas de *syncopes* passagères ou mortelles, dues probablement à l'action mécanique exercée par le liquide sur la surface de la plèvre. Dans le cas de Dumontpallier, le malade, à qui on faisait des injections iodées depuis quelque temps, ressent un matin, à l'occasion d'une injection poussée avec un peu de violence, une très vive douleur. Il pousse un cri et perd connaissance; la syncope dura une demi-heure.

A chaque lavage, on s'assurera de la perméabilité des drains. Ils seront enlevés, lavés, puis replacés, en ayant bien soin, chaque fois, de les fixer extérieurement. Un drain, en effet, s'échappe avec une très grande facilité dans la plèvre. Il va sans dire que si cet accident se produisait, il faudrait chercher à l'extraire à l'aide de longues pinces, immédiatement.

A mesure que l'écoulement diminue, il faut raccourcir les drains, pour ne les supprimer que lorsqu'on aura constaté l'intégrité du pansement plusieurs jours de suite. A la

1. Martin. *Th. de Paris*, 1882.

moindre ascension de température, il faudra replacer un drain dans la plèvre.

Le malade sera gardé au lit les dix premiers jours. Il faut ensuite lui faire faire de l'exercice au grand air. L'air de la mer, les exercices respiratoires favoriseront au plus haut point l'expansion du poumon et la guérison.

C'est ainsi qu'on voit des enfants qui, atteints de coqueluche au cours d'un empyème fistuleux, guérissent très rapidement. Les mouvements d'expiration forcés, la toux, les efforts, seront exécutés comme exercices post-opératoires.

Dès que les adhérences pleurales seront formées, on fera faire de la gymnastique thoracique.

Les suites opératoires ne sont pas toujours aussi simples. La guérison tarde parfois à se faire, laissant des fistules persistantes, ou déterminant des déformations thoraciques, par suite de la rétraction des tissus.

COMPLICATIONS POST-OPÉRATOIRES

Fistules pleurales. — Les fistules pleurales ont donné lieu à un nombre incalculable de travaux qu'il serait oiseux de rappeler ici. Ce qu'il nous faut surtout envisager c'est la façon de les éviter et de les guérir.

Après la pleurotomie, le poumon a tendance, dans la généralité des cas, à reprendre sa place primitive, et la guérison survient quand les feuillets viscéraux et pariétaux de la plèvre se sont accolés par symphyse. Sous l'influence d'un drainage judicieusement conduit, de pansements aseptiques et d'une bonne gymnastique respiratoire, une fistule depuis longtemps persistante pourra se combler et guérir.

Il est des cas cependant où la fistule résiste à tout traitement; lavages, injections dans le trajet n'en peuvent modifier la nature, et la fistule persiste d'une façon désespérante.

Ces cas reconnaissent pour cause : la tuberculose pleurale, la calcification pleurale, etc.

Il faut alors intervenir. Par le cathétérisme à la sonde molle, par l'injection de liquides on pourra apprécier la direction du trajet et la capacité de la poche, mais ces manœuvres ont déterminé des accidents nerveux.

Mieux vaut injecter dans le trajet une solution de sous-nitrate de bismuth, dont la traînée bien visible en noir sur l'écran radioscopique marque l'étendue et la direction de la fistule. Ces renseignements sont d'une importance capitale, car ils permettent de subordonner l'opération à l'étendue des lésions.

A quel moment faut-il intervenir et que faut-il faire? Telles sont les deux questions auxquelles il nous reste à répondre. Il ne faut en général pas trop se hâter d'intervenir; on a vu des fistules se fermer après un ou deux ans. On admet cependant qu'après six mois on peut envisager l'hypothèse d'une intervention.

Violet et Destot[1] nous ont fait connaître, ces dernières années, un bon procédé pour reconnaître le moment le plus favorable à l'intervention. Deux données, selon eux, sont indispensables à connaître avant de prendre une décision; ce sont la perméabilité du poumon à l'air et l'expansion pulmonaire, fonction de la sclérose périphérique. La radioscopie peut à ce sujet fournir d'excellentes indications. La perméabilité, disent Violet et Destot, se révèle par l'éclairage du moignon pulmonaire dans les expirations forcées. L'expansion, facilement appréciable au radioscope est subordonnée à la résistance de la membrane pleurale; elle se mesure par le chemin parcouru par le poumon dans les efforts de toux, ou en faisant de l'aspiration dans la cavité pleurale par l'ouverture de l'empyème. Sous l'influence de l'aspiration et du vide relatif qu'on fait dans la cavité, on voit la paroi thoracique s'abaisser, le poumon se soulever, la zone claire de la cavité diminuer puis disparaître (Violet et Destot).

1. Violet et Destot. *Soc. des sc. méd.*, 20 décembre 1903 et *Lyon médical*, 10 janvier 1904.

A l'aide de ces données, Violet et Destot établissent les trois schémas suivants :

1° Perméabilité + Expansion +	}	Pronostic bon, guérison sans intervention.
2° Perméabilité + Expansion o	}	Cas type de l'indication de la décortication.
3° Perméabilité o Expansion o	}	Décortication impuissante. La cavité ne se comblera que par effondrement de la paroi.

Ces schémas, en même temps qu'ils nous renseignent sur les cas qu'il faut opérer, nous indiquent l'intervention adéquate aux lésions. Les divers procédés de thoracoplastie (Estlander-Letiévant, Quénu, Jaboulay, Delagenière, Boiffin), l'opération de Max Schede conviennent au schéma 3, l'opération de Delorme au schéma 2.

Ochsner, de Chicago [1], a obtenu de très bons résultats dans le traitement de ces fistules par de simples injections dans les trajets. Il s'est servi des mélanges bismuthés conseillés par Beck, composés de vaseline, de sous-nitrate de bismuth et de paraffine. Le mélange n° 1 (1 partie de sous-nitrate de bismuth pour 2 de vaseline stérilisée) peut être injecté tous les jours ou tous les deux jours jusqu'à guérison. Le mélange n° 2 (30 parties de sous-nitrate de bismuth, 60 de vaseline stérilisée, 10 de paraffine) doit être injecté à la température du corps tous les deux jours au début, puis à des intervalles plus espacés jusqu'à la guérison complète. Après l'injection l'orifice de la fistule doit être fermée avec un tampon de gaze.

Déformations thoraciques. — Sous l'influence des phénomènes cicatriciels qui suivent toute pleurotomie, on voit parfois survenir des déformations thoraciques très considérables. Le poumon n'ayant aucune tendance à reprendre son expan-

1. Ochsner. Traitement des fistules et des abcès consécutifs à des opérations d'empyème du thorax. *American med. Assoc.* Philadelphie, juin 1909 in *Surgery, gynecology and Obstetrics*, n° 6. Juillet 1909, p. 91.

sion habituelle reste rétracté sur son pédicule. La paroi thoracique se déprime; les côtes s'imbriquent; le sternum se déplace vers le côté sain; le rachis présente une scoliose à concavité du côté malade.

En général les phénomènes ne sont pas aussi accentués, mais cependant tout empyème qui tarde à guérir après pleurotomie détermine des déformations thoraciques.

On doit lutter contre ces déformations par des exercices de gymnastique raisonnée.

CHAPITRE IX

CHIRURGIE DE L'ABDOMEN

I

LAPAROTOMIES

La laparotomie a perdu de nos jours ses caractères de solennité qui en faisaient autrefois un *noli me tangere* de la part de certains chirurgiens et qui la font encore considérer par le vulgaire comme une opération de grande chirurgie. Ouvrir le ventre n'est cependant souvent à l'heure actuelle qu'une méthode de diagnostic qu'aucun chirurgien digne de ce nom ne doit plus hésiter à exécuter. Mais, si l'opération est toujours bénigne en elle-même, elle présente un pronostic qui doit souvent être réservé. Le shock, l'hémorragie, la septicémie, bien que moins fréquents qu'autrefois, sont toujours à craindre. Il est, en outre, d'autres complications, plus rares il est vrai et moins connues, qui peuvent retarder la guérison; ces dernières se présentent en général à une époque plus tardive; elles intéressent la paroi, l'intestin, les vaisseaux.

Nous sommes aujourd'hui beaucoup mieux armés contre tous ces accidents et, si on se conforme aux règles strictes qui doivent présider au traitement post-opératoire de toute laparotomie, on peut les éviter pour la plupart.

SOINS CONSÉCUTIFS

Dès que le malade est reporté dans son lit, on le placera la tête basse, les genoux pliés sur un oreiller de façon à relâcher les muscles abdominaux. On le réchauffera à l'aide de boules dont il faudra vérifier la température afin de ne pas constater au réveil de regrettables brûlures.

Dans tous les cas où l'opération aura été longue et pénible, il sera bon de faire immédiatement une injection de 500 ou 1000 grammes de sérum.

Si dès le réveil le malade souffre trop, on lui fera une injection de morphine qu'on renouvellera le soir.

Souvent l'accumulation de gaz intestinaux occasionne une gêne considérable ; il sera donc toujours prudent d'introduire la sonde rectale matin et soir et de la laisser à demeure pendant une heure.

Le traitement diététique est aussi de la plus grande importance.

Pendant les quatre à cinq premières heures on ne donnera absolument rien au malade. Un peu d'eau avec quelques gouttes de jus de citron pourra être permise, mais il faudra se garder de donner des liquides en trop grande quantité, car ils augmentent les vomissements.

L'alimentation ne sera reprise que les vomissements terminés et l'intestin débarrassé. Nous verrons, à propos de la chirurgie de l'estomac et de l'intestin, les indications spéciales pour l'alimentation de ces opérés.

Si le malade n'a pas été à la selle le troisième jour, on lui donnera un lavement, qu'on renouvellera une heure plus tard, en cas d'insuccès. Si les lavements restent impuissants on purgera le malade avec un purgatif doux. L'huile de ricin, le calomel à petites doses répétées réunissent la majorité des suffrages.

Dès que l'intestin sera évacué on pourra alimenter le malade. On permettra des laitages, des crèmes, des gelées, des œufs à la coque. Ce n'est que vers le dixième jour qu'on prescrira une alimentation plus solide, mais toujours très légère.

Dans les cas où le malade ne pourrait rien supporter, on

serait obligé de recourir à l'alimentation rectale, à l'aide de suppositoires ou de lavements. Les suppositoires de viande et de lait sont peu usités en France; il en faut en effet une trop grande quantité pour établir une alimentation suffisante. On aime mieux, en général, donner des lavements alimentaires qu'on fait précéder d'un lavement évacuateur à l'eau bouillie une demi-heure auparavant.

Le malade sera couché sur le côté gauche, les fesses légèrement élevées, et on introduira alors le lavement nutritif à l'aide d'une sonde rectale reliée à un entonnoir de verre. On recommandera au malade de rester ensuite une heure étendu. S'il a de la difficulté à garder le lavement, on pourra y ajouter V gouttes de laudanum.

Un lavement nutritif doit être administré à la température du corps. Il sera de 150 à 200 grammes environ et composé suivant une des formules suivantes :

N° 1.

Blancs d'œufs	n° 4.
NaCl	5 gr.
Eau	200 gr.
Laudanum	V gouttes.

N° 2.

Lait	200 gr.
Jaunes d'œufs	n° 2.
Peptones liquides	20 à 40 gr.
ou Peptones sèches	10 à 20 gr.
Laudanum	V gouttes.
Bicarbonate de soude	1 gr.

N° 3.

Bouillon dégraissé	200 gr.
Vin rouge	100 gr.
Jaunes d'œufs	n° 2.
Peptones liquides	20 à 40 gr.
ou Peptones sèches	10 à 20 gr.
Laudanum	V gouttes.

Si le malade ne peut garder cette quantité on n'en donnera que la moitié.

Ce n'est qu'au 8ᵉ ou 10ᵉ jour qu'on s'occupera des fils, à

moins bien entendu d'indications spéciales. Les fils superficiels seront enlevés au 8e jour, les profonds au 10e. La plaie sera touchée à la teinture d'iode. Si la suture a été faite aux fils métalliques, on les enlèvera vers le 10e jour.

Jusqu'à ces derniers temps il était un dogme dont on ne devait se départir sous peine d'être taxé de négligence : tout opéré de laparotomie ne devait se lever qu'au 21e jour. Il ne lui était permis de marcher que quelques jours plus tard et en évitant, bien entendu, tout effort ou exercice violent avant deux mois. Il devait se munir d'une bonne ceinture abdominale qu'on lui faisait porter pendant cinq à six mois.

On tend en général aujourd'hui à diminuer notablement la durée du séjour au lit des opérés. En Allemagne, Kümmel, Krönig, Doderlein; en Italie, Ballerini ([1]); en Amérique, la presque totalité des chirurgiens préconisent la mobilisation précoce des laparotomisés. Ces auteurs lui reconnaissent comme avantages une cicatrisation plus rapide de la plaie, une déperdition moindre des forces, un retour plus rapide des fonctions vésicales et intestinales. Grâce au lever précoce dès le 2e ou 3e jour, les malades seraient également moins exposés aux complications broncho-pulmonaires, aux thromboses et aux embolies. En France nous sommes moins enclins à autoriser le traitement ambulatoire des opérés de l'abdomen et, quand M. Faure ([2]) est venu préconiser ce traitement à la Société de Chirurgie, il n'a pas trouvé beaucoup de chirurgiens décidés à le suivre dans cette voie.

Cependant, à voir les statistiques de plus en plus considérables de *lever précoce* exposées dans les différents Congrès étrangers, à considérer les résultats tout à fait satisfaisants obtenus par les chirurgiens qui, rompant avec une tradition surannée, se sont décidés à ne plus attendre le 21e jour pour permettre à leurs malades de se lever, on se rend compte une

1. Ballerini. *Annali di Ostetricia e Ginecologia*, n° 16, janvier 1908, p. 97.
2. J.-L. Faure. *Bull.* et *Mém. Soc. Chir.*, 6 mai 1908.

fois de plus que la médecine n'est pas une science mathématique, et qu'il faut subordonner les soins et les prescriptions post comme pré-opératoires à la constitution de l'individu, à sa résistance, à l'opération exécutée. La crainte de complications, souvent sans relation aucune avec le lever des opérés, ne doit pas nous obséder au point de nous faire maintenir les opérés au lit rigoureusement pendant trois semaines; il serait dangereux cependant de les faire lever le jour même ou dès le lendemain. *In medio stat virtus*. Et si on veut bien considérer que l'opéré est un malade toujours fatigué, souvent épuisé, on ne l'autorisera à se lever, complications mises à part, que lorsque ses tissus seront cicatrisés et son état général reconstitué. La clinique doit reprendre ici tous ses droits.

ACCIDENTS POST-OPÉRATOIRES

Il est tout un groupe de complications qui peuvent survenir après une laparotomie et qui nous obligent à en réserver toujours le pronostic. Ces accidents sont : les uns, immédiats, et se manifestent dès les premiers jours, parfois dès les premières heures; les autres, secondaires, et n'apparaissent que plus tard, au 8ᵉ ou 10ᵉ jour, parfois au moment de la convalescence seulement.

1° ACCIDENTS IMMÉDIATS

Les accidents immédiats sont les plus graves. Ils sont d'ordre vital et nécessitent l'intervention rapide du chirurgien. Nous comprendrons dans ce premier groupe : le *shock*, l'*hémorragie*, la *septicémie péritonéale*, le *météorisme*, l'*occlusion intestinale*, la *dilatation aiguë de l'estomac*.

Le **shock** et l'**hémorragie** ont été étudiés avec les accidents post-opératoires généraux. Ils ne présentent, après les laparotomies, aucun caractère particulier que nous n'ayions déjà signalé. Aussi nous contenterons-nous, en ce qui les concerne, de renvoyer le lecteur à ce chapitre [1].

La septicémie péritonéale est également un accident de la première heure. Très rapidement, on voit se manifester les signes d'une infection suraiguë de l'organisme. Ce sont en effet les phénomènes généraux qui attirent les premiers l'attention; le malade est agité; son facies prend un aspect caractéristique : le teint est terreux, les yeux excavés, le nez pincé. La langue est sèche. Il est en proie à des sueurs visqueuses; le pouls est petit, rapide, la langue sèche, et on voit succéder aux vomissements chloroformiques des vomissements bilieux qui deviennent rapidement fécaloïdes. La température varie suivant les cas : tantôt on constate de l'hypothermie, tantôt de l'hyperthermie.

En l'absence de signes locaux, au début, le diagnostic est très difficile. En effet « l'aspect du malade, dit M. P. Guinard [2], est celui d'un opéré en état de shock ». Mais bientôt le ventre à peine ballonné prend l'aspect caractéristique de la péritonite septique; les douleurs nulles, au début, deviennent intolérables, et le diagnostic est confirmé bientôt par la marche progressive de cet état qui est presque toujours fatal. La mort survient en vingt-quatre, trente-six ou quarante-huit heures.

Pour éviter de semblables catastrophes se manifestant parfois malgré toutes les précautions prises, on a conseillé d'augmenter la résistance du péritoine aux processus infectieux.

C'est dans ce but qu'on a préconisé les injections intra-péritonéales ou sous-cutanées d'albumine, de solution saline décinormale. Mikulicz emploie l'acide nucléinique à la dose de 50 c. c. (solution à 2 pour 100); l'effet de cette injection serait de déterminer une hyperleucocytose générale.

1. Schock post-opératoire, page 77. Hémorragies post-opératoires, page 80.
2. GUINARD. *Traité de Chir.*, de MM. Le Dentu et Delbet, t. VII, p. 254.

Météorisme. — Il n'est pas de laparotomie qui ne donne lieu à un certain degré de tympanisme post-opératoire accompagné de malaise et d'une légère dyspnée. En général, il s'agit là d'une paralysie intestinale passagère due à une irritation mécanique, à des troubles circulatoires ou nerveux, et il est bien rare qu'elle résiste à une médication bien ordonnée. La sonde rectale, les grandes irritations chaudes ou froides auxquelles on ajoute des sels ou de la glycérine, la strychnine en injections hypodermiques, les lavements électriques sont les moyens les plus usités et qui triomphent le plus souvent de la paresse intestinale. Moszkowicz (1), G. Arndt (2), dans les cas où tous les moyens étaient restés inefficaces, ont obtenu l'évacuation intestinale grâce à des injections d'ésérine. L'ésérine ou physostigmine, principe actif de la fève de Calabar, injectée à la dose de 1 milligramme sous la peau, agirait en augmentant la tonicité de la musculature intestinale, sans déterminer d'accélération du pouls, ni de troubles du côté du système nerveux, ni d'accidents d'asphyxie.

Arndt n'a jamais dépassé la dose de 2 milligrammes de sulfate d'ésérine en vingt-quatre heures.

Pankow (3), après avoir essayé la physostigmine sur 84 laparotomisés, ne lui reconnaît aucune valeur thérapeutique contre la paralysie intestinale post-opératoire.

Occlusion intestinale post-opératoire. — L'occlusion survenant après une laparotomie est un accident connu depuis longtemps. Spencer Wells l'aurait décrite le premier en 1860. Schroeder en opère le premier cas en 1878 ; puis Ashton, Lucas-Championnière, en 1892, s'occupent de la question. Tuja, dans sa thèse de 1894 (4), en rapporte 43 observations. Legueu (5) en

1. Moszkowicz. *Wiener klin. Wochenschrift*, 1903, n° 22.
2. G. Arndt. *Zentralblatt für Gynäkologie*, 5 mars 1904, p. 273.
3. Pankow. *Soc. des sc. médicales et naturelles d'Iéna* (section de Thérapeutique), 23 juin 1904.
4. Tuja. *Th. de Lyon*, 1894.
5. Legueu. De l'occlusion intestinale post-opératoire. *Gaz. des Hôp.*, 23 novembre 1895.

fait une revue générale en 1895. Avec les thèses de Collas, Baudien, il nous faut encore citer un travail d'Adenot [1], un mémoire de Finney [2], et un article de David [3].

Les deux grands facteurs étiologiques de l'iléus post-opératoire sont l'obstruction mécanique et l'infection. Le premier est le plus souvent en cause dans les occlusions tardives, le deuxième dans les occlusions précoces. Les troubles apportés à l'innervation et à la circulation doivent être incriminés dans certains cas.

L'occlusion intestinale précoce est généralement d'origine septique et doit être rapportée à une infection péritonéale locale ou étendue. Conformément à la loi de Stokes l'intestin sous-jacent est paralysé et il s'agit d'un iléus paralytique.

A côté de cette forme paralytique, il faut absolument aujourd'hui faire une place à l'occlusion intestinale spasmodique. Dans les cas où on a fait une seconde laparotomie pour parer à des accidents d'occlusion post-opératoire, [Bunge [4], Barth [5], von Brunn [6]], etc., on a pu se rendre compte *de visu* qu'il s'agissait d'entérospasme oblitérant. Le spasme porte le plus souvent sur le côlon transverse, que l'occlusion fasse suite à une intervention intestinale, rectale, herniaire ou pelvienne, et s'étend parfois sur toute l'étendue du gros intestin, depuis le cæcum jusqu'au côlon descendant.

Sans chercher à donner la raison de ces accidents spasmodiques, rappelons que Barth a trouvé un ver solitaire dans l'intestin, et se demande s'il n'était pas la cause du spasme, que Payr [7] pense qu'il s'agit, dans quelques cas, de thromboses épiploïques; il a produit expérimentalement des embo-

1. Adenot. *Revue de Chir.*, 1896, p. 15.
2. Finney. *Annals of Surgery*, june 1906.
3. David. *Tribune médicale*, 22 septembre 1906.
4. Bunge. *XXXVIIe Congrès de la Soc. allem. de Chir.* Berlin, 21-24 avril 1908.
5. Barth. *Id.*
6. Von Brunn. *Id.*
7. Payr. *Id.*

lies dans des veines mésentériques, et a vu l'intestin réagir par une contracture spasmodique. Franke [1] pense qu'il s'agit d'une névrose intestinale traumatique, s'observant chez des sujets de souche névropathique, sans qu'il soit besoin que l'intestin ait été manipulé pendant l'intervention.

L'iléus mécanique est plus tardif et reconnaît des causes variables.

Le plus souvent, il s'agit de brides ou adhérences formées à la suite de l'opération, et sur lesquelles l'intestin vient s'étrangler; ailleurs, c'est l'intestin qui s'est tordu, ou s'est engagé sous une bride ou dans un orifice accidentel. Dans certains cas, par suite de la fixité de l'angle colique gauche, il en résulte une imperméabilité de cette portion intestinale.

On a également incriminé la position de Trendelenburg et la mobilité possible des anses grêles dans un abdomen délivré d'une énorme tumeur.

Fischer [2] a récemment attiré l'attention sur un mécanisme particulier. Il a observé trois cas à l'autopsie desquels il a trouvé une anse grêle avec son mésentère prise dans une anse de fil métallique qu'on avait placée pour fermer la paroi en masse (voir fig. 17). Ces cas méritent d'être signalés.

L'occlusion, dans tous ces cas, se révèle très vite. A la suite d'une opération parfois très simple, les vomissements post-anesthésiques changent de caractère. Ils deviennent persistants, bilieux, plus tard alimentaires. Malgré la sonde rectale on n'obtient aucun soulagement du météorisme. Il y a arrêt absolu des matières et des gaz, et bientôt le diagnostic d'occlusion s'impose.

Au début, alors qu'on n'observe que du tympanisme, on peut encore espérer qu'il ne s'agit que de troubles passagers, et on pourra parfois, grâce à un lavement simple ou électrique,

1. FRANKE. *Zentralblatt für Chirurgie*, 1908, n° 44, 31 octobre, p. 1293.

2. FISCHER. *Deutsche Zeitschrift für Chir.*, 1908, t. XCIV, fasc. 1-2, août, p. 106.

voir les symptômes menaçants disparaître. Mais si ces moyens ne réussissent pas, il ne faut point perdre un temps précieux, et on interviendra au plus vite pour lever la bride, dégager l'intestin, replacer une anse, drainer une péritonite, ou se résoudre, après des investigations infructueuses, à une simple entérostomie.

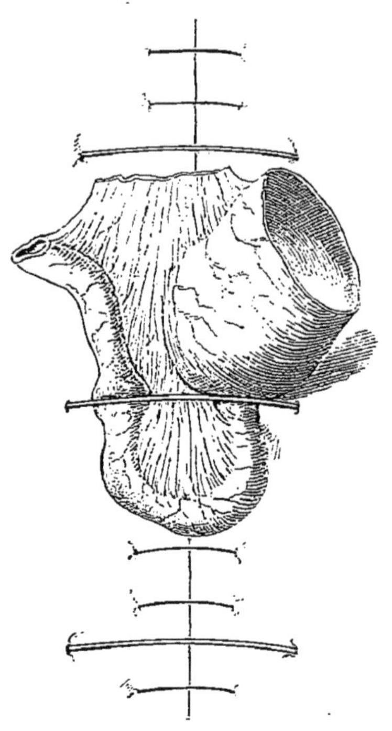

Fig. 17. — Occlusion intestinale post-opératoire (d'après Fischer). Un des fils de la paroi étrangle une anse intestinale.

Si on suppose une occlusion spasmodique, on devra, avant de recourir au traitement chirurgical (entérostomie), administrer de la morphine à hautes doses et de grands lavements qui suffisent souvent à écarter les accidents. Si l'occlusion reparaît quelques jours plus tard, il faudra de nouveau instituer le traitement.

Dilatation aiguë post-opératoire de l'estomac et du duodénum. — Après avoir fait l'objet en Allemagne et en Amérique de nombreux travaux parmi lesquels il faut citer ceux de Kundrat [1], Müller [2], Robinson [3], Kelling [4], la dilatation aiguë post-opératoire de l'estomac est signalée par M. Reynier au Congrès français de chirurgie de 1903; la question vient devant la Société de chirurgie en 1905 où MM. Chavannaz, Legueu, Borchardt, Hartmann en rapportent de nouvelles observations. Puis les travaux se multiplient

1. Kundrat. *Wiener med. Wochenschrift*, 1891, p. 274.
2. Müller. *Deutsche Zeitschrift für Chirurgie*, 1900, t. LVI, p. 486.
3. Robinson. *Cincinnati Lancet Clinic*, 1900, 8 décembre, p. 577.
4. Kelling. *Archiv. für Klin. Chir.*, 1901, bd LXIV, 2, p. 393.

et il nous faut successivement signaler ceux de Bastedo [1], Conner [2], Morichau-Beauchant [3], Seelig [4], B. Robinson [5], Psaltoff [6], Thomas [7], P. Lecène [8], de Rouville [9], Lichtenstein [10], Landau [11], Borchardt [12], Jiano [13], pour ne citer que les principaux.

La dilatation aiguë de l'estomac n'est pas une complication nouvelle de la période post-opératoire, mais, confondue pendant longtemps avec la péritonite ou la septicémie, elle n'avait pas attiré l'attention des chirurgiens. Avant de pouvoir s'affirmer, elle a encore rencontré de nombreux obstacles, et, lorsque la question a été soulevée devant la Société de Chirurgie, ses défenseurs ont eu beaucoup de mal à la faire accepter comme une complication indépendante de la septicémie ou d'une infection péritonéale au début.

Étiologie. — Les notions étiologiques que nous possédons

1. BASTEDO. Paralysie gastrique post-opératoire et dilatation aiguë de l'estomac. *Medical Record*, vol. LXX, n° 19, 10 novembre 1906, p. 733.
2. CONNER. La dilatation aiguë de l'estomac. *American Journ. of Med. Sciences*, mars 1907.
3. MORICHAU-BEAUCHANT. *Archiv. méd.-chir. du Poitou*, août-septembre 1907.
4. SEELIG. La dilatation aiguë post-opératoire de l'estomac. *Interstate Med. Journal*, juin 1907, vol. XIV, n° 6, p. 517.
5. B. ROBINSON. Deux formes de dilatation gastro-duodénale. *New-York Med. Journal*, 1907, 24 août, p. 338.
6. PSALTOFF. Paralysie stom. post-opératoire. Congrès de Chirurgie, 1907, in *Revue de Chir.*, novembre 1907, p. 602.
7. THOMAS. Sur la dilat. aiguë post-opératoire de l'estomac et son rapport avec l'occlusion entéro-mésentérique du duodénum. *Deutsche med. Wochenschrift*, n° 12, 19 mars 1908.
8. P. LECÈNE. L'occlusion aiguë duodénale post-opératoire. *Journal de Chir.*, t. I, 1908, novembre, p. 781.
9. DE ROUVILLE. Dilatation aiguë de l'estomac post-opératoire. *Montpellier médical*, n° 8, 23 février 1908.
10. LICHTENSTEIN. Etude sur la paralysie aiguë de l'estomac, avec occlusion duodénale secondaire. *Zentralblatt für Gynäkologie*, 1908, n° 19, mai, p. 614.
11. LANDAU. Sur l'occlusion duodénale post-opératoire. *Berliner Klinische Wochenschrift*, 1908, n° 24, 15 juin, p. 1125.
12. BORCHARDT. Contribution à l'étude de la dilatation aiguë de l'estomac. *Berliner Klin. Wochenschrift*, n° 35, 31 août 1908.
13. JIANO. Dilatation aiguë de l'estomac post-opératoire. *Revista de Chirurgie*, 1908, n° 8, août.

sur la question sont encore assez vagues. Le sexe, l'âge sont des facteurs indifférents.

Il n'en est pas de même de la nature de l'opération, ni de certains états constitutionnels propres au malade.

Dans la moitié des cas, il s'agit d'interventions abdominales, quel que soit l'organe qui ait nécessité la laparotomie. La dilatation a été signalée après des opérations sur l'estomac (Hartmann), sur l'intestin, sur le foie et les voies biliaires, sur l'utérus et ses annexes (Bastedo, Lichtenstein, Landau, Von Herff), sur le rein (Legueu, Borchardt, Halstead), après des cures radicales de hernies (Delagenière, Schnitzler), après une intervention pour genu valgum (Schnitzler), après l'ablation d'un cancer du sein (Albrecht).

Les causes prédisposantes qui favorisent la dilatation aiguë de l'estomac sont en première ligne l'entéroptose accompagnée d'un relâchement du mésentère. Les situations basses du duodénum, les anomalies d'accolement du méso-duodénum, sont des raisons souvent invoquées. D'autres causes agissent encore après l'opération, ce sont la fréquence des vomissements, et les adhérences possibles entre les anses intestinales.

Seelig (1) pense que la constriction trop violente de l'abdomen par le bandage de corps jouerait un rôle dans certains cas.

Enfin, d'après Reynier (2), on l'observerait de préférence chez les sujets nerveux, hyperchlorhydriques ou infectés.

D'après Landau (3) la vacuité du duodénum, provoquée par les purgations trop énergiques, serait une condition prédisposante à l'iléus duodénal.

Pathogénie. — Tous les cas décrits comme dilatations aiguës post-opératoires rappellent de près ou de loin la paralysie intestinale post-opératoire ou la péritonite; aussi n'y a-t-il rien d'étonnant à ce que la distinction n'ait souvent pas été

1. Seelig. *Loc. cit.*
2. Reynier. *Loc. cit.*
3. Landau. *Soc. de méd. berlinoise*, 27 mai 1908.

faite entre eux. Le tableau clinique en est souvent identique; le mécanisme n'en est pas non plus très dissemblable, puisque en réalité il s'agit d'un obstacle à l'évacuation normale de l'estomac et du duodénum, qu'il soit d'ordre paralytique ou mécanique.

L'obstacle paralytique est créé par une immobilisation de l'estomac dont les mouvements physiologiques sont éteints; le mécanisme est analogue à celui qui crée la paralysie intestinale post-opératoire; aussi certains auteurs, pour le rappeler, désignent l'affection sous le nom de paralysie gastrique post-opératoire. Il s'agit alors de phénomènes paralytiques purs, de toute autre nature que ceux qui accompagnent les infections péritonéales.

MM. Legueu, Reynier (1) admettent qu'il s'agit d'une action réflexe s'exerçant sur le plexus solaire.

L'obstacle mécanique serait seul en cause d'après les auteurs allemands et américains. Conner (2) pense que c'est à la compression du duodénum entre la racine du mésentère et l'artère mésentérique supérieure, d'une part, et la colonne vertébrale, de l'autre, qu'il faut rapporter les accidents. Toute cause capable d'attirer en bas l'intestin grêle ou de le fixer dans le petit bassin exercera une traction sur le mésentère qui à son tour pincera le duodénum. La dilatation de l'estomac et du duodénum est la résultante forcée de cette compression. L'estomac dilaté repousse davantage les anses intestinales et contribue à augmenter la constriction du duodénum. On comprend ainsi l'action du bandage de corps qu'invoque Seelig. Il jouerait le rôle d'une bride transversale au-dessous de laquelle, par suite de leur péristaltisme, s'engageraient les anses grêles.

Le seul point obscur de cette théorie pathogénique est celui du *primum movens*. Est-ce l'estomac qui se dilate le premier et repousse les anses vers le petit bassin? Est-ce l'oc-

1. LEGUEU, REYNIER. *Loc. cit.*
2. CONNER. *Loc. cit.*

clusion qui est primitive et qui détermine la dilatation par le mécanisme que nous venons de décrire ? Ces deux opinions ont chacune leurs défenseurs, sans qu'on puisse affirmer à l'heure actuelle que l'un des deux mécanismes agit à l'exclusion de l'autre.

Étude clinique. — Dans la majorité des cas, les accidents débutent dès le lendemain de l'opération, quelquefois plus tard au bout de 3 à 7 jours seulement.

Aux vomissements post-anesthésiques succèdent sans interruption des vomissements plus caractérisés. Ils sont abondants, fortement teintés ; tantôt ce sont des régurgitations de liquides bilieux ou sanguinolents ; le plus souvent c'est un liquide fluide, noirâtre, contenant une forte quantité de bile, mais jamais de matières fécales. Quoi qu'il en soit, ces vomissements incoercibles sont d'une importance capitale et doivent attirer l'attention du côté de l'estomac.

La douleur au creux épigastrique coïncide avec les vomissements. Elle est rarement aiguë, violente, le plus souvent sourde et continue, en un mot d'intensité variable.

L'arrêt des matières et des gaz n'est que tout à fait secondaire et souvent inconstant.

A l'examen direct on constate un ballonnement considérable de la partie supérieure de l'abdomen surtout marqué au niveau du creux épigastrique ; la partie inférieure de l'abdomen reste au contraire souple et plate.

Si on palpe la tuméfaction épigastrique, on y constate du gargouillement, du clapotement stomacal. L'estomac se dilate suivant différents types, bien décrits par M. Tuffier.

La percussion révèle un son tympanique caractéristique.

L'examen chimique des vomissements permet de reconnaître qu'ils contiennent non seulement de la bile, ce que la simple inspection permettait d'affirmer, mais encore du suc pancréatique.

Les symptômes généraux sont d'une gravité exceptionnelle.

Le malade n'a point de fièvre mais son pouls est rapide.

Ses urines sont très diminuées ; elles contiennent de l'indican comme dans les cas de paralysie intestinale.

Le facies est tiré, les yeux sont excavés, comme dans les péritonites. Une dépression rapide se manifeste et le malade meurt dans le collapsus.

Le pronostic, comme on le voit, est très sombre, puisque,

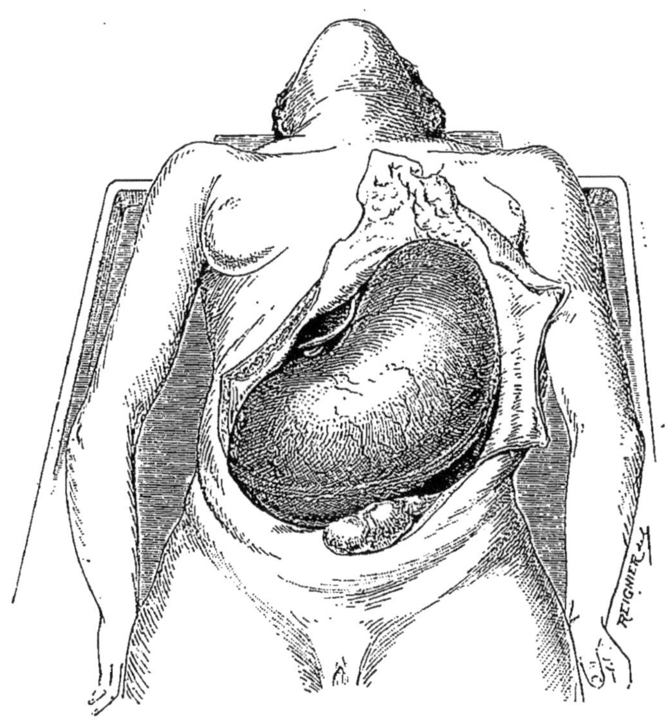

Fig. 18. — Dilatation aiguë post-opératoire de l'estomac. (D'après Borchardt.)

dans les trois quarts des cas, la terminaison fut la mort. Cependant la guérison s'observe surtout si on agit rapidement. Les variations de l'indican dans l'urine seraient, d'après Lichtenstein [1], un excellent élément de pronostic, la diminution de l'indicanurie coïncidant avec le retour à la normale des fonctions digestives.

1. Lichtenstein. *Loc. cit.*

Diagnostic. — Si l'on en juge par la rareté des cas signalés autrefois, et la fréquence relative actuelle des dilatations aiguës de l'estomac et du duodénum après les laparotomies, on est bien obligé d'admettre qu'il y a dans cette différence de proportions autre chose qu'un rapport direct avec la fréquence plus grande des interventions chirurgicales. On mourait beaucoup autrefois de péritonite après une laparotomie et jamais de dilatation aiguë de l'estomac. L'explication de ce fait est dans la difficulté du diagnostic de cette dernière affection, qui a sans aucun doute été longtemps confondue avec la péritonite comme elle l'est encore souvent aujourd'hui.

La péritonite aiguë s'accompagne toujours de fièvre ; nous avons vu qu'elle fait défaut dans la dilatation aiguë de l'estomac.

L'examen des matières vomies décelant la présence de suc pancréatique permet d'affirmer qu'il y a obstacle au cours normal des liquides dans le duodénum.

Le tympanisme de la dilatation reste localisé à la partie supérieure de l'abdomen ; celui de la péritonite est généralisé.

Malgré ces différences, le diagnostic n'en reste pas moins d'une difficulté extrême.

Traitement. — Étant donné ce que nous avons dit de la paralysie gastrique post-opératoire et de la dilatation aiguë, il semble bien que le seul moyen d'arracher le malade à une mort certaine est de vider l'estomac et de repousser les anses grêles et le mésentère vers la partie supérieure de l'abdomen pour éviter la compression duodénale. Ce sont là en effet les deux indications principales à remplir et auxquelles se sont appliqués tous les chirurgiens qui ont étudié la question.

Les lavages d'estomac se feront plusieurs fois par jour à la sonde avec un tube de Faucher ; on emploiera de l'eau de Vichy ou une solution alcaline tiède en quantité suffisante, jusqu'à ce que l'eau du lavage ressorte claire.

M. Hartmann conseille, pour réveiller la contractilité de l'organe, d'introduire dans l'estomac, après le lavage, à l'aide de la sonde restée en place, une certaine quantité de lait (1/4 de litre environ).

Pour combattre la compression du duodénum, on a conseillé de coucher les malades sur le ventre ou mieux de les placer en position de Trendelenburg. On fait ainsi revenir les anses intestinales vers la partie supérieure de l'abdomen.

La position inclinée de 25 à 45 degrés sur l'horizontale doit être maintenue pendant 36 heures environ. On l'obtient

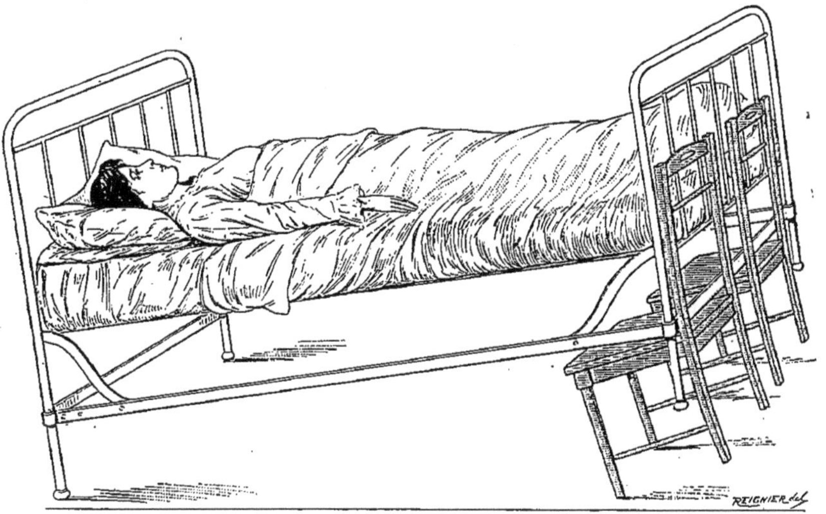

Fig. 19. — Position inclinée dans la dilatation aiguë post-opératoire de l'estomac.

en soulevant les pieds du lit du malade sur deux chaises (fig. 19). Les lavages devront être faits dans cette position.

Dès qu'on soupçonne l'occlusion duodénale il faut placer le malade dans le décubitus ventral, comme le conseille Schnitzler, pour soulager le duodénum comprimé par l'artère mésentérique. On a assisté, par ce simple changement de position, à de véritables résurrections.

Des lavements, des injections de sérum seront administrés en quantité suffisante pour compenser les pertes de liquide dues aux vomissements.

La strychnine, l'huile camphrée seront injectées avec bénéfice.

2° ACCIDENTS SECONDAIRES

Les accidents secondaires à la laparotomie sont plus tardifs et en général moins immédiatement graves. Nous signalerons dans ce deuxième groupe : l'*éviscération*, la *suppuration de la paroi et les corps étrangers*, les *thrombo-phlébites*, les *fistules intestinales*, les *parotidites*, l'*éventration* et les *adhérences*.

Nous citerons également ici l'*emphysème sous-cutané* qui, quoique très rare, a été signalé par certains auteurs. M. Reclus [1] en cite un exemple. Il vit se développer après une laparotomie un emphysème sous-cutané de la région thoracique qu'il explique de la façon suivante : « l'air emprisonné dans le ventre pendant la laparotomie en position déclive, et chassé par les violentes quintes de toux au travers du péritoine et des muscles sectionnés, était arrêté par la peau étroitement suturée et chemina ainsi sous les téguments jusqu'au niveau de la région mammaire. L'emphysème se résorba et la cicatrisation de la plaie opératoire fut obtenue dans les délais normaux. »

Éviscération. — Il est une complication des laparotomies qui se manifeste brusquement à la suite d'un effort, dès qu'on a enlevé les fils, c'est l'éviscération. Nous eûmes l'occasion de l'observer une fois dans le service de notre regretté maître, le Pr Berger. Il s'agissait d'un homme de quarante ans, à qui on avait fait une laparotomie exploratrice pour cancer du pylore; toute exérèse de la tumeur fut du reste jugée impossible. Au huitième jour on fit l'ablation des fils. Le soir, à la suite d'une quinte de toux, le malade atteint de bronchite chronique sentit une légère douleur dans le ventre. Le lendemain matin nous trouvâmes toutes les anses grêles sous le pansement. La plaie était complètement désunie.

1. M. Reclus. Le prolapsus utérin des nullipares. *Gaz. des Hôp.*, 12 mars 1908, p. 352.

Nous fîmes un nettoyage complet des anses au sérum et une nouvelle suture. Le malade ne succomba que six jours plus tard à son encombrement bronchique. Il n'avait présenté aucune réaction péritonéale, ni la moindre élévation de température. Il n'en est malheureusement pas toujours ainsi, et ces malades succombent la plupart du temps à une péritonite aiguë, l'accident passant presque toujours inaperçu les premières heures. Il faudra donc y penser chaque fois qu'un malade laparotomisé se plaindra de douleurs localisées et ne pas hésiter à aller voir ce qui se passe sous le pansement.

Pour obvier à cet inconvénient, M. Quénu [1] conseille de n'enlever les fils qu'au douzième et même au quinzième jour, chez les cachectiques, les anémiés par hémorragies.

M. Routier [2] pense que ce n'est pas une affaire de suture. Il croit que l'éventration dépend plus de la qualité des tissus suturés que du mode de suture.

Pour M. Tuffier [3], c'est parfois une infection très légère de la plaie qui prépare la désunion.

M. Walther [4] attribue le rôle principal à l'état cachectique ou anémique du sujet.

Suppuration de la paroi. Corps étrangers. — Qu'un fil superficiel suppure à la suite d'une laparotomie, c'est un fait qui, sans devoir être négligé, n'en constitue cependant pas une complication bien grave. Mais c'est parfois une soie profonde qui est en cause et qui entretient, dans certains cas, un trajet fistuleux souvent long à guérir. On essaiera toujours, dès qu'on la soupçonnera, de la retirer avec une pince, mais souvent toute tentative restera infructueuse. Aussi après plusieurs essais, se verra-t-on obligé d'agrandir le trajet sous anesthésie et de chercher dans la profondeur le corps du délit. Si on n'est pas assez heureux pour le rencontrer, on se

1. Quénu. *Bull. et Mém. de la Soc. de Chir.* Séance du 31 octobre 1906.
2. Routier. *Id.*
3. Tuffier. *Id.*
4. Walther. *Id.*

contentera de faire un grattage du trajet et de cautériser la plaie.

C'est toujours une complication délicate et fastidieuse que la recherche d'un fil, et elle donne souvent bien des déboires au chirurgien. Il faut néanmoins s'armer de patience, car on voit souvent à la longue le fil s'éliminer de lui-même et le trajet se cicatriser.

Il est des cas de suppuration de la paroi qui guérissent très vite dès que le corps étranger a été retiré. Ce sont ceux où la suppuration était entretenue par un drain ayant glissé sous la peau ou une compresse oubliée au cours de l'intervention.

Nous ne voulons pas parler ici des multiples corps étrangers oubliés dans l'abdomen et qui ont donné lieu à des accidents redoutables ; on ne doit plus aujourd'hui oublier dans le ventre de son malade pinces, ciseaux, éponges ou compresses. Ce ne sont plus là des complications post-opératoires, mais des fautes à l'abri desquelles tout chirurgien doit pouvoir se tenir, et en tout cas qu'il doit réparer dès qu'il s'en apercevra.

Thrombo-phlébites des membres inférieurs. — La phlébite des membres inférieurs est un accident tardif des laparotomies. Elle n'est guère signalée avant le quinzième jour et apparaît le plus souvent dans la convalescence. Toute intervention sur l'abdomen y expose sans qu'on puisse dire qu'elle soit favorisée par le siège ou la nature de la lésion. Étudiée depuis longtemps à l'étranger, elle a fait récemment l'objet de deux travaux d'ensemble de MM. Mériel (1) et de Bovis (2).

Nous ne pouvons passer en revue tous les cas où la phlébite a été signalée après une intervention abdominale ; ce qu'il faut retenir c'est que, quelle que soit l'opération qui ait nécessité l'incision abdominale, on peut voir survenir une phlébite post-opératoire dont nous ne connaissons pas

1. MÉRIEL. Revue générale. *Gaz. des Hôp.*, 4 et 11 avril 1908.
2. DE BOVIS. *Semaine médicale*, 12 février 1908.

encore à l'heure actuelle très exactement la cause. On a successivement incriminé l'anémie du sujet, la dégénérescence cardiaque, la position de Trendelenburg prolongée, la contusion des grosses veines par les écarteurs, la lésion des fibrilles nerveuses sympathiques du péritoine, l'augmentation de la coagulabilité du sang après une perte de sang abondante, la ligature d'une veine près du point où elle s'abouche dans un tronc principal avec extension du caillot dans celui-ci.

Mais pour que la phlébite se produise, il faut qu'à ces causes prédisposantes viennent s'ajouter des altérations plus directes; il faut que la veine soit en état de *locus minoris resistentiæ* pour permettre à l'infection de donner naissance au thrombus, et cet état est créé par la compression qu'exercent les grosses tumeurs sur les vaisseaux pelviens, par l'altération veineuse que déterminent les adhérences abdominales, par les tiraillements opératoires. Sur un terrain ainsi préparé la plus petite infection opératoire créera assez facilement la phlébite.

Du reste MM. Tuffier, Guinard, Walther [1] admettent qu'il s'agit dans tous les cas d'une phlébite infectieuse, mais tellement légère au début qu'elle passe inaperçue. C'est également l'opinion de Fränkel (de Vienne) [2], qui admet que la paralysie gastro-intestinale peut, après les laparotomies, favoriser le passage des bactéries et des toxines dans le sang.

La phlébite post-opératoire débute en général d'une façon insidieuse, par une douleur plus ou moins vive au niveau du mollet ou de l'aine vers le quinzième jour de l'opération.

A partir de ce moment vont apparaître d'une façon plus ou moins manifeste les signes cardinaux des phlébites (douleurs, œdème, cordon induré, quelquefois élévation thermique, etc.). Mais un observateur attentif aura pu la prévoir déjà depuis quelques jours. Mahler [3] a signalé en effet une modification

1. *Soc. de Chir.*, 17 octobre 1908.
2. FRANKEL. XXXVII° Congrès allem. de Chirurgie, 1908, in *Centralblatt für Chirurgie*, 1908, n° 35, p. 5.
3 MAHLER. *Arch. aus der kgl Frauenklinik in Dresden*, 1895, t. II.

particulière du pouls dans les jours qui suivent l'opération chez les sujets en imminence de phlébite. Le pouls augmente de fréquence (100-110) sans toutefois présenter les caractères de petitesse du pouls péritonitique.

Cette fréquence du pouls s'accuse progressivement (pouls grimpant) à mesure que la résistance offerte au sang circulant par le thrombus augmente.

La fièvre est passagère; elle dure 3 à 4 jours et est caractérisée par des frissons et des oscillations quotidiennes de 1 degré autour de 38°,5 ou 39°. Elle peut, dans certains cas, faire totalement défaut.

L'évolution de cette phlébite est variable suivant les cas. La thrombose veineuse peut s'étendre aux veines pelviennes dont l'inflammation pourra réagir sur le plexus sacré et donner lieu à des troubles névritiques et même paralytiques (Peterson [1]).

L'embolie est la complication la plus connue.

Les statistiques notent cet accident surtout après les hystérectomies et principalement après les hystérectomies pour fibromes ou les myomectomies. C'est toujours d'une façon brusque qu'il se produit; la mort survient en 10 à 40 minutes.

Si l'embolie est le plus souvent consécutive à une phlébite, il est des cas où elle se manifeste avant même que l'attention ait été attirée du côté des membres inférieurs. La mort survient ainsi brutalement, en 10 à 40 minutes, à l'occasion d'un mouvement, sans qu'on ait souvent le temps d'intervenir.

Dans tous les cas, dès que la phlébite est soupçonnée ou reconnue, il faut immobiliser le membre dans une gouttière ouatée et l'élever légèrement. Le malade devra garder le lit cinq semaines au moins et pendant ce temps on le remuera le moins possible et avec beaucoup de soin. Il devra aussi

1. PETERSON. Un cas de thrombo-phlébite avec névrite péronière et paralysie à la suite d'une hystérectomie sus-vaginale. *Surgery, Gynecology and Obstetrics*, n° 5, mai 1909, p. 517.

être prévenu des dangers qu'il court en faisant de brusques mouvements.

Meiner, croyant que la thrombose est due à une concentration excessive du sang par suite d'une trop grande soustraction d'eau, conseille les boissons abondantes avant et après l'opération. C'est dans le même but que von Eiselsberg pratique des injections de sérum.

Accusant le séjour trop prolongé au lit de favoriser la phlébite, Kümmel recommande de faire lever les malades très tôt.

Ranzi[1] pense que le meilleur moyen de prévenir la thrombose n'est pas de faire lever les malades d'une façon précoce. Après l'intervention, chez des sujets qui présentaient un pouls petit, faible, un cœur insuffisant, il faudra éviter la stase. On retournera souvent les malades dans leur lit; on fera de légers massages des membres et des séances de gymnastique respiratoire.

Pour Hochenegg[2] il s'agit d'une infection d'origine intestinale : il faudrait donc surtout veiller à la parfaite évacuation de l'intestin.

Pour Fränkel[3] c'est en veillant à l'asepsie rigoureuse de l'opération qu'on se mettra le mieux en garde contre cette complication.

Dans le cas de thrombose septique on fera, bien entendu, la ligature de la veine au-dessus du caillot.

L'embolie une fois produite, il n'est souvent plus temps d'intervenir. Trendelenburg[4] a pu cependant, dans un cas, tailler un volet costal, inciser le péricarde, comprimer l'aorte et l'artère pulmonaire et extraire un caillot de celle-ci; mal-

1. Ranzi. *Archiv. für Klinische Chirurgie*, 1908, t. LXXXVII, fasc. 2, p. 380.

2. Hochenegg. *XXXVIIe Congrès de la Soc. allem. de Chirurgie.* Berlin, 21-24 avril 1908.

3. Frankel. *Id.*

4. Trendelenburg. *XXXVIIe Congrès de la Soc. all. de Chir.* Berlin, avril 1908.

heureusement le malade mourut d'hémorragie secondaire. Trois autres cas de Sievers, Ranzi et Trendelenburg sont également restés sans succès.

Quand l'infarctus n'est pas immédiatement mortel, on fera rapidement asseoir le malade et on lui fera respirer de l'oxygène. Si besoin est, on fera de la respiration artificielle. Le sulfate de strychnine en injection hypodermique sera un excellent stimulant.

On formulera :

Sulfate de strychnine	0 gr. 05
Eau distillée.	10 gr.

et on injectera une seringue de Pravaz soit 0,005 milligrammes de sulfate de strychnine.

Dès que la dyspnée aura cessé, en général au bout de 5 à 10 minutes, le malade sera soutenu avec des oreillers et gardé au repos absolu.

L'étude des ***fistules intestinales*** trouvera mieux sa place dans le chapitre réservé à la chirurgie intestinale.

Les parotidites post-opératoires sont, il est vrai, plus fréquentes après les laparotomies qu'après les autres opérations ; mais elles ne présentent aucun caractère particulier qui mérite d'être signalé ; aussi renvoyons-nous le lecteur à l'étude qui en a déjà été faite[1].

Les adhérences manifestent leur existence longtemps après l'opération. Elles unissent tantôt deux anses intestinales, tantôt une anse intestinale et un autre organe intra-abdominal. Elles déterminent de vagues douleurs dans le bas-ventre, des tiraillements qu'augmentent la marche ou l'exercice. L'intestin devient paresseux. La distension vésicale est très pénible. Tous ces symptômes sont subordonnés au siège et à l'étendue des adhérences.

Avant de recourir à une intervention libératrice, il faudra toujours soumettre les malades au massage et à la gymnas-

1. *Parotidites post-opératoires*, p. 91.

tique raisonnée qui, dans beaucoup de cas, ont procuré une amélioration très notable sinon une guérison radicale.

On a conseillé diverses méthodes pour lutter contre la formation de ces adhérences. Elles ont presque toutes pour but d'interposer entre les surfaces cruentées une solution qui empêche leur coalescence. Expérimentalement, on a introduit dans la cavité abdominale une solution physiologique de sérum (Müller), de la fibrolysine (Busch et Biebergeil [1],) des solutions mucilagineuses (Vogel); on a recouvert les surfaces rugueuses d'huile d'olive stérilisée (Martin), de paraffine (Stern), de lanoline (Gellhorn [2]); on a fait des injections de thiosinamine, de physostigmine (Vogel) pour provoquer le péristaltisme intestinal; toutes ces méthodes restent encore dans le domaine de l'expérimentation et n'ont pas été jusqu'à ce jour appliquées à l'homme.

Éventration post-opératoire. — L'éventration post-opératoire devient de plus en plus rare chaque jour. Il s'agit d'une véritable hernie ventrale qui se produit à la faveur de la cicatrice et qui doit, le plus souvent, être rapportée à une suppuration de l'incision abdominale ou à un drainage de la paroi.

Le sac péritonéal, très mince en général, cloisonné, est adhérent à la cicatrice avec laquelle il est souvent confondu. L'orifice de la hernie est limité par un contour fibreux dont les dimensions varient avec l'étendue de l'éventration.

Cliniquement ces hernies se manifestent par les signes classiques sur lesquels nous n'avons pas à revenir ici. Leur diagnostic en est donc toujours très facile.

Ces éventrations post-opératoires nécessitent toujours une intervention chirurgicale qui, pour être salutaire, doit se proposer de reconstituer les trois plans normaux de la paroi : péritoine, muscles, peau.

1. Busch et Biebergeil. *Archiv. für klin. Chir.*, 1908, p. 99.

2. Gellhorn. *Surgery, Gynecology and Obstetrics*, n° 5, mai 1909, p. 505.

Ces opérations, en général faciles dans les petites éventrations, présentent au contraire de grandes difficultés dans les éventrations volumineuses. La peau se trouve toujours aisément. Le péritoine, à la rigueur, peut être décollé et le ventre facilement refermé. Quand il manque réellement de l'étoffe séreuse on peut, comme le conseille Sklifassovsky, l'emprunter à l'épiploon. C'est le plan musculaire qui est toujours le plus difficile à trouver. A la partie inférieure on peut se servir du muscle couturier, d'après Diakonoff; à la partie supérieure les difficultés sont presque insurmontables. C'est pour ces cas que J.-K. Spijarny (1) conseille un procédé nouveau, résumé en ces termes par M. Guibé, dans le *Journal de chirurgie* d'avril 1909 :

« Partant de la brèche de l'éventration, on prolonge l'incision en haut, vers la partie latérale du thorax, puis on taille un lambeau linguiforme, intéressant le muscle grand oblique et son aponévrose, de largeur convenable, et on le dispose de telle façon que le pédicule soit tourné en arrière et en dehors et reçoive ainsi par là nerfs et vaisseaux. On tord alors ce lambeau vers en bas de 40 à 60 degrés, suivant le siège de la perte de substance et on le suture aux bords de celle-ci, de façon qu'il soit bien étalé. Par dessus on rapproche les plans cutanés en laissant un petit drain pendant un jour ou deux. Le lambeau aura toute l'épaisseur du muscle qu'on séparera avec grand soin du petit oblique. Si la perte de substance est bas située, le lambeau sera un peu plus oblique, suivant la direction des fibres du grand oblique, à pédicule tourné en arrière et en haut. »

1. J.-K. Spijarny. Communication au VIIIe Congrès des chirurgiens russes à Moscou, 1908, in *Roussky Vratch*, 1909, no 5, 31 janvier, p. 145.

II

PARACENTÈSE DE L'ABDOMEN

La paracentèse n'entraîne en général aucune suite sérieuse. La ponction bien faite, au lieu d'élection, est rarement suivie d'accidents si on a bien soin, après l'opération, de maintenir le malade au repos, dans le décubitus dorsal, et si, après avoir pansé aseptiquement l'orifice de la ponction, on maintient l'abdomen dans un bandage de corps suffisamment serré.

Il faudra cependant surveiller le malade de près; des accidents cardiaques ou hémorragiques peuvent se produire qui nécessitent une intervention immédiate du médecin. Après quelques heures on pourra permettre au malade de se coucher sur le côté opposé à l'orifice de la ponction pour éviter le suintement qui pourrait se produire. Si aucun accident ne se manifeste, on laissera le bandage de corps une huitaine de jours.

Le malade éprouve un très grand soulagement immédiat, mais le plus souvent, au bout de quelques jours ou quelques semaines l'ascite se reproduit et nécessite une nouvelle paracentèse.

ACCIDENTS POST-OPÉRATOIRES

Il ne faut pas ignorer qu'une mort rapide peut survenir après une ponction faite dans les meilleures conditions; ce sont les causes de ce dénouement que nous voulons rappeler ici.

M. Perrin [1] groupe les accidents post-opératoires de la paracentèse en cinq catégories : l'*anémie séreuse*, l'*ictère*

1. PERRIN. La mort des ascitiques après la paracentèse. La *Presse médicale*, 1908, n° 77, 23 septembre, p. 609.

grave ou aggravé, les *hémorragies de la paroi abdominale*, les *hémorragies du tube digestif*, la *dilatation cardiaque a vacuo*, laissant de côté les syncopes *a vacuo* et les infections péritonéales aiguës qui, dans les conditions où doit être faite aujourd'hui la ponction de l'abdomen, ne doivent plus se présenter.

Nous ne pouvons mieux faire que de rappeler ici la division de Perrin.

I. ***Anémie séreuse.*** — Après une ou plusieurs ponctions d'ascite, certains malades peuvent succomber à une anémie séreuse progressive caractérisée par de la faiblesse générale de l'organisme, surtout marquée au niveau du visage, dont les yeux se creusent, le nez se pince, le teint se plombe, la peau se sèche.

MM. Gilbert et Garnier [1] qui ont les premiers décrit ce syndrome l'ont observé surtout chez des malades qui avaient subi plusieurs ponctions. M. Perrin l'a vu survenir après une ponction unique. Aussi lui semble-t-il « qu'en sus de la saignée séreuse, et malgré l'absence des grands symptômes de l'insuffisance hépatique dans le syndrome décrit par MM. Gilbert et Garnier, l'*hypohépatite* doit être mise en cause, soit seule, soit par sa répercussion sur le fonctionnement de certains organes tels que les capsules surrénales ou l'hypophyse, par un mécanisme complexe des synergies fonctionnelles entre les diverses sécrétions internes ».

Rien ne peut, à l'heure actuelle, enrayer la marche de cette anémie progressive. Aussi faut-il soigner les cirrhotiques avec beaucoup d'attention dès le début de leur affection.

II. ***Ictère grave.*** — « Après la paracentèse, dit M. Perrin, les conditions de nutrition et de fonctionnement de la cellule hépatique sont certainement modifiées ; les modifications peuvent stupéfier les cellules malades au point de hâter leur dégénérescence, ou bien leur donner un coup de fouet qui

1. Gilbert et Garnier. *Soc. de Biol.*, 1898, 29 janvier.

entraîne leur atrophie après une brève période de tendance à l'hyperfonctionnement. »

C'est là l'explication de ces ictères graves qu'on voit survenir à quelques jours de la ponction et dont le pronostic est des plus sombres. Contentons-nous de les signaler puisque rien ne nous permet de les éviter et que nous ne connaissons à leur égard aucune indication thérapeutique spéciale à remplir.

III. ***Hémorragies de la paroi abdominale.*** — Nous laisserons de côté les hémorragies primitives provoquées par la ponction au moment même de l'intervention. Elles sont réellement opératoires et immédiatement reconnues.

Dans certains cas, au contraire, ce n'est que tardivement qu'on constate une ecchymose envahissant la paroi abdominale, et qu'on voit se produire un écoulement séro-sanguinolent par l'orifice de la ponction. Un vaisseau a été lésé au cours de l'intervention sans attirer l'attention de l'opérateur; l'obturation de l'orifice et la compression de l'abdomen font obstacle à l'écoulement sanguin qui se produit alors dans le tissu cellulaire donnant lieu à une infiltration sanguine qui, dans certains cas, peut gagner le ligament large (Perrin).

Dès que l'accident est reconnu, il faut chercher la source de l'hémorragie et faire l'hémostase.

IV. ***Hémorragies gastro-intestinales.*** — Cet accident est rare, mais toujours redoutable. Du fait de la décompression brusque de l'abdomen, il peut se produire dans tout le tractus intestinal un afflux sanguin qui donne lieu à une hémorragie très abondante, le plus souvent mortelle.

L'hémorragie se produit à plus ou moins brève échéance. C'est trois heures après la ponction, dans le cas d'Estachy [1], que survient l'hémorragie gastro-intestinale qui emporte le malade. Dans un cas de Perrin [2], une heure après la paracentèse, le malade présente des selles sanguinolentes et meurt

1. ESTACHY. *Province médicale*, 25 avril 1906.
2. PERRIN. *Loc. cit.*

quatre heures plus tard. A l'autopsie on trouve sur l'intestin, rempli de sang, de nombreuses ulcérations punctiformes.

Tous les cas ne sont pas heureusement aussi graves. Parfois, les hémorragies donnent lieu à du melæna ou à des hématémèses passagères qu'on traitera par les moyens ordinaires, sans oublier qu'il s'agit de cirrhotiques.

V. ***Dilatation cardiaque « a vacuo »***. — Cet accident a été signalé pour la première fois par M. Perrin [1], qui le rapporte à la décompression brusque produite par l'évacuation de l'ascite; de ce fait le diaphragme s'abaisse, la cage thoracique s'amplifie, et si le cœur manque de tonicité, il ne peut s'accommoder de ces nouvelles conditions; il se produit dès lors une dilatation du cœur *a vacuo*, avec stase pulmonaire, et le malade meurt de collapsus en quelques heures.

Si on assiste au début des accidents, on pourra les enrayer parfois par une médication intensive (bandage de corps très serré, injections d'éther, de caféine, d'huile camphrée toutes les heures, potion d'acétate d'ammoniaque).

III

CURE RADICALE DES HERNIES

La cure radicale des hernies est devenue, pour la plupart d'entre elles, une opération simple qui n'entraîne qu'exceptionnellement des complications.

A part les accidents généraux qui peuvent s'observer après toute intervention d'une certaine importance, on ne signale que rarement des complications post-opératoires.

1. PERRIN. Soc. de méd. de Nancy, 13 novembre 1907, in *Revue médicale de l'Est*.

SUITES OPÉRATOIRES

Les suites sont en effet très simples, du moins quand on n'a pas affaire à une hernie étranglée.

Cependant, il faudra surveiller attentivement la vessie et l'intestin.

Il arrive parfois qu'un malade, opéré le matin d'une hernie inguinale, ressente dans la journée, au niveau de l'abdomen, des douleurs très vives qui donnent l'alarme. Nous fûmes appelé un jour pour voir un cas de ce genre; le malade, opéré le matin de hernie inguinale, se plaignait de douleurs intolérables généralisées à tout l'abdomen. Il n'avait pas de température, son pouls était bon; mais son nez et ses extrémités étaient refroidis. En l'interrogeant j'apprends qu'il n'avait pas rendu de gaz. La simple introduction de la sonde rectale, en permettant l'évacuation d'une abondante quantité de gaz, mit fin à ce petit drame.

Parfois c'est la vessie qui est paresseuse. Le malade n'urine pas spontanément et on est obligé, dès le soir de l'opération, de recourir au cathétérisme, qu'on sera parfois forcé de renouveler le lendemain.

Des accès de suffocation ont été signalés chez des malades opérés de grosses hernies. La simple position de Fowler suffit à les calmer.

On suivra dans l'alimentation du malade les règles générales qui doivent présider à l'alimentation de tout opéré.

Vingt-quatre heures après l'opération on évacuera l'intestin par un lavement simple, qui suffit généralement. Sinon on prescrira une purgation légère.

Les fils seront enlevés au huitième jour et le malade sera autorisé à se lever vers le quinzième. Quelques chirurgiens conseillent, pendant quelque temps, le port d'un appareil de contention. On peut, en général, s'en dispenser, sauf dans les cas de cure radicale de hernies par glissement du gros intestin : on conseillera alors un bandage de précaution à pelote large, aplatie et souple.

En tout état de cause, le malade ne devra exécuter aucun travail de force ni soulever de lourds fardeaux les deux premiers mois.

COMPLICATIONS POST-OPÉRATOIRES

Les complications de la cure radicale des hernies ont été étudiées par M. Tédenat en 1902 [1]. Laissant de côté les complications pulmonaires, M. Tédenat divise les accidents en pariétaux (hématomes et inflammations), testiculaires et intra-abdominaux (hémorragies, étranglement interne, épiploïte). Nous compléterons cette classification en rappelant dans les accidents pariétaux les causes des récidives, en élargissant le cadre des accidents testiculaires, et en faisant une place aux accidents d'ordre général.

I. ***Accidents pariétaux.*** — **Hématomes.** — Ce sont des accidents fréquents d'opérations brillantes où l'hémostase a été quelque peu négligée.

On ne les constate souvent qu'à la levée du pansement pour l'ablation des fils ; ce sont les cas les plus heureux, car il suffit de sectionner un fil pour voir l'épanchement s'écouler au dehors.

Mais en général l'hématome suppure, détermine l'apparition de fièvre et de phénomènes inflammatoires, et nécessite pendant longtemps des pansements répétés qui retardent la guérison ; tout se passe heureusement en surface sans que la cure radicale soit compromise.

Abcès et fistules. — Ceux-ci sont dus en général à une suppuration locale de la plaie entretenue par la présence d'un fil jouant le rôle de corps étranger. Ce sont des accidents qui persistent parfois des mois, nécessitant des pansements réitérés dans l'espoir de voir le fil s'éliminer spontanément.

1. TÉDENAT. *Montpellier médical*, 1902, t. XIV, p. 1.

Mieux vaudra, dès qu'on le soupçonnera, aller le chercher, bistouri et pinces à la main.

Il est des suppurations plus graves, qui peuvent compromettre le résultat final, ce sont celles qui ont pour point de départ les fils profonds placés sur la paroi postérieure. La suppuration, dans ces cas, entraîne la désunion des plans et la récidive, et expose le malade à des complications générales qui mettent sa vie en danger.

Phlébites du cordon spermatique. — Passant le plus souvent inaperçues, lorsqu'elles ne donnent pas lieu à des accidents emboliques, les phlébites du cordon sont d'origine purement infectieuse : infection légère au cours de l'opération, telle est l'explication qu'il faut avoir le courage d'affirmer pour comprendre cet accident.

Elles se manifestent par une tuméfaction douloureuse siégeant sur le trajet du cordon. Le plus souvent, il y a absence absolue de fièvre. Une embolie pulmonaire légère en est parfois la seule manifestation.

Dans les cas graves, l'embolie est mortelle et nous verrons plus loin que M. Mauclaire a pu en réunir dernièrement 50 observations.

Tumeurs inflammatoires. Phlegmons ligneux. — Sous le nom de phlegmons ligneux, Guiliano [1] rapporte en 1905 deux observations de suppurations après cure radicale de hernie. Dans le premier cas, la suppuration cessa après l'extirpation d'un fil de soie profond. Dans le second il fut impossible d'en trouver la cause.

Sous le nom de tumeurs inflammatoires, Schloffer [2] en 1908 signale des indurations survenant dans la paroi longtemps après des opérations de hernies.

Dans un cas qu'il rapporte, c'est six ans après une cure radicale de hernie inguinale qu'on vit apparaître au-dessus

1. GUILIANO. *Gazetta degli ospedali e delle Cliniche*, 21 mai 1905.
2. SCHLOFFER. *XXXVIIe Congrès de la Soc. all. de Chir.*, 21-24 avril 1908.

et en dedans de la cicatrice une tuméfaction qui, sous l'influence de cataplasmes chauds, finit en abcès. L'incision permit de trouver dans la profondeur un fil de soie; la guérison fut rapide.

Schloffer rapporte quatre autres cas analogues et insiste sur le diagnostic parfois difficile de ces tumeurs inflammatoires avec les néoplasmes malins.

Ces tumeurs se présentent avec des caractères assez particuliers. Elles se développent lentement, parfois longtemps après l'intervention, au niveau même de la cicatrice. Cependant dans un cas de Rubritius(1) la tumeur s'était développée très loin de la cicatrice cutanée et s'étendait jusqu'à l'ombilic. Elle n'en avait pas moins pour origine un fil septique, celui qui avait servi à la ligature du sac.

Ces indurations siègent dans la paroi elle-même, dans les plans musculaires et même au-dessous d'eux. Ce sont des tumeurs plus ou moins dures, qui évoluent localement sans retentir sur l'état général, ni sur les viscères voisins; la peau elle-même est rarement altérée.

Ces tumeurs inflammatoires ont toujours pour point de départ un fil septique et lorsqu'on les incise on trouve à leur centre un petit abcès le contenant.

Récidives. — Les causes des récidives à la suite de la cure radicale des hernies inguinales sont très diverses : « Les unes, dit notre regretté maître le professeur Berger(2), et ce sont les plus fréquentes, tiennent uniquement à la manière dont à été pratiquée l'opération; d'autres résident dans la constitution même de la hernie qui se présente dans des conditions défavorables au succès de l'opération. »

Si on n'a pas suffisamment libéré les adhérences de l'épi-

1. Rubritius. Tumeur inflammatoire des parois abdominales après une cure radicale de hernie. Soc. des médecins allemands de Prague, 29 mai 1908, in *Prayer mediz. Wochenschrift*, 1908, n° 31, 30 juillet.

2. Paul Berger. Les causes des récidives à la suite de la cure radicale des hernies inguinales. *Bulletin médical*, n° 95, 7 décembre 1907, p. 1063.

ploon avec le pédicule du sac herniaire, — bien plus, si on comprend dans la ligature du sac une frange épiploïque, — si on n'a pas eu soin, comme le conseillent M. Lucas-Championnière et le professeur Berger, de lier le péritoine au-dessus de l'orifice du sac herniaire, — si on n'a pas fait l'inventaire du sac herniaire, — si on n'a pas reconstitué avec soin la paroi postérieure du canal inguinal, on s'expose à voir à plus ou moins brève échéance récidiver la hernie. L'immense majorité des récidives de la hernie inguinale tient à ce qu'on a fermé le plan profond en avant du cordon et non en arrière de lui. Dans ce cas en effet, dit M. Berger, « le cordon sort de l'abdomen directement d'arrière en avant; c'est suivant ce trajet direct que se fait aussi sentir la poussée des viscères, qui ne trouve comme obstacle à la production d'une nouvelle hernie que l'étroitesse de l'orifice unique par lequel sort le cordon. Celui-ci trace en quelque sorte la voie à la récidive, à laquelle rien ne s'oppose si cet orifice unique vient à céder ». Et ainsi la hernie oblique ancienne se trouve remplacée par une hernie directe.

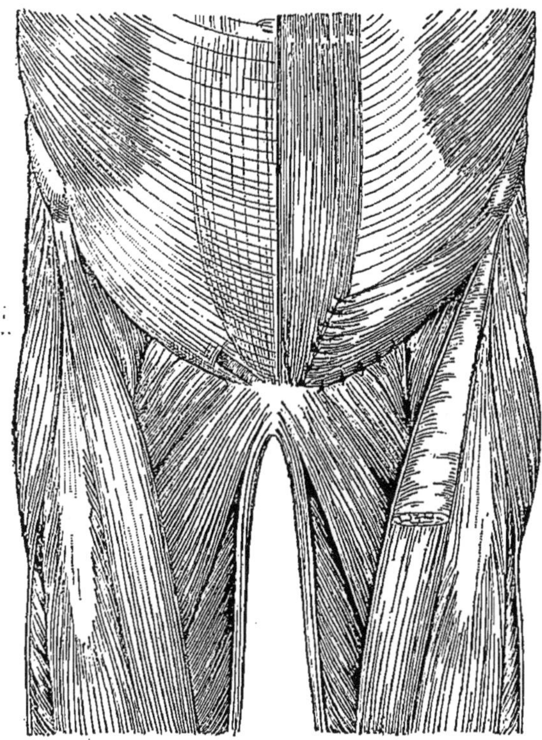

Fig. 20. — Figure schématique montrant la myoplastie aux dépens du muscle couturier (d'après Streissler).

A ces différentes causes de récidive il faut ajouter la suppuration de la plaie et la constitution même de la hernie (hernies énormes, affaiblissement et insuffisance des plans musculaires et aponévrotiques, hernies par glissement du gros intestin).

On pourra, dans tous ces cas, tenter de nouveau la cure radicale, mais, après plusieurs récidives, il ne restera d'autre ressource que de recourir à des procédés myoplastiques ou au port d'un bandage.

Streissler[1], dans un cas où la hernie avait récidivé trois fois, emprunta au muscle couturier l'étoffe nécessaire pour fermer l'orifice herniaire. Il isola le muscle couturier de sa gaine et le sutura au tendon du muscle grand droit antérieur (fig. 20).

Hernies crurales. — Nous nous trouvons ici en présence de cas tout à fait particuliers sur lesquels le professeur Berger, a insisté dernièrement[2]. Ces hernies apparaissent chez des sujets dont les plans fibreux de l'aine sont relachés, qui présentent une *distension de l'aine*, suivant l'expression heureuse de notre maître. Après une cure radicale de hernie inguinale, les efforts, la toux ayant la route fermée du coté de la paroi abdominale, ne pourront plus agir que par en bas et détermineront la production d'une hernie crurale.

Pour la prévenir on pourra donc recourir, dans les cas de distension de l'aine, à la fermeture préalable de l'anneau crural en suturant l'arcade crurale au ligament de Cooper.

2° ***Accidents testiculaires.*** — Les accidents qu'on peut observer du côté du testicule à la suite de la cure radicale de la hernie inguinale sont passagers (épididymo-orchite), progressifs (atrophie) ou définitifs (gangrène).

Épididymo-orchite. — L'orchite post-opératoire se manifeste

1. STREISSLER. *Beitrage zur Klinischen Chirurgie*, t. LXII, avril 1909, p. 433.

2. PAUL BERGER. Hernies crurales qui se développent à la suite de la guérison d'une hernie inguinale. *Bull. médical*, n° 95, 7 décembre 1907.

dès le lendemain de l'opération. La glande se tuméfie, la douleur apparaît, mais dès le cinquième jour les phénomènes inflammatoires disparaissent sans laisser aucune trace.

C'est au décollement d'un sac très adhérent, au froissement du testicule ou du cordon que M. Tédenat rapporte ces accidents. Dans certains cas nous croyons qu'on peut incriminer un traumatisme des veines du cordon, ou une compression de ce dernier au niveau de l'anneau. Quoi qu'il en soit, on soutiendra les bourses sur un coussinet et on appliquera sur les parties tuméfiées des compresses humides.

Atrophie. — L'atrophie du testicule à la suite de la cure radicale d'une hernie inguinale est un accident digne d'être signalé, puisque sur 120 cas opérés par Connor[1], 20 pour 100 furent suivis d'une atrophie du testicule. Mais il ne faut pas oublier que ces sujets furent opérés par la méthode de Halstedt, dans laquelle on résèque quelques veines spermatiques et on comprime les autres. Il en résulte une stase sanguine qui compromet la vitalité de l'organe.

Nous n'observons guère en France ces accidents. Les procédés que nous employons n'étranglent en aucun point le cordon spermatique et la circulation se fait aussi bien après qu'avant l'opération.

On a pu cependant signaler quelques cas où on avait été obligé de lier des paquets veineux.

Quoi qu'il en soit, « le testicule et l'épididyme, dit M. Tédenat, sont tuméfiés, tendus, durs, résistants. Un épanchement se fait dans la tunique vaginale. Les douleurs sont vives et les troubles trophiques consécutifs peuvent consister en l'atrophie du testicule. Tout dépend du degré de constriction ». Il se passe en somme des phénomènes analogues à ceux qui ont bien mis en lumière les expériences de Miflet et les études de Chauveau sur le bistournage.

3° ***Accidents intra-abdominaux.*** — **Hémorragies épiploïques.** — Plus graves que les hémorragies pariétales, les hémor-

1. Connor. *Medical Press and Circular*, 1898.

ragies intra-abdominales sont d'origine épiploïque. Qu'un fil ait été insuffisamment serré, qu'il ait glissé, et on assiste à l'évolution clinique d'une hémorragie interne grave contre laquelle il faut intervenir par la laparotomie immédiate. On s'assurera que le sang vient de la section épiploïque et on fera une nouvelle ligature.

Épiploïtes. — Il est rare qu'après une cure radicale de hernie ayant nécessité une résection épiploïque l'opéré ne ressente pas pendant quelques jours des douleurs sourdes dans l'abdomen. Elles siègent en général du côté opéré et sont dues à des phénomènes de réaction se produisant au niveau du moignon épiploïque.

Dans certains cas, la douleur est plus intense ; un certain degré d'inflammation s'est localisé au niveau du moignon rétracté, et on constate l'apparition lente d'une tuméfaction intra-abdominale.

Il ne faut pas encore s'alarmer, car ce sont là des accidents qui évoluent sans réaction générale, sans fièvre, et qui, survenant quelques semaines et quelquefois plusieurs mois après l'opération, disparaissent assez facilement par le repos au lit, et l'application de compresses chaudes sur l'abdomen.

Même après avoir déterminé des accidents graves, ces épiploïtes peuvent guérir. Le malade de J. Bœckel[1] avait eu des troubles digestifs et des phénomènes généraux tels qu'on avait pensé à un cancer de l'épiploon. Il guérit néanmoins en cinq à six mois sans intervention.

D'autres épiploïtes peuvent suppurer donnant lieu, soit à des phénomènes localisés [Reynier[2], Mencière[3]], soit plus rarement à des péritonites généralisées [Bull et Coley[4]].

Mais ici encore tout peut s'amender malgré les douleurs, la fièvre et le pouls qui commandent l'intervention.

1. J. Bœckel. *Revue de Gynécol. et de Chir. abd.*, 1897.
2. Reynier. *Congrès de Chir.*, 1894.
3. Mencière. *Gaz. hebd.*, 1897, p. 459.
4. Bull et Coley. *International text-book of Surgery*, vol. II.

Parfois les phénomènes ne cèdent qu'à l'évacuation de l'abcès dans l'intestin, comme dans le cas de Tédenat[1], ou dans la vessie, comme dans celui de Valence[2]. Mais il ne faut pas attendre cette éventualité qui expose aux pires catastrophes. Si le traitement résolutif n'agit pas d'une façon manifeste il ne faut pas s'obstiner à attendre la résorption, et par une incision abdominale on évacuera l'abcès; on interviendra à plus forte raison s'il s'agit d'une péritonite généralisée.

Dans certains cas une véritable tumeur se développe lentement au niveau de l'épiploon, donnant le change avec une tumeur viscérale et il est rare qu'on ne fasse pas le diagnostic de cancer, d'autant que la tumeur manifeste sa présence en un point quelconque de l'abdomen donnant lieu à des phénomènes douloureux et cachectiques. Ces tumeurs peuvent se développer longtemps après l'intervention et prennent naissance tout comme les epiploïtes aiguës autour de fils septiques. Elles sont passibles de l'exérèse chirurgicale. C'est à ce propos qu'il est bon de rappeler le cas de Bakès[3] qui, chez un homme opéré de hernie deux ans auparavant, vit se développer une énorme tumeur ombilicale, fit le diagnostic de cancer et réséqua le côlon transverse adhérent. Il s'agissait d'une simple tumeur inflammatoire développée autour de trois gros fils de ligature. Le malade guérit, mais la guérison, sans aucun doute, aurait pu être obtenue à moins de frais.

Ces tumeurs contiennent parfois un abcès qui peut venir s'ouvrir à la peau ou s'évacuer dans l'intestin.

Dans un cas de Haberern[4], la tumeur, du volume d'une tête, adhérente à l'intestin grêle et au côlon descendant, fut considérée comme inextirpable dans une première intervention. Un mois plus tard, un abcès s'ouvrait à la peau et à

1. TÉDENAT. *Montpellier médical*, 1902, t. XIV, p. 33.
2. VALENCE. *Arch. de méd. navale*, n° 8, août 1908.
3. BAKÈS. *XXXVIIe Congrès de la Soc. allem. de Chirurgie*, 21-24 avril 1908.
4. HABERERN. Sur les tumeurs inflammatoires de l'épiploon. *Deutsche med. Wochenschrift*, 1908, n° 48, 26 novembre, p. 2071.

partir de ce moment la tumeur disparut progressivement.

Hémorragies intestinales. — Sans vouloir faire ici l'historique de cette question pour laquelle on se reportera avec fruit au mémoire de M. Sauvé [1], nous ne pouvons omettre de rappeler les noms de Schnitzler et d'Ullmann qui décrivirent les premiers les hémorragies intestinales après la cure radicale des hernies.

Laissant de côté les hémorragies consécutives au taxis qui sont toujours d'origine traumatique (contusion de l'intestin), nous étudierons d'abord les hémorragies consécutives à la cure opératoire des hernies étranglées, pour dire ensuite quelques mots des hémorragies qui peuvent se présenter à la suite des kélotomies à froid d'une façon exceptionnelle.

1° *Dans la hernie étranglée.* — L'hémorragie intestinale post-opératoire dans la hernie étranglée peut être précoce ou tardive.

Un de nos élèves de dissection fut atteint en 1904 d'un étranglement herniaire inguinal. Notre maître M. Gosset l'opéra dans la journée (cure radicale par le procédé de Bassini). Les deux jours qui suivirent, le malade présenta des selles diarrhéiques sanguinolentes, qui cessèrent spontanément. C'est là un exemple caractéristique de l'hémorragie précoce, bien décrite par Schnitzler [2].

Un malade de quarante-cinq ans entre dans le service de notre regretté maître le Pr Terrier, pour une hernie crurale étranglée. Il est opéré par notre collègue Sauvé (cure radicale par le procédé de Delagenière). Le sixième jour, le malade présente des selles sanguinolentes très fétides. Ces hémorragies durèrent vingt-quatre heures. On les traita par des injections de sérum. Il s'agissait d'un cas classique d'hémorragies tardives, sur lesquelles Ullmann [3] a attiré l'attention.

1. Sauvé. *Revue de Chir.*, 1905, février, mars, avril, p. 211, 363, 492.
2. Schnitzler. *Internationale Klinische Rundschau*, 1894, n° 14 et *Wiener medizinische Wochenschrift*, 1897, n° 34.
3. Ullmann. *Wiener mediz. Wochenschrift*, 1897, n° 21.

Les hémorragies précoces s'observent dans le cas de hernies congénitales étranglées depuis peu de temps. Au cours de la cure radicale on trouve dans le sac une assez grande quantité de liquide sanguinolent, mais aucune altération intestinale qui impose la résection. L'étranglement est en général très serré et la hernie volumineuse. Ces hémorragies sont presque toujours bénignes et cessent spontanément. Les indications thérapeutiques sont alors très restreintes; il suffit de mettre l'intestin au repos en donnant de l'opium au malade et en lui faisant des applications de glace.

A quoi doit-on attribuer ces hémorragies?

Schnitzler pense qu'elles sont dues à un éclatement capillaire. Après une ischémie passagère produite par l'étranglement, les capillaires intestinaux altérés vont recevoir de nouveau, à la levée de l'obstacle, le flux artériel et éclateront, donnant lieu à l'entérorragie.

Pour Kukula[1] il se produirait dans les veines de l'anse étranglée une thrombose avec infarctus hémorragique. Sauvé n'admet cette pathogénie que pour le cas de Kukula et il pense qu'il se produit d'abord une ischémie artérielle compliquée secondairement de thrombose veineuse.

Les hémorragies tardives surviennent brusquement sans prodromes du cinquième au vingtième jour chez des sujets artério-scléreux. Elles sont dues, d'après Ullmann, à un infarctus hémorragique des parois intestinales dont les vaisseaux athéromateux se sont thrombosés. D'autres admettent qu'à la suite de la compression simultanée des artères et des veines mésentériques, il se produit une gangrène ischémique de la muqueuse intestinale. L'escarre tombe vers le sixième jour, provoquant l'hémorragie. Kukula enfin pense que la théorie de la thrombose veineuse peut s'appliquer aussi bien aux hémorragies tardives qu'aux entérorragies précoces. Pour Dietrichs[2] il y aurait lieu de penser, pour les hémorragies

1. KUKULA. *Archives bohêmes de médecine clinique*, 1900, t. I.
2. DIETRICHS. *Roussky chirour. Archiv.*, 1908, t. XXIV, n° 4, p. 524.

tardives comme pour les hémorragies précoces, à la toxi-infection. L'anse étranglée constituerait un vase clos dans lequel pullulent les bactéries intestinales qui vont déterminer des lésions ulcéreuses.

Les hémorragies tardives sont toujours graves. Par leur répétition elles peuvent entraîner la mort du malade; il est en effet des sujets qui peuvent perdre jusqu'à 4 litres de sang.

Il faudra donc intervenir au plus tôt dès que l'hémorragie sera reconnue. Quand au sang sont mêlés des débris sphacélés, fétides, il y a tout lieu de supposer qu'il s'agit d'un sphacèle de la muqueuse. Il faudra traiter l'ulcération intestinale comme telle par l'opium, la glace et l'ergotine.

Quand au contraire le sang est pur, abondant, l'hémorragie relève d'une tout autre cause; il reste dès lors peu d'espoir dans les moyens médicaux. Peut-être un chirurgien hardi, reconnaissant le segment intestinal en cause pourra-t-il réséquer l'anse. Nous n'en connaissons pas encore d'exemple.

2° *Dans la hernie simple.* — Nous serons brefs sur les hémorragies intestinales après la cure radicale des hernies à froid; Sauvé, dans son travail, n'en cite que deux cas (Ullmann, Quénu). C'est dire qu'elles sont extrêmement rares. Leur pathogénie est encore très obscure; tout semble laisser supposer, comme l'admettent Ullmann et Sauvé, qu'il s'agit d'hémorragies par thrombose artérielle. « Dans un premier temps, dit Sauvé[1], la manipulation des intestins et avant tout la résection d'épiploon ou d'adhérences péritonéales provoquent la formation d'une thrombose artérielle au niveau des artérioles épiploïques blessées. Cette thrombose suit une marche rétrograde, suivant l'expression de Recklinghausen et d'Eiselsberg, et le caillot gagne de proche en proche jusqu'à obstruer une grosse branche. Dans un second temps, le thrombus artériel agit comme la ligature définitive de l'artère mésentérique dans les expériences de Litten : il provoque la

1. SAUVÉ. *Loc cit.*, p. 380.

formation d'un infarctus hémorragique de l'intestin, avec abondantes entérorragies consécutives. La date tardive d'apparition de ces hémorragies se trouverait ainsi expliquée par le temps que la thrombose rétrograde doit mettre pour gagner une artère de gros calibre. » Quoi qu'il en soit, ces hémorragies sont tardives et nous trouvent le plus souvent désarmés.

Occlusion intestinale. — Les difficultés que le malade peut avoir pour aller à la selle après l'opération tiennent parfois à un véritable obstacle insurmontable. Dans certains cas, il s'agit d'une paralysie intestinale, mais dans d'autres, il y a véritablement obstacle mécanique : adhérences entre deux anses intestinales, brides épiploïques, torsion de l'intestin au moment de sa réduction.

Von Brunn[1] a observé l'occlusion intestinale spasmodique après une herniotomie.

Enfin, l'occlusion intestinale peut se montrer tardivement après la cure radicale de hernies étranglées. Il s'agit alors de sténoses cicatricielles se constituant au niveau de l'anse étranglée par guérison d'une ulcération. MM. Mauclaire et Levant[2] étudiant ces sténoses secondaires aux hernies étranglées en distinguent deux variétés : les unes annulaires, dues à la cicatrice circulaire du péritoine plutôt qu'à la cicatrisation d'une ulcération de la muqueuse; les autres tubulaires dues à des troubles circulatoires; les artères intestinales serrées dans l'étranglement produiraient une escarre qui lors de la cicatrisation laisserait une sténose secondaire.

Cet accident réclame une intervention active et immédiate. Dans les premiers cas on ira lever par la laparotomie l'obstacle au cours des matières. Dans les derniers on se comportera comme en face de rétrécissements vrais de l'intestin.

4° ***Accidents généraux.*** — Ce sont les plus rares; on ne les signale qu'à titre purement exceptionnel.

1. Von Brunn. *XXXVIIe Congrès de la Soc. all. de Chir.*, avril 1908.
2. Mauclaire et Levant. *Arch. génér. de Chir.*, 1908, 25 octobre, n° 10, p. 363.

L. Robert[1], dans sa thèse, rapporte 3 observations de *phlébites du membre inférieur gauche* à la suite de cures radicales de hernie inguinale droite.

M. Broca[2] a observé cet accident deux fois dans les mêmes conditions.

M. Mauclaire[3], dans un travail récent, a réuni 50 observations d'*embolies pulmonaires* consécutives à la cure radicale de hernies inguinales simples; ces accidents sont toujours graves. Ils reconnaissent pour cause l'infection, favorisée par des tiraillements des veines du cordon ou l'une des causes déjà signalées à propos des thrombo-phlébites post-opératoires (voir page 215). Le traitement doit être surtout préventif; nous devons cependant rappeler les tentatives de Trendelenburg pour enlever le caillot oblitérant de l'artère pulmonaire.

Des parotidites ont été également signalées, mais ce sont là des complications d'ordre général que nous avons déjà étudiées et qui reconnaissent probablement pour cause une infection légère.

IV

PÉRITONITES AIGUËS

Les laparotomies pour péritonites aiguës sont toujours des opérations très graves dont les résultats sont subordonnés en grande partie aux soins post-opératoires.

Ce n'est pas tout de donner issue au pus accumulé dans la cavité abdominale, il faut encore combattre l'infection déjà avancée de l'organisme, stimuler les différentes fonctions en partie compromises, et faciliter l'évacuation du pus.

1. L. Robert. *Th. de Paris*, 1906-1907.
2. Broca. *Bull. Soc. de Chir.*, 17 octobre 1906.
3. Mauclaire. Embolies pulmonaires après la cure radicale des hernies inguinales. *Arch. gén. de Chir.*, 1908, n° 6, 25 juin, p. 573.

Deux méthodes nous sont offertes à l'heure actuelle pour mener à bien le traitement des péritonites aiguës.

La première, défendue par Murphy, consiste à ouvrir l'abdomen, le plus simplement et le plus rapidement possible, et à y placer un gros drain, sans faire le moindre lavage ou essuyage de la séreuse péritonéale.

La deuxième, défendue surtout par les chirurgiens allemands, se complique de lavages consécutifs de la cavité abdominale.

Il est bien difficile de trancher entre ces deux méthodes. Correctement exécutées, elles ont toutes deux contribué à améliorer le pronostic de péritonites purulentes dont la mort était autrefois la terminaison habituelle.

Avec les lavages, Fowler obtenait, en 1904, 67 pour 100 de guérisons.

Par le simple drainage, sans lavages, Murphy déclare 96 guérisons sur 100 cas.

Quoique ces statistiques soient en faveur du drainage simple, on se trouvera souvent bien embarrassé quand il faudra choisir; il faudra surtout ne pas hésiter, et quelle que soit la méthode choisie, la suivre très rigoureusement.

1° **Drainage simple.** — Si on adopte la méthode de Murphy, c'est-à-dire le drainage simple, il faudra faire un pansement très épais qu'on renouvellera deux fois par jour. Le drainage étant établi aux points les plus déclives, on placera le malade dans la position demi-assise (*position de Fowler*) [1], soutenu par des oreillers. Cette position préserve les parties supérieures de la cavité abdominale d'une inoculation secondaire et localise l'infection dans le pelvis. Elle est favorable pour tous les drainages (voies sacrée, lombaire, vaginale, périnéale ou rectale). Seul le drainage abdominal n'en bénéficie pas. Aussi a-t-on conseillé, pour ce dernier, le décubitus ventral; cette position est malheureusement très pénible pour le malade qui

1. Voir page 4.

ne peut la garder longtemps. Le drainage lombaire s'accommode bien du décubitus dorsal.

Dans les cas de drainage rectal, il faudra bien surveiller, les jours suivants, l'orifice créé à la partie antérieure du rectum pour en éviter une cicatrisation trop rapide. On le dilatera à l'aide de l'extrémité de l'index s'il venait à vouloir se fermer trop vite. Le gros reproche qu'on peut faire à ce drainage est la rectite consécutive, déterminée par l'inoculation de la cavité rectale.

Cette méthode de traitement des péritonites purulentes est la seule employée dans les cas excessivement graves où on opère le malade *in extremis*.

Au cours de l'intervention il faut aller vite et faire le moins possible; au shock intense de l'organisme il faut se garder d'ajouter le shock chloroformique et le shock opératoire.

Le chirurgien doit avoir hâte de refermer le ventre.

Après l'opération, le drainage continue l'action bienfaisante, mais c'est vraiment alors que commence la lutte contre l'affaiblissement de l'organisme.

C'est sur plusieurs terrains à la fois qu'il faut engager la lutte.

Le péritoine, l'intestin, le cœur, l'estomac sont en déficit, et c'est à en stimuler les fonctions qu'il faut surtout s'employer.

Le cœur doit être soutenu par des injections sous-cutanées d'éther et de caféine. On pourra également injecter avec bénéfice 2 à 3 c. c. par jour de la solution suivante pour relever le myocarde :

℞ Sulfate neutre de strychnine	0 gr. 01
Ergotine Ivon	2 gr.
Eau distillée et stérilisée	10 gr.

On a également conseillé les injections de sérum à haute dose, comme dans toutes les grandes infections.

L'intestin est le plus souvent paralysé; les gaz s'y accumulent déterminant du météorisme; il faudra introduire la sonde rectale deux fois par jour et la laisser en place, un quart d'heure à une demi-heure chaque fois. Certains auteurs ont proposé de faire la ponction de l'intestin.

L'estomac peut être lui-même en partie paralysé; il faudra le laver tous les jours à l'eau de Vichy.

Il faudra stimuler les émonctoires naturels : la peau par des frictions à l'alcoolat de lavande, les reins par la lactose, l'intestin par des entéroclyses de sérum de 1 à 3 litres, et des lavements à l'huile de ricin, suivant la formule :

℞ Huile de ricin.	30 gr.
Jaune d'œuf.	n° 1.
Décoction de graines de lin..	200 gr.

On combattra la fièvre par des sels de quinine dissous dans du lait sucré, et l'infection de l'organisme par des injections intra-veineuses de collargol (voir page 72).

Il sera bon de faire des vaporisations antiseptiques dans la chambre du malade en versant, dans un litre d'eau bouillante, une cuillerée à soupe de la préparation suivante :

℞ Eucalyptol.	2 grammes.
Teinture de Tolu.	ãã 50 —
Teinture de benjoin	

Les premiers jours, on ne donnera au malade que des aliments liquides et en très petite quantité. On prescrira du lait, de l'extrait de céréales liquide, du bouillon dégraissé, du jus de viande, du champagne à doses fractionnées.

Quant à la plaie opératoire on la respectera le plus possible. On en nettoiera la périphérie deux fois par jour et on changera les compresses.

2° **Drainage et lavages.** — Cette méthode, qui *a priori* satisfait davantage l'esprit, donne, d'après les statistiques, une mortalité plus grande, peut-être parce qu'on y recourt dans les cas plus graves où le simple drainage paraît ne pas suffire.

Il semble qu'on doive, par cette méthode, mieux prévenir les résorptions toxiques, par l'évacuation constante du pus néoformé.

Les partisans du simple drainage avancent au contraire

que le pus n'est que le résultat de la réaction de défense de l'organisme, que les agents infectieux restent adhérents au péritoine, que les lavages en traumatisant la séreuse en favorisent la résorption et diffusent l'infection.

Quoi qu'il en soit, les chirurgiens allemands lavent encore beaucoup l'abdomen et obtiennent des résultats assez satis-

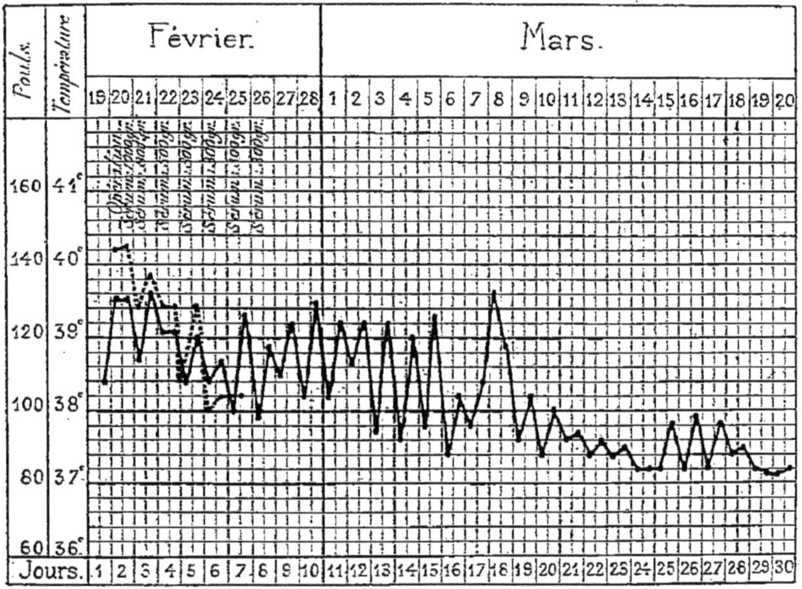

Fig. 21. — Péritonite purulente généralisée. Drainage et lavages quotidiens. Pouls en pointillé.

faisants. Ross conseille de laver tous les jours jusqu'à ce que le liquide ressorte clair.

Le malade sera placé en position inclinée, le bassin plus bas que le thorax. Il faut éviter avec soin que le liquide ne puisse refluer vers les régions supérieures de l'abdomen.

Ces lavages seront faits en général tous les jours à l'eau bouillie simple, au sérum, ou à l'eau bouillie additionnée d'un tiers d'eau oxygénée sous une très faible pression. Ils ont l'avantage de combattre la paralysie intestinale, l'eau tiède excitant les tuniques de l'intestin.

Nous en avons obtenu nous-même un résultat tout à fait satisfaisant dans le service de M. le Pr Lannelongue. Il s'agissait d'une fillette de 12 ans, entrée en pleine péritonite purulente généralisée. J'extirpai l'appendice qui était perforé et gangréné. Le pus était horriblement fétide. J'établis un triple drainage par les deux fosses iliaques et par le cul-de-sac de Douglas. Je fis tous les jours un lavage par les drains iliaques; le liquide s'écoulait au point déclive par le drain vaginal.

Ce traitement fut continué durant un mois; la malade guérit (fig. 21).

CHAPITRE X

CHIRURGIE DE L'ESTOMAC

I

GASTROSTOMIE

SOINS CONSÉCUTIFS

Les sujets chez lesquels on pratique une gastrostomie sont toujours très épuisés par l'affection qui les a conduits sur la table d'opération. Aussi quel que soit le procédé employé pour créer une bouche gastrique, il est nécessaire d'aller vite et de remonter rapidement le malade.

La sonde introduite dans l'estomac et fixée au pansement disposé autour d'elle, on replacera le malade dans son lit, comme après une laparotomie ordinaire ; on lui fera une piqûre d'huile camphrée et une injection de 200 grammes de sérum. Si on ne l'a pas alimenté sur la table d'opération, on introduira par la sonde, une demi-heure après l'opération, un demi-litre de lait.

Le soir, on refera une nouvelle piqûre d'huile camphrée, et une injection de 100 à 200 grammes de sérum.

Dès le lendemain, on commencera une alimentation réglée. Par la sonde laissée à demeure, on fera passer dans l'estomac, le matin, un repas composé d'un demi-litre de lait et de deux œufs. La préparation de ce repas est assez délicate. Voici comment on s'y prendra : on aura à sa disposition deux œufs frais, dont on séparera le blanc ; on battra le jaune de l'œuf avec un peu de lait (q. s.) jusqu'à ce qu'il forme une crème. Puis, on passera sur une compresse stérilisée cette première quantité. On fera ensuite chauffer légèrement le reste du demi-litre de lait, car le repas doit être tiède, et on l'ajoutera aux jaunes d'œufs préparés. On mélangera le tout et on le passera de nouveau sur une compresse stérilisée.

Le repas ainsi préparé sera introduit très lentement par la sonde. Le meilleur dispositif est un entonnoir, muni du tube de caoutchouc, terminé par une canule pointue. Celle-ci pénètre facilement dans le pavillon de la sonde, et en élevant l'entonnoir à 50 centimètres environ, le liquide versé dans l'entonnoir s'écoule facilement. On pourrait également se servir de la seringue de Guyon stérilisée, pour faire pénétrer le liquide dans l'estomac.

Pendant l'introduction, le malade devra rester dans la position horizontale. On lui recommandera de ne faire aucun effort, de ne pas causer, pour éviter le reflux, le liquide ayant beaucoup de tendance à ressortir.

Après le repas, le malade devra rester calme, couché sur le dos, pendant un certain temps.

Le soir, on lui donnera, avec les mêmes précautions, un demi-litre de lait et du bouillon.

Les jours suivants, on continuera l'alimentation ainsi réglée en doublant les doses à partir du 3e jour, mais en les divisant en plusieurs repas.

Si la peau, autour de la bouche gastrique, vient à être irritée par le suc gastrique, on la protégera avec du carbonate de magnésie.

L'alimentation par la cavité buccale ne doit pas être négligée quand elle est possible. On fera boire au malade 1 litre de lait par jour, par petites quantités, à partir du moment où l'œsophage, mis au repos, permet le passage des liquides.

Les sept premiers jours, on laissera à demeure la sonde gastrique. On l'enlèvera le 8e jour, et, à partir de ce moment, on ne l'introduira que pour alimenter le malade. Il faudra la retirer avec beaucoup de précautions, et fermer aussitôt après l'orifice avec une compresse stérilisée formant tampon, car

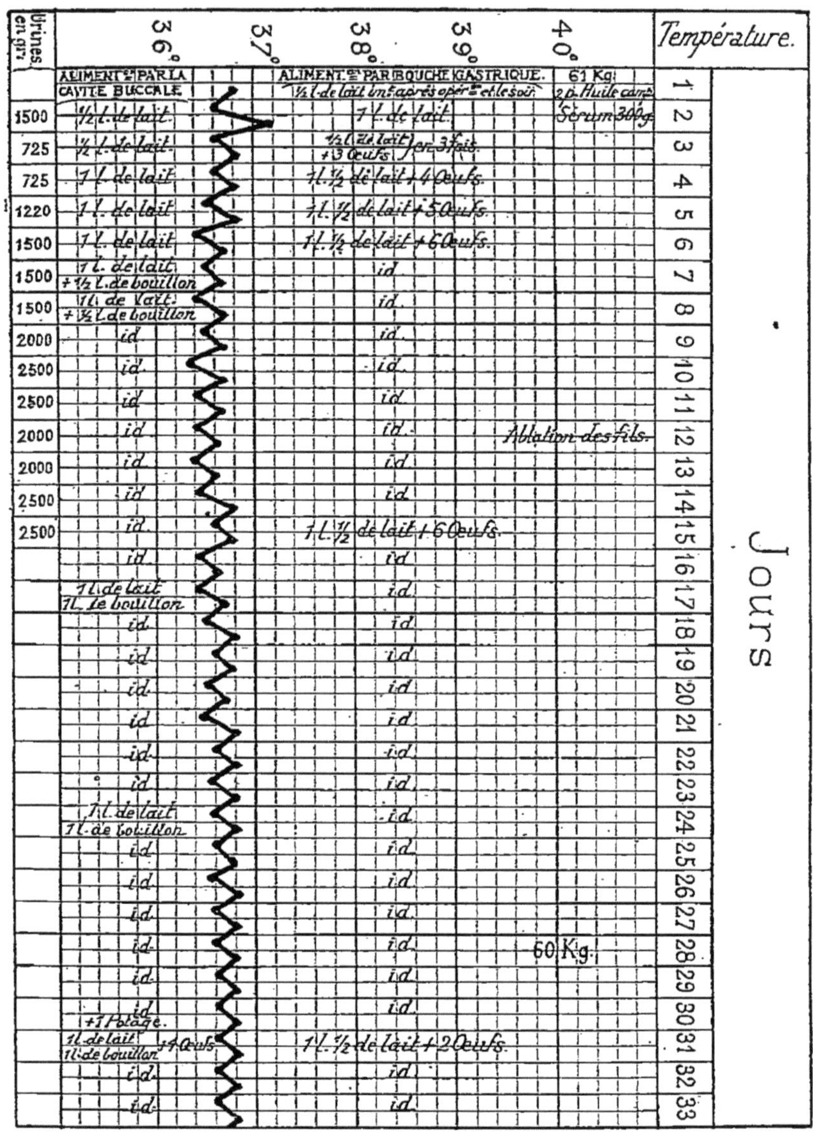

Fig. 22. — Rétrécissement de l'œsophage. Gastrostomie.

une petite quantité de lait a toujours tendance à ressortir.

Les fils seront enlevés au 10e jour. S'il existe une légère suppuration à leur niveau, elle disparaîtra rapidement par l'application d'un pansement humide aseptique.

Nous tenons à rapporter ici la courbe d'un malade à qui nous avons fait une gastrostomie pour rétrécissement de l'œsophage; mieux qu'une longue description, elle nous donnera une idée des suites opératoires de la gastrostomie (fig. 22).

COMPLICATIONS POST-OPÉRATOIRES

Dans les conditions où on fait aujourd'hui la gastrostomie, avec une technique réglée, et sous anesthésie locale le plus souvent, la mortalité est insignifiante. En outre, en tant qu'opération de nécessité, chez un sujet cachectique et qui ne peut plus s'alimenter, elle apporte un soulagement considérable à l'état du malade, et lui procure une survie de quelques mois.

En dehors des petits inconvénients que nous avons déjà signalés (irritation des téguments, légère suppuration), la gastrostomie laisse souvent à désirer, par défaut ou par excès.

Par défaut, elle expose au reflux des liquides qu'on introduit dans l'estomac. Un sphincter est toujours très difficile à créer autour de la bouche opératoire qui, malgré les plus grandes précautions, est souvent incontinente. Nous avons bien peu de ressources contre cet accident. On a conseillé de rétrécir l'orifice à l'aide d'un fil d'argent glissé en cercle sous les téguments. Ce procédé réussit rarement. Aussi y aura-t-il lieu de recourir à une nouvelle gastrostomie, qui sera parfois plus heureuse.

Dans d'autres cas, il faudra lutter contre la tendance cicatricielle de l'orifice, par la dilatation et la sonde à demeure.

II

GASTRO-ENTÉROSTOMIE

« La gastro-entérostomie, dit M. Ricard (1), n'est qu'un acte chirurgical au cours d'un traitement médical. » Et, de fait, après comme avant l'intervention, l'opéré doit être soumis à une observation attentive et à des soins minutieux. « Avec l'opération, tout n'est pas fini », disait déjà Mikulicz en 1897 (2). La guérison ne surviendra qu'à la longue, si l'affection est curable, facilitée par l'anastomose gastrique, mais sous la condition expresse d'un traitement diététique approprié.

SOINS CONSÉCUTIFS

Le premier jour, on tiendra l'opéré à la diète absolue. On lui fera une injection de 500 grammes de sérum, et on assurera l'antisepsie buccale par des lavages répétés de la bouche. Le lendemain, on fera une nouvelle injection de sérum, et on donnera au malade de l'eau par très petites quantités.

Le troisième jour, on permettra un peu de lait toutes les deux heures.

Pendant cette première semaine, MM. Parmentier et Denéchau (3) conseillent « dès le 4e ou 5e jour, les bouillies avec la fleur d'avoine, la crème de blé vert ou d'orge, les potages au lait et au tapioca, à la semoule, dont on augmente progressivement la consistance et auxquels on ajoute des jaunes d'œufs; du riz au lait, riz et lait étant cuits ensemble et évaporés lentement jusqu'à consistance d'une bouillie très

1. Ricard. *Bull. et Mém. de la Soc. de Chirurgie*, 8 janvier 1908.
2. Mikulicz. *Berlin. Klin. Woch.*, 1897.
3. MM. Parmentier et Denéchau. *Semaine médicale*, 9 octobre 1907.

épaisse, qu'on peut prendre avec du sel, du sucre, ou de la gelée de fruits ».

On pourra ensuite autoriser les potages, les purées, les œufs, le poisson, le poulet. Le pain sera remplacé par des biscottes. Le vin sera absolument défendu.

Ce n'est qu'à partir de la troisième semaine qu'on permettra un peu de viande hachée, quelques légumes verts en purée, et des compotes. Le lait sera encore pendant longtemps la meilleure boisson.

« Cependant certains malades ayant l'estomac peu tolérant et présentant des signes d'hypopepsie, ne peuvent, sans inconvénient, abandonner le kéfir ou le koumys, la viande crue ou les œufs [1]. »

Le séjour au lit ne sera pas prolongé. Les opérés de gastro-entérostomie peuvent se lever très tôt impunément.

Grâce à ces soins, on verra l'état général du malade s'améliorer très rapidement. « Les opérés, dit Denéchau, atteignent, en général en quelques mois, le poids maximum aux environs duquel ils oscilleront ensuite, mais le chiffre atteint reste toujours en deça de celui existant en pleine santé. »

L'anémie qui existait avant l'opération disparaît. Les urines sont plus abondantes ; le taux de l'urée augmente.

Les troubles fonctionnels de l'ulcère, à de rares exceptions, sont complètement supprimés, ou tout au moins, très sensiblement améliorés.

La palpation de l'épigastre n'est pas douloureuse. L'estomac revient rapidement sur lui-même, comme permettent de le constater les divers procédés d'exploration clinique.

Le tableau ci-contre (fig. 23), résumant l'observation d'un malade opéré par notre maître, M. Gosset, donnera mieux qu'une longue description, une idée des suites opératoires d'une gastro-entérostomie normale.

L'opération agit donc d'une façon tres nette sur l'état du

1. Parmentier et Denéchau, *loc. cit.*

malade, que le cancer ou l'ulcère soient en cause, du moment qu'il existe une sténose pylorique.

Urines.	Pouls : 60, 80, 100, 120, 140 — Température : 36°, 37°, 38°, 39°, 40°		Jours
		OPERATION . 51 Kg.	
	2 pig. Huile camphr. — 4 pig. d°		
500g	Selle sans Lavement.	Champagne et eau ¼ Verres.	1
1000		1 Litre lait.	2
1250	Lavement.	1 Oeuf {1 l. lait. 200 g. bouillon.	3
750		2 Oeufs {1 l. lait. ½ l. bouillon.	4
		1 Potage gras . 2 Oeufs {1 l. lait. — 1 Potage au lait. 2 Oeufs ½ l. bouillon.	5
500		1 Potage au lait + 2 Oeufs {1 l. lait. — 1 Potage gras + 2 Oeufs. ½ l. bouillon.	6
1225		1 Potage au lait. Poulet. Purée 100 g. {1 l. lait. — 1 Potage gras + 2 Oeufs. ½ l. bouillon	7
1225		1 Potage au lait + 2 Oeufs. Purée 100 g. {1 l. lait. — 1 Potage + 2 Oeufs. ½ l. bouillon	8
725	Ablation des fils	1 Potage lait + 2 Oeufs. — 1 Potage + 2 Oeufs	9
1000		1 Potage au lait. 2 Oeufs. Purée 100 g. {1 l. lait. — 1 Potage + 2 Oeufs. ½ l. bouillon.	10
		1 Potage au lait + 1 Côtelette. {1 l. lait. — 1 Potage + 2 Oeufs. ½ l. bouillon.	11
		1 Potage au lait + 1 Côtelette. {1 l. lait — 1 Potage + 2 Oeufs. Purée 100 gr. ½ l. bouillon.	12
		Régime ordinaire.	13
		id.	14
		id.	15
		id.	16
		id.	17
		id.	18
		id.	19
		id. 55 Kg. 500	20
		id.	21
		id.	22
		id.	23
		id.	24
		CONVALESCENCE	25

Fig. 23. — Sténose cicatricielle du pylore. Gastro-entérostomie en Y. Pouls en pointillé.

EFFETS DE LA GASTRO-ENTÉROSTOMIE SUR L'ÉVACUATION GASTRIQUE

Il semble bien établi, aujourd'hui, que la nouvelle bouche ne fonctionne qu'à la condition que le canal pylorique soit rétréci ou obstrué. Dans tous les autres cas à pylore perméable, elle n'est que peu ou pas utilisée, comme ont pu s'en rendre compte MM. Tuffier, Aubourg et Froin [1], Blake et Cannon [2], par l'examen radioscopique de la marche d'un repas bismuthé, Legget et Maury [3], en faisant avaler à des chiens gastro-entérostomisés des corps étrangers reliés à l'extérieur par une ficelle, Kelling [4] puis Pierre Delbet [5] en établissant après gastro-entérostomie des fistules sur le duodénum et sur le jéjunum. Chez l'homme, la même constatation a pu être faite par la radioscopie. En outre, les différents procédés de gastrostomies, les gastro-entérostomies faites pour fistules duodénales, les fistules gastro-coliques nous montrent qu'il ne suffit pas qu'un orifice anormal soit créé dans la paroi de l'estomac pour que les aliments suivent cette nouvelle voie, du moment que le pylore est perméable. Bien plus, comme le prouvent les faits de MM. Tuffier, Reynier et Souligoux [6], la nouvelle bouche peut guérir spontanément.

« Pour expliquer ces résultats, dit Guibé [7], on a parlé d'un sphincter au niveau de la bouche stomacale, sphincter qui s'opposerait au passage des aliments (Dunin, Guédj, Mintz, Carle et Fantino). Il est plus probable que, dans ses contractions, l'estomac fait glisser la muqueuse gastrique, si mobile sur la musculeuse, et forme des replis qui jouent vis-à-vis de la bouche le rôle de valvules, et expliquent que, même quand l'anastomose est faite au moyen d'un tube rigide, rien ne passe par elle dans l'intestin. »

Au moment de la contraction péristaltique, la bouche anastomotique se trouverait donc inutilisable. Dès lors, c'est

1. Tuffier et Aubourg. *Presse médicale*, 11 décembre 1907, p. 805.
2. Blake et Cannon. *Annals of Surgery*, 1905, t. XLI, p. 686.
3. Leggett et Maury. *Annals of Surgery*, 1907, t. XLVI, p. 549.
4. Kelling. *Archiv. f. Klin. Chir.*, 1900, t. LXII, p. 1.
5. P. Delbet. *Bull. Soc. Chir.*, 1907, t. XXXIII, p. 1222-1249-1274.
6. Tuffier, Reynier, Souligoux. *Bull. Soc. Chir.*, 1907, t. XXXIII, p. 463 et 1908, p. 10 et 155.
7. Guibé. *Journ. de Chir.*, t. I, n° 1, avril 1908.

seulement dans l'intervalle des contractions que les liquides pourraient passer dans l'intestin.

Grâce à la gastro-entérostomie cependant, l'évacuation gastrique est très notablement modifiée. La stase alimentaire, si elle n'est pas totalement supprimée, est très certainement diminuée. Des liquides résiduels sont encore retirés par la sonde, mais ils sont en très petite quantité, et caractérisés par l'absence d'acide chlorhydrique.

Si, comme nous venons de le voir, la bouche anastomotique ne fonctionne qu'autant que le pylore est imperméable, comment expliquer les bienfaits de la gastro-entérostomie, chez des malades qui, au moment de l'opération, ne présentaient pas de sténose pylorique?

M. Gray [1] admet que la gastro-entérostomie agit dans ces cas en permettant l'évacuation du suc gastrique, dont l'hyperacidité déterminait un spasme du pylore, et la pénétration dans la portion pylorique de l'estomac, de la bile et du suc pancréatique qui viennent ainsi neutraliser le suc acide.

En outre, des recherches radiographiques ont montré à Gray [2], qu'à l'état normal, l'estomac était divisé en deux poches, l'une cardiaque, l'autre pylorique, séparées par un sphincter, la première servant de réservoir, où les aliments sont attaqués par le suc gastrique, la seconde, animée de mouvements péristaltiques, qui poussent les aliments vers le pylore; après une gastro-entérostomie, sur un estomac très dilaté, le sphincter, qui sépare les deux poches, ne joue plus aucun rôle.

Il n'y a plus de temps cardiaque et de temps pylorique, et les aliments arrivent directement en présence de la bouche anastomotique.

Gray recommande de surveiller de très près ces malades. Il faut leur faire faire de très petits repas et leur conseiller de rester chaque fois étendus une heure durant, pour permettre

1. W. GRAY. *The Lancet*, 22 février 1908, p. 549.
2. W. GRAY. *The Lancet*, 25 juillet 1908, n° 4430, p. 224.

au suc gastrique d'agir sur les aliments. Ces malades devront se coucher longtemps après les repas ; les maux de tête, les nausées, les troubles divers qu'ils ressentent le matin, tiennent à la stase d'aliments qui n'ayant pas été évacués, ont séjourné dans l'estomac.

EFFETS DE LA GASTRO-ENTÉROSTOMIE SUR LE CHIMISME GASTRIQUE

Les modifications apportées au chimisme gastrique par la gastro-entérostomie ont fait l'objet d'études très intéressantes dans ces dernières années.

Katzenstein[1] pense que la gastro-entérostomie diminue et fait même disparaître l'hyperchlorhydrie. Par des expériences sur une série de chiens, chez lesquels il a créé des fistules gastriques, il a observé qu'après une gastro-entérostomie par un procédé quelconque, la bile et le suc pancréatique pénètrent dans l'estomac, diminuent la sécrétion et neutralisent l'acidité du suc gastrique. La pepsine dès lors n'a plus aucune action en milieu neutre, tandis que la trypsine exerce encore son action. Pour utiliser la bile et le suc pancréatique qui se trouvent dans l'estomac et s'opposer aux vomissements, Katzenstein conseille de donner, dès les premiers jours, du beurre, du lard, etc.

Denéchau[2] étudiant la sécrétion gastrique chez les opérés de gastro-entérostomie distingue les hyperpeptiques et les hypopeptiques.

Les hyperpeptiques sont très heureusement améliorés par la gastro-entérostomie. Par l'examen à l'aide du repas d'épreuve on reconnaît que la valeur du chlore total (T) a diminué, que celle du chlore combiné (C) et du chlore libre (H) est également moindre, et qu'enfin l'acidité (A) a subi la même

1. KATZENSTEIN. XXXVe Congrès de chir. all. *Zentrablatt für Chir.*, 1906, n° 39.
2. DENÉCHAU. *Th. de Paris*, 1907.

modification. Cette hypopepsie post-opératoire persiste.

Les hypopeptiques vrais sont rares. M. Denéchau n'a observé chez eux aucune amélioration après la gastro-entérostomie. Il cite même une observation de M. Souligoux où après l'opération on constata une augmentation de l'hypopepsie.

Quant à la diminution de la sécrétion gastrique, elle est un fait bien reconnu par tous les auteurs qui avec Soupault se sont occupés de la question. Seuls font exception à cette règle les malades chez lesquels la bouche gastro-intestinale fonctionne mal, ou ceux qui ont des crises douloureuses post-opératoires.

Avec les connaissances actuelles de la physiologie du duodénum, une autre question se pose. Nous savons, depuis Bayliss et Starling, que la sécrétion pancréatique est sous la dépendance de la sécrétine, sécrétée surtout au niveau du duodénum sous l'influence du suc gastrique acide sur la muqueuse intestinale. N'est-il donc pas sans importance, au point de vue de la sécrétion pancréatique, de dévier complètement par la gastro-entérostomie le cours normal du suc gastrique? La question est loin d'être encore résolue.

RÉSULTATS OPÉRATOIRES

Quand il s'agit de cancer la gastro-entérostomie ne donne que des résultats bien médiocres. La statistique que Czerny rapporte au IIe Congrès de la Société internationale de chirurgie (Bruxelles, 1908) nous en donnera une idée :

De 1898 à 1905 : 203 gastro-entérostomies par le procédé de von Hacker et bouton de Murphy (sauf 9 cas : procédé de Wolfler) :

33 morts opératoires (16,2 pour 100).
49 morts dans les 3 à 4 mois.
103 survies depuis plus de 1 an.
13 survies après un temps variant de 18 mois à 10 ans (erreur de diagnostic probable).
5 opérés perdus de vue.

Au même Congrès, M. Hartmann (de Paris) apporte sa statistique de 111 gastro-entérostomies avec 19 morts opératoires (18 pour 100) et une survie moyenne de six mois.

« En moyenne, la durée de la vie après une gastro-entérostomie, dit Leriche [1], est de 6 mois, 4 (Mikulicz), 6,5 (Krönlein), 6,7 (Roux), 3,6 (Kocher). Certes on cite de temps à autre des succès de 18 mois, de 2 ans après une simple gastro-entérostomie. Ce sont des résultats sur lesquels il ne faut point tabler. »

Quand il s'agit de tumeurs bénignes, la gastro-entérostomie laisse également à désirer, car elle ne touche pas aux lésions et ne modifie en rien le chimisme gastrique; mieux vaut recourir à la pylorectomie.

Il faut enfin savoir que l'ulcère de l'estomac peut récidiver après la gastro-entérostomie, et que l'intervention ne fait souvent qu'apporter un soulagement temporaire.

COMPLICATIONS POST-OPÉRATOIRES

Les complications consécutives à une gastro-entérostomie bien exécutée sont de divers ordres. Elles varient plus ou moins avec le procédé employé, mais aucun n'en est totalement indemne.

En dehors des complications tenant à l'opération elle-même, on peut observer ici, comme après toute grande intervention, des complications d'ordre général (shock, infection, embolies, dilatation aiguë de l'estomac, etc.).

Il en est d'autres tenant à de véritables fautes opératoires qui ne revêtent aucun caractère particulier, ce sont l'hémorragie et la péritonite; elles font partie des accidents consécutifs aux laparotomies.

Nous n'envisagerons ici que les complications post-opératoires véritablement propres à la gastro-entérostomie, quelle

1. Leriche. Communication à la Soc. nat. de méd. de Lyon, séance du 17 février 1908, in *Lyon médical*, p. 595.

que soit la nature de l'affection pour laquelle on sera intervenu.

Ces complications sont de deux ordres. Les unes, précoces, se manifestent assez rapidement après l'opération. Ce sont le reflux, le circulus vitiosus, l'occlusion intestinale, les œdèmes. Les autres sont plus tardives et n'apparaissent qu'au bout de quelques mois (ulcère peptique, dyspepsie post-opératoire). Il est un troisième groupe d'accidents, qui, suivant la cause qui les détermine, trouvent leur place dans les complications tardives ou précoces. Ce sont les hémorragies post-opératoires. Nous étudierons donc successivement le circulus vitiosus, l'occlusion intestinale, les œdèmes, les hémorragies, l'ulcère peptique, la dyspepsie post-opératoire, les troubles intestinaux.

Reflux. — Régurgitations. — Circulus vitiosus. — « L'histoire du reflux après la gastro-entérostomie, dit Tavel[1], est aussi vieille que celle de cette opération elle-même. » Il est peu de gastro-entérostomies, en effet, à la suite desquelles on ne constate pas quelques régurgitations de bile les premiers jours; c'est un accident précoce de tous les procédés par abouchement latéral sans exception. Mais en général tout s'amende très rapidement; quelques lavages d'estomac suffisent à les faire cesser. On admet que dans ces cas les accidents sont dus au retour de la bile et du suc pancréatique dans l'estomac soit par l'orifice pylorique, soit par la branche afférente de l'anastomose.

— A côté de ces cas moyens il faut citer ceux où le reflux passe totalement inaperçu du clinicien et n'est révélé que grâce à l'analyse du contenu stomacal. Après les multiples constatations faites par tous les chirurgiens qui ont recherché de parti pris les sucs duodénaux dans l'estomac, il faut bien admettre aujourd'hui qu'après toute gastro-entérostomie, la bile et même le suc pancréatique peuvent refluer en plus ou moins

1. TAVEL. Le reflux dans la gastro-entérostomie. *Revue de Chir.*, décembre 1901, p. 685.

grande quantité dans l'estomac sans déterminer nécessairement des signes d'intolérance gastrique. Bien plus, d'après

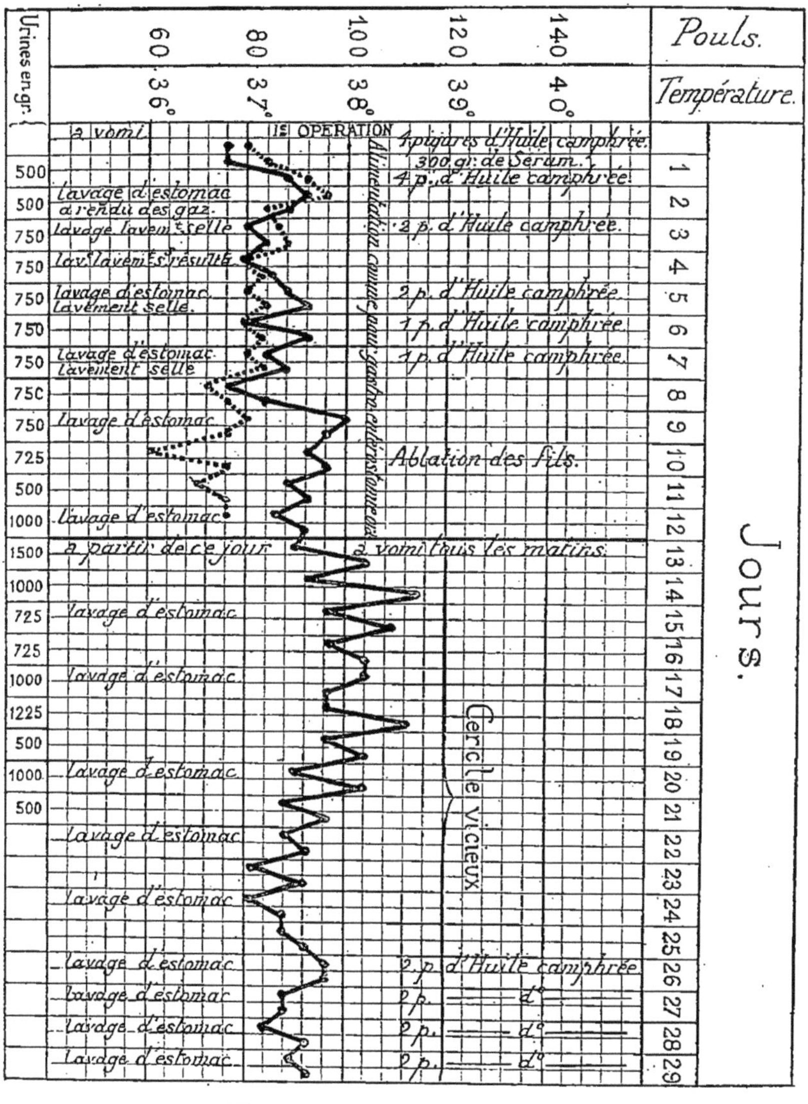

Fig. 24. — Sténose par brides.
Gastro-entérostomie postérieure (Von Hacker). Circulus vitiosus.

Kocher, ce reflux du suc intestinal exercerait une action très favorable sur les ulcères florides. Aussi M. Roux lui-même a-t-il abandonné, dans le traitement des ulcères en évolution la gastro-entérostomie en Y qui empêche le reflux du suc

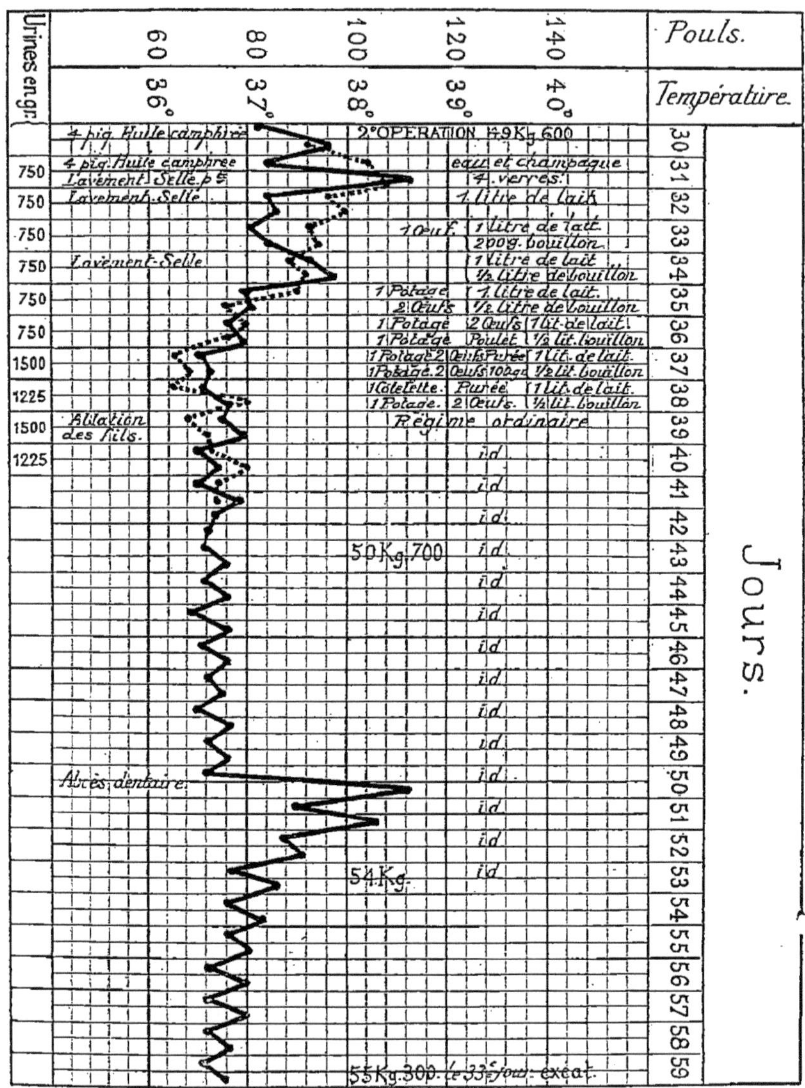

Fig. 24 (suite).

intestinal pour « l'antro-jéjunostomie inférieure longitudinale isopéristaltique à large ouverture » de Kocher.

On retrouve pendant un temps plus ou moins long cette bile dans l'estomac. Il y a là une question de sensibilité individuelle, de situation de l'anastomose sur lesquelles nous ne sommes pas encore suffisamment éclairés. Mais ce qu'il nous paraît difficile d'admettre, c'est que l'absence de sucs duodénaux dans l'estomac, un à deux ans après l'opération, tienne tout simplement au non-fonctionnement ou à la disparition de l'anastomose gastro-intestinale comme le prétend Neuhaus (1).

— Enfin dans un troisième ordre de faits les accidents sont plus graves; ce sont les cas de circulus vitiosus vrai.

Tout se passe en général assez bien pendant les jours qui suivent l'opération. Mais vers le 7e ou 8e jour, au 12e jour dans le cas que nous rapportons (fig. 24), le malade est pris de vomissements bilieux. Ceux-ci sont plus ou moins abondants, tantôt assez espacés, ne se manifestant que le matin, tantôt au contraire très rapprochés, se montrant plusieurs fois par jour. Dans certains cas, les symptômes s'amendent assez rapidement et on peut espérer la guérison; mais dans d'autres cet état persiste; les vomissements sont très abondants et le malade est gravement exposé si on n'intervient pas.

Que se passe-t-il donc? Il est évident qu'un obstacle gêne le bon fonctionnement de la nouvelle bouche. Et en effet, à part les cas où on a pu incriminer l'implantation antipéristaltique de l'anse anastomosée ou l'implantation antérieure, c'est toujours à un obstacle mécanique qu'on a rapporté l'origine des accidents.

On admet en général que par suite d'une fixation insuffisamment longue de l'anse jéjunale à l'estomac, il y a plicature de l'anse au niveau de son point d'implantation et formation d'un éperon par accolement des parois inférieures des deux segments. Suivant qu'il s'infléchit à droite ou à gauche, cet éperon ferme la branche afférente ou l'efférente, et dans ce

(1) Neuhaus. *XXXVIIe Congrès de la Soc. all. de Chir.* Berlin, 21-24 avril 1908.

second cas la bile et le suc pancréatique sont déversés en totalité dans l'estomac.

Dans certains cas on a constaté la dilatation de l'anse afférente dans laquelle les matières avaient pris dès le début l'habitude de s'engager et la compression par elle de l'anse efférente.

Dans d'autres on a trouvé la cause des accidents dans une rétraction de l'ouverture stomacale au niveau de l'insertion de la branche efférente.

M. Nové-Josserand a accusé la brièveté du mésentère de l'anse jéjunale. La traction exercée sur lui pour l'aboucher à l'estomac aurait pour effet en coudant plus ou moins l'intestin de le rendre moins perméable pour les matières.

Dans un cas de Franke [1] on trouva à l'autopsie l'orifice anastomotique fermé; par suite d'une négligence opératoire on n'avait pas suturé la muqueuse intestinale avec la séromuqueuse; les deux tuniques muqueuses avaient glissé et s'étaient accolées l'une à l'autre au-dessus de la bouche.

Ailleurs on avait fait l'incision de l'estomac parallèle aux fibres longitudinales et en se contractant, celles-ci fermaient la bouche anastomotique.

Enfin la branche efférente a pu dans certains cas être comprimée par le côlon transverse ou par une bride cicatricielle.

D'après A. Frouin [2] c'est au péristaltisme intestinal qu'il faut rapporter le reflux des liquides intestinaux. La contraction péristaltique pousse les liquides dans l'intestin; mais au niveau de l'anse anastomosée, la contraction s'arrête sur les bords de l'orifice de communication avec l'estomac. Sur la paroi intestinale opposée, au contraire, l'onde se propage sans interruption.

La contraction de la paroi intestinale directement opposée à la bouche anastomotique aura donc pour effet de rapprocher

1. Franke, cité par Kieffer. *Th. de Paris*, 1903, p. 73.

2. A. Frouin. Contribution expérimentale à la chirurgie de l'estomac. La *Presse médicale*, 1909, n° 49, 19 juin, p. 342.

cette paroi de l'orifice de communication et de faire refluer le contenu de l'intestin dans l'estomac (fig. 25).

Tout dernièrement M. Tuffier [1] a donné de ces accidents de circulus vitiosus une autre explication. Rappelant que normalement le pylore ne s'ouvre que lorsque le contenu duodénal a été neutralisé par les sucs duodénaux, il admet qu'après une gastro-entérostomie le liquide gastrique, s'écoulant dans l'intestin par la bouche anastomotique, détermine une abondante sécrétion pancréatico-biliaire, qui à son tour dilate le duodénum et provoque l'ouverture physiologique du pylore; l'estomac se remplit alors de bile et le circulus vitiosus est constitué. Ce sont les mêmes phénomènes qui selon lui produisent la dilatation aiguë de l'estomac consécutive à une gastro-entérostomie.

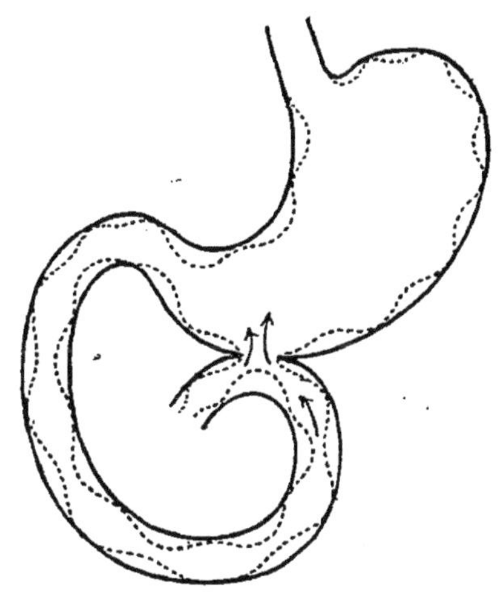

Fig. 25. — Reflux dû aux contractions péristaltiques de l'intestin (schéma d'après Frouin).

Il est enfin des cas dans lesquels il est absolument impossible de trouver la cause des accidents. M. Quénu [2], M. Arrou [3] en citent des exemples. C'est pour ces cas qu'il faudrait penser, d'après M. Hartmann [4], à la possibilité des mouvements antipéristaltiques de l'intestin pouvant faire remonter les liquides dans l'estomac.

De toutes ces explications, ce qu'il faut retenir c'est que les accidents sont dus au libre cours des matières dans l'anse afférente ou à l'occlusion de l'anse efférente. Aussi n'y a-t-il

1. Tuffier. *Bull. et Mém. de la Soc de Chir.*, 18 décembre 1907.
2. Quénu. *Bull. et Mém. de la Soc. de Chir.*, 8 janvier 1908.
3. Arrou. *Id.*
4. Hartmann. *Id.*

rien d'étonnant à ce qu'on ait cherché par des procédés spéciaux (Kocher, Sonnenburg, Chaput, Faure) et par des anastomoses complémentaires à donner un cours normal aux aliments. Ce sont là néanmoins des procédés d'exception.

Il semble bien aujourd'hui que la meilleure manière de prévenir le reflux est encore de faire une bonne gastro-entérostomie en Y. Tous les autres procédés donnent en effet un jour ou l'autre lieu à un accident. Le procédé de Ricard lui-même n'est pas à l'abri de cette complication. Aussi, sans entrer dans les détails de techniques qui mettent plus ou moins à l'abri du reflux, nous nous contenterons d'étudier le traitement que nous devrons appliquer au cercle vicieux constitué.

Nous avons déjà vu que quelques lavages d'estomac ont pu faire disparaître les accidents dans quelques cas. C'est un traitement qu'il faudra toujours essayer.

Deaver [1] a vu certains malades très améliorés par le port d'une ceinture abdominale qui agit probablement en soutenant l'anse afférente trop longue.

Si les vomissements persistent, il faut absolument rouvrir l'abdomen et faire une nouvelle intervention.

L'entéro-anastomose entre les anses afférente et efférente est une opération complémentaire excellente qui a sauvé bien des malades. Elle peut ne pas suffire; au demeurant, c'est une opération assez longue que certains malades très cachectiques supportent difficilement. C'est pour ceux-là qu'on réservera la ligature du pylore qui a donné des succès.

Occlusion intestinale. — C'est à Petersen [2] que nous devons la première étude d'ensemble sur les diverses variétés d'occlusions pouvant survenir après la gastro-entérostomie. Depuis sa communication au Congrès de Chirurgie allemand de 1900, bien peu d'auteurs, surtout en France, se sont intéres-

1. John Deaver. The vicious circle after gastro-enterostomy. *New-York med. Journ.*, 6 janvier 1906, p. 26.
2. Petersen. XXe Congrès de chir. all. de 1900. *Arch. f. Klin. Chir.* Berlin, 1900, LXII, p. 94-114.

sés à cette question. Tout dernièrement notre ami M. Rigollot-Simonnot [1] est venu fort heureusement combler cette lacune et dans sa thèse nous donne une excellente étude des occlusions intestinales après la gastro-entérostomie.

Avec lui nous admettons deux variétés d'occlusions. Un premier groupe comprend les occlusions post-opératoires banales; un deuxième les occlusions spéciales à la gastro-entérostomie.

L'occlusion post-opératoire banale dépend d'un spasme ou d'une paralysie intestinale (M. Rigollot-Simonnot n'en signale aucun cas) ou encore d'un obstacle indépendant du foyer opératoire (volvulus ou brides péritonéales). Ces occlusions n'ont aucune relation directe avec la gastro-entérostomie et rentrent dans le cadre général des occlusions post-opératoires [2].

Il faut aussi mettre à part les occlusions dues à une bride de périgastrite antérieure à l'ulcère opéré, ou à une évolution progressive du cancer pour lequel on est intervenu.

Restent donc comme occlusions propres à la gastro-entérostomie celles qui ressortent de la technique employée, de l'arrêt dans l'intestin d'un bouton de Murphy ou d'accidents infectieux (formation de brides péritonéales ou d'adhérences). Seules les premières méritent d'être étudiées en détail.

A la suite d'une gastro-entérostomie antérieure (procédé de Wölfler) l'anse afférente ou son mésentère passant au-devant du côlon transverse peuvent le comprimer et créer un obstacle au cours des matières; d'autre part si on donne à l'anse une longueur suffisante il se forme entre elle ou son mésentère et le mésocôlon et la colonne vertébrale un hiatus dans lequel les anses grêles pourront venir s'étrangler. Enfin dans certains cas il peut se faire, au moment de l'opération, une torsion en sens inverse de l'anse anastomosée, passant inaperçue et déterminant plus tard les accidents d'occlusion.

Le procédé d'anastomose antérieure en Y de Roux expose

1. RIGOLLOT-SIMONNOT. *Th. de Paris*, 1908.
2. Voir page 202.

aux mêmes accidents que le procédé de Wölfler à cause du croisement du côlon transverse par l'anse intestinale anastomosée.

A la suite d'une gastro-entérostomie postérieure (procédé de Von Hacker) l'occlusion peut être déterminée par une compression de l'anse par le mésocôlon rétracté (Czerny) ou par le còlon transverse (Doyen), — par étranglement de plusieurs anses grêles dans l'arrière-cavité des épiploons (si on n'a pas eu soin de fermer la brèche mésocolique en fixant ses bords à l'estomac, ou si un point a laché), — par torsion de l'anse jéjunale anastomosée, ou enfin par intromission d'une anse intestinale dans l'anneau formé par la paroi abdominale en arrière, le mésocôlon en haut, l'anastomose gastro-intestinale et le mésentère en avant (hiatus sous-mésocolique, prévertébral), lorsqu'on aura donné à l'anse afférente une longueur dépassant 12 à 15 centimètres depuis l'angle duodéno-jéjunal. Il est vrai qu'on pourra toujours fermer cet orifice en suturant le mésentère à la paroi postérieure de l'estomac (Mayo). Mieux vaudra recourir aux procédés qui mettent sûrement à l'abri de ces accidents d'occlusion : le procédé de Ricard et Chevrier par abouchement latéral ou le procédé en Y de Roux avec anastomose à la face postérieure de l'estomac.

— L'occlusion apparaît chez un gastro-entérostomisé tantôt dans les jours qui suivent l'opération, tantôt plus tardivement au bout de quelques mois, prenant les allures d'une occlusion intestinale aiguë avec tous les symptômes classiques. Si au troisième jour après l'opération le malade souffre à l'épigastre, si malgré un purgatif il ne rend ni gaz ni selles, s'il a des vomissements fréquents, non fécaloïdes, il faut penser à l'occlusion dont le diagnostic sera confirmé par l'apparition des autres symptômes généraux. Mais le circulus vitiosus, la péritonite, la dilatation aiguë de l'estomac peuvent revêtir les mêmes allures. Dans le circulus vitiosus cependant, la douleur, l'arrêt des matières et des gaz manquent souvent, les vomissements sont surtout bilieux. Cependant il est des cas où le diagnostic est absolument impossible, surtout si l'occlusion est incomplète. Dans la péritonite post-opératoire, la douleur est diffuse, les vomissements sont porracés, la température s'élève, le pouls est rapide. Dans la dilatation aiguë de l'estomac, les vomissements sont verts ou jaunes, parfois noirâtres, l'estomac est dilaté, mais il n'y a pas d'arrêt absolu des matières et des gaz.

Dans certains cas, l'occlusion est véritablement chronique; dans d'autres elle est absolument latente et rien dans les accidents ne permet de la supposer jusqu'à la terminaison fatale.

— Avant de recourir à une nouvelle intervention il faudra, par des lavages d'estomac, par l'introduction de la sonde rectale, par un lavage d'intestins, s'assurer qu'il ne s'agit pas de reflux stomacal, de dilatation aiguë ou de parésie intestinale. Si l'inefficacité de ces moyens confirme le diagnostic d'occlusion, il faudra intervenir immédiatement, dégager l'anse comprimée ou détordre le volvulus, sectionner la bride, recourir à une nouvelle gastro-entérostomie ou faire une entéro-anastomose complémentaire. S'il s'agit d'un obstacle créé par un bouton de Murphy, on l'enlèvera par entérotomie. Il faudra, en somme, avoir bien présentes à l'esprit les différentes causes d'occlusions après la gastro-entérostomie et conduire l'intervention suivant les circonstances.

OEdèmes post-opératoires. —MM. Monprofit et Canonne[1] ont dernièrement attiré l'attention sur une complication peu fréquente de la gastro-entérostomie : les œdèmes. C'est un accident assez précoce qui se manifeste dès que l'opéré est soumis à un régime alimentaire trop substantiel et qui se traduit par de l'œdème se localisant au scrotum, aux cuisses, au bas-ventre, aux paupières et quelquefois aux membres. L'état général reste cependant très satisfaisant; le malade

1. MONPROFIT et CANONNE. Soc. des sc. méd. d'Angers, juillet 1907. *Anjou médical*, n° 2, février 1908.

augmente même de poids. Cet état persiste plusieurs jours, s'accompagnant parfois d'ascite, puis brusquement survient une débâcle urinaire de trois à quatre litres par jour et l'œdème disparaît comme par enchantement.

MM. Monprofit et Canonne, qui ont observé une dizaine de fois ces phénomènes, ont remarqué qu'ils s'étaient manifestés chez des sujets âgés d'au moins quarante ans, très affaiblis par l'affection qui les conduisait à l'opération et à l'occasion d'une reprise brusque de l'alimentation normale, quelle que fût d'ailleurs la nature de l'affection première.

Quelle est donc la raison de ces faits?

Passant en revue les différentes causes des œdèmes, et considérant la brusque apparition et disparition de ces infiltrations séreuses, MM. Monprofit et Canonne rejettent l'hypothèse de troubles mécaniques dus à l'augmentation brusque de la tension veineuse. L'absence de commémoratifs rénaux, l'intégrité de la composition des urines leur font également écarter l'hypothèse de lésion rénale.

C'est le changement brusque de régime qui est cause de tout le mal. Nous savons qu'à l'état normal l'équilibre chloruré est parfait, et que dès qu'il y a rétention de chlorures dans l'organisme, l'œdème apparaît. Se basant sur les travaux de MM. Widal et Javal sur la rétention des chlorures dans l'organisme et sur l'hydratation proportionnelle des tissus, MM. Monprofit et Canonne considèrent les opérés soumis depuis longtemps au régime lacté comme des sujets déchlorurés. Or, si on leur fait subir un changement de régime et qu'on les mette à un régime hyperchloruré (bouillon, etc.), il va se produire une rétention chlorurée et une hydratation proportionnelle, jusqu'à ce que l'équilibre chloruré soit établi, ce qui demande un certain temps pour les sujets âgés; chez les sujets jeunes, au contraire, l'équilibre chloruré s'établit très vite et l'œdème n'a pas le temps de se manifester.

Hémorragies post-opératoires. — La gastrorragie, après la gastro-entérostomie, est un accident dont nous connaissons aujourd'hui suffisamment d'exemples, puisque M. Quénu [1] et M. Denéchau [2] ont pu en rassembler 32 observations.

C'est une complication toujours grave, souvent mortelle, pouvant survenir quelques heures [Tuffier [3], Körte], quelques jours [Delbet [4], Hartmann], quelques mois (Mayo Robson, Terrier) et même quelques années (Rotgaus, Tuffier) après l'opération. Il est certain qu'une même pathogénie ne saurait expliquer tous ces cas.

Les hémorragies précoces doivent être attribuées à un suintement sanguin provenant de la suture et accumulé dans l'estomac ou à l'ulcère non encore guéri et qui peut saigner après comme avant l'opération.

Mais dans certains cas, dit M. Denéchau, on peut admettre que le traumatisme inhérent à l'acte opératoire a pu provoquer, sur un ulcère ne saignant pas jusque-là, une érosion capable d'amener le suintement sanguin, cause de l'hématémèse.

Pour les hémorragies plus tardives, on peut incriminer le développement d'un nouvel ulcère.

La gravité de cette hémorragie est très variable. Dans les cas les plus heureux, elle est légère et sans récidive. Plus abondante dans d'autres cas, comme celui de M. Gosset (obs. 50, *in thèse* de M. Denéchau), où le jour même de l'opération et le lendemain il y eut deux hematémèses noires, elle est parfois mortelle, comme dans le cas de M. Delbet (au neuvième jour) ou celui de M. Tuffier (quelques heures après l'intervention).

Le traitement de tous ces cas est difficile. On essaiera d'abord tous les hémostatiques médicaux, et ce n'est que, la main forcée, renseigné par la constatation de l'intervention antérieure, qu'on fera une nouvelle intervention, opération

1. Quénu. *Bull. Soc. de Chir.*, 4 mai 1904, p. 447.
2. Denéchau. *Th. de Paris*, 1907, p. 29.
3. Tuffier. *Soc. de Chir.*, 3 décembre 1902.
4. Delbet. *Soc. de Chir.*, 19 décembre 1900.

d'exception, et dont les résultats n'ont pas été jusqu'ici bien favorables.

Ulcère peptique du jéjunum. — Décrit pour la première fois par Braun au Congrès des chirurgiens allemands de 1899, l'ulcère peptique n'est signalé en France que trois années plus tard, par M. Quénu [1]. En 1906, M. Gosset [2] en fait une excellente étude dans la *Revue de Chirurgie*. M. P. Vachez [3] en fait le sujet de sa thèse en 1907.

C'est une complication assez rare de la gastro-entérostomie. M. Gosset en réunit 31 cas, M. Vachez 36. M. Schostak [4], dans un récent travail, en publie quatre nouvelles observations. Elle affecte de préférence le sexe masculin et se manifeste quel que soit le procédé employé; cependant, dans la statistique de Schostak, l'ulcère s'est développé 23 fois après la gastro-entérostomie antérieure, 9 fois après la gastro-entérostomie postérieure et une seule fois après le procédé en Y de Roux, la stagnation du chyme acide dans une anse grêle étant presque impossible dans ce dernier cas.

L'ulcère siège en général sur la branche descendante du jéjunum, rarement au niveau de l'anastomose, exceptionnellement sur la branche ascendante. Il présente les caractères habituels de l'ulcère simple de l'estomac ou du duodénum.

On admet aujourd'hui que son apparition est sous la dépendance de l'hyperacidité gastrique, exaltée par une sténose très serrée et une grande dilatation. Cependant, d'après Schostak, l'ulcère peptique peut s'observer quelquefois sans qu'il y ait hyperchlorhydrie. En fait, nous n'en connaissons pas encore la cause réelle.

Ce n'est en général que tardivement, un, deux ou trois ans après la gastro-entérostomie que l'ulcère se révèle. Une seule fois il s'est montré dix jours après l'opération.

1. Quénu. *Bull. et Mém. Soc. Chir.*, 1902, p. 250.
2. Gosset. *Revue de Chir.*, janvier 1906.
3. P. Vachez. *Th. de Paris*, 1907.
4. Schostak. *Beitrage zur Klin. Chir.*, 1908, t. LVI, fasc. 1, p. 360.

Dans la plupart des cas il évolue lentement, se manifestant par des troubles digestifs avec des phénomènes légers de réaction péritonéale. Puis, lentement, des adhérences s'établissent avec la paroi abdominale, formant un véritable plastron, ou avec une anse voisine, créant ainsi une fistule intestino-intestinale qui provoque un amaigrissement rapide, de la diarrhée, des vomissements fécaloïdes (Gosset).

Plus rarement, l'ulcère se révèle comme une perforation banale du tube digestif, déterminant rapidement une péritonite mortelle.

Le diagnostic de l'ulcère est assez facile pour un sujet prévenu. Quand un gastro-entérostomisé présentera de nouveaux signes d'ulcère, quand on aura lieu de supposer une fistule jéjuno-intestinale, à plus forte raison quand il présentera des signes de péritonite par perforation, il faudra penser à l'ulcère peptique et intervenir immédiatement.

Dans la plupart des cas, il faudra libérer les adhérences, exciser l'ulcère et établir une nouvelle anastomose ; mieux vaudra prévenir la complication, en instituant, après la gastro-entérostomie, un régime sévère associé aux alcalins, dont on ne se départira qu'avec beaucoup de précautions et auquel il faudra revenir dès la moindre alerte.

Dyspepsie post-opératoire. — Si l'ulcère peptique, le *circulus vitiosus* sont plus rares après la gastro-entérostomie en Y qu'après le von Hacker, il n'en est pas de même des troubles gastriques secondaires.

Rarement isolés, ces troubles dyspeptiques apparaissent le plus souvent groupés en un véritable syndrome bien décrit par notre ami, M. Denéchau [1] dans sa thèse (*syndrome dyspeptique secondaire à la gastro-entérostomie*).

C'est presque toujours après une gastro-entérostomie pour ulcère siégeant loin du pylore, chez un sujet indocile se livrant à des écarts de régime que la dyspepsie se manifeste. Dans

1. DENÉCHAU. *Th. de Paris*, 1907.

certains cas, il s'agit nettement de périgastrite. Mais, en général, M. Denéchau pense qu'il pourrait bien être question d'un spasme de la bouche gastro-intestinale, tandis que M. Tuffier [1] croit à une guérison spontanée de l'anastomose gastrique.

Si cette explication peut s'appliquer aux cas où l'ulcère est extra-pylorique, les néopylores s'oblitérant presque toujours lorsque le pylore peut fonctionner normalement (Kelling), elle ne saurait expliquer les troubles consécutifs à une gastro-entérostomie au cours de laquelle on a constaté la sténose pylorique. « La disparition de tous les troubles sous l'influence d'un régime (les exemples en sont multiples) fait douter d'une lésion réelle; elle confirme au contraire la théorie du spasme qui, en résumé, explique à elle seule tous les troubles observés. — Denéchau. »

D'après Jonas [2], il faut faire une grande part, dans l'apparition de ces troubles dyspeptiques, à l'atonie gastrique, qui permet à la longue la formation, au-dessous de l'anastomose, d'un cul-de-sac dans lequel viennent séjourner les aliments. Tant que leur niveau n'atteint pas l'orifice de la bouche anastomotique, ils stagnent dans l'estomac, déterminant l'apparition de pesanteurs et de nausées qui ne cèdent qu'au massage local et au maintien du malade dans la position couchée. Ces troubles seraient dus en somme, d'après Jonas, à une faute opératoire plaçant l'anastomose trop haut ou à l'atonie gastrique qui facilite la formation d'un cul-de-sac sous-anastomotique.

Quoi qu'il en soit, c'est à la suite d'excès alimentaires qu'on voit survenir la crise dyspeptique dont la durée, plus ou moins longue, peut varier de quelques heures à plusieurs jours.

Elle se manifeste par des douleurs épigastriques, irradiées, parfois analogues aux douleurs antérieures de l'ulcère, des

1. Tuffier. *Bull Soc. de Chir.*, 7 mai 1907.
2. Jonas. *Archiv. für Verdauungs-Krankheiten*, t. XIV, fasc. 6, 1908, p. 656.

régurgitations acides, des vomissements. L'état général s'altère très vite et la dénutrition est rapide. Mais la palpation n'est pas douloureuse, la dilatation n'est pas considérable, la stase est insignifiante, l'augmentation de la chlorhydrie est minime.

Ces crises sont plus ou moins rapprochées, mais tout disparaît assez rapidement si on met immédiatement le malade au repos gastrique.

Dans certains cas, les troubles sont plus légers et peuvent se manifester isolément ou associés entre eux.

C'est ainsi que les douleurs peuvent réapparaître, tantôt violentes, paroxystiques, avec les mêmes caractères qu'avant l'opération, tantôt légères sous forme de tiraillements, de brûlures, de crampes, mais de courte durée.

Les vomissements accompagnent souvent les douleurs. Ils sont aqueux, bilieux, rarement alimentaires. Les vomissements aqueux ne sont le plus souvent que de simples régurgitations acides, légèrement teintées de bile, apparaissant trois à quatre heures après les repas. Ils sont dus à la persistance de l'irritabilité gastrique, ou à une irritation nouvelle de la muqueuse.

Il est exceptionnel de voir persister la constipation. En effet, « parmi les résultats les plus intéressants de la gastro-entérostomie, dit Degorce [1], il faut citer le retour des fonctions intestinales; à la constipation opiniâtre, qui est la caractéristique des dyspepsies sténosiques, succède une régularité remarquable des selles ». Mais cette régularité ne persiste généralement pas, et à la suite d'excès, on voit revenir la constipation.

Ces différents troubles entravent l'alimentation, retentissent sur l'état général (amaigrissement, anémie) et font vite perdre au malade le bénéfice de son opération.

Aussi, dès leur apparition, faudra-t-il rétablir un régime

1. DEGORCE. *Th. de Paris*, 1902.

sévère si on ne veut pas voir, à brève échéance, apparaître le syndrome dyspeptique. Le meilleur traitement diététique sera celui qu'on avait préconisé immédiatement après la gastro-entérostomie.

En cas de crise aiguë, les applications chaudes sur l'épigastre, le pansement bismuthé pourront momentanément calmer les douleurs, mais le seul traitement curatif sera la mise au repos de l'estomac.

Certains symptômes seront cependant avantageusement combattus par un régime particulier.

C'est ainsi qu'en présence de douleurs légères MM. Parmentier et Denéchau (1) recommandent le lait à raison de un litre ou un litre et demi par jour et des bouillies, qu'on fera suivre de pâtes, riz, puddings, à mesure que la crise se calmera. En tous cas, « ce n'est que lentement et progressivement, que l'on reviendra au régime primitif. — MM. Parmentier et Denéchau. »

« En cas de diarrhée, le lait, le bouillon, la viande, les légumes verts, les fruits seront supprimés. Les bouillies, les pâtes, le riz, les puddings et, comme boisson, l'eau ou les infusions donnent les meilleurs résultats. Souvent même ni le bismuth, ni l'opium ne sont nécessaires. »

Troubles intestinaux. Diarrhées. — Notre regretté maître, M. le professeur Terrier, a depuis longtemps signalé ces troubles consécutifs à la gastro-entérostomie. Caractérisés par des coliques et des diarrhées se manifestant quelques mois après l'opération, ils sont dus aux conditions nouvelles dans lesquelles est obligé de fonctionner l'intestin. En créant une voie nouvelle aux aliments, la gastro-entérostomie exclut le duodénum dont le rôle physiologique dans le fonctionnement de l'estomac et de l'intestin nous a été révélé dans ces dernières années. Il n'y a donc rien d'étonnant à ce que des modifications se produisent par la suite dans la digestion et l'absorption intestinales.

1. PARMENTIER et DENÉCHAU. *Semaine médicale*, 9 octobre 1907.

MM. Bréchot et Claret [1] ont recherché, par l'analyse chimique des selles de deux gastro-entérostomisés, quelles étaient ces modifications.

Ils ont constaté une notable diminution de l'absorption des graisses et rappellent que Kelling et Rosenhain ont signalé, chez les gastro-entérostomisés, la digestion imparfaite du blanc d'œuf.

III

GASTRECTOMIE — PYLORECTOMIE

La pylorectomie est l'intervention de choix dans les tumeurs ou lésions chroniques du pylore de quelque nature qu'elles soient. Mieux que la gastro-entérostomie, elle rétablit les conditions normales de fonctionnement du tube digestif et donne ainsi des résultats éloignés plus satisfaisants. Trois procédés nous permettent, à l'heure actuelle, de faire l'ablation du pylore : le Billroth, première manière (anastomose termino-terminale), le Kocher (anastomose termino-latérale), le Billroth, deuxième manière (anastomose latéro-latérale).

Les soins dont on doit entourer ces opérés sont les mêmes dans les trois cas.

Les résultats opératoires et les accidents ultérieurs sont un peu différents pour chaque procédé, mais les suites éloignées sont presque toujours excellentes.

SOINS CONSÉCUTIFS

Après la pylorectomie, le malade devra être remonté comme après la gastro-entérostomie. On lui fera les trois premiers jours des injections de sérum de 1 litre à 1 500 grammes, et

1. Bréchot. *Contribution à l'étude de la pylorectomie. Th. de Paris.* 1909.

des piqûres d'huile camphrée. On le maintiendra à la diète absolue le jour de l'opération. Le lendemain, on lui fera boire de l'eau de Vichy ou de Vals par toutes petites quantités.

Si le malade est très déprimé, on pourra lui donner aussitôt après l'opération un lavement alimentaire composé de 30 grammes de lait peptonisé; 30 grammes d'eau; XX gouttes de cognac.

Ce lavement sera renouvelé toutes les quatre heures les deux premiers jours, puis toutes les six heures.

Le troisième jour, on lui donnera du lait toutes les deux heures, et on s'en tiendra à l'alimentation lactée jusqu'au sixième ou septième jour. On commencera alors les potages et les œufs.

Jusqu'à la troisième semaine, le malade sera nourri avec des potages au lait ou au tapioca, des bouillies, des purées, etc.

Les fils seront enlevés au dixième jour, et le malade pourra se lever dès le lendemain.

MORTALITÉ

La mortalité post-opératoire a été de 28,8 pour 100 pour les gastrectomies exécutées à la clinique de Heidelberg, de 1898 à 1905 (1), et les morts furent dues au collapsus, à la péritonite, à l'hémorragie, aux affections pulmonaires.

Leriche (2) dans une excellente thèse sur la résection de l'estomac pour cancer donne les chiffres suivants :

Billroth, 1re manière. .	233 cas.	77 morts.	33 pour 100
Kocher.	200 cas.	43 morts.	21,5 pour 100
Billroth, 2e manière. .	348 cas.	107 morts.	30,8 pour 100

« Les frères Mayo, dit M. Leriche (3), ont récemment fait connaître leurs résultats des dernières années. Du 1er janvier

1. Daneel. Étude sur les cancers de l'estomac observés à la clinique de Heidelberg, de 1898 à 1905. *Beitrage zur klin. Chir.*, 1908, t. LIX, fasc. 2, p. 283 et *Journ. de Chir.*, octobre 1908, p. 731.

2. Leriche. *Résection de l'estomac pour cancer. Th. de Lyon*, 1906.

3. Leriche. *Lyon médical*, 1908, 15 mars, n° 11, p. 596.

1904 jusqu'en avril 1906, 63 gastrectomies ne leur donnent que 6 morts, soit 9,5 pour 100. Ils ont eu une série de 25 cas avec 1 seul décès, et concluent que la mortalité actuelle des cas *opérables* est de 10 pour 100, celle des cas *favorables* de 5 pour 100. »

COMPLICATIONS POST-OPÉRATOIRES

Les accidents post-opératoires sont moins nombreux après la pylorectomie qu'après la gastro-entérostomie. Si le malade échappe à une des complications immédiates telles que le shock, la péritonite, l'embolie, la dilatation aiguë, etc., il est moins exposé à des suites fâcheuses après la résection qu'après l'anastomose gastrique. Nous ne signalerons donc que les quelques rares accidents décrits, les hématémèses, les fistules, l'obstruction intestinale.

Hématémèses. — Il arrive assez fréquemment qu'après une pylorectomie ou une gastrectomie le malade ait un ou deux vomissements noirâtres. Ceux-ci se manifestent le jour même de l'opération ou le lendemain, parfois plus tard, vers le quatrième ou le cinquième jour. Ils sont le plus souvent peu abondants et isolés; on doit les rapporter au léger suintement sanguin qui a pu se produire à la suite de l'opération déterminant une petite gastrorragie qui s'évacue par hématémèse. En général, ces vomissements cessent spontanément. S'ils se reproduisaient, on les traiterait par la glace, l'opium à petites doses et les potions d'ergotine ou de perchlorure de fer.

Fistules duodénales. — Les fistules ne sont pas rares après la gastrectomie pour cancer. Daneel en a observé 7 cas à la clinique d'Heidelberg en 8 ans. Quelques-unes se fermèrent spontanément après un temps plus ou moins long; les autres nécessitèrent une suture secondaire.

Elles sont surtout fréquentes après le Billroth II. Pendant toute la durée de l'écoulement, on laissera la mèche en place.

On pourra néanmoins la raccourcir petit à petit pour l'enlever vers le dixième jour. Il reste alors une fistule par laquelle s'écoule pendant un temps plus ou moins long un liquide hématique ou bilieux qui témoigne du siège duodénal de la fistule.

Ces fistules se ferment en général spontanément, mais il est des cas où elles épuisent le malade et déterminent la mort.

Dans certains cas, elles sont la cause de formation d'adhérences qui peuvent déterminer ultérieurement une sténose mortelle, comme dans les cas d'Oestreich [1], où, 3 ans après une résection pylorique compliquée de fistule duodénale, se déclarait une occlusion par brides du côlon transverse.

Occlusion intestinale. — Dans les cas où la continuité du tube digestif a été rétablie à l'aide d'un bouton de Murphy, on peut observer ultérieurement des accidents d'occlusion par arrêt du bouton dans l'intestin (Dœrfler). Cet accident ne présente rien de bien particulier, et doit être traité par la laparotomie et l'entérostomie.

RÉSULTATS ÉLOIGNÉS

La gastrectomie pour cancer est une opération qui, à l'heure actuelle, ne donne pas encore les résultats qu'on devrait en attendre. Trop souvent la récidive survient à brève échéance ne donnant qu'une légère survie. Dans les cas heureux, la survie peut être plus longue, mais, avant de considérer le malade comme complètement guéri, il faut savoir attendre, car on a vu des récidives se produire au bout de 9 à 10 ans. La statistique de Czerny [2] portant sur 52 malades ayant survécu à l'opération donne 36 récidives dans les trois premières années, sauf un cas qui ne récidiva qu'au bout de 9 ans 1/2.

1. OESTREICH. *Réunion libre des chirurgiens de Berlin*, 8 mars 1909.
2. *II*[e] *congrès de la Soc. intern. de Chir.* (Bruxelles, 21-25 septembre 1908).

Celle de M. Hartmann[1] se décompose ainsi :

16 morts opératoires;
3 malades perdus de vue;
22 récidives entre 5 mois 1/2 et 6 ans;
9 survies sans récidive après 1 an 1/2 à 9 ans;
2 guérisons récentes;
1 mort après 11 mois par cancer de l'œsophage;
1 mort après 2 ans par cancer du côlon (occlusion);
1 mort après 6 mois par accidents pulmonaires.

Dans une étude très intéressante, M. Leriche [2] a pu réunir 94 survies de 3 ans ou plus, sans récidive au début de la troisième année.

« Parmi ces cas, dit-il, il y eut 5 récidives ultérieures; restent donc 89 cas pour lesquels on peut, sous réserve de l'avenir, parler de guérison définitive, le plus ancien datant de 16 ans et 3 mois, 5 de 10 années au moins, et 34 autres de 5 à 10 ans. »

Toutes les formes actuellement connues du cancer de l'estomac sont curables par la gastrectomie; il n'y en a pas qui récidivent plus facilement que d'autres si l'extirpation est bien faite. Les guérisons durables semblent être de 20 pour 100.

Au point de vue de l'état ultérieur de l'opéré, nous pouvons affirmer, sans hésitation, que les suites sont beaucoup plus simples qu'après la gastro-entérostomie.

La digestion se fait très facilement; ces opérés mangent avec appétit et supportent très bien la viande et les graisses.

M. Leriche [2] rappelle le cas d'une malade de Kocher, opérée depuis 6 ans et 3 mois, qui a même gardé les habitudes d'alcoolisme qu'elle avait auparavant.

Après l'opération, les réséqués reprennent leurs forces premières et peuvent travailler sans trop de fatigue.

1. Hartmann. *IIe congrès de la Soc. intern. de Chir.* (Bruxelles, 21-25 septembre 1908).

2. Leriche. Résultats éloignés de la résection de l'estomac pour cancer. *Revue de médecine*, 1907, n° 2, 10 février, p. 127.

Leur chimisme gastrique est cependant modifié. L'examen après repas d'épreuve montre que l'acide chlorhydrique est encore sécrété en quantité insuffisante, et que quelques-uns ont de l'acide lactique.

« Habituellement, dit M. Leriche[1], la motricité gastrique est satisfaisante; les gastrectomisés n'ont ni nausées, ni vomissements. Ils peuvent manger à leur faim, bien que parfois la réduction de la cavité stomacale ne leur permette guère des repas trop copieux. La sonde, en tout cas, ne montre pas de rétention après quelques heures. Il semble même que leur estomac se vide plus vite qu'à l'état normal; trois quarts d'heure après un repas d'épreuve, il n'y a plus rien dans l'estomac. Au point de vue intestinal, les fonctions sont normales. »

L'étude de la fonction gastrique après la résection de l'estomac a été faite chez 8 malades de Czerny [2] : la fonction motrice n'a été nullement modifiée chez les 8 opérés, qui n'ont présenté qu'une diminution ou absence d'acide chlorhydrique et de pepsine.

1. Leriche. *Loc. cit.*
2. Czerny. *Communication au IIe congrès de la Soc. intern. de Chir.* Bruxelles, 1908.

CHAPITRE XI

CHIRURGIE DE L'INTESTIN

I

APPENDICECTOMIE

Quel que soit le procédé employé pour l'ablation de l'appendice, quel que soit le traitement consécutif institué, le chirurgien est exposé à voir survenir parfois une complication malencontreuse dont l'évolution pourra modifier les suites opératoires.

Rares après l'appendicectomie à froid, plus fréquents après l'intervention à chaud, les accidents sont dus, dans le premier cas, à une infection atténuée, à une opération trop précoce ou insuffisamment réglée, à l'opérateur lui-même; dans le second, à l'insuffisance du drainage facilitant l'infection et les accidents locaux, ou à l'intoxication générale de l'organisme.

I. SOINS ET SUITES POST-OPÉRATOIRES

En règle générale, pour une appendicectomie à froid, les chirurgiens sont d'accord pour mettre les opérés à la diète absolue les deux premiers jours; on leur accorde toutefois quelques boissons glacées telles que du champagne. La première semaine, l'alimentation sera très légère. L'intestin ne sera mobilisé qu'au septième jour. Le régime alimentaire sera assez sévère les premiers mois; il sera végétarien en grande partie. Le malade ne se lèvera qu'avec une ceinture qu'il portera environ six mois.

Après une opération difficile, ayant nécessité des manœuvres un peu longues, il est prudent de laisser un drain pendant vingt-quatre heures. Le drain ne sera toutefois retiré au bout de ce temps que si le pouls, la température, l'aspect de la plaie et l'état général du malade le permettent.

La résection de l'appendice a pour effet non seulement d'enlever un foyer, source de dangers péritonéaux, mais encore de mettre un terme aux douleurs, aux troubles digestifs, aux vomissements, aux coliques intestinales, aux dyspepsies et entérites qui sont le cortège habituel de l'appendicite chronique. M. Richelot[1], MM. Broca et Barbet[2] ont insisté dernièrement sur ces conséquences favorables de l'ablation de l'appendice. « Le premier fait, disent MM. Broca et Barbet, est l'amélioration extraordinaire de l'état général. Les enfants qui se nourrissaient mal, restaient chétifs, reprennent des forces et des couleurs. Les douleurs iliaques disparaissent. L'appétit renaît; les vomissements, les coliques intestinales font place à un fonctionnement très régulier du tube digestif. »

L'appendicectomie a donc une influence tout à fait favorable sur les troubles digestifs qui accompagnent l'appendicite chronique et on doit admettre, avec Duret, que, si l'appendicite chronique succède parfois à l'entéro-colite, celle-ci peut être à son tour entretenue par l'appendicite.

— *Après une appendicectomie à chaud*, les soins post-opératoires demandent plus d'attention. Si l'appendice a été enlevé dans un foyer purulent enkysté, l'abcès sera lavé et largement drainé. On fera tous les jours un lavage soigné de la

1. L.-G. Richelot. *Entéro-colite et appendicite.* Académie de médecine. Séance du 5 juin 1906.

2. Broca et Barbet. Résultats éloignés de la résection de l'appendice au cours de l'appendicite chronique. *Presse médicale*, 8 août 1908, p. 505.

poche, à l'eau oxygénée de préférence. On laissera la plaie se cicatriser de la profondeur vers la superficie et on ne raccourcira le drain qu'autant qu'il sera repoussé, pour éviter toute rétention profonde et la formation d'un nouvel abcès.

Si des mèches ont été introduites dans la plaie, on les retirera au bout de 48 heures, en prenant toutes les précautions nécessaires pour ne pas faire trop souffrir le malade; si elles adhèrent trop, plutôt que de les tirailler, il faudra remettre leur ablation au lendemain. En tout état de cause, il ne faudra pas remettre une mèche nouvelle sans retirer la première. A ce propos, nous ne pouvons nous empêcher de rapporter le cas de cette femme que notre maître, M. Richelot (1), communiquait récemment à la Société de chirurgie. Après une appendicectomie, l'opérateur avait laissé une mèche de gaze dans la plaie, en recommandant au praticien chargé du pansement d'en introduire une semblable tous les jours. Or, pendant 34 jours, le praticien consciencieux mit une mèche dans la plaie sans s'inquiéter des mèches précédentes et, après la dernière, la plaie se ferma et la malade guérit sans manifester le moindre trouble pendant trois ans! A ce moment, des accidents d'occlusion se manifestèrent qui nécessitèrent une intervention au cours de laquelle on découvrit les compresses en question. Empressons-nous d'ajouter, sans autre commentaire, que la malade guérit encore cette fois.

Quant à l'action qu'on doit exercer sur l'intestin, elle est très discutée. En général, on cesse l'usage de l'opium et on donne des purgatifs dès le lendemain.

Brown (2) fait exactement le contraire. L'intestin est enflammé, par contre paralysé, dit-il. Si on donne un purgatif on provoque une mobilisation de l'intestin jusqu'au segment paralysé; puis la vague péristaltique se change en vague antipéristaltique qui évacue le contenu intestinal dans l'estomac et détermine des vomissements. Il faut au contraire, dit-il,

1. M. Richelot. *Bull. et Mém. de la Soc. de Chir.*, 6 mai 1908.
2. Brown. *American medicine*, vol. VII, n° 12, 19 mars 1904, p. 477.

mettre l'intestin au repos. Dans ce but, il recommande le bandage serré, mais déconseille l'opium, car il arrête les sécrétions.

— *Dans les péritonites appendiculaires*, le traitement post-opératoire a une importance considérable. C'est dans ces cas qu'un traitement bien dirigé a pu sauver des malades voués certainement à la mort, malgré l'ablation de l'appendice et le drainage abdominal.

Les indications à remplir immédiatement après l'opération sont de la plus haute importance.

Il faut combattre l'infection péritonéale pour éviter la résorption de nouveaux produits toxiques.

Il faut lutter contre la paralysie intestinale.

Il faut enfin dominer la septicémie et relever l'état général.

Pour assurer le drainage abdominal on fera mettre le malade sur le ventre. La position de Fowler est également très favorable. Elle consiste à faire asseoir le malade dans son lit, la tête et le tronc élevés (voir page 5).

Pour faciliter l'évacuation intestinale, on recourra aux moyens que nous avons déjà indiqués; mais, souvent c'est seulement par une entérotomie portant sur un segment d'intestin sus-jacent au segment paralysé qu'on pourra obtenir l'évacuation intestinale.

La septicémie sera combattue par des lavages d'estomac, des injections quotidiennes de 2 à 6 litres de sérum artificiel.

L'état général sera relevé par des lavements alimentaires. On peut donner avec profit, par cette voie, du sucre de raisin. Lennander [1] conseille de l'associer à de l'huile d'olive stérilisée et au sérum salé à 8 pour 1000, en même temps qu'on administrera des peptones par une fistule cæcale, si on a été obligé de la créer.

La voie sous-cutanée est également ouverte, mais ce qu'il faut éviter c'est de donner trop tôt des aliments par la bouche.

1. LENNANDER. *Ier congrès de la Soc. internat. de Chir.* Bruxelles, 18-23 septembre 1905.

II. COMPLICATIONS POST-OPÉRATOIRES

I. — ***Après l'appendicectomie à froid.*** — L'appendicectomie à froid est une opération simple, facile, et qui ne doit pas, en général, entraîner de complications. Et cependant n'a-t-on pas signalé des cas de suppurations de fils, de phlegmons de la paroi, d'abcès pelviens, de péritonite et de septicémie même? Ce sont là des accidents inhérents à toute faute d'asepsie et qui n'ont avec l'appendicectomie que des rapports éloignés.

Nous les laisserons de côté pour ne nous occuper que d'accidents plus en rapport avec l'appendicectomie elle-même, à savoir les douleurs post-opératoires, les hémorragies gastro-intestinales, les fistules stercorales, l'occlusion intestinale, la phlébite des membres inférieurs, les parotidites et l'éventration.

Douleurs post-opératoires. — Les cas ne sont pas rares de malades opérés d'appendicite à froid qui, quelque temps après l'opération, recommencent à souffrir de tiraillements, de douleurs vagues dans la fosse iliaque droite. Il en est même qui n'ont aucun intervalle de répit et qui souffrent autant après qu'avant l'opération. Bien plus, la constipation reste parfois aussi opiniâtre, et le malade, qui se croyait à tout jamais débarrassé des troubles pour lesquels il s'était décidé à se faire opérer, a tendance à accuser son chirurgien.

Parfois ces troubles n'apparaissent que plusieurs mois après l'appendicectomie [2 à 5 mois dans 3 cas de Pletnev(1)], mais se manifestent avec les mêmes caractères qu'auparavant, au point de faire émettre des doutes sur l'exérèse de l'appendice.

Tantôt le début de ces accidents est lent, insidieux, et ce n'est qu'après certains efforts, des excès de table ou des exercices de marche qu'ils s'accusent. Tantôt, au contraire, se

1. PLETNEV. *Kyrurgia*, juin 1905 in *Presse médicale*, 9 mai 1906, n° 37, p. 296.

produit une véritable crise avec douleurs localisées et vomissements, rappelant en tous points une crise d'appendicite aiguë. La fièvre est le plus souvent absente, mais il existe toujours une constipation presque absolue.

A quoi doit-on rapporter ces accidents?

Dans certains cas, exceptionnels à la vérité, l'appendice trop adhérent a été laissé en place à l'insu du malade.

Quelques observations se rapportent à de véritables erreurs de diagnostic. Le malade, atteint d'une affection intestinale et non appendiculaire, n'a pu évidemment bénéficier qu'en partie de l'ablation de l'appendice.

Levrey [1] pense qu'il s'agit, dans certains cas, de poussées d'épiploïte. D'autres attribuent les accidents à des poussées inflammatoires intestinales. C'est ainsi qu'on a incriminé l'entérite, la typhlite, la colite chronique [Lander Branton [2]].

Trèves [3] rapporte deux cas où la persistance des symptômes était due à l'ablation incomplète de l'appendice.

Le plus souvent cependant, il s'agit d'adhérences postopératoires; soit que le moignon n'ait pas été enfoui, soit qu'il se soit produit autour de lui ou de la zone d'enfouissement un peu de réaction péritonéale, soit même que la suppuration se soit manifestée dans les plans profonds de la paroi, il se forme dans la fosse iliaque des pseudo-membranes; celles-ci s'organisent en brides qui relient les anses intestinales entre elles ou à l'appendice, gênant ainsi le fonctionnement de l'intestin, et déterminant des tiraillements plus ou moins douloureux, suivant l'état névropathique du sujet. Des adhérences inflammatoires s'établissent parfois entre l'appendice et la paroi abdominale ou les annexes gauches qui s'hyperémient périodiquement au moment des règles.

1. Levrey. *Thèse de Paris*, 1898-1899.
2. Lander Branton. *Soc. roy. méd. et chir. de Londres*, 28 février 1905.
3. Trèves. *British med. Journ.*, 4 mars 1905, p. 487.

Toutes ces adhérences qui, dans la majorité des cas, ne font que gêner la circulation des matières, peuvent créer parfois des accidents graves d'obstruction intestinale.

Mais il faut bien savoir que ni les douleurs, ni la constipation ne sont en rapport avec l'étendue des adhérences. Il semble au contraire que les brides isolées, étroites, déterminent des douleurs bien plus violentes.

Duvergey [1] admet que ces adhérences peuvent, chez certains sujets, indemnes de toute lésion intestinale avant l'opération, être la cause d'entéro-colite muco-membraneuse par suite de la stase des matières qu'elles provoquent.

Mais, si les adhérences post-opératoires expliquent la plupart des douleurs observées après l'appendicectomie, elles ne les expliquent pas toutes. On a opéré secondairement des malades chez lesquels on a trouvé un cæcum très libre, sans adhérences, et qui cependant souffraient de tiraillements, de douleurs, de constipation.

Ces cas s'expliquent, d'après Wilms [2], d'une manière différente. C'est cette liberté même du cæcum, cette mobilité excessive qui est la cause des douleurs. Le cæcum, très long et très mobile, détermine dans ses mouvements une traction intempestive sur les nerfs qui aboutissent à l'extrémité inférieure du mésentère, et la douleur apparaît.

Wilms propose, dans ces cas, d'examiner toujours le cæcum au cours de l'appendicectomie et de le fixer, en cas de mobilité trop grande.

Comme nous venons de l'entrevoir, le traitement de ces accidents doit varier avec la cause.

Au début, alors que le diagnostic est hésitant, on peut se contenter de légers massages de la région, d'applications chaudes, ou de grands bains, en conseillant le repos aux ma-

1. Duvergey. Les adhérences douloureuses consécutives à l'appendicectomie. *Province médicale*, n° 32, 8 août 1908.

2. Wilms. *Deutsche medizinische Wochenschrift*, 1908, 8 octobre, n° 41, p. 1756.

lades. La constipation sera combattue par des lavements d'eau chaude, sans toutefois dépasser la température de 45 à 50°, ou par de légères purgations tous les 3 à 5 jours. Ce traitement apportera presque toujours un amendement aux douleurs et à la constipation. Mais, en général, il faudra recourir tôt ou tard à une intervention chirurgicale. Dans le cas d'adhérences, on lèvera l'obstacle, on libérera l'intestin et on enfouira toute surface cruentée sous une péritonisation soignée.

Quand, à défaut d'adhérences, on trouvera un cæcum très mobile, on le fixera suivant le conseil de Wilms.

Hémorragies gastro-intestinales. — Wyeth [1] en 1907 réunit 17 cas d'hémorragies gastriques et intestinales, après des opérations d'appendicite. Schwalbach [2] en 1908 en publie 30 nouvelles observations. Guibé [3] en 1909 nous donne une revue intéressante de ces accidents.

Les hémorragies après l'appendicectomie sont de deux ordres : les unes sont dues à des fautes opératoires, les autres sont d'ordre infectieux. Dans les premières, il faut ranger les hémorragies par glissement de fil ou rupture d'artère. Il se produit un suintement au niveau du moignon qui se traduit par une entérorragie généralement précoce.

Les hémorragies d'ordre infectieux s'observent rarement après l'appendicectomie à froid. Elles sont plus fréquentes, comme nous le verrons, après l'opération à chaud. Elles se manifestent au bout de 2 à 3 jours, quelquefois plus tard, par le tableau classique de l'hémorragie intestinale. Elles sont en général bénignes.

Theleman [4] les explique par la formation, dans l'artère

1. Wyeth. *The Journal of the American medical Association*, 1907, vol. XLIX, p. 121 et 168.

2. Schwalbach. Des hémorragies gastriques et intestinales après les opérations d'appendicite. *Deutsche Zeitschrift für Chir.*, 1908, novembre t. XCV, fasc. 1-5, p. 141.

3. Guibé. Les hémorragies intestinales après l'appendicectomie. *Presse médicale*, 1909, 3 février, n° 10, p. 81.

4. Theleman. *Deutsche Zeitschrift für Chirurgie*, 1908, 1er avril, t. XCIII.

appendiculaire, d'un thrombus qui, emporté par le torrent circulatoire, irait obstruer une artère intestinale et déterminerait une ulcération par nécrose.

Schwalbach pense qu'il s'agit plutôt d'un ulcère d'origine embolique. « Il y a, dit Guibé (1), embolie rétrograde, et le plus souvent septique, des veines gastriques, et, dans le territoire irrigué par la veine ainsi oblitérée, se fait une nécrose avec auto-digestion du foyer nécrosé et formation d'un ulcère. »

Le traitement de ces hémorragies doit être purement chirurgical chaque fois qu'on supposera une hémorragie locale. Dans tout autre cas, il faut savoir attendre et recourir aux moyens hémostatiques généraux (injections de sérum, glace, etc.).

Fistules stercorales. — Les fistules stercorales s'observent dans certains cas, lorsque, par principe ou par négligence, le chirurgien n'a pas enfoui le moignon appendiculaire.

Ces complications doivent être rapportées au glissement du fil constricteur favorisé par une légère infection locale.

La fistule est toujours précédée par un abcès qui se fait jour à travers la paroi, créant ainsi la voie aux matières.

En général, cet accident, facilement reconnu, n'est que passager et guérit rapidement, grâce aux lavages d'eau oxygénée et à des pansements rigoureusement aseptiques.

Occlusion intestinale. — C'est aux adhérences qui s'établissent entre le moignon appendiculaire et les anses voisines qu'il faut rapporter les cas d'occlusion signalés après l'appendicectomie à froid. Mac Laren, Oliver (2), en rapportent plusieurs exemples qui ne reconnaissent pas d'autre cause, et nous avons vu que tous les opérés qui, après l'appendicectomie, ressentent ces douleurs post-opératoires qu'on a qualifiées de récidives ou de fausses récidives, y sont exposés.

L'occlusion déclarée, il faut intervenir au plus vite, car il

1. Guibé. *Loc. cit.*
2. Soc. med. du Sud-Ouest (Virginie), 16 janvier 1908, d'après *Annals of Surgery.*

existe un obstacle invincible au cours des matières, créé par une bride péritonéale ou épiploïque. Hawkes (1) pense qu'on peut éviter cette complication, en interposant de l'épiploon entre les anses grêles et le moignon appendiculaire, et en drainant en dehors du cæcum.

Le plus simple, croyons-nous, est de toujours enfouir le moignon après la résection de l'appendice.

Phlébite des membres inférieurs. — Au cours d'une appendicite, à la suite d'une appendicectomie à chaud, on a déjà, depuis quelques années, signalé l'apparition d'une phlébite des membres inférieurs. C'est là un accident sous la dépendance le plus souvent, d'une infection veineuse à point de départ appendiculaire, comme on en a signalé après diverses opérations abdominales (2).

« La phlébite survient aussi bien après l'opération à froid, c'est-à-dire en dehors de tout accident septique palpable, qu'au cours d'accès aigus, écrivait Roux (3), en 1900. »

En 1902, au Congrès de chirurgie de Berlin, Sonnenburg (4) avait attiré l'attention sur cette complication. En France, c'est à MM. Jalaguier, Legueu, Guinard, que nous en devons les premières observations. M. Bordessoule (5) les réunit dans sa thèse de 1905. Il nous faut ensuite signaler les observations de Dieulafé (6), Duvergey (7), et la récente thèse de L. Robert (8), qui résume la question en insistant sur la plus grande fréquence à gauche de la localisation phlébitique.

1. Hawkes. Soc. de Chir. de New-York, 25 novembre 1908, in *Annals of Surgery*, 1909, t. XLIX, n° 2, février.
2. Mériel. Les phlébites des membres inférieurs après les laparotomies. *Gaz. des Hôp.*, 4 avril 1908, p. 471.
3. Roux. *Revue de la Suisse romande*, 1900-1901.
4. Sonnenburg. *Congrès all. de Chirurgie*. Berlin, 1902.
5. Bordessoule. *De la phlébite dans l'appendicectomie à froid*. Th. de Paris, 1904-1905.
6. Dieulafé. Rapport de M. Broca à la Soc. de Chir., 17 octobre 1906, in *Bull. et Mém. de la Soc. de Chir.*, n° 30, 23 octobre 1906, t. XXXII.
7. Duvergey. *Gaz. des sc. méd. de Bordeaux*, 4 novembre 1906.
8. L. Robert. Phlébites du membre inférieur gauche après appendicectomie à froid. *Thèse de Paris*, 1907.

Tout dernièrement encore, Sertoli [1] revient sur ce point spécial.

C'est en ville plutôt qu'à l'hôpital, qu'on voit apparaître la phlébite post-opératoire, et Sonnenburg, d'après Dieulafé, donne de ce fait l'explication suivante : « Les patients de la première catégorie, c'est-à-dire les malades de la clientèle particulière, très anxieux après une ou plusieurs crises appendiculaires, prennent tant de ménagements au point de vue du régime qu'ils finissent par se nourrir insuffisamment et par débiliter ainsi leur muscle cardiaque. Cette faiblesse du cœur paraît être, en effet, la cause primordiale du développement de ces thromboses. »

Nous ne reviendrons pas sur la pathogénie de ces phlébites post-opératoires que nous avons exposées plus haut [2], et ne signalerons que pour mémoire le siège plus fréquent à gauche, d'après certains auteurs. Quoique ce soit là un fait qui demande confirmation, nous rappellerons les raisons qu'on a invoquées pour les expliquer : compression par l'S iliaque, obliquité et longueur plus grandes de la veine gauche, rendant la circulation plus lente. Il nous est toutefois difficile d'admettre comme contraire à tout ce que nous savons sur les phlébites, l'opinion de Dieulafé, à savoir que l'immobilisation à laquelle est réduite le membre inférieur droit à la suite de l'opération l'expose moins que le gauche à la localisation infectieuse.

Cette complication est exceptionnelle chez l'enfant, d'après MM. Kirmisson, Félizet, Villemin et Broca [3].

La phlébite apparaît d'une façon variable après l'appendicectomie, parfois dès le lendemain, dans d'autres cas le second jour, quelquefois beaucoup plus tard (1 mois dans le cas de Dieulafé).

1. Sertoli. Sur la phlébite du membre inférieur gauche consécutive à l'appendicectomie à froid. *Gazetta degli ospedali e delle Cliniche*, n° 12, 28 janvier 1909.

2. Voir *Thrombo-phlébites des membres inf.*, p. 215.

3. *Bull. et Mém. Soc. de Chir.* Séance du 17 octobre 1906.

Elle se manifeste d'une façon classique (élévation thermique, douleurs, impotence fonctionnelle, œdème, accélération du pouls), ce qui permet facilement de la reconnaître. Parfois la fièvre fait défaut, modifiant ainsi l'allure clinique.

Dans d'autres cas, la marche est insidieuse, et c'est l'embolie brusque qui attire l'attention sur cette complication.

Sauf ces cas rapidement mortels, la phlébite évolue généralement d'une façon bénigne et guérit rapidement.

Dès que la phlébite sera reconnue, il faudra immobiliser le membre dans une gouttière ouatée, s'abstenir de toute friction, et ne permettre de légers mouvements et du massage qu'au 40e jour. En cas d'embolie, on suivra les conseils que nous avons donnés plus haut (thrombo-phlébites des membres inférieurs).

Parotidites. — Les parotidites consécutives à l'appendicectomie rentrent dans le cadre des parotidites post-opératoires et sont susceptibles des mêmes explications pathogéniques. Elles ne méritent dans ce chapitre qu'une place restreinte, car il est bien évident que ce n'est pas l'appendicectomie, mais l'acte opératoire qu'il faut incriminer dans leur apparition. Ces parotidites ont fait l'objet d'une excellente thèse de notre ami Morel[1] à laquelle nous renvoyons le lecteur; nous ne retiendrons ici que les caractères particuliers des parotidites apparues après les appendicectomies et principalement après les appendicectomies à froid.

Dans la thèse de Morel nous trouvons 5 observations de parotidites à la suite d'appendicectomies à froid, recueillies dans les services de MM. Monod, Guinard, Legueu, Routier. Dans tous ces cas il s'agissait d'infection staphylococcique chez des sujets jeunes. La parotidite s'est manifestée dans les cinq jours qui ont suivi l'opération avec ses allures normales, élévation de température, gonflement parotidien, trismus, etc.

Dans un cas, la parotidite s'évacua spontanément par le

1. M. Morel. *Th. de Paris*, 1907.

canal de Stenon. Dans un autre, les pansements humides amenèrent la résolution. Dans les trois derniers des incisions furent nécessaires.

Écartant toutes les théories émises à l'occasion de la pathogénie des parotidites post-opératoires par Blandin, Liebermeister, Bouchard, Bouillaud, car elles supposent l'existence d'un foyer septique qui n'existait dans aucune des observations précédentes, nous admettrons qu'ici encore, comme dans la majorité des parotidites post-opératoires, il s'agit d'une infection d'origine buccale favorisée par l'acte opératoire.

Éventration. — Plus on opère et moins on observe cette complication. Elle est, en effet, en rapport avec l'incision choisie et la technique employée. Il semble, en effet, qu'elle soit impossible à la suite d'une résection à froid de l'appendice. On l'observe cependant après un drainage de la plaie opératoire. L'éventration est alors relativement petite et se manifeste par une légère saillie de la paroi, à l'une des extrémités de la cicatrice. Cette petite tumeur fait issue à travers un orifice circulaire dans lequel on peut enfoncer le doigt, et constitue une véritable hernie avec ses caractères d'impulsion, de réductibilité et de sonorité.

Un bandage bien fait suffit le plus souvent à la maintenir. Dans le cas où le malade le supporterait difficilement il sera facile de faire l'avivement de l'orifice et la suture.

II. — ***Après l'appendicectomie à chaud.*** — Avant d'entrer dans le détail des complications qui peuvent survenir après l'appendicectomie à chaud, il nous faut rappeler que la mort subite est possible parfois dans les heures qui suivent l'opération. M. Bazy[1], en rapportant l'observation de M. Salesses à la Société de Chirurgie suppose, l'autopsie n'ayant pas été faite, que le malade, mort subitement vingt-quatre heures après l'opération, succomba à une embolie, comme les opérés de MM. Guinard, Walther, Jalaguier, qu'il rappelle. C'est,

1. BAZY. *Bull. et Mém. de la Soc. de Chir.* Séance du 24 juillet 1907.

en effet, à cet accident qu'il faut rapporter les morts brutales signalées jusqu'ici.

Les accidents observés après l'appendicectomie à chaud sont les uns locaux, les autres généraux.

A. Accidents locaux. — 1. **Hémorragies post-opératoires.** — Les hémorragies post-opératoires sont facilitées par la suppuration locale qui altère le catgut ou favorise le glissement d'un fil et permet à la longue l'ulcération d'une artère voisine telle que l'artère appendiculaire, iléo-cæcale (Delorme), épigastrique (Morton), iliaque externe (Powell). Ces hémorragies s'effectuant toujours au niveau de la plaie sont rapidement reconnues et facilement conjurées par la ligature.

Il est tout un autre groupe d'hémorragies que nous avons déjà signalées à propos de l'appendicectomie à froid et qui se traduisent par des hématémèses ou du melæna. Elles sont d'origine infectieuse et consécutives à une ulcération du tube digestif; l'hémorragie, d'autant plus grave que l'infection est plus intense, entraîne souvent la mort. Les ulcérations siègent parfois sur l'estomac, donnant lieu à une hématémèse souvent mortelle, comme dans le cas de Pfihl, rapporté par notre maître M. Rochard(1), d'un malade qui mourut, trois semaines après une appendicectomie à chaud, de gastrorragie; le plus souvent on les voit sur le duodénum, l'intestin grêle ou le gros intestin, produisant des entérorragies.

2. **Abcès de la paroi.** — Ils sont rares, car la plupart des chirurgiens traitent les abcès appendiculaires à ciel ouvert. Mais depuis quelque temps, à la suite de Von Brunn (de Tübingen)(2), certains opérateurs allemands incisent l'abcès appendiculaire, évacuent le pus, nettoient la cavité de l'abcès, enlèvent l'appendice et font la suture hermétique de la paroi en se contentant d'un petit drain qui plonge dans le Douglas.

1. *Bull. de la Soc. de Chir.* Séance du 17 juillet 1907.

2. Von Brunn. *Beitrage zur Klinischen Chirurgie*, 1907, t. LII, p. 616 et *Beitrage zur Klinischen Chirurgie*, 1908, t. LVIII, fasc. 1, mai, p. 250 à 287.

Ce procédé avec suture immédiate de la paroi qui, d'après l'auteur, met à l'abri des abcès secondaires du Douglas, expose moins aux fistules stercorales. Mais en revanche, il avorise au plus haut point les abcès pariétaux. Sur les 52 derniers cas opérés par Von Brunn, 24 fois on observa des abcès de la paroi; c'est donc une complication fréquente, mais cependant bénigne d'après l'auteur; tous ces abcès ont en effet guéri facilement par une simple ouverture avec drainage de quelques jours.

3. **Fistules stercorales.** — Les fistules stercorales sont assez fréquentes après l'incision à chaud des abcès appendiculaires. L'intestin au fond de la plaie, en contact permanent avec le pus, les drains et la paroi, est exposé à s'ulcérer, ou bien c'est la ligature du moignon qui glisse et crée la fistule. En général, ces fistules sont de peu d'importance; elles guérissent relativement vite et il n'y pas lieu de s'en alarmer. Les lavages à l'eau oxygénée répétés viennent rapidement à bout de cette complication.

D'après Von Brunn (de Tübingen)[1] les fistules stercorales seraient moins fréquentes dans le traitement des abcès appendiculaires avec suture immédiate de la paroi. Sur 71 appendicites avec abcès traitées « à ciel ouvert », il a observé 5 fistules stercorales; sur 78 cas traités par la fermeture hermétique de la paroi avec petit drain dans le Douglas, il n'a eu que 2 fistules, dont l'une chez un sujet atteint de tuberculose péritonéale.

La tuberculose est, en effet, fréquemment à l'origine de certaines fistules stercorales.

Dans le cas de Delorme[2], après une guérison temporaire par première intention, il se produisit une fistule; mais il s'agissait d'appendicite tuberculeuse. Aussi il y aurait lieu de se demander, dit Delorme, en présence de lésions cæco-ap-

1. Von Brunn. *Beitrage zur Klinischen Chirurgie*, 1908, t. LVIII, fasc. 1, mai, p. 250 à 287.
2. Delorme *Bull. Soc. de Chir.*, 22 novembre 1893.

pendiculaires tuberculeuses, si la résection de l'appendice suffit et si l'excision de l'intestin ne serait pas préférable.

4. **Abcès secondaires du Douglas.** — L'abcès secondaire du Douglas est fréquent après l'appendicectomie à chaud, soit qu'on ait eu affaire à une appendicite pelvienne, soit que secondairement le pus se soit accumulé dans le petit bassin. Aussi, sera-t-il toujours très utile dans l'opération à chaud de faire descendre un drain dans le Douglas ou de drainer par la voie vaginale quand on le pourra.

L'abcès formé, il faudra l'ouvrir secondairement; une simple colpotomie et un bon drainage guériront facilement ce nouveau foyer.

5. **Éventration.** — La hernie ventrale est presque fatale après l'incision à chaud des abcès appendiculaires. La plaie est laissée largement ouverte; la cicatrisation se fait lentement; les plans musculaires restent séparés, réunis par un plan fibreux insuffisant. La paroi reste faible et l'intestin fait hernie au-dessous d'elle, dans le plan de l'incision.

La cure de ces éventrations est toujours difficile. Il faudra s'attendre à de grandes difficultés si on veut intervenir. Aussi souvent vaut-il mieux se contenter de faire porter au malade une bonne ceinture.

B. Accidents généraux. — Tous les accidents d'ordre infectieux peuvent faire leur apparition ou continuer à évoluer après l'appendicectomie à chaud. C'est ainsi que, si l'opération n'a pas réussi à enrayer la marche progressive de l'infection, le malade succombera, malgré l'intervention, à une péritonite généralisée ou à la septicémie.

D'autres complications peuvent encore survenir qui ne sont que le retentissement à distance de l'infection appendiculaire.

1. **Phlébites.** — Nous avons déjà suffisamment insisté sur cette complication à propos de la chirurgie de l'abdomen (p. 215) et de l'appendicectomie à froid (p. 289) pour ne plus avoir à y revenir.

2. **Parotidites.** — Les parotidites post-opératoires ont éga-

lement fait l'objet d'une étude détaillée (chapitre IV, p. 91). On les observe après l'appendicectomie à chaud, comme après l'ablation à froid. Nous en trouvons un cas signalé dans la thèse de Morel[1]. Il s'agissait d'un homme laparotomisé pour une appendicite gangréneuse. Deux jours après l'opération apparaissait une parotidite bilatérale avec phénomènes généraux graves, mais sans tendance suppurative, jusqu'à la mort qui survint le dixième jour à la suite d'accidents urémiques.

3. **Accidents hépatiques.** — L'infection d'origine appendiculaire peut altérer dans certains cas la cellule hépatique. Aussi a-t-on pu signaler des cas d'ictère (Follet) ou d'atrophie jaune du foie (Baltin) après l'appendicectomie.

M. Loison présentait à la Société de chirurgie en janvier 1900 un malade qui, après avoir été opéré d'appendicite, fut atteint d'un abcès au foie, du volume d'un œuf de poule. A la suite de ce cas, MM. Ricard et Michaux signalèrent des cas d'adénites suppurées étendues entre l'appendice et le foie à la suite d'appendicectomies.

Tous ces cas relèvent en général d'une infection propagée à point de départ appendiculaire. L'infection gagne le foie par le système porte en laissant souvent dans ce dernier des traces de son passage sous la forme de thromboses veineuses. Wilms[2] eut dernièrement l'occasion de saisir cette propagation sur le fait. Il s'agissait d'un homme de quarante-deux ans qui, deux jours après l'incision d'un abcès appendiculaire, ressentit un violent frisson pendant que la température montait à 39 degrés. Le lendemain, trois autres frissons se produisaient avec température au-dessus de 40 degrés. Wilms pense à une thrombose des veines de l'appendice et les lie, barrant ainsi la route à de nouvelles absorptions de toxines. Le malade guérit. Il n'y eut pas de gangrène consécutive du cæcum; celle-ci pourrait néanmoins se produire si on comprenait dans la ligature les artères cæco-appendiculaires.

1. Morel. *Th. de Paris*, 1907, p. 48.
2. Wilms. *Zentralblatt für Chirurgie*, 24 juillet 1909, p. 1041.

4. Accidents pulmonaires. — Les accidents pulmonaires ne présentent aucun caractère particulier. Nous renvoyons pour ce qui les concerne à l'étude que nous en avons faite dans un des chapitres précédents (chapitre IV, p. 85).

5. Occlusion intestinale. — L'occlusion intestinale au cours ou à la suite de crises appendiculaires est un fait bien connu aujourd'hui. Elle est d'origine paralytique ou d'origine inflammatoire, due dans ce cas à des adhérences appendiculaires sur lesquelles l'intestin vient se couder.

Après l'appendicectomie l'occlusion est plus rare. Elle s'observe néanmoins à la suite de réactions épiploïques, ou lorsque des adhérences s'organisent autour du moignon créant des brides qui peuvent étrangler l'intestin. Celles-ci sont toujours le fait d'une réaction inflammatoire qui s'est produite à la suite de l'opération.

L'occlusion dans ces cas se manifeste à une plus ou moins longue échéance.

Dans le cas de M. Arrou, signalé par M. Broca[1], l'occlusion se manifestait six mois après la résection de l'appendice.

Dans un cas de M. Marion, elle apparaissait deux mois après une opération d'appendicite, suivie de très bons résultats.

Le malade de M. Broca[2], opéré en juillet 1898, est pris d'accidents d'occlusion en février 1899.

Un malade de M. Blum[3] présente de l'occlusion un an après une opération d'appendicite à chaud.

Dans le cas de Mordret[4] c'est dix-huit mois après l'appendicectomie qu'on voit survenir un étranglement par brides.

A côté de cette forme d'occlusion, mécanique en quelque sorte, il y a lieu de signaler l'occlusion paralytique dont nous avons déjà parlé à propos des accidents post-opératoires en chirurgie abdominale et qui rentre dans le cadre des accidents infectieux.

1. Broca. Leçons cliniques.
2. Broca. Leçons cliniques.
3. Blum. In Th. Coittier.
4. Mordret. *Arch. méd. d'Angers*, 20 juillet 1902.

Hawkes[1] pense qu'elle est sous la dépendance des phénomènes infectieux qui continuent à évoluer après l'intervention et qu'on peut l'éviter par un bon drainage. Il conseille de mettre le malade en position de Fowler à 80 degrés, ce qui facilite l'écoulement des liquides.

II

ENTÉROSTOMIE — ANUS ARTIFICIEL

SOINS CONSÉCUTIFS

Sauf indications particulières, l'anus artificiel ne sera ouvert qu'au bout de 24 ou 48 heures. Jusqu'à ce moment les soins à donner au malade seront très simples. L'opéré sera recouché dans son lit, les genoux légèrement fléchis sur un oreiller. Il y aura intérêt à le laisser sur le dos ; dans le cas où cette position serait trop pénible, on pourra le tourner sur le côté en le soutenant avec des oreillers, mais en aucune circonstance on ne lui permettra de se coucher sur le côté où siège la plaie opératoire. Les gens âgés seront placés en position demi-assise. La diète sera rigoureusement observée. On ne donnera au malade que quelques boissons glacées.

L'intestin sera ouvert le lendemain de l'opération ; mieux vaudra, quand on le pourra sans inconvénient pour l'opéré, ne l'ouvrir qu'au bout de 48 heures. Après ablation du pansement, saupoudré ou non de salol, on soulèvera la paroi intestinale avec des pinces, et à l'aide du thermocautère on fera une ouverture transversale de 2 centimètres à 2 cm 5, après avoir préservé tout le pourtour de la plaie avec des compresses. Point n'est besoin que le thermocautère soit rouge vif et encore moins blanc. Si l'anus ne fonctionne pas

1. HAWKES. Soc. de Chir. de New-York, 25 novembre 1908 in *Annals of Surgery*, 1909, t. XLIX, n° 2, février.

immédiatement, il n'y a pas lieu de s'en inquiéter. Il peut se faire en effet que le support intestinal (baguette de verre, drain, ou mèche) soit un obstacle au fonctionnement de l'anus artificiel. Dans ce cas on attendra le lendemain et, si l'intestin ne s'est pas évacué, on enlèvera le support sans attendre le quatrième jour. Certains chirurgiens conseillent de recourir à un purgatif doux, tel que l'huile de ricin.

A partir de ce moment il y aura lieu de renouveler le pansement plusieurs fois par jour. On nettoiera à l'eau bouillie toute la région, sans trop toucher à l'intestin ; on enduira de vaseline stérilisée les bords de la plaie.

Le quatrième jour, on enlèvera avec beaucoup de précautions la gaze et le tube de verre qui servent de support. Le tube sera enlevé le premier ; puis on coupera la gaze d'un côté au ras de l'intestin et on la tirera facilement du côté opposé.

Malgré les soins les plus minutieux, la peau peut s'irriter au pourtour de la plaie ; on la pansera avec du carbonate de magnésie.

Dès que l'intestin s'est vidé on pourra reprendre l'alimentation, en observant les règles prescrites pour une laparotomie.

Ce n'est qu'au bout de quinze jours à trois semaines qu'on s'inquiètera de l'affection causale. Or deux questions peuvent se poser : ou l'anus est temporaire, ou il est définitif.

Dans ce dernier cas, on s'efforcera surtout de rendre l'infirmité la moins répugnante possible et la plus tolérable pour le malade : on cherchera à rendre l'anus continent dans la mesure du possible et on s'occupera de fournir au malade un appareil pratique. On a essayé sans succès d'obtenir la continence de la bouche par divers procédés.

« Il est des malades, dit Godineau (1), ayant un anus artificiel sur le gros intestin qui ont trouvé, après de multiples essais,

1. G. Godineau. *Th. de Paris*, 1903.

un régime leur permettant de n'avoir que deux ou trois selles par jour. Ces mêmes malades peuvent même vider leur intestin à une heure déterminée par des contractions volontaires des muscles abdominaux. Quelques-uns peuvent continuer à aller dans le monde sans être trop incommodés par leur infirmité. Mais chez tous, les gaz et les selles diarrhéiques passent au-dessous des pelotes et des appareils les mieux construits, souillant leur abdomen et rendant leur voisinage très pénible à l'entourage. »

Néanmoins, on conseillera le port d'un appareil,

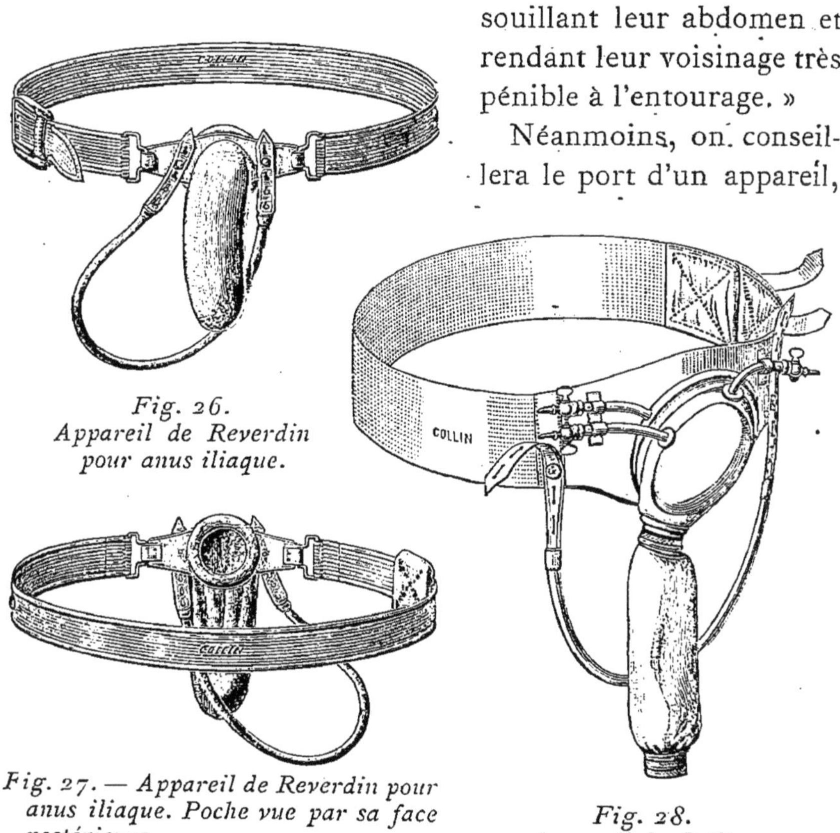

Fig. 26.
Appareil de Reverdin pour anus iliaque.

Fig. 27. — Appareil de Reverdin pour anus iliaque. Poche vue par sa face postérieure.

Fig. 28.
Appareil de Collin.

tel que celui de Saxtorph, de Reverdin (fig. 26 et 27) ou de Collin (fig. 28).

Dans les cas d'anus temporaire, il y aura à s'inquiéter dans la suite de deux choses : des lavages de l'intestin et de la fermeture de l'anus.

Lavages de l'intestin. — On peut laver le segment intestinal afférent à l'anus, on peut même y pousser des lavements, mais en général les lavages ont pour but de nettoyer le segment inférieur de l'intestin, d'en provoquer la cicatrisation; dans certains cas leur rôle sera de retarder l'atrophie consécutive de ce segment efférent afin de permettre plus tard une entéro-anastomose secondaire.

Les lavages seront faits à l'aide d'une sonde molle qu'on introduira dans le bout inférieur; en aucun cas il ne faudra se servir d'une canule en verre. Étant l'interne de M. le Pr Terrier, j'ai assisté à une mort par péritonite du fait de son emploi. L'externe chargé du lavage introduisit trop brusquement la canule dans le segment inférieur et perfora la paroi postérieure de l'intestin. En 48 heures, le malade mourait de péritonite par perforation et l'autopsie nous permit d'en vérifier la cause. Martin du Pan[1] rapporte un cas analogue. Un malade atteint du cancer du rectum à qui on avait fait un anus préliminaire, meurt quelques jours après l'opération. A l'autopsie on constate une perforation de l'intestin au-dessous de l'anus contre nature, causée par les irrigations forcées, probablement avec la pointe de l'irrigateur, dit-il.

Fermeture de l'anus. — L'intestin guéri, on pourra songer à fermer l'anus artificiel.

Tous les anciens procédés (entérotomie de Dupuytren, section de l'éperon) doivent être abandonnés aujourd'hui pour faire place aux méthodes vraiment chirurgicales.

L'entéro-anastomose n'est malheureusement qu'un palliatif; elle dérive les matières intestinales en partie seulement, le reste continuant à suivre le chemin de l'anus artificiel.

L'exclusion laisse une fistule longtemps persistante.

Aussi, dans une thèse récente, M. Francoz[2] n'hésite-t-il

1. Martin du Pan. *Th. de Berne*, 1905. Obs. 23.

2. Francoz. Le traitement de l'anus contre nature et des fistules stercorales par l'entérorraphie latérale. *Th. de Paris*, mai 1908.

pas à condamner tous ces procédés et à donner la préférence à l'entérorraphie latérale.

Voici la technique que conseille M. Francoz, d'après son maître le Pr Quénu :

La peau et l'intestin ayant été désinfectés pendant plusieurs jours, on donne au malade une pilule d'opium la veille de l'opération.

L'opération comprend 5 temps :

1er temps. — L'orifice est circonscrit par une incision qui passe à 1 centimètre du revêtement muqueux. Deux queues symétriques la prolongent. La peau est retroussée et ses bords appliqués l'un à l'autre par des pinces de Kocher. L'isolement de l'anus est complété par une compresse qui recouvre les pinces.

2e temps. — On dissèque la zone des adhérences et l'on amène l'intestin hors de la paroi. Le péritoine ouvert est protégé.

3e temps — Résection des tissus malades.

4e temps. — Fermeture de l'orifice par une bourse ou un surjet selon ses dimensions, puis entérorraphie latérale. On fixe par un point l'intestin au péritoine pariétal pour localiser l'infection au cas où la suture lâcherait.

5e temps. — Fermeture de la paroi après avoir mis un petit drain profond au contact des sutures.

SUITES OPÉRATOIRES

L'anus contre nature est une opération simple qui, à moins de faute opératoire ou de cachexie extrême du malade, ne donne pour ainsi dire pas de mortalité.

Elle n'est malheureusement dans la majorité des cas qu'une opération palliative exécutée pour un cancer du gros intestin, déterminant de l'occlusion. Quand le cancer est inopérable, ses bienfaits ne sont pas de longue durée.

D'après un travail de Cavaillon et Perrin [1] la survie serait en moyenne de :

10 mois pour de Bovis.
19 mois pour Cavaillon.
1 à 9 mois pour Mikulicz.

COMPLICATIONS POST-OPÉRATOIRES

L'anus artificiel est une infirmité tantôt définitive, tantôt temporaire, mais qui, en aucun cas, ne doit pas guérir spontanément, en dehors du chirurgien.

Il serait donc jusqu'à un certain point possible de considérer la guérison spontanée comme une complication, si les phénomènes pour lesquels on a opéré nécessitent la formation d'un anus définitif. Néanmoins, il ne faudra pas trop se hâter de reconstituer une nouvelle fistule, car souvent les événements donneront raison à la nature, tout au moins pendant un certain temps.

Les complications de l'anus artificiel ont été étudiées par notre collègue H. Géraud [2] dans sa thèse. Il les divise d'après leur nature en accidents d'ordre psychique, d'ordre infectieux, d'ordre mécanique. Nous aimons mieux dans leur description suivre l'ordre chronologique de leur apparition et les diviser en accidents du début et en accidents secondaires. Dans les premiers, nous décrirons les inflammations locales (érythèmes, érysipèle, phlegmons); dans les seconds, les accidents généraux (inanition, neurasthénie) et locaux intéressant la paroi (abcès tardifs, éventration), le péritoine (péritonite), l'intestin (prolapsus, rétrécissements).

I. — ***Accidents du début.*** — Érythèmes. — C'est au contact journalier des matières qu'on doit rapporter les phénomènes d'irritation qu'on voit se développer dès les premiers jours autour d'un anus artificiel. C'est un accident bénin, il est

1. Cavaillon et Perrin. *Revue de Chir.*, juin 1908, p. 765.
2. H. Géraud. *Th. de Paris*, 1902.

vrai, mais qui ne doit pas être négligé, car il incommode fort les malades et peut conduire à la formation de petites ulcérations (portes d'entrée faciles pour une infection) et de phlegmons sous-cutanés. Il faudra donc autant que possible l'éviter par les soins minutieux que nous avons recommandés dans le pansement de l'anus. L'érythème déclaré, on le soignera avec des poudres alcalines (carbonate de magnésie, de chaux, talc, poudre d'oxyde de zinc, etc.) appliquées à sec.

Érysipèle. — Signalé autrefois, l'érysipèle est excessivement rare aujourd'hui; il se présente avec ses caractères habituels sur lesquels nous n'insisterons pas et est passible du traitement classique.

Péritonite. — Toute intervention abdominale expose à la péritonite. Plus que tout autre, l'anus artificiel, dans les premiers jours, alors que les adhérences ne sont pas constituées, permet la filtration de produits septiques dans le péritoine. Aussi n'est-ce que dans les cas d'absolue nécessité qu'on ouvrira l'anus immédiatement. Mieux vaudra toujours attendre 48 heures. Nous n'insisterons pas sur cette compli cation à l'abri de laquelle on se mettra facilement et qui du reste n'offre aucun caractère particulier.

Phlegmons. — Les phlegmons sont également une complication de l'anus en un temps. La suppuration des téguments autour de l'anus peut conduire à la formation de véritables phlegmons, en tout comparables aux phlegmons péri-anaux. Ils se caractérisent, dès le lendemain ou le surlendemain de l'opération, par une tuméfaction rouge, douloureuse, s'étendant plus ou moins loin autour de l'anus, parfois crépitante et sonore, parfois fluctuante. La température monte à 39° ou 40°. Les urines sont rares; l'état général est très déprimé et le pronostic paraît très grave.

Il faut se hâter d'intervenir : ablation des fils, ouvertures larges, lavages à l'eau oxygénée, drainage, tel est le traitement d'urgence qu'on doit instituer.

II. — ***Accidents secondaires.*** — **Inanition.** — Lorsque l'anus est établi sur l'intestin grêle, on voit apparaître à brève échéance des symptômes graves de dénutrition qui se manifestent par une diarrhée caractéristique, liquide, jaunâtre, un amaigrissement rapide et un affaiblissement général. Plus l'anus sera haut placé, plus les phénomènes de dénutrition seront marqués et la mort rapide.

Il faudra donc alimenter l'opéré par tous les moyens préconisés : voie cutanée, voie rectale, et en cas d'insuccès ne pas hésiter à recourir à une entéro-anastomose complémentaire avec ou sans exclusion.

Neurasthénie. — L'anus artificiel est une infirmité toujours pénible, souvent même intolérable pour certains malades susceptibles et nerveux. Le fait est que l'intervention crée à l'opéré une existence tellement à l'écart de la société qu'il n'y a rien d'étonnant à ce que certains d'entre eux deviennent de véritables hypochondriaques cherchant par tous les moyens à se soustraire à leur infirmité, dont ils ont rapidement oublié les bienfaits.

Il faudra persuader à ces malades que leur infirmité n'est que temporaire et ne pas hésiter, si on le peut, à exécuter une opération complémentaire qu'ils accepteront du reste toujours facilement.

Abcès et phlegmons tardifs. — C'est seulement au bout de plusieurs semaines, de plusieurs mois qu'on voit parfois survenir les abcès. Ils se présentent comme des abcès péri-anaux pouvant aboutir aux mêmes complications (clapiers, fistules). En général ils sont d'un bon pronostic et guérissent facilement par l'intervention chirurgicale.

Éventration. — Quelque temps après la constitution d'un anus artificiel, on peut voir survenir, à la périphérie de l'anus, une petite tumeur herniaire favorisée par la béance de la plaie abdominale, la chute des fils ou l'infection de la plaie. Le sac de cette hernie est constitué par le péritoine doublé de la peau, sans interposition musculaire ou aponévrotique. Le contenu est toujours de l'intestin donnant à la tumeur sonore une consistance molle qui subit les impulsions de la toux.

Cette tumeur a l'évolution normale de toutes les hernies. Elle augmente progressivement de volume; elle peut s'étrangler; la peau peut même céder et l'intestin faire saillie directement au dehors (Walther) [1].

Péritonite. — Les accidents tardifs de péritonite sont rares. Ils sont toujours dus à une perforation d'origine traumatique comme celle dont nous avons relaté le cas plus haut, ou spontanée dans le cas d'ulcérations intestinales. On peut également observer par le même processus d'infection secondaire des abcès enkystés du péritoine autour des anses intestinales.

Prolapsus. — L'intestin peut se prolaber à travers un anus artificiel comme à travers l'anus normal; les variétés de prolapsus sont les mêmes dans les deux cas : prolapsus muqueux, prolapsus complet, prolapsus invaginé. En outre nous avons ici deux segments d'intestin adossés ; la complication peut les atteindre tous deux ou ne frapper qu'un des segments.

Le prolapsus muqueux est le plus fréquent. Il est constitué par un glissement de la muqueuse intestinale qui vient former au niveau de l'orifice anal une tumeur rouge, annulaire, exposée aux mêmes complications que le prolapsus ani. En général la tumeur est petite, longue à peine de quelques millimètres. Dans certains cas cependant elle peut être plus volumineuse et on a signalé des cas de prolapsus muqueux simples où la tumeur plus ferme atteignait de 5 à 10 centimètres de long.

Une telle complication doit être traitée le plus longtemps possible par la patience. Le bistouri ne reprendra ses droits que plus tard devant la progression des lésions pour réséquer toute la muqueuse prolabée.

Le prolapsus complet portant sur toutes les tuniques de l'intestin peut être partiel ou total. Le prolapsus partiel est

1. WALTHER. Obs. XLI in Th. de H. Géraud, *loc. cit.*

constitué par la saillie de l'éperon en dehors de l'orifice anal (fig. 29). Cette complication d'ordre mécanique peut également être sous l'influence d'une inflammation locale qui détermine l'hypertrophie des parois intestinales. Dans tous les cas elle est un obstacle au passage des matières dans le segment inférieur.

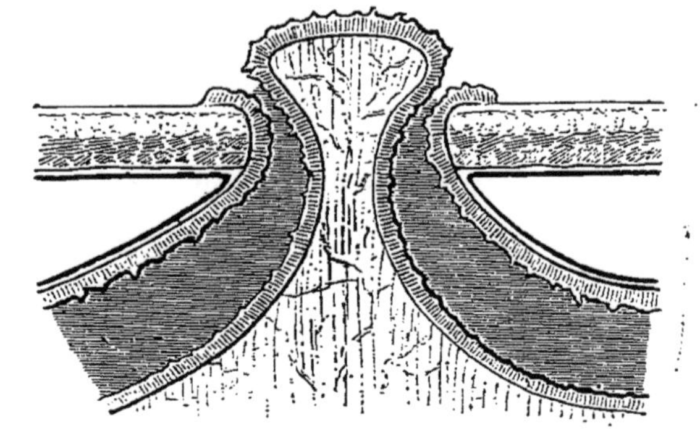

Fig. 29.
Prolapsus partiel d'un anus iliaque.

Le prolapsus total porte sur un des segments intestinaux ou sur les deux à la fois.

Le prolapsus du segment supérieur est le plus fréquent; il est déterminé par des contractions péristaltiques de l'intestin et la contraction des muscles abdominaux à la suite de violents efforts, chez un sujet dont l'orifice abdominal est trop large. Le prolapsus du segment inférieur est plus rare.

La constitution anatomique des cylindres ne présente rien de particulier; les deux cylindres glissent facilement l'un sur l'autre jusqu'à ce que des adhérences inflammatoires les soudent entre eux.

Le prolapsus du segment supérieur constitue un boudin terminé par un orifice duquel sortent les matières fécales.

Le prolapsus du segment inférieur forme également une tumeur plus ou moins volumineuse terminée par un orifice: mais les matières font issue à sa base provenant du bout supérieur.

Le prolapsus des deux segments est très rare. Il est dû à la saillie de la paroi mésentérique de l'intestin formant éperon et au retournement consécutif en doigts de gant des deux anses intestinales. L'éversion constituée prend la forme d'un

T, avec un orifice à chaque extrémité de la branche horizontale (fig. 30), la branche verticale ayant pour axe le méso.

La tumeur est rouge en général, violacée dans le cas de gêne circulatoire, pouvant présenter de petites ulcérations ou de petits kystes glandulaires. Elle est exposée à tous les accidents des prolapsus intestinaux (irréductibilité par constriction et stase veineuse ou adhérences, étranglements, ulcérations gangréneuses, péritonite par perforation).

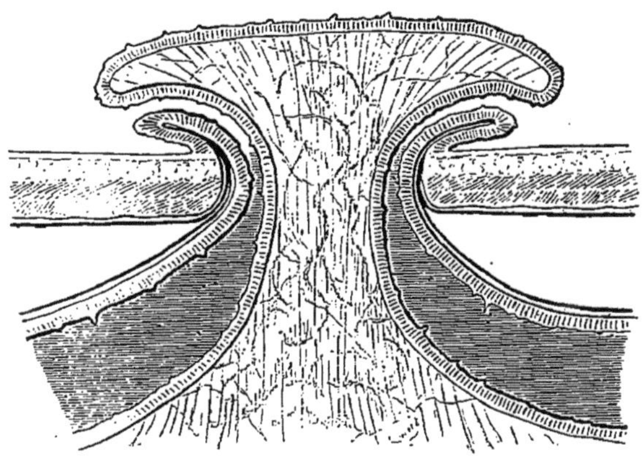

Fig. 30. — Prolapsus total en T avec éperon et retournement en doigts de gant des deux anses intestinales.

L'hédrocèle s'observe également dans le prolapsus complet. Dans le cas de notre maître, M. Gosset, que rapporte H. Géraud, l'anse intestinale était contenue dans un sac formé par l'intestin retourné et avait donné lieu à des phénomènes d'étranglement.

On a appliqué au traitement des prolapsus de l'anus artificiel les méthodes préconisées pour la guérison du prolapsus de l'anus et du rectum.

Les procédés d'exérèse ont été défendus par Dupuytren qui détruisait le prolapsus avec son entérotome, par Blandin qui liait l'intestin autour d'une canule rigide destinée à assurer l'évacuation intestinale pendant le temps nécessaire à la mortification des tissus. Actuellement on préfère la résection au bistouri avec hémostase préalable par pincement comme dans le procédé de Segond pour le prolapsus du rectum, ou sans hémostase préalable en liant les vaisseaux au fur et à mesure suivant la technique de Mikulicz.

La réduction et la fixation de l'intestin à la paroi abdominale (colopexie ou entéropexie) doit être tentée quand le prolapsus est réductible.

Dans les cas d'irréductibilité ou d'étranglement, on pourra enlever toute la masse comme une tumeur. Si une anse intestinale est enserrée dans le sac, on la déroulera ou on la réséquera, et on rétablira la continuité du grêle par une entéro-anastomose (cas de M. Gosset).

Enfin on refera un anus sur le gros intestin en fixant les deux segments à la paroi.

Rétrécissements. — Le rétrécissement après un anus artificiel peut porter sur l'orifice anal, sur le segment supérieur, sur le segment inférieur.

La sténose de l'orifice est presque toujours secondaire à une infection ayant déterminé des ulcérations ou des abcès périphériques.

Le rétrécissement du bout supérieur a été déterminé dans une observation de M. Guinard [1] par la compression du segment intestinal par un utérus gravide.

On l'observe, en général, associé au rétrécissement du bout inférieur, et il reconnaît alors pour causes l'inflammation chronique ou l'étranglement. Mais il peut dépendre d'une nouvelle compression par envahissement néoplasique ou tuberculeux ou par une tumeur.

Le rétrécissement du bout inférieur est le plus fréquent. Ne fonctionnant plus, l'intestin s'atrophie assez rapidement; son calibre diminue en quelques mois, jusqu'à ne plus présenter qu'une lumière insignifiante et quelquefois même s'oblitérer complètement.

Le rétrécissement peut également être le fait de l'envahissement progressif des lésions sous-jacentes.

Nous n'insisterons pas sur les phénomènes cliniques qui

1. A. Guinard. In *Traité de Chirurgie.* Le Dentu-Delbet, t. VIII, p. 576.

résultent de la sténose de l'orifice ou du rétrécissement du bout supérieur. Ce sont les signes de l'occlusion intestinale type, évoluant avec plus ou moins de rapidité.

Pour les combattre, on recourra à la dilatation progressive, si la sténose est orificielle.

Dans les autres cas, si au moment où surviennent les accidents d'occlusion, l'obstacle ayant nécessité l'anus artificiel existe toujours, on sera obligé de faire la résection du rétrécissement et la fixation à la peau du segment sus-jacent, ou de créer une nouvelle bouche en amont de la lésion.

Dans les cas heureux, si le bout inférieur n'est pas atrophié, on pourra, grâce à une entéro-anastomose avec exclusion, débarrasser le malade de son infirmité.

Occlusion intestinale. — Elle peut s'observer quand le cancer pour lequel on est intervenu se propage au segment supérieur (Israël, Morton). M. Duval [1] rapporte le cas d'un malade qui, atteint de cancer colique pelvien avec fistule colo-vésicale et traité par un anus iliaque à deux bouts, mourut d'occlusion chronique par envahissement et obstruction progressive néoplasique de son anus contre nature.

On peut, dans ces cas, tenter une nouvelle opération palliative en créant un nouvel anus dans le segment sus-jacent.

III

ENTÉRO-ANASTOMOSE — ENTÉRECTOMIE

L'entéro-anastomose, dont le type est l'iléo-colostomie, est une opération palliative des tumeurs de l'intestin ; elle rétablit en partie le cours des matières et permet, dans le cas de tumeurs simplement inflammatoires, la rétrocession des lésions par la mise au repos du segment atteint.

1. P. Duval. *Th. de Paris*, 1902, p. 139.

L'entérectomie, plus complexe au point de vue opératoire, n'en est pas différente dans les soins consécutifs.

SOINS POST-OPÉRATOIRES

Le malade sera surveillé avec toute l'attention qu'on doit accorder aux opérés de l'abdomen. Le premier jour on lui fera 500 grammes de sérum et on le maintiendra à la diète absolue. La bouche sera lavée fréquemment avec de l'eau distillée.

Le lendemain, si les vomissements anesthésiques ont cessé, on pourra donner au malade du champagne et de l'eau de Vichy, de Vals ou d'Évian par petites quantités.

Ce n'est qu'au troisième jour qu'on commencera l'alimentation en se limitant au lait et au thé léger; au quatrième jour on pourra donner du bouillon et au sixième des potages et des bouillies.

Le malade prendra alors un lavement purgatif et on pourra commencer à lui donner des œufs. A partir de ce moment l'alimentation sera progressivement plus substantielle. Mais ce n'est qu'à la troisième semaine qu'on autorisera un régime composé de légumes, de poisson et de viande.

Pendant tout ce temps il faudra, par les laxatifs, éviter l'encombrement intestinal.

RÉSULTATS FONCTIONNELS

Étude des fonctions motrices. — Par des expériences sur des chiens nourris avec des bouillies auxquelles on mélangeait du sous-nitrate de bismuth, W. B. Cannon et Fr. T. Murphy(1) ont étudié aux rayons X la marche des aliments dans le tube digestif après des interventions intestinales.

1. W.-B. Cannon et Fr. T. Murphy (Boston). Les mouvements de l'estomac et de l'intestin dans quelques conditions chirurgicales. *Annals of Surgery*, 1906, vol. XLIII, p. 512-537.

Ils ont constaté que les phénomènes étaient différents suivant qu'on intervenait sur une portion plus ou moins haute de l'intestin. Après section haute de l'intestin, ils ont noté que l'estomac conservait sa motilité, mais que pendant six heures le pylore ne fonctionnait pas, temps nécessaire, font remarquer les auteurs, à la formation des premières adhérences intestinales.

Si, au contraire, la section intestinale a été basse, le pylore fonctionne normalement, mais le cheminement du chyme dans l'intestin est très lent et la masse s'arrête même à une certaine distance de la lésion, malgré les contractions intestinales.

Dans les anastomoses expérimentales, W. B. Cannon et Fr. T. Murphy ont constaté que, tandis que la termino-terminale ne donnait lieu à aucune particularité, la latérale permettait une accumulation de la masse alimentaire dans le cul-de-sac terminal.

L'entéro-anastomose permet en outre le passage des matières dans le segment intestinal intermédiaire aux deux bouches, comme il est facile de le constater quand il existe une fistule sur cette anse.

Ces expériences, faites sur des animaux, nous montrent que la nature met tout en œuvre pour préserver elle-même la plaie opératoire ; elles sont intéressantes parce qu'elles nous prouvent que, même dans les cas où, par négligence, le malade s'alimenterait, le chyme serait arrêté pendant un temps à une certaine distance de la section intestinale.

Étude des phénomènes d'absorption. — L'absorption est active dans l'intestin grêle et nous savons, qu'arrivée au cæcum, la masse alimentaire ne contient plus que quelques albuminoïdes (environ 15 p. 100), quelques hydrates de carbone et de l'eau.

C'est au niveau du gros intestin que va être résorbée l'eau dont l'excès donne aux fèces une consistance liquide.

Quel sera donc l'effet des anastomoses intestinales sur l'absorption?

On conçoit que si l'anastomose porte sur deux segments du grêle, les conséquences ne seront fâcheuses que si on anastomose deux anses trop éloignées.

En outre, il faudra se rappeler que la puissance d'absorption diminue à mesure qu'on se rapproche de la valvule iléo-cæcale et que, par conséquent, la portion jéjunale est plus utile que l'iléale.

Néanmoins les auteurs s'accordent pour admettre qu'on peut enlever 2 à 3 mètres du grêle sans grand préjudice pour le malade.

Ce sont les mêmes inconvénients de dénutrition qui guettent les exclusions trop étendues du grêle dans les anastomoses iléo-cæcales ou iléo-coliques.

En outre, dans ces dernières, la fonction du gros intestin est supprimée en partie et une autre complication est à craindre, celle qu'on observe à la suite des iléo-sigmoïdostomies ou iléo-rectostomies : *la diarrhée.*

L'eau n'étant plus résorbée au niveau du gros intestin, les selles restent liquides, et s'accompagnent souvent de ténesme.

Cette diarrhée n'est cependant que passagère. Elle persiste en général quatorze à quinze jours seulement. Les auteurs l'expliquent de diverses façons.

Nannotti [1] admet que la portion du gros intestin ou du rectum sous-jacente à l'anastomose est toujours assez longue pour s'adapter à ce surcroît de travail d'absorption des liquides.

Pour Drucbert [2], quoique le gros intestin se rétracte immédiatement après l'intervention, le segment sus-jacent à l'anastomose se laisserait néanmoins dilater et constituerait un réservoir où viendraient s'accumuler les matières pour y

1. NANNOTTI. *Clinica moderna*, 1901, n° 7, p. 53.

2. DRUCBERT. *Recueil des faits cliniques et expérimentaux*. Lille, 1907. G. Stoffel, édit.

perdre leur eau. « Et alors cette conclusion s'impose, dit-il, que l'iléo-sigmoïdostomie n'est pas suffisante pour empêcher la circulation ou plutôt la stagnation des matières dans le côlon et qu'il est nécessaire, pour obtenir rigoureusement ce résultat, de joindre, — comme l'a fait Kœrte, — à l'anastomose iléo-sigmoïdale la fermeture du bout inférieur du côlon. »

COMPLICATIONS POST-OPÉRATOIRES

Les opérations sur l'intestin exposent à toutes les complications de la chirurgie abdominale que nous avons déjà signalées. Étant donné le degré de septicité du contenu intestinal, les dangers d'infection sont toujours très grands. Cependant ce sont les accidents broncho-pulmonaires qui sont le plus souvent signalés.

Fistules intestinales. — On observe parfois, après une résection intestinale ou une entéro-anastomose des phénomènes inflammatoires localisés qui aboutissent à la production d'une fistule stercorale. Il ne faut pas s'alarmer de cette complication. Ces fistules se ferment spontanément en quelques semaines sous l'influence de lavages et de pansements purement aseptiques.

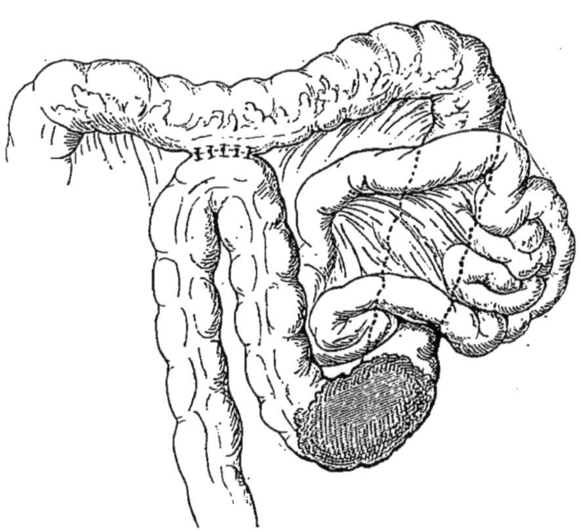

Fig. 31. — Anastomose transverso-sigmoïdienne. Des anses grêles sont engagées dans l'anneau résultant de l'opération.

C'est à tort qu'on a attribué au drainage la formation de

ces fistules intestinales. On les a observées chez des malades non drainés. Aussi pensons-nous qu'elles reconnaissent plutôt comme cause l'insuffisance des sutures ou une légère infection.

Occlusion intestinale. — Les accidents d'occlusion sont rares après l'entéro-anastomose. Cependant dans toute entéro-anastomose on crée des boucles dans lesquelles l'intestin peut à la rigueur venir s'étrangler. Dans l'anastomose transverso-sigmoïdienne en particulier (fig. 31), l'anneau est relativement étroit et des anses intestinales peuvent s'y introduire et se trouver pincées comme dans le cas de Friede, de Bergen[1].

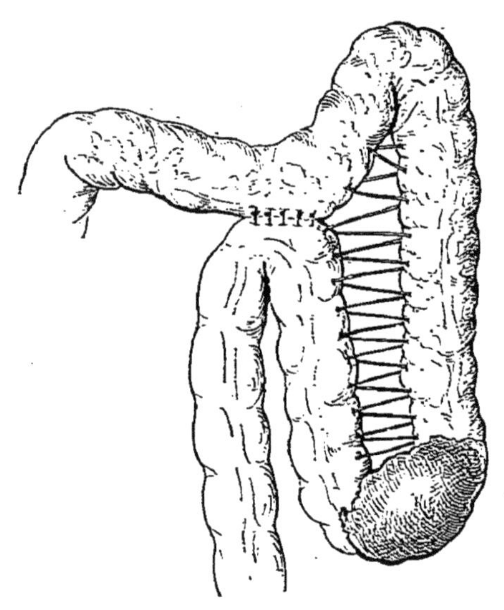

Fig. 32. — Anastomose transverso-sigmoïdienne (d'après P. Duval). Suture du colon pelvien au colon ascendant supprimant l'anneau.

Des phénomènes d'occlusion se déclarent aussitôt, qui nécessitent une opération d'urgence.

Si on est assez heureux pour intervenir à temps, après avoir dégagé l'intestin grêle, on suturera le colon pelvien au colon descendant, supprimant aussi la boucle (fig. 32).

MORTALITÉ OPÉRATOIRE

La mortalité opératoire est insignifiante dans les simples anastomoses. Pour les résections intestinales elle varie beaucoup avec la cause qui a nécessité l'intervention, la longueur du segment réséqué et les difficultés opératoires.

1. Friede, de Bergen, cité par MM. Terrier et Gosset. *Revue de Chir.*, 1900, p. 141.

Dans un travail de Cavaillon et Perrin sur la colectomie, nous trouvons des résultats déplorables pour les opérations faites sur des cancers compliqués (invagination, abcès périnéoplasiques ou occlusion). Les statistiques successives donnent une mortalité de 70 pour 100 (de Bovis, Cavaillon), 85 pour 100 (Anschutz).

Pour le cancer à froid, les résultats sont tout à fait satisfaisants pour les colectomies droites (29 pour 100 de mortalité opératoire et pour les 10 les plus récentes, une seule mort opératoire). Pour les colectomies dans les cancers gauches, la mortalité serait de 44 pour 100 pour les opérations en un temps et de 26 pour 100 pour les opérations en plusieurs temps.

RÉSULTATS ÉLOIGNÉS

Ne pouvant envisager ici les résultats éloignés des résections des différents segments du tractus intestinal, nous donnerons comme exemple, d'après MM. Cavaillon et Perrin, les résultats éloignés de la colectomie dans les cancers du gros intestin au point de vue de la survie post-opératoire :

Les statistiques de Fuschig, de Sorensen, de Zimmermann, de Kœssler portent sur un nombre insignifiant de cas et sont moins intéressantes que celles de Mikulicz et de Anschütz, les seules que nous rappellerons.

Mikulicz rapporte 20 cas se décomposant ainsi :

9 cas morts avec récidive, de 3 mois 1/2 à 5 ans 1/2 (moyenne de survie : 15 mois).
1 cas vivant avec récidive au bout de 13 mois.
10 cas vivants sans récidive depuis 1 à 9 ans (moyenne de survie : 3 ans 8 mois).

La statistique de Anschütz (1907) portant sur 156 opérations, comprend 84 cas vivants sans récidive :

20 depuis 1 an.
18 — 2 ans.
14 — 3 ans.
14 — 4 ans.
9 — 5 ans.
9 — 6 ans.

IV

EXCLUSION DE L'INTESTIN

On peut exclure un segment d'intestin partiellement ou complètement. La première méthode est dite unilatérale, la seconde bilatérale.

L'exclusion unilatérale donne d'assez bons résultats, mais elle ne met pas à l'abri de certains accidents de reflux comme le prouvent les cas où existe une fistule intestinale. La valvule iléo-cæcale elle-même n'est pas un obstacle infranchissable. Nous admettrons donc avec nos maîtres, MM. Terrier et Gosset[1] et contrairement à MM. Delore et Patel ([2]), qu'elle ne saurait convenir aux cas où on veut éviter le contact des matières avec le segment intestinal exclu. Cependant nous devons ajouter que Giordano ([3]), Nannotti ([4]) n'ont jamais observé de rétention cæcale, ni d'accident quelconque après l'exclusion du gros intestin par iléo-sigmoïdostomie.

L'exclusion bilatérale est au contraire une opération excellente. Nous laisserons de côté l'exclusion bilatérale avec fermeture totale, qui a donné lieu à des péritonites mortelles et qui est abandonnée aujourd'hui. « L'exclusion avec fermeture totale d'une anse de gros intestin sain, dit Lance ([5]), n'aboutit qu'à des désastres, le plus souvent presque immédiats, dans quelques cas rares beaucoup plus éloignés. Les résultats sont encore beaucoup plus désastreux pour le petit intestin que pour le gros. Les accidents de péritonite éclatent le plus souvent dès les premiers jours. »

1. TERRIER et GOSSET. *Revue de Chir.*, 1900, t. XXII, 10 août, n° 8.
2. DELORE et PATEL. *Revue de Chir.*, 1901.
3. GIORDANO. *Semaine médicale*, octobre 1900.
4. NANNOTTI. *Clinica moderna*, 1901, n° 7.
5. LANCE. *Thèse de Paris*, 1903, p. 33 et 34.

L'exclusion bilatérale ouverte avec fistule ou abouchement à la peau simple ou double a donné d'excellents résultats. Elle permet en effet l'écoulement en dehors du suc intestinal et met à l'abri des accidents péritonéaux. Aussi ne faudra-t-il pas se hâter de fermer cette libre communication avec l'extérieur. Par des lavages répétés on essaiera de modifier la muqueuse, de tarir la sécrétion et on assistera souvent ainsi à la fermeture spontanée de la fistule. Ce sont les cas d'exclusion avec abouchement des deux extrémités à la peau qui ont donné les meilleurs résultats.

C'est de préférence par les fistules que se fait l'évacuation de l'anse exclue. Les matières accumulées en arrière de l'obstacle depuis longtemps sont petit à petit expulsées grâce aux lavages de l'anse qu'on fera avec de l'eau bouillie simple. Au bout de quelques jours, lorsque l'anse est complètement vidée de son contenu, on assistera à la fermeture spontanée des fistules pathologiques; il ne s'écoulera par les extrémités abouchées qu'un liquide muco-purulent contenant parfois des parties sphacélées, suivant la nature de la lésion.

C'est alors qu'il faudra traiter l'affection primitive.

Dans les cas de cancer on ne peut malheureusement espérer qu'une légère modification des lésions, mais elle peut être parfois suffisante pour permettre dans un second temps d'extirper la tumeur. Dans tous les cas, il faudra faire des lavages répétés de l'anse quelle qu'elle soit; on pourra ainsi, comme chez un opéré d'Ostrom(1), voir la sécrétion se tarir et les fistules se fermer. Il est bon de rappeler avec M. Desmarest(2) que dans les cas d'exclusion bilatérale pour cancer du cæcum, ces lavages ne sont pas sans danger. Ils peuvent entraîner une perforation de l'anse exclue dans les cas où la sténose valvulaire ne permet pas le libre écoulement du liquide de l'anse grêle vers le colon.

Dans la tuberculose les résultats sont plus satisfaisants.

1. Ostrom, cité par Lance. *Th. de Paris*, 1903, p. 84.
2. E. Desmarest. Le cancer du cæcum. *Th. de Paris*, 1908.

L'exclusion bilatérale permet de mettre l'anse au repos et de la traiter ultérieurement. On fera les lavages avec une sonde molle, de façon à ne pas traumatiser l'intestin et on les renouvellera tous les jours. L'emploi de liquides astringents favorise la rétrocession des lésions.

Ce qu'il faut éviter dans tous les cas c'est la fermeture trop rapide des orifices de communication avec l'extérieur, c'est le mauvais drainage de l'anse qui donne lieu aux accidents de péritonite, comme dans le cas de M. Terrier(1), où la mort survint au 7e jour et où on trouva dans l'anse exclue 200 grammes de liquide purulent et fétide.

Il faut ne laisser les fistules se fermer que petit à petit, les unes après les autres; on facilitera ensuite la fermeture d'une des extrémités de l'anse. Si l'extrémité opposée tarde trop à se fermer on la suturera, à moins que l'état des lésions ne permette de faire l'ablation de l'anse exclue.

Nous n'avons pas cru devoir rappeler les soins consécutifs immédiats dont on doit entourer ces malades. L'exclusion accompagnant toujours une entéro-anastomose, on doit prescrire à ces opérés les règles sévères que nous avons signalées dans le chapitre précédent à propos de l'entéro-anastomose et de l'entérectomie; nous n'y reviendrons pas.

COMPLICATIONS POST-OPÉRATOIRES

Les complications post-opératoires sont également les mêmes. En outre, nous voyons survenir parfois un certain degré de *prolapsus*, comme du reste chaque fois que l'intestin est abouché à la peau. Il est rare cependant; l'intestin est au repos et aucun effort péristaltique ne vient en faciliter les mouvements.

Nous signalerons à ce propos le cas de Grekov(2), où on voit trois ans après une exclusion unilatérale, un effort vio-

1. TERRIER et GOSSET. *Revue de Chir.*, 1900, t. XXII, n° 105.
2. GREKOV. *Vratch*, 18 janvier 1903, in *Th de Lance*, p. 43.

lent produire un retournement en doigt de gant de l'anse exclue. L'ablation immédiate amena la guérison complète.

Dans certains cas, lorsque le drainage de l'anse n'est pas bien établi par les fistules ou l'abouchement, il peut se produire des phénomènes de rétention, qui cèdent assez rapidement à un traitement bien ordonné.

V

OCCLUSION INTESTINALE

La levée de l'obstacle ne suffit pas toujours à amener la guérison de l'occlusion intestinale. Tel ce malade de Villar[1] qui présentait une occlusion par kyste du mésentère et qui mourut 36 heures après l'intervention. L'autopsie ne révéla aucune trace de péritonite. Villar attribue la mort au long intervalle écoulé entre le moment de l'intervention et le début des accidents (quatre à cinq jours).

Nombreuses sont les théories invoquées pour expliquer la mort dans ces cas opératoirement guéris.

On a dit autrefois que la mort devait être rapportée à un réflexe nerveux. Puis on fit jouer le principal rôle à la résorption de produits toxiques au niveau des anses dilatées (Bouchard), ces produits naissant sur place pour les uns, ayant leur origine dans les sécrétions intestinales pour Roger et Garnier.

Par des recherches expérimentales, MM. Braun et Borutteau[2] ont voulu dernièrement établir ce mécanisme de la mort dans l'occlusion. Ils ont constaté que les phénomènes qui se produisent sont tout différents de ceux qui se mani-

1. VILLAR. *Traité de Chir.* Le Dentu-Delbet, t. VIII, p. 6.
2. BRAUN et BORUTTEAU. *Deutsche Zeitschrift für Chirurgie*, 1908, Bd XCVI, p. 514.

festent quand on injecte le contenu d'un intestin en occlusion à un animal.

La mort survient sans convulsions, sans modifications du pouls, sans troubles respiratoires ou cardiaques, ce qui n'est pas le fait d'un empoisonnement toxique.

En outre, ils ont constaté que l'absorption est diminuée au-dessus de l'étranglement et qu'une fistule établie sur l'anse dilatée drainant l'intestin n'empêche pas la mort.

Se basant sur ces faits, Braun et Borutteau rejettent la théorie de l'intoxication intestinale et attribuent la mort à des troubles circulatoires réflexes ayant leur point de départ dans l'irritation des terminaisons nerveuses déterminée par la dilatation de l'anse. Il se produit une sécrétion exagérée au-dessus de l'obstacle, une congestion intense de l'intestin et par contre une anémie du cerveau et des centres.

Les expériences de Braun et de Borutteau ne seraient pas rigoureusement exactes d'après Korentchevsky[1]; d'après Guibé[2] « elles sont intéressantes, mais elles ne permettent pas pour cela de mettre hors de cause la théorie de l'intoxication ».

Après l'intervention, il faudra donc tenir compte de ces données pour relever le système nerveux du malade et combattre l'intoxication de son organisme. Nous ne reviendrons pas sur les soins consécutifs à toute laparotomie. Nous insisterons seulement sur la nécessité qu'il y a à stimuler les centres nerveux de l'opéré par des injections d'huile camphrée à 1 pour 10, ou de sulfate de strychnine :

Sulfate de strychnine	0 gr. 05
Eau distillée.	10 gr.

(Une seringue de Pravaz contiendra 0 gr. 005 de cette solution).

Si le malade est très intoxiqué, on lui fera des injections

1. KORENTCHEVSKY. *Roussky Vracht*, 1908, p. 1572.
2. GUIBÉ. *Presse médicale*, 1909, 3 avril, n° 27, p. 233.

répétées de sérum physiologique (1 litre 1/2 environ par jour en 3 fois).

On pourra faire ces injections sous la peau, ou dans les veines, s'il faut agir très rapidement. Dans ce dernier cas, l'injection sera de 1 litre à 1500 grammes. Ces injections seront renouvelées les jours suivants jusqu'à ce qu'on constate une notable amélioration.

Tous les émonctoires seront stimulés afin d'assurer l'élimination des produits toxiques.

VI

COLOPEXIE

La fixation du côlon à la paroi abdominale est une opération simple dont les suites ne présentent en général aucune gravité. Malgré la simplicité de l'intervention il est cependant des cas où des complications peuvent survenir. Notre ami M. Lenormant[1] les divise en primitives et tardives.

1° ***Complications primitives.*** — On peut observer dans les jours qui suivent une colopexie une suppuration de la plaie, la désunion de la suture pariétale, une éventration ou de l'occlusion intestinale.

Suppuration de la plaie. — Cet accident est en général très superficiel et ne s'observe guère quand on n'a pas commis de faute opératoire. Il cède très rapidement aux pansements antiseptiques.

Désunion de la suture pariétale suivie d'éviscération. — Cet accident n'est grave que s'il passe inaperçu. Il est du reste exceptionnel et M. Lenormant, dans son travail, ne rapporte que l'observation de Carlyon. La désunion se produisit au cinquième jour. On intervint aussitôt; on fit la toilette des

1. Lenormant. *Revue de Chir.*, février 1907, p. 211.

anses, on les réduisit et on referma la paroi. Aucune réaction péritonéale ne se produisit. Le malade guérit.

Éventration. — M. Lenormant rapporte 4 cas d'éventrations post-opératoires dus à MM. Bryant, Jaboulay, Jeannel et Poncet. Il pense que cet accident est dû à la technique employée ; aussi conseille-t-il, pour obvier à cette complication, de fixer le côlon à la paroi pelvienne postérieure et latérale et non à la paroi abdominale antérieure.

Occlusion intestinale post-opératoire. — L'occlusion intestinale peut se produire après la colopexie de deux façons : par coudure de l'anse fixée ou par volvulus si le côlon est très long et très mobile. Pour l'éviter, von Eiselsberg, dit M. Lenormant, a réséqué le côlon pelvien, Herzen et Rotter ont établi une anastomose entre ses deux extrémités.

2° ***Complications tardives.*** — Parmi les complications tardives de la colopexie nous ne signalerons que les *récidives*. Elles se produisent parfois au bout de quelques semaines, le plus souvent au bout de quelques mois. Elles permettent la réapparition de tous les troubles qui ont conduit à la fixation du côlon et nécessitent une nouvelle intervention.

VII

ABLATION DES CANCERS DU RECTUM

(Voie sacrée)

Méthode coccygienne de Kocher. — Méthode sacrée de Kraske.
Méthode ostéoplastique avec résection temporaire du sacrum de Rydygier.

L'ablation des cancers du rectum par la voie sacrée reste encore une très grave opération dont les résultats sont subordonnés non seulement à la technique, mais encore à la direction des soins post-opératoires.

Qu'on ait fait la résection ou l'amputation, les malades doivent être l'objet de soins minutieux et dévoués de la part du chirurgien.

SOINS CONSÉCUTIFS

Le repos le plus absolu sera conseillé les premiers jours. Le malade sera alimenté avec du bouillon, des œufs, un peu de vin et des peptones préparées. On évitera le lait, qui donne de la diarrhée; ces malades, en effet, doivent être constipés pendant 15 à 20 jours.

Le pansement sera refait plusieurs fois par jour, toutes les 2 à 3 heures environ et chaque fois on fera un lavage local à l'eau bouillie ou salée, au lysol à 1 pour 100 ou avec une solution d'acide salicylique à 10 pour 100. A chaque pansement il faudra bien examiner la plaie et à la moindre rougeur faire sauter 1, 2 ou plusieurs points de suture si on n'a pas drainé. Puis le malade sera pansé à sec à la gaze phéniquée, iodoformée ou thymolée. Dans les cas où l'infection s'étend rapidement, Mikulicz conseille le bain permanent.

La position à donner au malade n'est pas indifférente. Dans un des cas de Hochenegg, raconte Martin du Pan[1], le malade est mort de péritonite par la faute du médecin qui faisait le pansement. Il avait, dit-il, placé le patient en position genu-pectorale, de sorte qu'un abcès périrectal s'est ouvert dans le péritoine, au lieu de s'écouler par la plaie. Pour éviter ces accidents dus à la rétention de pus, certains chirurgiens, comme Kocher, laissent la plaie largement béante jusqu'à l'intestin et tamponnent avec de la gaze iodoformée.

Les douleurs opératoires se calment en général assez vite. L'opéré ne souffre guère après 2 ou 3 jours, à moins de complications.

Il faudra être également très circonspect dans l'administration des lavements. Notre maître M. Morestin[2], a vu un lavement donné inintelligemment déterminer une cellulite

1. Martin du Pan. *Revue de Chir.*, 1906, août, p. 262.
2. M. Morestin. *Gaz. des Hôp.*, 24 mars 1894, p. 326.

pelvienne qui a entraîné la mort du malade. La cicatrice trop jeune s'était déchirée au moment de l'introduction de la canule, le contenu de la seringue était passé dans le tissu cellulaire du bassin.

ACCIDENTS POST-OPÉRATOIRES

Les complications des interventions par la voie sacrée pour cancer du rectum ont fait l'objet d'une étude très complète de notre maître M. Morestin en 1894 (1). Il n'y a rien aujourd'hui à ajouter à son travail; nous dirions plutôt qu'il y aurait à l'abréger, car par des opérations mieux conduites et plus réglées on est arrivé à enrayer des complications qui ne reconnaissaient pour causes que des défauts de technique ou des négligences post-opératoires.

Nous ne ferons que signaler les complications d'ordre général, telles que les *accidents broncho-pulmonaires*, la *septicémie*, le *shock*, qui a été trop souvent peut-être mis en cause, *la rétention d'urine*, si fréquente après toutes les interventions sur le petit bassin; cette dernière souvent passagère, a dans certains cas tendance à se prolonger. Elle a duré un mois chez une malade de M. Jeannel, 15 jours dans un cas de Boeckel, dit M. Morestin (2), qui attribue ces longues rétentions, à la destruction des filets vésicaux du plexus hypogastrique ou à un retentissement médullaire déterminé par le traumatisme sacré.

Lieblein a signalé un cas de *méningite cérébro-spinale*, après une opération de Kraske.

I. — **Complications précoces.** — 1° Infection. — L'infection de la plaie opératoire est un des premiers accidents qui se manifestent après l'opération.

Limitée aux téguments, elle en détermine la rougeur, la désunion et ne présente aucune gravité si on la traite comme nous l'avons conseillé.

1. MORESTIN. *Loc. cit.*
2. MORESTIN. *Loc. cit.*

Localisée dans le tissu cellulaire pelvien, elle détermine la formation soit d'un *phlegmon localisé*, soit d'une *cellulite pelvienne généralisée.*

Le phlegmon localisé siège en général à la partie postérieure du rectum. Il s'accuse par les phénomènes phlegmasiques habituels à tout abcès et doit être traité par l'incision rapide.

La cellulite pelvienne est le terme le plus grave de l'infection du tissu cellulaire pelvien. Elle apparaît du troisième au sixième jour, se manifestant par une élévation de température assez considérable et une douleur très vive au niveau de la région sacrée. L'état général est immédiatement inquiétant (état saburral des voies digestives, frissons, insomnie, délire, etc.).

Localement, les tissus changent de coloration, s'œdématient et se mortifient si on ne donne pas issue au pus et aux éléments mortifiés.

La suppuration du tissu cellulaire pelvien peut déterminer des désordres très étendus. Elle a pu, dans certains cas, produire des nécroses partielles ou totales du sacrum réséqué temporairement, des suppurations du canal sacré, parfois même des méningites. On lui attribue la névrite des nerfs sacrés observée dans certains cas.

Si l'infection gagne le péritoine, elle déterminera soit des abcès enkystés, soit une péritonite mortelle.

Elle peut encore, grâce aux nombreux vaisseaux sanguins, aboutir à une septicémie ou une pyohémie.

Le traitement de l'abcès sous-cutané devra donc être très énergique dès le début. On l'ouvrira largement et on fera des pulvérisations phéniquées répétées et de longue durée.

2° **Hémorragies.** — Les hémorragies peuvent avoir pour origine le rectum ou les vaisseaux de la région. Dans le premier cas, elles sont dues à un suintement au niveau des sutures; dans le second, à une hémostase insuffisante.

« M. Ricard, dit M. Morestin [1], a perdu de cette façon, à l'Hôtel-Dieu, un malade auquel il avait fait subir l'opération de Kraske. Tout s'était bien et rapidement passé, et l'on pouvait légitimement espérer un beau succès. Mais l'opéré mourut le lendemain. A l'autopsie, on trouva 2 litres de sang dans le péritoine. Rien n'avait transsudé à travers la plaie extérieure exactement fermée. Le sang avait librement coulé dans le péritoine par l'ouverture très large pratiquée à cette séreuse. »

3° **Gangrène du rectum.** — La gangrène de l'intestin, qui s'observe après les opérations par la voie sacrée, est soit d'origine ischémique, soit d'origine septique.

Elle est tantôt limitée à la muqueuse, tantôt étendue à toute l'épaisseur du cylindre rectal.

Son étendue en hauteur est également très variable.

Elle aboutit en général à l'ouverture dans le tissu cellulaire péri-rectal et au phlegmon.

Il n'est pas rare de la voir s'accompagner de sphacèle des téguments.

Par des lavages répétés on facilitera l'élimination des produits mortifiés dont il faut à tout prix éviter la résorption.

4° **Escarres de la région fessière.** — En dehors des escarres du décubitus, on peut voir survenir des escarres d'origine nerveuse. Elles sont le résultat des sections nerveuses faites au cours de l'opération. Elles apparaissent très rapidement dès le lendemain. Elles ne sont pas précédées d'érythème, comme les escarres ordinaires, mais succèdent à des phlyctènes plus ou moins étendues.

Ces escarres post-opératoires assombrissent toujours le pronostic. Aussi les traitera-t-on avec l'antisepsie la plus rigoureuse comme nous l'avons indiqué à propos du *decubitus acutus*.

II. — ***Complications tardives.*** — Il est peu de malades

1. MORESTIN. *Gaz. des Hôp.*, 1894, 24 mars, p. 326.

opérés d'un cancer du rectum, et guéris, qui ne présentent l'une ou l'autre des complications qu'il nous reste maintenant à envisager.

1° **Fistules.** — Les fistules de la région sacrée sont consécutives aux suppurations péri-rectales ou à la gangrène du rectum. Elles s'observent, les unes peu de temps après l'intervention, les autres plus tardivement.

Tantôt uniques, communiquant directement avec l'intestin, tantôt multiples formant de véritables clapiers purulents, elles donnent issue à des matières fécales, à des gaz et à des écoulements purulents qui irritent la peau de la région. Quand elles sont multiples, on voit de temps à autre, l'une d'elles se fermer momentanément, mais la guérison n'est pas de longue durée, car ces fistules ne guérissent que par une intervention chirurgicale.

Ce qu'il faut bien savoir, c'est que beaucoup d'entre elles sont sous la dépendance d'un rétrécissement du rectum et que, tant que ce dernier n'aura pas été traité, elles récidiveront d'une façon désespérante.

Le premier devoir du chirurgien sera donc de s'assurer qu'il existe un rétrécissement du rectum et de le traiter par la dilatation à l'aide de laminaires, de bougies, voire même par la rectotomie, sans négliger les lavages du rectum.

Ce n'est qu'ensuite qu'on sera autorisé à s'adresser aux fistules.

Le simple avivement suivi de sutures échoue régulièrement, d'après M. Morestin [1].

La cautérisation ignée réussit dans le cas de fistules petites et simples.

On pourra recourir à la section longitudinale du rectum depuis l'orifice fistuleux jusqu'à l'anus, suivie de l'extirpation du trajet.

Quand il y a plusieurs fistules il faudra inciser, curetter,

1. MORESTIN. *Loc. cit.*

cautériser tous les trajets et tenter la fermeture de la fistule principale.

M. Morestin conseille de la disséquer jusqu'au rectum, puis, après avoir suturé les lèvres de son orifice cutané, de la refouler dans la cavité rectale, et de faire deux plans successifs de sutures sur la paroi rectale.

2° Incontinence des matières. — L'incontinence des matières est un des grands inconvénients des opérations par la voie sacrée.

Elle est souvent peu accusée. Aussi suffit-il quelquefois de modifier le régime, dit M. Morestin, de mêler aux aliments des poudres inertes, de désinfecter le gros intestin par de grands lavages pour modifier et améliorer beaucoup l'état de ces malades.

En général, il faut la rapporter à une paralysie des sphincters par lésion de leurs nerfs au cours de l'intervention.

3° Rétrécissement. — A l'union des deux segments du rectum se produit presque toujours un rétrécissement cicatriciel qui met obstacle au libre cours des matières fécales.

C'est tantôt un anneau, tantôt une bride, mais quel qu'il soit il progresse sans cesse jusqu'à devenir infranchissable.

Il entretient, comme nous l'avons vu, les fistules sacrées, et doit être traité dès qu'il sera reconnu.

4° Occlusion intestinale. — Elle a été signalée par divers auteurs. Martin du Pan (1) en rapporte une observation où on trouva à l'autopsie une obstruction intestinale causée par l'adhérence de trois anses grêles enclavées par des masses fibrineuses dans le bassin.

5° Prolapsus du rectum. — Les prolapsus du rectum consécutifs aux opérations par la voie sacrée reconnaissent pour causes prédisposantes la section des différents organes de fixation de l'intestin (ligaments recto-sacrés, pédicules vasculaires, péritoine, attaches sacrées des releveurs), la lésion des nerfs

1. Martin du Pan. *Revue de Chir.*, 1906, septembre, p. 423, obs. 26.

moteurs des muscles du plancher pelvien ou la désunion de la plaie.

En revanche, les opérés qui suppurent longtemps ne présentent presque jamais de prolapsus, probablement, dit M. Morestin [1], parce que, chez eux, il se forme tout autour de la partie inférieure du rectum, du tissu inodulaire. Les malades qui présentent un rétrécissement cicatriciel sont également peu exposés au prolapsus.

Les véritables causes efficientes de ces prolapsus sont tous les efforts qui augmentent la pression intra-abdominale (défécation, miction, toux, etc.).

Les malades à qui on a fait un anus sacré présentent rarement cette complication post-opératoire; la même raison qui a empêché le chirurgien de fixer le rectum en bas (solidité des attaches supérieures), empêche le rectum de se prolaber.

Le prolapsus est de dimensions des plus variables. Il est constitué par les différentes tuniques du rectum; dans certains cas, il est accompagné d'une hernie péritonéale siégeant en avant d'elle.

Ch. B. Kelsey [2] rapporte une observation très intéressante de hernie de la région. Quoique le cancer ne soit pas en cause, nous rappelons l'observation, parce qu'il s'agit d'une intervention par voie sacrée, et que rien n'empêcherait la hernie de se produire dans un cas de cancer. Il s'agissait d'une femme que Kelsey avait opérée 9 ans auparavant d'un rétrécissement non cancéreux du rectum, par le procédé de Kraske. En 1903, apparaissait au niveau de la région sacrée une tumeur qui atteignit progressivement le volume du poing. C'était une hernie descendue derrière le rectum que l'auteur opéra.

Le prolapsus post-opératoire du rectum sera facilement reconnu. Il présente les mêmes allures et est passible des

1. Morestin. *Loc. cit.*
2. Ch.-B. Kelsey. *New-York Medical Journal*, 1905, 12 août, p. 332.

mêmes traitements que le prolapsus banal. Aussi, n'insisterons-nous pas.

RÉSULTATS ÉLOIGNÉS. RÉCIDIVES

Avec les progrès incessants des techniques opératoires, les résultats immédiats et éloignés des interventions pour cancers du rectum s'améliorent très sensiblement. La mortalité entre les mains d'Hochenegg est tombée à 16,8 pour 100. Les récidives sont devenues moins fréquentes, mais ici comme ailleurs, le cancer peut récidiver localement, dans les ganglions ou à distance. Généralement les récidives sont précoces; on les voit survenir à partir du troisième mois, avant même que les malades ne soient guéris des accidents post-opératoires. Dès que la récidive sera reconnue on interviendra le plus rapidement possible. « Un des malades du professeur Kocher, dit Martin du Pan [1], a subi quatre opérations de récidive; comme c'était un homme intelligent et courageux, il est revenu chaque fois avec une constance qui a bien été récompensée, puisqu'il a survécu 15 ans à la dernière opération. »

VIII

AMPUTATION ABDOMINO-PÉRINÉALE DU RECTUM

Bien conduite, l'amputation abdomino-périnéale présente des suites opératoires très simples.

L'opération détermine toujours un shock violent qui ne doit pas être négligé. Dès le jour même on remontera le malade par des injections de sérum, de l'huile camphrée, etc.

Si les douleurs sont trop fortes, on les calmera par la morphine.

Les chirurgiens qui, après avoir établi l'anus iliaque, ne l'ouvrent pas immédiatement, le font le lendemain.

1. Martin du Pan. *Loc. cit.*

Le pansement de la plaie périnéale nécessite de grands soins.

On n'y touchera qu'au huitième ou dixième jour; on enlèvera alors les mèches, et comme l'opération peut être très douloureuse, on pourra la faire sous anesthésie générale.

La plaie sera lavée très soigneusement, puis le pansement refait à l'aide de gazes simples ou légèrement iodoformées. Tous les deux jours on refera le même pansement jusqu'à la cicatrisation complète qui survient généralement du deuxième au troisième mois.

La mortalité opératoire est considérable après l'amputation abdomino-périnéale du rectum. Goullioud et Faysse [1] accusent 35 pour 100 de morts. La gravité diffère cependant beaucoup suivant le sexe; tandis que la mortalité chez l'homme serait de 66 pour 100, elle n'est plus que de 6 pour 100 chez la femme.

La raison de cette différence nous est encore inconnue.

IX

OPÉRATION DE WHITEHEAD
(Hémorrhoïdes)

Avant d'entreprendre une opération de Whitehead, il est de toute nécessité de préparer le malade à l'opération. L'avant-veille, il aura été purgé; la veille, on lui administrera un grand lavement le matin, et le soir un grand lavage rectal de 2 litres d'eau bouillie; on lui fera prendre ensuite une pilule d'opium de 0 gr.05 qu'on renouvellera le matin de l'opération. Il va sans dire que la région aura été préalablement rasée et lavée. Ces soins simplifieront beaucoup les suites opératoires; c'est pour cela que nous avons tenu à les rappeler.

1. GOULLIOUD et FAYSSE. *Revue de Chir.*, juillet 1905, p. 121.

SOINS CONSÉCUTIFS

Le pansement post-opératoire est très simple; il suffit d'appliquer sur la région anale des compresses de gaze stérilisée, doublées d'une couche de ouate et maintenues par un bandage en T. On évitera les différentes gazes antiseptiques qui pourraient déterminer de malencontreux érythèmes.

Le malade sera reporté dans son lit où, pour éviter tout tiraillement sur les sutures, on immobilisera ses membres inférieurs, en les rapprochant et en les fixant l'un à l'autre par un lien noué au-dessus des genoux.

On continuera à constiper le malade en lui donnant tous les jours une pilule d'opium de 0 gr. 05 jusqu'au 9e ou 10e jour.

La gêne déterminée par cette longue constipation est tolérée facilement.

Tous les jours, matin et soir, dès le lendemain de l'opération, on fera un lavage de la région anale. Le malade étant en position génu-pectorale, on irriguera à distance la plaie opératoire, avec une solution d'eau oxygénée faible. Le bock et la canule ordinaire sont très suffisants à cet effet. Le lavage terminé, on refera le pansement avec des compresses stérilisées sèches.

Pendant les 10 premiers jours, le malade ne prendra chaque jour qu'un litre et demi de lait et un peu de bouillon.

Le 10e jour, il sera purgé avec de l'huile de ricin et, à partir de ce moment, il pourra reprendre son alimentation habituelle, en ayant soin de prendre un lavement tous les jours.

Point n'est besoin de s'occuper des fils de suture; ils tombent spontanément et sont retrouvés dans les pansements.

Le malade pourra se lever dès le 15e jour.

ACCIDENTS POST-OPÉRATOIRES

L'opération de Whitehead bien conduite, entraîne rarement des complications post-opératoires. Tous les accidents signalés sont dus à des fausses manœuvres, à l'infection, et peuvent être évités.

Douleurs post-opératoires. — Les malades qui souffrent après l'opération de Whitehead, ont été mal dilatés, ont une mèche ou un tube dans le rectum, ou sont infectés.

Dans le deuxième cas, en effet, il suffit d'enlever le corps étranger pour voir les douleurs cesser spontanément ; elles sont dues à la contraction du sphincter sur la mèche ou le drain ou à la rétention des gaz.

F. Véron [1] rapporte l'histoire d'un malade opéré à Beaujon, qui eut des douleurs abdominales, avec ballonnement du ventre, vomissements, au point de reproduire le tableau symptomatique de l'occlusion intestinale. L'ablation de la mèche intra-rectale fit disparaître tous les accidents.

Rétention d'urine. — C'est un accident fréquent des interventions sur la région ano-périnéale, sur lequel nous avons déjà insisté ailleurs.

Il suffira de sonder le malade. Dans quelques cas, la rétention sera due à une contracture sphinctérienne ; on passera très difficilement ; quelquefois même on ne passera pas. Il faut alors placer une filiforme, et plus tard, une sonde à demeure.

Hémorragies. — Un léger suintement ne sera pas inquiétant. Mais parfois, on assiste à de véritables hémorragies qui nécessitent une intervention d'urgence. On aura recours aux piqûres d'ergotine, au tamponnement du rectum avec de la gaze à la ferripyrine.

Parésie sphinctérienne. — Ce n'est pas l'incontinence vraie des matières. Elle disparaît au bout de quelques semaines. Si le sphincter reste trop longtemps paresseux, on

1. F. VÉRON. *Th. de Paris*, 1899.

pourra conseiller les pansements à la poudre d'alun, de cachou et de ratanhia, les grandes douches ascendantes froides, les suppositoires astringents (extrait de belladone, 0 gr. 03, extrait de ratanhia, 1 gr.), l'application de quatre à cinq pointes de feu autour de l'anus. Mais ce qui réussit certainement le mieux, c'est la faradisation du sphincter.

RÉSULTATS ÉLOIGNÉS

Les résultats éloignés de l'opération de Whitehead sont très satisfaisants. F. Véron [1], qui a revu après 2, 3 et 4 ans, des malades opérés par M. Lejars, n'a jamais observé de récidives; il a trouvé des plis radiés réguliers, un limbe muco-cutané très bien dessiné, attiré dans la majorité des cas dans le conduit anal. Le sphincter avait conservé toutes ses propriétés de tonicité et de dilatabilité.

Au point de vue général, ces malades présentaient des résultats tout aussi satisfaisants ; plus de douleurs, plus d'hémorragies, rarement de la constipation; reprise de la vie commune sans soucis, augmentation de poids.

Le rétrécissement cicatriciel de l'anus ne peut exister qu'à la suite de désunions et de cicatrisation par seconde intention. L'échec total de la réunion muco-cutanée ou le sphacèle circulaire de la muqueuse, dit F. Véron, entraîneraient seuls un pareil accident ; Whitehead déclare que, sur 300 cas, il ne l'a jamais observé. Ce sont malheureusement des cas dont les auteurs ne se glorifient pas, aussi ne sont-ils guère publiés ; l'infection qui entraîne la désunion en est le facteur principal. C'est elle qui était en cause dans un cas que nous eûmes l'occasion de voir il y a quelques années.

Le prolapsus rectal peut s'observer tardivement. Quand, dans l'incision cutanée, le bistouri, au lieu de passer à la limite de la peau et de la muqueuse s'est avancé sur la région cutanée, la ligne des sutures est reportée en dehors de plu-

1. F. VÉRON. *Loc. cit.*

sieurs millimètres. Dans ces cas, une partie de la muqueuse anale est extériorisée et facilitera plus tard le prolapsus de la muqueuse.

X

TRAITEMENT DE LA FISTULE A L'ANUS

1° *PAR L'INCISION*

Transformée en une plaie béante, la fistule à l'anus doit être traitée comme telle. Il en faudra surveiller attentivement la cicatrisation, qui devra se faire lentement, de la profondeur vers la superficie. La plaie sera pansée tous les jours. Écartant les deux lèvres de la plaie, on luttera contre une cicatrisation trop rapide qui tendrait à rapprocher les téguments et à préparer la récidive. Le malade sera constipé les premiers jours pour éviter à la plaie récente le contact des matières. Malheureusement le traitement post-opératoire est très long, durant parfois quelques mois ; aussi ne peut-on constiper le malade que quelques jours. On le mettra au régime lacté les 3 premiers jours, et on lui donnera une purgation le 4e. A partir de ce moment, chaque pansement devra être accompagné d'un lavage soigné de la plaie, de préférence à l'eau oxygénée étendue. On donnera au malade des laxatifs, afin d'avoir des selles régulières.

Sans obliger le malade à garder le lit au delà d'une semaine, il faut cependant lui interdire la marche ou la station debout, qui contribueraient à retarder la guérison.

Le pansement devra être fait par le chirurgien lui-même, ou par un aide scrupuleux, qui ne laissera se former aucun clapier, ni aucun recessus dans la profondeur, et qui sera toujours prêt à intervenir.

Accidents post-opératoires. — Les suites opératoires sont en général très simples. On a signalé une *rétention d'urine* passagère, des *douleurs* locales, parfois un peu de *fièvre*, tenant, disent MM. J.-L. Faure et H. Rieffel [1], à des absorptions toxiques se faisant par la plaie; mais tous ces accidents sont passagers et disparaissent rapidement.

Les grands accidents infectieux observés jadis ont complètement disparu.

Le prolapsus rectal est très rare et tient à la section du sphincter.

L'incontinence des matières est la seule vraie complication post-opératoire. Cet accident n'est le plus souvent qu'une conséquence nécessaire de l'opération. La fistule était ischio-rectale, et, pour la débrider, il a fallu diviser le sphincter. L'incontinence n'est parfois que passagère, et la guérison s'opère spontanément. Mais souvent elle est complète et définitive; elle devient alors une véritable infirmité, pire que la fistule elle-même.

2° *PAR L'EXCISION ET LA SUTURE*

Les suites sont beaucoup plus simples que par le procédé précédent. En effet, quand la suture n'échoue pas, la guérison s'obtient en 7 ou 8 jours, sans qu'il y ait lieu d'intervenir autrement que pour constiper le malade pendant le temps nécessaire à la cicatrisation de la plaie. Bien entendu, pendant tout ce temps, le malade sera nourri avec du lait, du bouillon, des œufs.

Mais les choses ne se passent pas toujours aussi simplement. La plaie peut se désunir partiellement ou même totalement. Dans l'un ou l'autre cas, il faudra se conduire comme si l'on avait fait l'incision simple et traiter la plaie comme nous l'avons décrit plus haut.

Cette désunion s'accompagne parfois de phénomènes fébriles; il faut alors savoir enlever les fils de suture à temps pour éviter de plus graves complications.

1. J.-L. Faure et Rieffel. In *Traité de Chirurgie*. Duplay-Reclus, t. VI, p. 774, 2e édit.

CHAPITRE XII

CHIRURGIE DU FOIE ET DES VOIES BILIAIRES

I

PLAIES ET CONTUSIONS DU FOIE

(Suture et tamponnement)

Toute solution de continuité du foie est traitée de nos jours par la suture ou le tamponnement, suivant les cas. La suture seule est peu recommandable, et il est toujours prudent de la doubler d'un léger tamponnement.

Les suites opératoires sont très délicates dans l'un et l'autre cas, car, si le malade a pu échapper à l'infection primitive de la plaie, il est de toute importance de ne pas l'infecter secondairement.

Il est difficile de fixer des dates pour l'ablation des drains et des mèches. Cette manœuvre sera subordonnée à l'abondance du suintement. En général, il ne faut guère toucher au pansement avant 48 heures, pour permettre aux adhérences péritonéales de constituer, au-dessous du foie et du pansement, une barrière qui séparera la plaie opératoire de la grande cavité péritonéale. Au 3e jour, on pourra enlever les drains et les mèches, et la plaie sera bourrée simplement à la gaze stérilisée.

Un léger suintement bilieux pourra se produire les jours suivants. Il cesse en général spontanément, comme dans les deux cas que nous avons eu l'occasion d'opérer et de guérir en 1901 [1].

1. SALVA MERCADÉ. De l'intervention précoce dans les traumatismes du foie. *Revue de Chir.*, 1902, n° 1, janvier, p. 89.

Les suites et les accidents post-opératoires sont les mêmes qu'après les laparotomies en général. Leur gravité est en relation directe avec le degré d'infection de l'agent traumatisant.

C'est aux cas les plus graves que se rapportent *les abcès sous-diaphragmatiques*, *les abcès du foie*, *les pleurésies purulentes*, *les septicémies péritonéales*, qu'on a signalées. Ces complications seront traitées par l'ouverture secondaire et le drainage.

II

KYSTES HYDATIQUES DU FOIE

Les kystes hydatiques du foie peuvent être traités chirurgicalement par marsupialisation, par énucléation, par la réduction sans suture, par la réduction avec suture. Nous nous proposons d'étudier ici les effets et les accidents inhérents à chacune de ces méthodes, sans avoir d'autre but que celui de les reconnaître facilement en clinique et d'en enrayer le cours.

La première indication à remplir dans toute intervention pour kyste hydatique du foie, c'est de faire une ablation ou une évacuation complète, et de mettre le sujet à l'abri d'une récidive post-opératoire.

Nous avons, à l'heure actuelle, un moyen de vérifier la portée de l'intervention, dans l'étude de l'*éosinophilie* et dans le *séro-diagnostic* par la méthode de Weinberg.

MM. Chauffard et Boidin [1] ont montré que les éosinophiles, dans la maladie hydatique, se forment dans le tissu périkystique, sous l'influence des poisons qui diffusent à travers la membrane. Ils joueraient un rôle antitoxique et s'opposeraient à la diffusion des poisons. Or, cette éosinophilie

1. Chauffard et Boidin. *Soc. Méd. des Hôp.*, 13 décembre 1907.

abondante dans la maladie hydatique disparaîtrait subitement et définitivement dans les kystes complètement évacués. Si donc elle persiste après l'intervention, il y a tout lieu de penser qu'il existe un kyste passé inaperçu, ou qu'il se produit une récidive. On conçoit tout l'intérêt de cet examen du sang pour le pronostic post-opératoire. Malheureusement cette méthode est souvent en défaut.

La recherche des anticorps spécifiques, par la méthode de fixation du complément, telle que l'a exposée M. Weinberg [1], est une réaction plus sûre; elle permet de constater, après comme avant l'opération, la présence d'anticorps dans le sérum, et ceux-ci peuvent être même mis en évidence plusieurs mois après l'évacuation du kyste; mais ils disparaissent ensuite très lentement; si bien que, lorsque quelque temps après l'opération la réaction est de nouveau positive, il faut penser à une récidive. Il serait donc utile d'établir, après l'opération, une courbe qui montrerait la disparition graduelle des anticorps et renseignerait, par conséquent, sur l'évolution post-opératoire de la maladie hydatique.

Récidive post-opératoire. — La récidive est une complication commune à tous les kystes opérés quel que soit le procédé employé. Les précautions multiples qu'on prend à l'heure actuelle pour protéger le péritoine, les injections diverses conseillées pour stériliser le kyste avant de l'ouvrir rendent cependant cette complication de plus en plus rare. L'injection de formol à 1 pour 100 dans l'intérieur du kyste à la dose de 200 à 300 grammes aurait à cet effet, d'après M. Quénu, une action parfaite en détruisant les éléments vivants au bout de cinq minutes.

Les récidives post-opératoires s'observent surtout dans la paroi abdominale.

Dans les 14 observations d'échinococcose secondaire post-opératoire rapportées par notre ami M. Cauchoix dans sa

1. WEINBERG. *Soc. de Biologie*, 27 mars 1909.

thèse[1], nous trouvons 13 fois la récidive dans la cicatrice. Le cas de Madelung que nous reproduisons ici en donne une idée assez exacte (fig. 33). C'est surtout après la marsupialisation, et dans un temps qui varie de quelques mois à plusieurs années qu'on voit les petits kystes secondaires se développer dans la paroi. Ils sont facilement reconnaissables à leur consistance, à leur translucidité et en général on peut aisément les extraire avec la portion de cicatrice voisine.

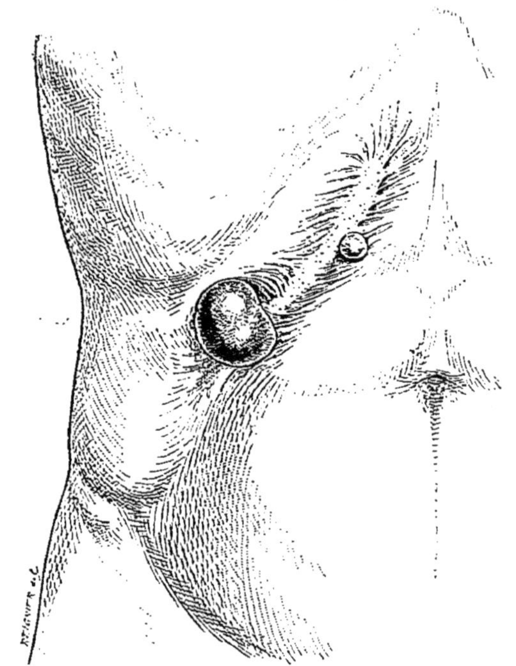

Fig. 33. — Echinococcose secondaire postopératoire. Récidive dans la cicatrice (cas de Madelung).

Les autres récidives sont plus rares quand on s'entoure, en opérant, de toutes les précautions nécessaires pour éviter la contamination du péritoine. Celle-ci, d'après Devé, peut être due à un lambeau de membrane mère, à une vésicule fille, à du sable echinococcique qui contient des scolex.

Aussi est-il facile de comprendre combien plus fréquentes seront les récidives intra-péritonéales dans le procédé de réduction sans suture où un de ces éléments du kyste, oublié dans la paroi, pourra infecter secondairement le péritoine.

Ces récidives exigent une opération secondaire variable suivant le siège de la récidive.

1. CAUCHOIX. *Th. de Paris*, 1908.

I. MARSUPIALISATION

Quoique certains chirurgiens tendent de plus en plus à abandonner la marsupialisation des kystes hydatiques, l'accusant de méfaits que nous allons envisager, nombre d'autres lui sont restés fidèles, et la considèrent encore comme la meilleure opération à appliquer aux kystes hydatiques du foie, non seulement septiques mais encore aseptiques.

La marsupialisation est une opération facile, dont les suites sont en général très simples. Le drainage et les lavages quotidiens de la poche assurent l'évacuation et la guérison assez rapide, dans la majorité des cas, si par une asepsie rigoureuse, on évite la suppuration secondaire.

Malheureusement elle expose à la suppuration, à la cholerragie, à la fistulisation, aux altérations hépatiques, et c'est ce qui la fait aujourd'hui délaisser par quelques chirurgiens.

1° ***Suppuration***. — La suppuration de la poche marsupialisée est très fréquente; elle dure plus ou moins longtemps suivant les cas et nécessite un traitement prolongé. Dans les cas les plus heureux il faut attendre 30 à 60 jours pour voir la poche s'oblitérer; parfois la suppuration persiste plusieurs mois. Elle est alors la cause d'altérations qui détruisent la paroi et exposent à l'hémorragie. Il est donc de toute nécessité de la combattre dès le début.

Le drainage sera fait avec de gros tubes dans lesquels on pourra tous les jours faire de l'aspiration pour éviter la rétention du pus au fond de la poche.

Les lavages gagneront à être faits à l'eau oxygénée.

2° ***Hémorragies***. — Elles sont rares, car il se produit à la périphérie de la poche marsupialisée suppurante une réaction de voisinage qui détermine l'oblitération des vaisseaux sanguins. Il est des cas cependant où la destruction lente de la paroi par la suppuration peut amener l'ulcération d'un gros vaisseau et la mort rapide.

3° **Cholerragies.** — Signalée plusieurs fois par Vegas et Cranwell, cette complication a fait l'objet d'un travail d'ensemble, de MM. Terrier et Dujarier en 1906 [1].

La cholerragie peut se produire immédiatement après l'évacuation de la poche, par le fait de la rupture des canalicules biliaires voisins; elle est dite alors primitive.

Elle peut se produire plus tard, au cours du traitement post-opératoire; elle est alors secondaire.

Cette cholerragie secondaire est plus ou moins abondante. Dans certains cas une partie seulement de la bile s'écoule par la poche (*cholerragie partielle*). A la suite de l'élimination de la coque conjonctive (Israël, Landau), de la dilatation et de l'ouverture des canaux biliaires situés dans la paroi (Wechselmann), ou par suite du développement du kyste dans les voies biliaires (Genzmer), on voit se produire un léger écoulement de bile qui cesse au bout de quelques jours spontanément. Dans certains cas, l'écoulement est très abondant et d'une tenacité désespérante, réclamant des pansements longtemps répétés. La peau du voisinage s'altère, devient eczémateuse. Il faudra alors recourir au tamponnement ou aux cautérisations.

Le tamponnement de l'orifice fistuleux doit être modéré, car, s'il est réellement efficace contre l'écoulement, il peut à son tour déterminer une rétention biliaire.

Les cautérisations de la poche se font soit à la teinture d'iode, soit au chlorure de zinc; ce sont malheureusement des armes à double tranchant, qui, dans certains cas, arrêtent la cholerragie, mais qui dans d'autres augmentent l'écoulement. C'est le même inconvénient qui fait préférer le tamponnement aux grattages de la paroi par la majorité des chirurgiens.

1. Terrier et Dujarier. *Revue de Chir.*, janvier 1906.

— *La cholerragie totale* est une complication plus grave. Toute la bile s'écoule alors par la poche kystique, et les conséquences de la suppression biliaire se manifestent très rapidement : décoloration des matières, ictère, troubles digestifs, amaigrissement rapide, etc. La mort en est souvent la terminaison.

Comment expliquer ces phénomènes? On peut admettre qu'il existe une compression des voies biliaires principales par une autre tumeur ou un autre kyste, une obturation du cholédoque par une vésicule hydatique provenant d'un kyste ouvert dans les voies biliaires. M. A. Cauchoix[1] pense « que dans certains cas il peut se développer un processus d'angiocholite descendante ayant pour point de départ la cavité kystique exfoliée et suppurante ».

Ce processus, gagnant de proche en proche les canalicules biliaires, déterminerait une angiocholite oblitérante dans les voies principales.

Étant données ces hypothèses, on peut espérer, dans certains cas d'angiocholite, obtenir le libre cours de la bile dans les voies principales en augmentant la pression dans les petits canaux par un tamponnement énergique de la poche ou de la fistule. Israël, Korach, Quénu, d'après Cauchoix, lui doivent des succès.

Gangitano[2] propose même de faire le tamponnement à l'aide de tampons imbibés d'adrénaline. Dans la majorité des cas il faudra recourir au drainage de l'hépatique ou établir une communication entre le kyste et la vésicule.

4° **Fistules.** — Les fistules ne sont pas une des moindres complications des kystes marsupialisés. Elles sont parfois rebelles à tout traitement, suppurant pendant de longues années, malgré les pansements et les soins les mieux conduits. Elles facilitent en outre l'éventration ultérieure.

1. A. Cauchoix. *Loc. cit.*
2. Gangitano, cité par Cauchoix. *Th. de Paris*, p. 21.

Von Lobmayer[1], qui a pu suivre pendant un certain temps 21 de ces porteurs de fistules de 1897 à 1906, a vu 14 fois le trajet finir par se fermer en 11 semaines dans le cas les plus heureux, en 1, 2, 3 et 4 ans dans les autres; des 7 autres malades, 4 sont morts d'affections intercurrentes; les trois derniers étaient encore porteurs de leur fistule au bout de 7 mois, 2 ans et 7 ans.

II. ÉNUCLÉATION. EXTIRPATION TOTALE

Nous n'insisterons pas sur les conséquences de l'énucléation et de l'extirpation totale des kystes hydatiques du foie. Cette opération, qui exige l'ablation du kyste avec la fibreuse environnante, expose fatalement à l'ouverture des canaux biliaires et des vaisseaux sanguins voisins, et par conséquent aux cholerragies et aux hémorragies. C'est, au demeurant, une intervention rarement pratiquée : des dix observations d'énucléation de kystes du foie rapportées dans la thèse de Vigneron[2], Cauchoix[3] ne retient comme indiscutables que celles de MM. Pozzi, Tansini et Ricard.

III. RÉDUCTION SANS SUTURE

Ce procédé, employé surtout par les chirurgiens australiens, n'est guère exécuté en France. On lui reproche de laisser béante dans la cavité abdominale une plaie par laquelle peuvent s'écouler le sang ou la bile, donnant lieu à une *hémorragie interne* ou à un *cholépéritoine hydatique*, complications post-opératoires, qu'on ne saurait laisser évoluer impunément.

Les symptômes en sont toujours assez marqués pour éveiller l'attention et commander l'intervention.

1. Von Lobmayer. *Deutsche Zeitschrift für Chirurgie*, 1909, t. XCVIII, avril, p. 401.
2. Vigneron. *Th. de Paris*, 1895.
3. Cauchoix. *Loc. cit.*

Nous n'insisterons pas sur l'hémorragie; elle ne présente aucun signe particulier; chaque fois qu'après évacuation et réduction d'un kyste du foie sans suture on observera le tableau classique d'une hémorragie intra-péritonéale, on interviendra pour conjurer l'hémorragie par un des procédés classiques si possible, par le tamponnement dans la majorité des cas.

L'écoulement de bile dans l'abdomen est souvent plus difficile à reconnaître. Au début, en effet, la cholerragie est aseptique et les phénomènes fébriles font défaut; c'est à peine si on constate quelques légères douleurs, quelques vomissements, parfois un peu d'urticaire. Mais survienne une angiocholite ascendante, la cholerragie devient septique et bientôt éclate la péritonite biliaire s'accompagnant d'ictère et de décoloration des matières.

Par une laparotomie immédiate, il faudra évacuer l'abdomen, laver le péritoine et drainer. A l'écoulement biliaire on opposera un tamponnement de la plaie. On sera parfois obligé de recourir à la marsupialisation secondaire.

IV. RÉDUCTION APRÈS SUTURE DE LA POCHE

En règle générale, la cavité suturée s'efface assez rapidement et les parois s'accolent, sans qu'il ait été nécessaire de faire un capitonnage préalable.

Le formolage, suivant la méthode de M. Quénu, est un complément très utile de cette méthode, en ce qu'il met à l'abri des récidives post-opératoires. Mais capitonnage ni formolage ne garantissent des accidents possibles de ce procédé, dont les principaux sont les épanchements secondaires dans la cavité kystique vidée de son contenu. Ces épanchements sont hématiques, séreux ou biliaires, la gravité de leur pronostic dépendant plus de leur abondance que de leur nature. Il en est cependant qui se transforment et qui, par infection secondaire, deviennent purulents; nous les verrons en dernier lieu.

Pour éviter tous ces accidents, on a conseillé de fixer la poche à la paroi. Quel que soit le procédé employé (Razumowsky, Llobet, Quénu) on facilite ainsi la filtration du liquide au dehors, à travers les sutures, et on met le péritoine à l'abri.

1° ***Epanchements hémorragiques***. — Après l'évacuation du kyste hydatique, après l'ablation de sa membrane interne, l'adventice, riche en vaisseaux et canaux biliaires, se trouve décomprimée; les vaisseaux, parfois très friables, d'après M. Quénu, se distendent et se rompent; le sang s'écoule dans le kyste évacué et suturé pour former une tumeur sanguine, ou filtrer à travers les sutures dans l'abdomen, pour donner lieu au tableau classique de l'hémorragie intra-péritonéale.

Dans tous les cas, il faut ouvrir de nouveau la poche et la tamponner soigneusement, en drainant l'abdomen.

2° ***Epanchements séreux***. — Les épanchements séreux purs sont rares; en général, la bile s'y mélange en plus ou moins grande quantité pour former des épanchements sérobiliaires. Ils sont dus à la décompression exercée par l'évacuation brusque d'un kyste volumineux; il se produit une exsudation séreuse à l'intérieur de la poche, constituant une véritable tumeur secondaire, qui reste telle ou s'évacue par filtration à l'extérieur.

Chez un malade de M. Quénu, cité par M. Cauchoix [1] et opéré par évacuation, formolage et suture, on vit se produire, au moment de l'ablation des fils au huitième jour, un écoulement séreux qui augmenta les jours suivants; en même temps on constatait la présence d'une tuméfaction à la place de l'ancien kyste. On draina ; l'écoulement resta très abondant pendant dix-huit jours, puis diminua peu à peu.

Ainsi donc, ces épanchements séreux dans un kyste évacué ne sont pas graves quand ils restent limpides et aseptiques. Ils peuvent même souvent se résorber spontanément. En

1. CAUCHOIX. *Loc. cit.*, obs. XXIV, p. 76.

général, il suffit de drainer et de patienter pour les voir rapidement disparaître. Mais le plus souvent un élément biliaire ou septique s'y ajoute, qui les transforme et en fait des kystes biliaires ou suppurés.

3° ***Epanchements biliaires.*** — Les épanchements de cette nature ne sont pas graves, en général. Ce n'est que lentement que la bile s'accumule dans le kyste et ce n'est que tardivement que l'opéré souffre d'une tuméfaction qu'il voit apparaître au siège même de l'ancien kyste. Quand l'épanchement distend la poche, il peut filtrer à travers la suture et donner lieu à un choléperitoine de peu de gravité. Quoi qu'il en soit, dès que l'épanchement est constitué, il faut le ponctionner et non l'ouvrir. On obtient ainsi une guérison plus rapide, en un mois environ, tandis que l'ouverture large amène un retard considérable dans la guérison, qui doit ainsi se faire poche ouverte, comme dans la marsupialisation.

4° ***Epanchements bilio-septiques.*** — Rarement, les épanchements biliaires restent aseptiques. L'infection les guette le plus souvent, soit qu'elle procède d'une faute opératoire, soit qu'elle résulte d'une infection ascendante de l'arbre biliaire, dont le microbisme latent est actuellement démontré (Gilbert et Lippmann).

Aux signes d'une tumeur biliaire qui a remplacé le kyste ancien viennent s'ajouter la douleur localisée, la fièvre. Ces faits sont rares. En général, la tumeur évolue froidement, sans réaction générale. Elle peut cependant devenir assez volumineuse pour distendre la suture et permettre l'évacuation du liquide purulent dans le péritoine; cet accident est toujours de la plus grande gravité.

Le traitement de ces épanchements bilio-septiques relève de l'incision large et du lavage répété de la poche.

5° ***Pneumatose kystique post-opératoire.*** — A la suite d'un kyste hydatique du foie réduit sans drainage, on peut voir apparaître, dans l'hypocondre droit, une tumeur gazeuse occupant la place du kyste ancien. On pourrait croire à la formation d'un nouveau kyste hydatique gazeux, comme ceux que nous trouvons signalés dans le travail de Devé [1]. En réalité, il s'agit tout simplement d'une tumeur gazeuse constituée par de l'air atmosphérique emprisonné dans la poche fermée. MM. Cerné et Devé [2], qui ont eu l'occasion d'étudier un de ces cas, ont constaté que l'air emprisonné avait subi des modifications analogues à celles qui se produisent dans le pneumothorax fermé; l'oxygène est résorbé assez rapidement; l'acide carbonique s'y accumule; l'azote reste en quantité normale. La tumeur constituée par cet air modifié persiste assez longtemps, car sa résorption est très lente.

III

LITHIASE BILIAIRE

Personne ne discute plus aujourd'hui l'intervention dans les calculs des voies biliaires. La présence d'un calcul dans le cholédoque a pour origine une lithiase vésiculaire due à une infection chronique et pour conséquence une lithiase hépatique et une infection qui menace le foie et le pancréas. Toute opération qui voudra être radicale devra donc obvier à tous ces inconvénients; l'intervention dans la lithiase des voies biliaires doit donc se proposer d'enlever la source des calculs (cholécystectomie), d'extirper les calculs des voies biliaires (cholédocotomie), de prévenir la récidive (hepaticus-drainage).

Ce sont les suites normales et les complications de plus en plus rares de cette intervention, chaque jour plus répandue, que nous voulons étudier.

1. Devé. Kystes hydatiques gazeux. *Revue de Chir.*, avril 1907, p. 545.
2. Cerné et Devé. *Soc. de Biologie*, 15 décembre 1906 et *Soc. de Chir.*, 19 décembre 1906.

Nous laisserons de côté les accidents observés à la suite de la cholédocotomie idéale (issue de la bile infectée dans le péritoine, obstructions aiguës du cholédoque, etc.); son procès est fait à l'heure actuelle; la cholédocotomie sans suture offre trop de garanties pour ne pas lui être préférée.

CHOLÉDOCOTOMIE, CHOLÉCYSTECTOMIE HEPATICUS — DRAINAGE

Soins consécutifs. — Pour comprendre facilement les suites opératoires de ces interventions, il est bon de rappeler en quelques mots la disposition des mèches et des drains après l'opération. La vésicule enlevée, l'exploration des voies

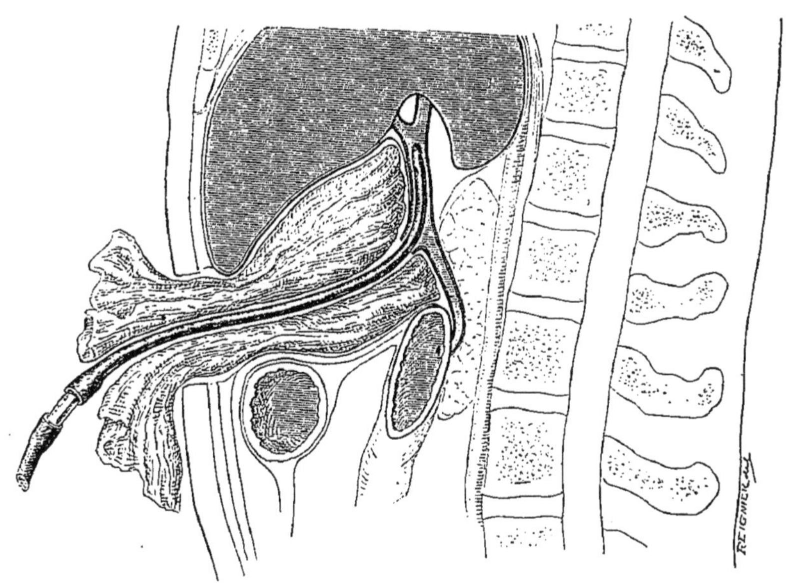

Fig. 34. — Cholécystectomie. Hepaticus-drainage. Coupe destinée à montrer la situation du drain dans le canal hépatique et des compresses au-dessous et au-dessus de lui.

biliaires terminée, un drain a été placé dans le cholédoque, remontant jusqu'au hile du foie et sortant par la plaie (fig. 34); souvent on draine également la partie inférieure du canal; un second drain descend alors jusqu'à l'ampoule de Vater, mais sans pénétrer dans l'intestin (fig. 35). Une ou plusieurs compresses ont été disposées sous le foie, à la place de la vésicule, et sortent par l'incision abdominale;

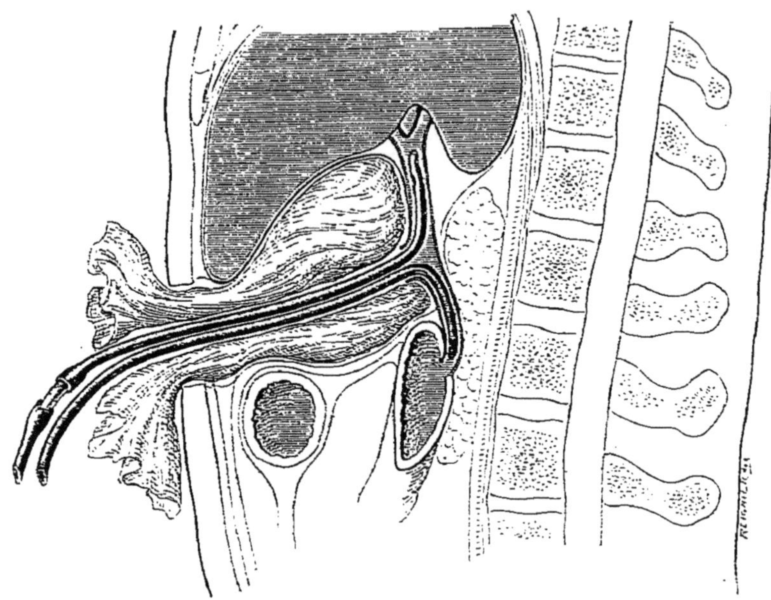

Fig. 35. — Cholécystectomie. Drainage du canal hépatique et du canal cholédoque. Coupe destinée à montrer la situation des drains et des compresses en place.

d'autres, placées sous les drains leur forment un lit qui protège la cavité péritonéale. La paroi abdominale a été rétrécie par des points de suture et le malade, bien pansé, a été rapporté dans son lit. Au drain hépatique on a ajusté un long tube de caoutchouc qui, plongeant dans un bocal placé à côté du lit du malade, collecte la bile (fig. 36). Il sera bon d'introduire préalablement dans le bocal une petite quantité de liquide antiseptique quelconque.

Dès le soir de l'opération la bile s'écoule facilement, épaisse, infectée, fétide; parfois c'est une véritable boue biliaire contenant de petits calculs.

Dans certains cas, la bile paraît normale; ce n'est le plus

souvent qu'une apparence, car l'examen bactériologique y révèle la présence de bacilles.

Quoi qu'il en soit, la bile s'écoule en grande abondance les premiers jours. Les selles restent décolorées ; mais, les jours suivants, une partie de la bile s'écoulant entre le drain et le canal, les selles reprennent progressivement leur couleur normale ainsi que les urines. Il est des cas, cependant, où les

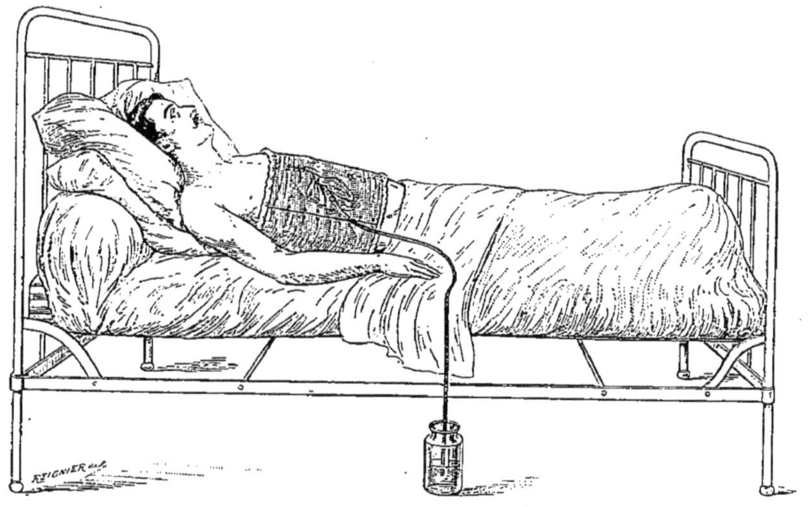

Fig. 36. — Figure demi-schématique montrant l'installation de l'hepaticus-drainage au lit du malade.

selles restent décolorées jusqu'à l'ablation du drain, la bile ne pouvant filtrer entre la paroi et le drain.

En général, le jour de l'opération, on laisse le malade à la diète absolue. Le lendemain, on lui donne environ un litre de liquide (thé, champagne et eau). Le lait sera l'alimentation des deux ou trois jours suivants ; l'alimentation normale sera reprise le sixième ou septième jour. Tel est le régime que notre regretté maître, le Pr Terrier, faisait subir à ses opérés et que nous trouvons indiqué dans le tableau ci-contre (fig. 37) qui résume l'observation d'une de ses malades, atteinte de cholécystite calculeuse.

Kehr ne touche pas au pansement avant le quatorzième jour; il se contente de changer les compresses superficielles; mais il faut ajouter qu'il fait un gros tamponnement dans le but de préserver le péritoine. Le quatorzième jour il enlève les compresses qui adhèrent souvent très intimement dans la profondeur et qui doivent être décollées sous un jet de sérum

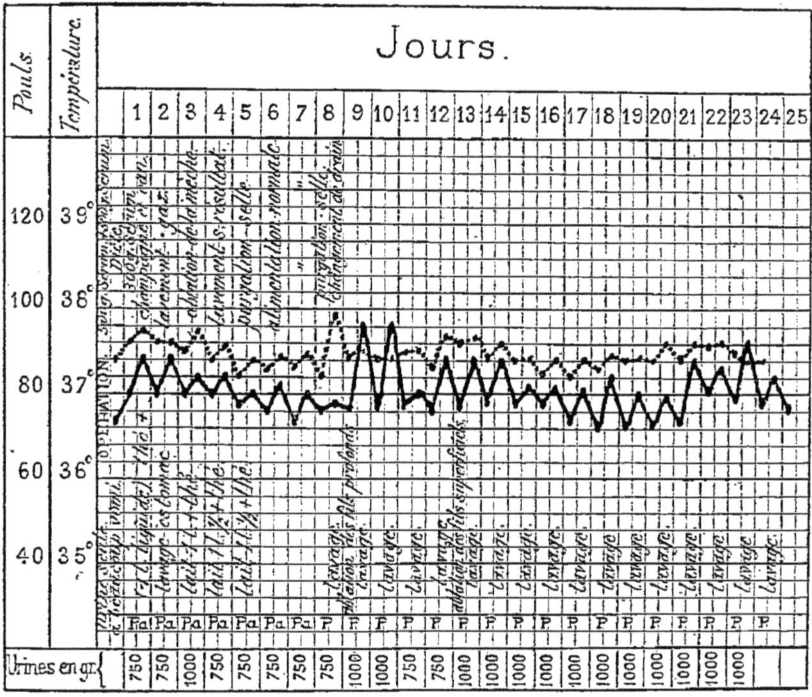

Fig. 37. — Cholécystite calculeuse et fistule biliaire. Cholécystectomie. Drainage de l'hépatique.

chaud à 40°. Le même jour, il enlève le drain. L'orifice du cholédoque se montre alors, béant au fond de la plaie, et il est facile d'y introduire une canule recourbée pour faire des lavages des canaux au sérum chaud (fig. 38). Le lavage du bout supérieur ramène, les premiers jours, de la boue biliaire, de petits calculs; celui du bout inférieur entraîne dans l'intestin les détritus biliaires.

Ce premier pansement doit être très minutieux et demande environ trois quarts d'heure.

Kehr ne remplace pas le drain enlevé; il laisse la bile s'écouler dans le pansement, mais tous les jours il fait un lavage de l'hépatique et du cholédoque, jusqu'à ce que l'infection soit complètement éteinte. Peu à peu la plaie se referme,

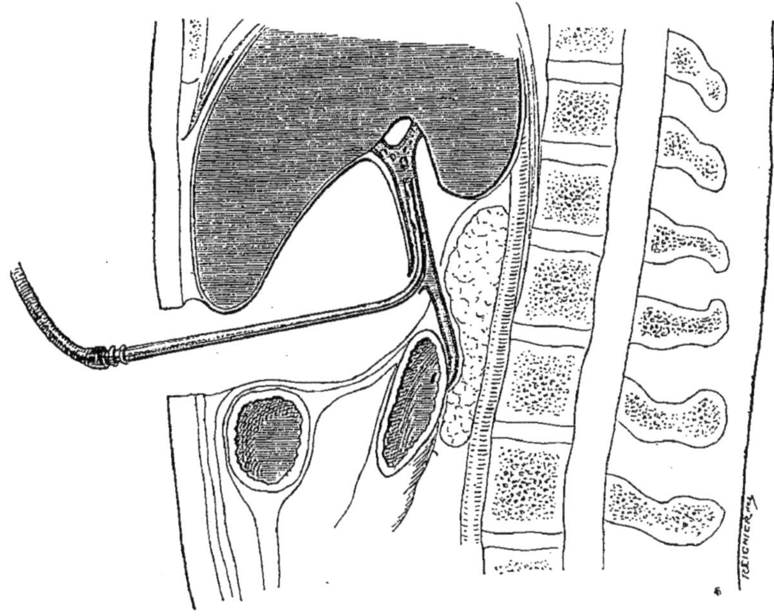

Fig. 38. — Cholécystectomie. Cathétérisme à la sonde courbe du canal hépatique dans lequel on va faire un lavage.

la bile reprend la voie cholédocienne et en quatre, cinq ou six semaines, suivant les cas, le malade est guéri.

En France, après avoir essayé de s'affranchir du gros tamponnement de Kehr, on est arrivé aujourd'hui à l'exécuter dans toute sa minutie.

Au début, dès le quatrième jour, nous enlevions les mèches; aujourd'hui, nous les laissons jusqu'au douzième ou quatorzième jour ainsi que le drain. Si celui-ci ne fonctionne pas ou s'il fonctionne mal, il faut recourir au bout de trois ou quatre jours, aux lavages ou à l'aspiration.

Le lavage se fait par le drain, sous une très faible pression, avec du sérum tiède. L'aspiration, à l'aide de l'appareil Potain, donne aussi d'excellents résultats en ramenant souvent de petits calculs.

Dès que la bile a repris son cours normal l'ictère disparaît.

Au huitième ou dixième jour on enlève le drain, si la bile est pure; il persiste une fistule biliaire qui, dans les cas les plus heureux, se ferme en quelques semaines. Mais souvent des complications surviennent qui méritent toute notre attention, car elles peuvent compromettre la guérison. Nous ne nous occuperons plus, bien entendu, des complications inhérentes à toute laparotomie (accidents pulmonaires, péritonéaux, intestinaux, dilatation aiguë de l'estomac, etc.).

Complications post-opératoires. — 1° **Érythème cutané.** — C'est le même phénomène qu'on observe autour d'une bouche de gastrostomie. L'écoulement continuel de la bile irrite la peau autour de l'orifice de la fistule et détermine l'apparition d'une rougeur plus ou moins vive. Il suffira le plus souvent de recouvrir la peau de pâte stérilisée à l'oxyde de zinc pour voir les phénomènes disparaître.

2° **Atrésie fistulaire.** — On ne doit permettre à la fistule de se fermer que lorsque la bile s'écoule claire et qu'elle est bactériologiquement saine. Or, il arrive parfois que la fistule a tendance à se fermer trop tôt, alors que les voies biliaires ne sont pas suffisamment désinfectées et que la bile boueuse, contenant des graviers, est encore nocive. C'est dans ces cas qu'il faut s'opposer à la guérison trop rapide qui conduirait à un échec final. On dilatera la fistule à l'aide de laminaires.

3° **Retard dans la guérison.** — Dans quelques cas l'infection semble vaincue, la bile s'écoule tout à fait claire et cependant la fistule ne se ferme pas; il faut alors penser à la possibilité, dans la partie inférieure du cholédoque, d'un obstacle au passage de la bile dans l'intestin (calcul ou pancréatite).

Pour s'en assurer, Kehr, cité par Guillaume[1], conseille la manœuvre suivante : « On obture la fistule par un fosset qu'on fixe à la paroi avec du collodion. Le malade reste couché et on lui fait une injection de morphine. Si le cholédoque est fermé par un bouchon muqueux, ou qu'il soit coudé par des adhérences peu serrées, la pression de la bile en arrière de l'obstacle peut forcer le barrage. Mais, s'il reste un calcul ou qu'il y ait une pancréatite scléreuse, la bile s'accumule, sa tension augmente; et, si le fosset ne cède pas, le malade éprouve de véritables coliques hépatiques avec frisson même si la bile est infectée. Dans ces circonstances, on dilate la fistule avec une laminaire pour se refaire une route vers le cholédoque. On essaie d'extraire le calcul avec une pince, ou de le refouler dans l'intestin (ce qui est mauvais). Lorsque ces moyens échouent, on est conduit à pratiquer une nouvelle laparotomie, seul procédé pour lever l'obstacle et éviter une fistule biliaire permanente. »

4° **Douleurs.** — Les douleurs disparaissent généralement après l'intervention. Elles peuvent cependant reparaître au bout de quelque temps avec une certaine acuité. Kehr[2] les rapporte à trois causes, à des calculs restés en place, malgré l'opération, à la formation d'adhérences, à la persistance de douleurs névropathiques.

5° **Hémorragies secondaires.** — Les hépatiques ont une grande tendance à faire des hémorragies post-opératoires. Aussi a-t-on beaucoup conseillé de donner aux cholémiques, avant toute intervention, 3 à 4 grammes de chlorure de calcium par jour. Kehr et Mayo Robson le prescrivent en lavements trois jours avant l'opération et le continuent les jours suivants. Kehr, dans certains cas, conseille des injections de sérum gélatiné à 2 pour 100 à la dose de 200 grammes par vingt-quatre heures.

1. GUILLAUME. *Th. de Paris*, 1906, p. 89.
2. KEHR, LIEBOLD et NEULING. *Drei Jahre Galleinsteinchirurgie*, 1 vol. in-8. Munich, 1908 (Lehmann, édit.).

On pourrait également injecter du sérum de cheval ou du sérum antidiphtérique dont on a vanté ces temps derniers les propriétés coagulantes.

C'est au moment de l'ablation des mèches qu'on voit les hémorragies se produire; aussi faut-il faire ce pansement avec une grande douceur.

Kehr les a observées au quatorzième jour lorsqu'il retire les soies. Guénot[1] a vu dans la clinique de Kehr l'enlèvement d'un fil au quatorzième jour déterminer une hémorragie assez abondante pour nécessiter un tamponnement serré de la plaie.

Nous voyons rarement cet accident se produire et, il faut bien le dire, à mesure que la technique se perfectionne et que l'asepsie devient plus rigoureuse, ces hémorragies, d'origine le plus souvent septique, disparaissent.

6° **Hernies consécutives.** — Elles se présentent dans la proportion de 3 à 4 pour 100, d'après Kehr; mais il ne faut pas oublier que Kehr fait un très gros tamponnement et qu'au quatorzième jour il laisse une large plaie béante qui favorise au plus haut point la hernie. En réalité, ces hernies sont rares.

7° **Récidives.** — Les récidives sont aujourd'hui exceptionnelles. Mayo en 1903 avait réuni 2000 cas sans récidive. Kehr fait une première série de 1000 interventions sans constater de récidive. Dans une deuxième série, il en observe 4 pour 100 et dans une troisième 2 pour 100. Ce qu'on note parfois, ce sont de fausses récidives dues à des calculs oubliés, à des adhérences douloureuses ou à une angiocholite nouvelle.

Dans quelques cas, des calculs secondaires peuvent se développer dans le cholédoque autour de fils laissés en place. Pour éviter ces accidents, il vaut mieux ne se servir que de catguts ou, si on emploie de la soie, laisser les chefs assez longs pour qu'ils puissent sortir par la plaie.

1. GUÉNOT. *Th. de Paris*, 1905, p. 66.

Mortalité. — La mortalité est rare après ces interventions sur les voies biliaires. Les chirurgiens qui ont une grande expérience de ces interventions (Kehr, Körte en Allemagne, Mayo Robson en Angleterre, les frères Mayo en Amérique) ne perdent presque pas de malades. En France, entre les mains de MM. Terrier, Quénu, Hartmann, Lejars, Gosset, la mortalité est devenue presque insignifiante.

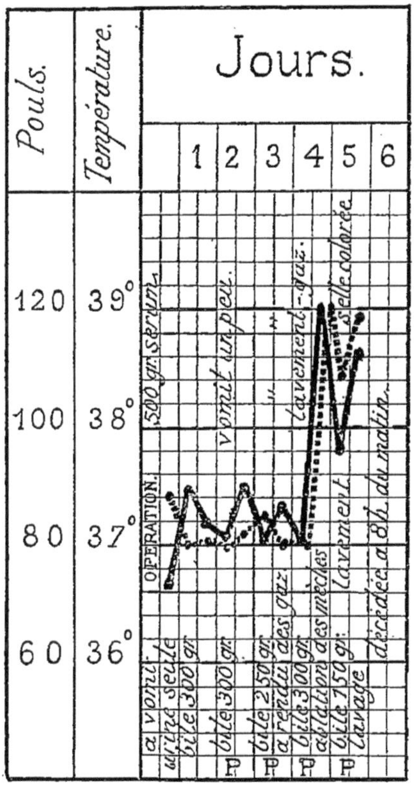

Fig. 39. — Hepaticus-drainage. Ablation précoce des mèches. Mort.

Les cas de mort s'expliquent en général par une faute opératoire ou post-opératoire ou par une infection profonde des voies biliaires et une altération marquée de la cellule hépatique. L'ablation trop précoce des mèches a été souvent la cause de catastrophes. Dans le cas que nous rapportons (fig. 39), elle a causé la mort du malade en deux jours par péritonite. Aussi faudra-t-il dans les soins post-opératoires suivre rigoureusement les indications que nous donnons plus haut.

Suites éloignées. — La cholécystectomie en privant l'organisme du réservoir de la bile entraîne-t-elle des perturbations dans la fonction biliaire?

On reconnaît à la vésicule biliaire le rôle de réservoir de la bile dans l'intervalle des digestions; on admet que, pendant son séjour, la bile s'y modifie, se concentre et s'enrichit en mucine et que finalement, grâce en partie aux contractions des tuniques musculaires de la vésicule, elle est expulsée dans le duodénum. Il semble, d'après ces faits, que la suppression de cet organe doive être préjudiciable au bon fonctionnement de l'organisme. Or il n'en est rien. Tous les chirurgiens qui ont fait des cholécystectomies sont d'accord pour l'affirmer. Il ne se produit en aucune façon, à la suite de la cholécystectomie, de dilatation des voies biliaires extra-hépatiques, ni de trouble dans le fonctionnement de la cellule hépatique, comme l'ont bien démontré les récentes recherches expérimentales de M. Hautefort[1].

CHOLÉCYSTOSTOMIE

La cholécystostomie tend de plus en plus à être abandonnée dans la lithiase des voies biliaires pour n'être réservée qu'aux lithiases vésiculaires pures, ou aux cholécystites suppurées. On fait généralement l'ouverture de la vésicule sans la fixer à la paroi ; un drain introduit dans sa cavité est maintenu par un point de suture et sort par la plaie. Au-dessous de lui on a placé des compresses de gaze qui protègent le péritoine (fig. 40).

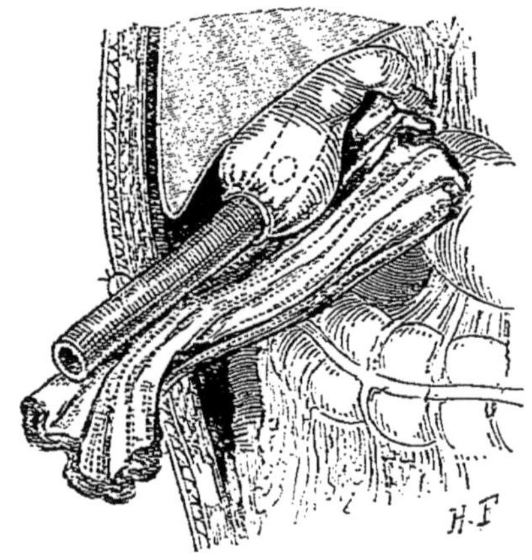

Fig. 40. — Cholécystostomie sans fixation (d'après Guibé).

Au bout de cinq à six jours on pourra enlever les compresses de gaze, le péritoine étant à ce moment protégé par des adhérences.

Le drain ne sera retiré qu'entre le 12ᵉ et le 15ᵉ jour et cela si tout phénomène infectieux a disparu.

1. L. Hautefort. *Thèse de Paris*, 1909.

Il restera dès lors une fistule vésiculaire qui dans les cas les plus heureux se fermera assez rapidement (trois à quatre semaines).

Mais tout ne se passe pas en général aussi simplement. Les fistules sont le plus souvent longues à guérir. Des douleurs apparaissent. Des rétentions biliaires se produisent par suite de coudures des voies biliaires principales. La lithiase récidive sous une nouvelle forme. Et, pour guérir tous ces troubles, on est souvent obligé de recourir à une cholécystectomie secondaire.

Complications post-opératoires. — 1° **Fistules.** — C'est un des plus gros reproches qu'on ait faits à la cholécystostomie. La fistule vésiculaire persiste, en effet longtemps, donnant issue à de la bile toujours infectée et souvent à du muco-pus. C'est pendant des mois et des années que ces malades voient la bile s'écouler dans le pansement ; ils deviennent de vrais infirmes impatients et nerveux ; si par bonheur la fistule se ferme, ce n'est souvent que pour un temps.

Ce qui retarde la cicatrisation, c'est le plus souvent l'infection des voies biliaires entretenue par l'obstruction du cholédoque. Qu'elle soit due à la présence d'un calcul dans la partie inférieure du cholédoque et contre lequel la cholécystostomie est restée impuissante, ou à une sclérose secondaire post-opératoire du cholédoque ou du pancréas, cette fistulisation longue peut être à son tour la cause de troubles infectieux graves. Aussi ne la combattra-t-on jamais assez tôt.

Il faut, autant que possible, favoriser l'écoulement biliaire dans l'intestin. La bile, nous le savons, ne s'écoule qu'au moment de la digestion. Entre le repas du soir et le premier repas du matin, il y a donc un long intervalle pendant lequel la circulation biliaire est arrêtée. Il faut éviter cette longue interruption de l'écoulement. La bile entraîne, en effet, avec elle dans l'intestin ou au dehors tous les débris nuisibles qui occupent les voies biliaires. Ce sera donc un balayage naturel qu'il sera utile d'entretenir d'une façon permanente. C'est pour l'obtenir que MM. Jaboulay et Patel[1] ont eu l'idée d'alimenter toutes les trois heures les malades atteints de fistule biliaire consécutive à la cholécystostomie.

Il est des fistules qu'il faut entretenir longtemps. Ce sont celles qu'on établit pour angiocholécystite aiguë; dans la lithiase elles sont la majorité, puisque, en tout autre état de cause, on fait la cholécystectomie suivie de cholédocotomie avec drainage. Avant de se décider à refermer ces fistules, il faudra s'assurer par des examens répétés de la bile qu'elle ne contient plus de microbes virulents; certes, on n'arrivera jamais à la stérilité parfaite, mais on peut obtenir une désinfection relative; ce n'est qu'à ce moment qu'on sera autorisé à provoquer la fermeture de la fistule.

On recourait autrefois, assez volontiers, dans ces cas, à la cholécystentérostomie. C'est l'opération de choix quand il existe un obstacle invincible à l'écoulement de la bile dans l'intestin (pancréatite ou cancer). Quand la persistance de la fistule est due à un obstacle calculeux, il ne faut pas hésiter à lever l'obstacle par une cholédocotomie précédée ou suivie de cholécystectomie.

2° **Douleurs.** — Les douleurs se manifestent souvent très vives après une cholécystostomie. Elles siègent au niveau de la vésicule même ou dans son voisinage. Parfois sourdes, comparables à des tiraillements, elles sont dans la majorité des cas tout à fait aiguës; elles rappellent aux malades leurs coliques hépatiques antérieures et sont souvent même plus pénibles. On les rapporte aux adhérences qui s'établissent entre le fond de la vésicule et la paroi abdominale dont elles entravent le jeu; ce sont les *adhations-koliken* des auteurs allemands. Souvent les douleurs sont dues à une récidive d'infection de la vésicule.

Il est des cas où elles doivent être rapportées à une lithiase

1. Jaboulay et Patel. *Lyon médical*, 22 octobre 1905.

secondaire. Quand la vésicule a été fixée à la paroi, les fils fixateurs constituent des corps étrangers, autour desquels se forment des calculs adhérents à la paroi. Flörcken[1] en a dernièrement recueilli 8 observations.

Quoi qu'il en soit, ces douleurs gênent le malade, l'empêchent de travailler et nécessitent une intervention. Elle consistera dans la libération des adhérences qui tiraillent la vésicule ou l'ablation de calculs secondaires; chaque fois qu'on le pourra il vaudra mieux faire la cholécystectomie.

3° **Ictère.** — Il semble bizarre que la cholécystostomie puisse se compliquer d'ictère, étant donné qu'elle est toujours exécutée pour permettre le libre écoulement de la bile à l'extérieur. Mais nous avons vu plus haut que des adhérences s'établissent très rapidement entre la vésicule et la paroi abdominale et en gênent les mouvements; le même phénomène peut se produire au niveau des voies biliaires. Les canaux biliaires sont coudés, déviés par des adhérences secondaires; la vésicule fixée à la paroi les tiraille, les rétracte; si bien que la bile ne trouvant plus sa voie ni dans la vésicule, ni dans le cholédoque, des phénomènes de rétention biliaire apparaissent plus ou moins graves.

Ce n'est que par des interventions secondaires souvent complexes qu'on obtiendra la guérison de ces cas.

4° **Récidives.** — Il persiste toujours dans une vésicule cholécystostomisée et guérie de petites concrétions et des microorganismes enfouis dans les glandes; la bile peut y séjourner de nouveau; rien n'empêche donc la formation de nouveaux calculs. Quoique niées par certains auteurs, ces récidives sont aujourd'hui admises par Körte, Kehr. Il ne faudra toutefois pas les confondre avec les crises douloureuses que nous avons signalées plus haut et qui sont sous la dépendance de phénomènes inflammatoires ou d'adhérences de voisinage.

5° **Hernies.** — La hernie post-opératoire est signalée par

1. FLÖRCKEN. *Deutsche Zeitschrift für Chirurgie*, 1908, t. XCIII, fasc. 3, mai, p. 310.

presque tous les auteurs. Elle est la conséquence presque forcée d'une longue fistulisation. Sans être graves, ces hernies sont la cause de douleurs consécutives dues à des adhérences vésiculaires ou intestinales qui nécessitent parfois une intervention libératrice.

IV

ABCÈS DU FOIE

L'abcès du foie ouvert, lavé ou curetté, doit être considéré comme une poche marsupialisée et traité comme telle.

Au centre de la cavité de l'abcès on aura toujours placé un gros drain et autour de lui un tamponnement modéré avec de la gaze aseptique.

SOINS CONSÉCUTIFS

Les soins post-opératoires immédiats sont ceux de toute laparotomie; ils ne présentent rien de particulier.

Le traitement ultérieur de la poche nécessite au contraire, de la part du chirurgien, une attention continue.

Le premier pansement sera fait dès le lendemain; si la température est normale, on se contentera de changer les compresses superficielles et on attendra le deuxième jour pour changer le tamponnement et laver la poche. Les compresses seront enlevées avec une très grande douceur; la poche sera lavée à l'eau oxygénée de préférence (Lucas-Championnière, Lesueur, Florent). Ces lavages seront doux et relativement courts. On surveillera le drain pour éviter qu'il ne lèse le parenchyme hépatique. Un tamponnement léger sera disposé autour de lui.

Les jours suivants la poche sera de nouveau lavée et pansée, et on aura soin chaque fois d'enduire de vaseline les bords de la plaie pour empêcher les altérations secondaires de la peau.

A mesure que la poche se comblera, le drain sera raccourci et remplacé par un autre de moindre calibre. Un drain trop long peut blesser le parenchyme hépatique et provoquer une cholerragie. Un drain trop gros peut être enserré par la cavité revenant sur elle-même et léser les parois de la poche.

Un drainage trop prolongé peut amener une épidermisation du trajet qui nécessiterait une ablation secondaire.

Les lavages, comme nous venons de le conseiller, seront doux et courts. Un lavage trop violent peut, en détachant une partie sphacélée de la poche, donner lieu à l'apparition d'un écoulement biliaire (Loison et Arnaud).

Le malade atteint d'un abcès du foie présente toujours un état général très altéré. Il faudra stimuler son organisme de toutes les façons et le suralimenter très rapidement.

Dans les cas où une dysenterie chronique et tenace continue à affaiblir l'opéré et retarde la cicatrisation, M. Loison [1] conseille l'opothérapie hépatique ; il fait absorber au malade 150 grammes de foie de porc cru, finement hâché ou une tranche de foie, passée rapidement à la poêle, enrobée dans du beurre, de façon, dit-il, à cuire simplement sa surface et à laisser le centre cru. On pourra le plus souvent remplacer avantageusement ces préparations par un des nombreux produits opothérapiques exactement dosés.

Dans les cas de grosses cavités n'ayant aucune tendance à se combler, on sera autorisé à tenter l'opération d'Estlander.

COMPLICATIONS POST-OPÉRATOIRES

A la suite de l'ouverture d'un abcès du foie on peut observer des complications locales, des complications de voisinage et des complications à distance.

1. Loison. Les abcès du foie. *Revue de Chir.*, juin 1906, p. 965.

I. — **Complications locales.** — Les complications locales sont les plus fréquentes; elles intéressent la poche elle-même et sont analogues à celles qui surviennent après les kystes suppurés marsupialisés.

1° Troubles infectieux. — Malgré des soins minutieux et un excellent drainage on peut voir survenir des troubles infectieux assez graves. Chez un des malades de M. Loison [1], les bords de l'incision cutanée se sont sphacélés. Chez un autre, deux mois après l'opération, la pourriture d'hôpital, à forme ulcéro-membraneuse, envahit les lèvres de l'incision pariétale. Après échec des pansements au permanganate de potasse, à l'eau oxygénée, au perchlorure de fer et du thermocautère, M. Loison obtint un heureux résultat en saupoudrant la plaie avec du bicarbonate de soude pulvérisé, dont l'application fut cependant très douloureuse.

Vincent [2], dans les cas analogues, conseille de recouvrir la plaie, après désinfection, d'un mélange de chlorure de chaux frais et d'acide borique pulvérisé.

2° Fistules. — Les fistules sont aussi tenaces qu'après les kystes marsupialisés. Elles résistent souvent aux traitements les plus rigoureux; on est parfois assez heureux pour les voir céder à la curette ou au thermocautère, mais, dans les cas où le trajet est épidermisé, il en faut faire l'exérèse chirurgicale.

3° Cholerragies. — Les cholerragies, à la suite de l'incision d'un abcès du foie, peuvent être précoces ou secondaires. Les cholerragies précoces se manifestent dans les premières 24 heures, les secondaires au bout de 8 à 15 jours.

La cholerragie précoce est rare. Elle doit être rapportée à l'ouverture d'un conduit biliaire au cours de l'opération, ou à la rupture d'un canalicule situé dans la paroi, comme l'admettait Wechselmann pour les cholerragies des kystes mar-

1. Loison. *Loc. cit.*
2. Vincent. *Le Caducée*, 15 avril 1905, p. 105.

supialisés. C'est aussi l'opinion de Valence[1] pour qui elle peut être consécutive à l'ouverture « d'un petit abcès intracanaliculaire, s'ouvrant dans la cavité et découvrant alors la lumière du canal ».

La cholerragie secondaire est attribuée généralement à l'ouverture spontanée d'un canalicule biliaire par suite de la chute de parties sphacélées de la membrane pyogénique (Bertrand[2], Lesueur, Florent[3]), ou d'une portion de parenchyme hépatique mortifié (Potherat[4]). Nous avons vu plus haut qu'un drain trop long peut blesser un canalicule biliaire et provoquer la cholerragie; dans ce cas il suffit le plus souvent de raccourcir le drain pour voir cesser l'écoulement comme dans l'observation rapportée par MM. Peyrot et Veillon[5].

Il faut bien savoir, en outre, que l'apparition de cette cholerragie est parfois l'indice de la présence d'un abcès voisin.

Quoi qu'il en soit, c'est une complication toujours très grave qu'on ne saurait combattre trop énergiquement. Elle entrave la guérison et aggrave l'état général déjà très affaibli de ces malades.

M. Bertrand pense cependant qu'une cholerragie légère peut, grâce au pouvoir antiseptique de la bile, exercer une influence heureuse sur l'évolution de la suppuration.

II. — ***Complications de voisinage.*** — L'abcès hépatique peut déterminer des infections de voisinage dans le foie lui-même, dans le péritoine ou dans la plèvre. Une fois ouvert et drainé, il expose moins à ces complications. On a cependant signalé des *abcès secondaires* dans le parenchyme hépatique, séparés par une faible épaisseur de tissu de l'abcès primitif; il suffira, dans ces cas, d'effondrer la cloison de séparation et de remplacer le drain primitif par un drain plus long qui,

1. VALENCE. *Revue de Chir.*, janvier 1906.
2. BERTRAND. *Revue de Médecine*, 1890.
3. FLORENT. Abcès du foie et cholerragie. *Arch. de médecine navale*, 1901.
4. POTHERAT. *Soc. de Chir.*, 2 février 1898.
5. PEYROT et VEILLON. *Soc. de Chir.*, 7 janvier 1890.

enfoncé jusque dans la seconde poche, drainera à la fois les deux abcès.

M. Loison a également signalé la possibilité d'une *pleurésie de voisinage.*

III. — ***Complications à distance.*** — Tout foyer suppuré peut déterminer des complications infectieuses à distance même après son ouverture. Aussi n'est-il pas rare d'en voir survenir dans les abcès du foie. M. Loison [1] a vu une *phlegmatia alba dolens* survenir 3 mois et demi environ après l'opération et il signale la possibilité de développement d'un foyer de *gangrène pulmonaire* indépendant ou d'*abcès métastatiques.*

1. Loison. *Loc. cit.*

CHAPITRE XIII

CHIRURGIE DU PANCRÉAS ET DE LA RATE

I

MARSUPIALISATION DES KYSTES DU PANCRÉAS

A part quelques cas exceptionnels, dans lesquels l'extirpation peut être tentée, la marsupialisation est le traitement de choix des kystes du pancréas. L'opération est généralement bénigne et les suites en sont très simples.

La poche marsupialisée est drainée et bourrée avec de la gaze aseptique. Le pansement est renouvelé tous les jours et la guérison se produit sans fistule dans les cas les plus heureux.

En général, quand le kyste n'est pas suppuré, il s'écoule peu de liquide, une fois le kyste évacué. Il faudra cependant, par prudence, laisser un drain en place en le raccourcissant chaque jour, à mesure que la cavité se comblera.

Les soins généraux seront les mêmes qu'après toute laparotomie. Les résultats opératoires sont assez satisfaisants. Dans une récente statistique portant sur 197 opérations de marsupialisation et 43 extirpations de kystes du pancréas, Kijewski [1] compte 209 guérisons et 31 morts dont 10 par péritonite, 4 par shock, 4 par cachexie cancéreuse, 4 par diabète et 1 par infection par le suc pancréatique.

1. KIJEWSKI. *Gazeta Lekarska*, t. XXIX, n°s 10-17, mars et avril 1909.

COMPLICATIONS POST-OPÉRATOIRES

Mis à part les accidents que nous venons de signaler et qui ont déterminé la mort des malades, les complications qui peuvent survenir à la suite de l'opération de ces kystes se bornent à la persistance de fistules et à la transformation épithéliale de la poche kystique.

Transformation épithéliale du kyste. — C'est une complication très rare. Hardouin [1] ne l'a trouvée mentionnée que dans 3 observations (Hartmann, Gould, Ricard). Elle est toujours d'un pronostic très grave et laisse peu d'espoir au malade.

Fistules. — Malgré les soins les plus minutieux, il n'est pas rare de voir persister très longtemps une fistule pancréatique.

Gouraud [2], dans une revue de 1904 sur les kystes du pancréas, signale 27 fistules persistantes sur 74 interventions (incisions ou extirpations).

Après un temps plus ou moins long ces fistules peuvent se fermer, mais ce n'est souvent que pour se transformer en nouveaux kystes qu'il faudra inciser secondairement. Dans d'autres cas elles persistent jusqu'à la mort du malade.

La persistance de ces fistules a été rapportée à différentes causes; on a incriminé la non-modification de la paroi kystique, qui continue à sécréter, son infection fatale à la longue, la rétention dans le fond de la poche d'une certaine quantité de liquide pancréatique.

Quoi qu'il en soit, il faudra tout essayer pour tarir ces fistules. Wolgemuth, ayant obtenu une diminution considérable de la sécrétion d'une fistule pancréatique, en instituant un régime antidiabétique, plusieurs chirurgiens, à son

1. HARDOUIN. *Revue de Chir.*, 1907, t. I, p. 813.
2. GOURAUD. Des kystes glandulaires du pancréas. *Gazette des hôpitaux*, 1904, LXXVII, n° 39, p. 373-378.

exemple, soumirent leurs malades à un régime composé d'albuminoïdes, de graisses et de féculents. Kumpf[1], cependant, n'en obtint aucun résultat.

M. Savariaud[2], dans un cas récent communiqué à la Société de Chirurgie, traita par la méthode de Wohlgemuth un malade atteint de fistule pancréatique persistant depuis deux mois; en 15 jours le malade fut guéri.

C'est donc une méthode qu'il faudra toujours tenter.

Dayot et Hardouin[3] pensent que la persistance de la fistule est due à ce que le drainage de la poche n'a pas été fait au point le plus déclive. Au contraire, si on a drainé par la voie lombaire, les conditions sont bien meilleures; rien ne stagne plus dans la poche, l'infection secondaire est plus difficile et on peut sans danger injecter des solutions modificatrices (teinture d'iode ou naphtol camphré). Dayot et Hardouin purent par ce procédé guérir un malade en 3 mois. Dans le cas qu'ils rapportent, l'ablation des mèches et du drain antérieur fut faite le lendemain de l'opération; on ferma la brèche antérieure avec deux agrafes de Michel. Le pansement postérieur fut fait régulièrement tous les 3 à 4 jours; l'écoulement, d'abord très abondant, diminua rapidement. Vingt jours après l'intervention, on pratiqua, par le drain postérieur laissé en place, une injection de 2 centimètres cubes de teinture d'iode qu'on renouvela tous les trois jours, en raccourcissant le drain chaque fois. En cinq interventions la fistule fut presque fermée.

1. KUMPF. *Deutsche med. Wochenschrift*, 1908, 10 septembre, n° 37, p. 1585.
2. SAVARIAUD. *Soc. de Chir.*, 16 juin 1909.
3. HARDOUIN. *Revue de Chir.*, 1907, t. I, p. 806.

II

SPLÉNECTOMIE

Glande vasculaire sanguine dont on a longtemps ignoré le rôle physiologique, la rate a été dotée, durant ces dernières années, de fonctions multiples dont la plus importante est sans contredit la fonction hématopoiétique. A côté de ce rôle essentiel dans le renouvellement des globules sanguins, on lui attribue encore une grande part dans la formation des globules blancs et la destruction des globules rouges.

On lui a fait encore jouer un rôle dans la régulation de la circulation abdominale, dans le fonctionnement du corps thyroïde (Zanda), dans le développement de l'organisme (Lancereaux), dans la formation de l'urée (Gscheidlen, Horbaczenski), dans la sécrétion biliaire (Charrin et Moussu), dans la sécrétion pancréatique (Schiff, Herzen, Delezenne), dans la digestion (Fredericq, Ciaccio et Pizzini).

Et pourtant l'ablation de la rate n'entraîne aucune grosse complication, comme pourraient le faire supposer les données précédentes.

La splénectomie, chez un sujet bien portant, est une opération bénigne dont le retentissement sur l'état général est certainement insignifiant.

SUITES OPÉRATOIRES

Les suites opératoires en sont très simples et sans intérêt spécial. Grâce aux hypertrophies compensatrices de la moelle osseuse et des ganglions lymphatiques, le sang recouvre assez rapidement sa composition normale modifiée passagèrement. Laudenbach[1] l'a démontré expérimentalement depuis long-

1. Laudenbach. *Arch. de Physiol.*, juillet 1896, p. 693. et janvier 1897, p. 290.

temps. MM. Hartmann et Vaquez[1] ont également constaté que la splénectomie entraîne des modifications sanguines passagères qui n'influencent guère l'état général des opérés.

Biagi[2], étudiant la modification des pouvoirs de résistance des animaux splénectomisés, conclut :

1° Que la résistance des hématies, le taux de l'hémoglobine et la formule leucocytaire ne changent pas.

2° Que la suppression de la rate ne modifie pas les divers phénomènes de défense, car le pouvoir de formation des substances hémolytiques, bactériolytiques et agglutinantes n'appartient pas exclusivement à la rate.

Pratiquement, la splénectomie serait donc une opération qui n'entraînerait en aucune façon les troubles importants que laissait présumer l'étude de ses fonctions physiologiques.

Küttner a cependant observé, dans un cas, une polyglobulie très marquée après une splénectomie pour coup de feu (6 650 000 hématies et 12 000 leucocytes).

E. Matthew et A. Miles[3] ont pu examiner, pendant deux ans et deux mois, le sang d'un splénectomisé pour rupture traumatique de la rate. Ils ont noté :

1° Une augmentation de volume des différents groupes de glandes lymphatiques, qui, ayant débuté peu après l'opération, a disparu au bout d'un an ;

2° Un accroissement parallèle du nombre absolu des lymphocytes ;

3° Une éosinophilie modérée n'ayant persisté que quelques semaines, coïncidant avec la présence dans le sang d'une quantité considérable d'hématoblastes ;

4° Une diminution des hématies et de l'hémoglobine pendant les deux premières semaines, puis une augmentation progressive des mêmes éléments.

1. Hartmann et Vaquez. *Soc. de Biol.*, 30 janvier 1897.
2. Biagi. *Lo Sperimentale*, mai-juin 1907.
3. E. Matthew et A. Miles. *The Edimb. med. Journ.*, 1907, octobre, p. 294.

Il est un fait clinique intéressant, signalé par Reinhardt[1], après la splénectomie, c'est la difficulté qu'ont les plus petites plaies à se cicatriser dans les premières semaines qui suivent l'opération. Reinardt attribue ce fait à la suppression de la rate qui, suppléée insuffisamment encore par les ganglions et la moelle osseuse, rend la défense de l'organisme moins active.

Il est intéressant de faire remarquer que cette explication que donne Reinhardt du phénomène qu'il a observé est en opposition complète avec les conclusions expérimentales de Biaji que nous rapportons plus haut.

Nous rappellerons, en outre, que, d'après R. Stähelin, l'extirpation de la rate détermine une faiblesse générale de l'organisme et qu'elle provoque des douleurs dans les os longs, principalement dans ceux de la jambe.

Nous ne nous arrêterons pas sur les soins post-opératoires des splénectomisés. Il s'agit de malades qui ont le plus souvent perdu beaucoup de sang ; aussi faudra-t-il leur rendre, sous forme de sérum, une partie du sang perdu.

Il sera bon de leur conseiller des extraits opothérapiques pour suppléer, dans la mesure du possible, à la sécrétion interne présumée de la rate.

MORTALITÉ

C'est à Johnson (de Richmond)[2] que nous devons le dernier travail d'ensemble sur la mort dans les splénectomies. Cet auteur a pu réunir 708 cas de splénectomies pour lesquels la mortalité est de 27,4 pour 100. Mais si on n'envisage que les opérés depuis 1900, elle tombe à 18,5 pour 100. Ce chiffre est encore trop fort, car si on retranche les cas ou la splénectomie a été faite à tort (étant contre-indiquée), la mortalité, d'après Johnson, n'est que de 11,5 pour 100. Voici du reste

1. Reinhardt. *Soc. de Médecine de Bâle*, 7 février 1907.
2. Johnson. *Annals of Surgery*, 1908, t. XLVIII, n° 1, juillet, p. 50, in *Journ. de Chir.*, septembre 1908.

la statistique détaillée, plus intéressante que la globale des 708 cas réunis par Johnson :

	NOMBRE DE CAS	GUÉRISONS	MORTS
Hypertrophie idiopathique	74	53	21
— — et ectopie. .	60	54	6
— — et torsion du pédicule.	27	19	8
— malarienne	149	111	38
— — et ectopie. .	40	39	1
— — et torsion du pédicule.	12	10	2
Anémie splénique (Banti)	61	49	12
Kystes hydatiques de la rate.	23	19	4
— non parasitaires.	19	19	0
Leucémie	49	6	43
Tuberculose de la rate	10	8	2
Sarcome de la rate	12	9	3
Abcès de la rate.	9	8	1
Affections diverses	13	11	2
Traumatismes et plaies	150	99	51
Totaux.	708	514	194 : 27,4 %

COMPLICATIONS POST-OPÉRATOIRES

En dehors des complications banales d'ordre infectieux pouvant survenir après toute intervention abdominale, nous en trouvons d'autres, qui méritent d'être plus spécialement étudiées ; ce sont la fièvre, les hémorragies gastro-intestinales, l'œdème et le sphacèle du gros intestin.

Fièvre. — On peut voir survenir, dans les jours qui suivent une splénectomie, une légère élévation de température dont l'explication, en l'absence de troubles pulmonaires ou infectieux, est parfois difficile.

Von Herczel[1] qui l'a récemment étudiée, l'explique par une lésion du pancréas produite au cours de l'opération. La ligature du pédicule splénique peut avoir intéressé une por-

1. Von Herczel. *Wiener Klin. Wochenschrift*, 1907, 31 janvier, p. 123.

tion de la queue du pancréas; il se produirait, de ce fait, une petite pancréatite hémorragique avec stéatonécrose consécutive. La fièvre, ordinairement peu élevée, rémittente ou intermittente, se présente en même temps que certaines modifications dans la région pancréatico-splénique. On y sent une tuméfaction plus ou moins diffuse, et la palpation détermine une légère tension douloureuse. Cet accident, qu'on évite facilement en liant les vaisseaux près de la rate et séparément, ne présente du reste aucune gravité.

Hémorragies gastro-intestinales. — Ce sont des complications rares mais sur lesquelles Lieblein[1] a dernièrement attiré l'attention. Elles se manifestent par des hématémèses noirâtres assez abondantes et du melæna, dès le lendemain de l'opération ou les jours suivants. Lieblein en rapporte trois cas, deux personnels, un troisième appartenant à Laing, et fait observer que, dans aucun des trois cas, il n'y avait d'antécédents gastriques. Il s'agissait de splénectomies pour traumatismes de la rate. Deux de ces malades sont morts sans que l'autopsie permît de constater autre chose que des ulcérations gastriques. Le troisième survécut, non sans présenter pendant 6 jours des accidents sérieux : vomissements, hématémèses, melæna, phlébite, anémie extrême.

Lieblein explique ces accidents par la thrombose des vaisseaux courts de la splénique. Il admet que ces artères naissant parfois des branches terminales de la splénique sont thrombosées à leur origine, et que ces thromboses s'étendant jusqu'à l'estomac, déterminent des infarctus gastriques, des ulcérations de la muqueuse et des hémorragies.

Pour éviter cet accident, Lieblein conseille de lier la splénique le plus près possible du hile de la rate; on n'intéressera pas ainsi les vaisseaux courts.

Œdème et sphacèle du gros intestin. — Voici résumée la

1. Lieblein. *Mitteil. aus den Grenzgeb. der Med. und Chir.*, 1907, p. 431-446.

seule observation que nous connaissons de cette complication (J. E. Summers)(1) :

Il s'agissait d'un homme de 20 ans à qui on fit une splénectomie pour maladie de Banti. Le 8e jour le malade ressent brusquement une douleur violente dans l'abdomen : état péritonéal. On fait une laparotomie d'urgence. On trouve l'S iliaque œdématié et présentant, à 15 centimètres de son bord mésentérique, une perforation et, dans le voisinage, deux plaques de sphacèle en imminence de perforation. L'œdème rendant l'enfouissement impossible, on recouvre l'aire nécrotique au moyen d'une bande d'épiploon. Fistule stercorale consécutive.

D'après J. E. Summers, il s'agissait donc d'une gangrène humide de l'S iliaque par thrombose des veines spléno-mésentériques.

1. J.-E. SUMMERS. Œdème et sphacèle du gros intestin consécutifs à la splénectomie dans la maladie de Banti. *Assoc. Amér. de Chirurgie*, 4 6 mai 1908.

CHAPITRE XIV

CHIRURGIE DES ORGANES GÉNITO-URINAIRES

I

NÉPHROSTOMIE

Il est bien difficile d'adopter un plan de conduite uniforme après la néphrostomie; cette opération est faite en effet, tantôt pour de l'anurie calculeuse, tantôt pour une suppuration rénale (pyélonéphrites, pyonéphroses), et comporte dans chacun de ces cas des soins un peu différents. Néanmoins, il est des principes qui doivent présider à la direction des soins post-opératoires en chirurgie rénale, et c'est par eux que nous commencerons.

SOINS CONSÉCUTIFS

Tout opéré du rein doit être surveillé, surtout au point de vue des fonctions rénales.

Les premiers soins seront les mêmes qu'après toute intervention chirurgicale sous anesthésie générale.

Les douleurs seront calmées par la morphine, mais à très petite dose, le chirurgien ayant bien présente à l'esprit son influence fâcheuse sur la sécrétion rénale. Si le rein fonctionne mal, il faudra donc s'en abstenir.

Dès le 2e ou 3e jour, le malade sera purgé et on commencera à l'alimenter.

Après une néphrostomie pour anurie calculeuse, le malade dont le rein est ouvert et drainé est reporté dans son lit et maintenu dans la position dorsale. On dispose le tube de verre et le tube de caoutchouc destinés à conduire l'urine dans un bocal placé auprès du lit (fig. 41). Le traitement médical sera continué après l'opération.

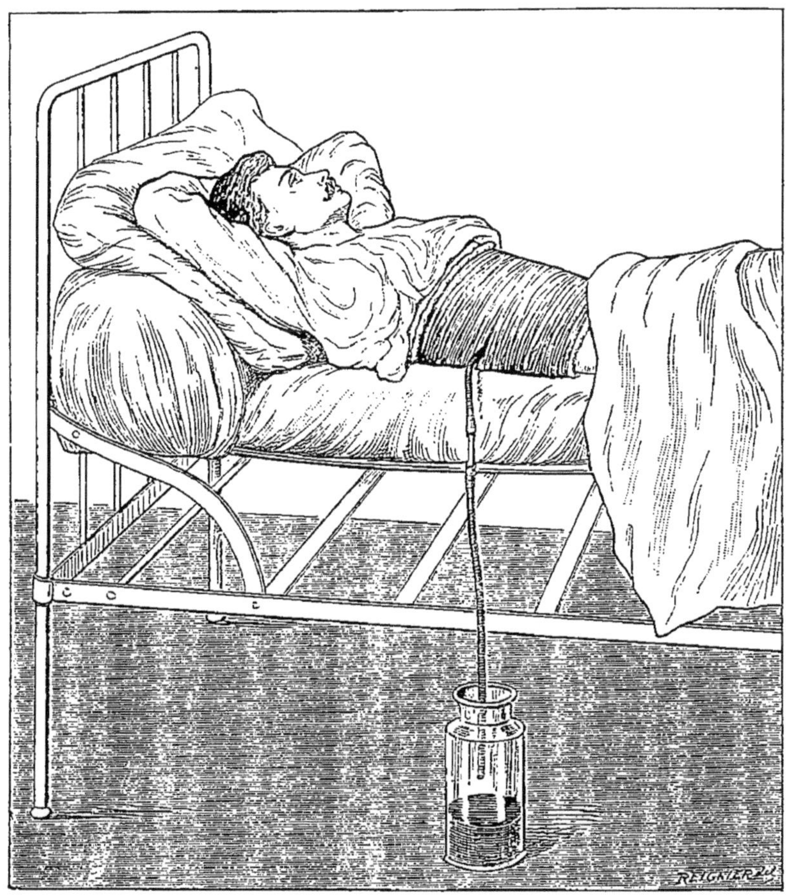

Fig. 41. — Drainage après néphrostomie.

Le premier jour le malade sera soumis aux injections de sérum ; on ne lui fera toutefois que 200 grammes à la fois.

Le lendemain, on lui donnera du lait, et M. Albarran conseille de reprendre la tisane de lactose, le vin diurétique de Trousseau, la théobromine et les purgations.

Après l'opération, si le malade résiste à l'intoxication, les phénomènes urémiques disparaissent en quelques jours. Il n'en faudra pas moins maintenir le drainage jusqu'au 8e ou 10e jour, en s'assurant, avant de l'enlever, que l'autre rein fonctionne bien.

Le drain enlevé, l'urine reprend sa voie normale; il s'en écoule encore par la plaie les premiers jours, parfois même pendant quelques semaines, mais cet écoulement se tarit toujours.

Après une néphrostomie pour suppuration rénale, les pansements ultérieurs ont une importance considérable. Ils doivent être faits avec soin et méthode par le chirurgien lui-même, qui devra s'occuper du drain périrénal, du drain rénal et de la sonde urétérale. On installera au lit du malade le même dispositif que plus haut, pour le drainage rénal. La sonde urétérale sera fixée à la sortie de l'urètre.

Dès le lendemain, on refera le pansement; on lavera le drain périrénal, on changera les compresses et les mèches, toujours imbibées, et on lavera la poche rénale, d'abord avec de l'eau bouillie, puis avec une solution de nitrate d'argent au 1/5000. Ce lavage sera fait par les deux voies, rénale et urétérale.

Les mèches et le drain périrénal pourront être enlevés entre le 4e et le 6e jour.

Quand on n'a pas placé de sonde urétérale, le drain rénal devra être maintenu jusqu'à ce que la suppuration ait cessé, ce qui est toujours long, puisque, dans la plupart des cas, il faut compter plusieurs mois.

Aussi, pour abréger cette longue période post-opératoire, M. Albarran conseille-t-il de placer une sonde urétérale sortant par l'urètre, et par laquelle on peut laver la poche deux fois par jour. On voit alors la plaie lombaire se cicatriser assez rapidement. Le drain rénal pourra, dans ce cas, être enlevé en général vers le 10e jour, mais on sera toujours prêt à le rétablir en cas d'insuffisance du drainage urétéral. Quant au drainage urétéral, M. Albarran le continue pendant 18 à

20 jours. Si la sonde arrive à s'obstruer, on la débouchera facilement à l'aide d'un mandrin. Si elle s'incruste, si elle s'altère ou si elle fonctionne mal, donnant lieu à des phénomènes de rétention rénale, il faudra même la changer ; on se servira pour ce faire d'un mandrin conducteur. Dans certains cas, on sera obligé de rétablir le drainage lombaire.

COMPLICATIONS POST-OPÉRATOIRES

Les accidents ultérieurs sont rares après la néphrostomie pour anurie calculeuse. Après le drainage du rein pour suppurations, il se produit au contraire des accidents assez fréquents. Ce sont d'abord des *accidents de rétention*, toujours possibles à la suite de l'ablation prématurée des drains ou de l'obstruction des sondes.

Ce sont ensuite des infections propagées autour de la plaie opératoire donnant lieu à des *phlegmons périrénaux*, qu'il faut débrider au plus tôt et laver à l'eau oxygénée.

Ce sont enfin des *fistules* intarissables, le plus souvent purulentes. Les causes de ces fistules sont, d'après M. Albarran [1], l'existence de cavités intrarénales communiquant mal avec le bassinet, la persistance de calculs, de fausses membranes ou de débris détachés du rein, la nécrose d'une portion de la substance médullaire du rein, les vices de position de l'uretère, les rétrécissements ou les coudures de la partie supérieure de l'uretère.

Cliniquement, il est toujours difficile de reconnaître la véritable cause de la fistule. Le cathétérisme urétéral est, à ce point de vue, le meilleur moyen de diagnostic et parfois même de traitement. Lorsqu'il est possible et qu'il draine bien, c'est sans contredit la meilleure méthode thérapeutique. Si la sonde butte contre un obstacle, il faudra recourir à une intervention chirurgicale pour rétablir le cours normal des

1. M. ALBARRAN. *Médecine opératoire des voies urinaires.* Masson et Cie, édit., p. 183.

urines. En cas de fistules tuberculeuses, il ne faudra pas hésiter à faire la néphrectomie secondaire.

La néphrotomie n'expose nullement, comme on aurait pu le craindre, à la *nécrobiose* du parenchyme rénal, par blessure des artères du rein. Les observations cliniques l'ont depuis longtemps démontré, et les récentes études expérimentales de Simon [1] ont prouvé que, quelle que soit l'incision choisie (néphrotomie longitudinale ou transversale), les troubles circulatoires rénaux sont tellement restreints que c'est à peine si on observe quelques zones anémiées dans l'écorce, sans aucun trouble fonctionnel.

Hémorragies. — L'incision du rein ne donne en général pas lieu à une perte de sang. L'hémorragie est rare. Mais, dans certains cas, on peut observer une hémorragie secondaire qui nécessite une intervention d'urgence. Tel est le cas de H. A. Lediard et W. Templeton [2] qui, après ouverture du rein pour calculs, suturent le rein et constatent au réveil du malade tous les signes d'une hémorragie interne. Le malade évacua environ 600 grammes de sang par la vessie. On intervient immédiatement et on trouve un gros hématome dans la région lombaire ; il fallut faire la néphrectomie.

Hématuries. — Il n'est pas rare de voir se produire une hématurie après l'incision du rein. Elle est cependant légère et s'arrête spontanément en 48 heures.

On pourra la combattre par des applications de glace sur la région lombaire, par l'administration de chlorure de calcium, mais il faudra se garder de prescrire l'ergot de seigle ou l'adrénaline qui augmentent la pression sans agir sur les vaisseaux du rein.

Parfois la migration de petits caillots dans l'uretère donne lieu à des pseudo-coliques néphrétiques.

1. Simon. *Beitrage zur Klin. Chirurgie*, 1908, t. LIX, fasc. 2, p. 399.
2. H.-A. Lediard et W. Templeton. *The Lancet*, 1908, t. II, nº 4433, 15 août.

Déplacements du rein. — Rochet [1] a signalé dernièrement les déplacements du rein à la suite des interventions sur cet organe, et, en particulier après les néphrotomies.

Il a remarqué que le rein ne reprenait jamais sa place normale, restant tantôt au-dessous, tantôt en dehors, comme le lui ont montré des radiographies. Dans certains cas même, le rein fait hernie et vient se placer sous la peau. Ces déplacements n'entraînent cependant jamais de troubles bien notables. L'auteur n'a observé ni douleurs, ni phénomènes de rétention rénale, ce qui s'explique par le fait que le rein est déplacé, puisque la clinique et la radiographie le montrent, mais qu'il n'est point mobile ; il est secondairement fixé dans une nouvelle position.

II

NÉPHROPEXIE

SOINS CONSÉCUTIFS

Il n'est guère de précautions bien particulières à prendre après une néphropexie. Si le malade souffre trop, on le calmera avec une piqûre de morphine ou quelques gouttes de laudanum.

Il faudra se rappeler qu'en raison de l'état névropathique du sujet, les vomissements post-anesthésiques peuvent prendre un caractère de gravité exceptionnel.

Les premières urines pourront être légèrement teintées, si les points de suspension ont traversé le rein ; il ne faut guère s'en inquiéter.

Il en est de même d'un certain degré d'oligurie qu'on observe chez quelques malades.

1. Rochet. *Soc. de Chir. de Lyon*, séance du 4 juin 1908.

Il arrive parfois que le malade présente, les 2 ou 3 premiers jours, une légère ascension thermique ; si, vérification faite, il n'existe aucune réaction au niveau de la plaie, on donnera une légère purgation qui suffit à ramener la température à la normale.

Le drain sera enlevé au bout de 48 heures; les fils au 10e jour.

Levé au bout de 3 semaines, le malade portera une ceinture hypogastrique pendant quelques mois.

ACCIDENTS POST-OPÉRATOIRES

La néphropexie présente rarement des complications. Elle répond en général très bien aux troubles qu'elle est destinée à combattre. Il est donc rare qu'on voie persister les crises douloureuses du rein mobile ; il faut admettre dans ces cas une fixation défectueuse ou une récidive. Dans certains cas, cependant, on a affaire à des sujets névropathes qui souffrent, après comme avant, de leur neurasthénie primitive. Certains ne souffrent plus au niveau de la région rénale, mais accusent des douleurs ailleurs (gastralgie, entéralgie, névralgies pelviennes). C'est par le bromure, l'hydrothérapie, le massage, qu'il faudra traiter ces malades, en leur persuadant bien que ce traitement général est le complément indispensable de la néphropexie.

Fistules urinaires. — Toute opération sur le rein peut se compliquer de fistule urinaire. Le procédé de fixation du rein dans lequel les fils traversent le parenchyme rénal, expose à la traversée des calices et par conséquent à la fistule. Ces accidents sont très rares, et, en tout cas, sans grande importance, car ces fistules se ferment en général spontanément au bout de quelques jours. Quelques cas exceptionnels nécessitent cependant une néphrotomie secondaire.

Occlusion intestinale. — Nous n'insisterons pas sur cette complication dont M. Albarran ne connaît que les 2 cas de

Tansini qui guérirent spontanément au bout de 8 jours.

Éventration. — Elle succède toujours à une suture insuffisante de la paroi et doit être opérée ultérieurement.

III

NÉPHRECTOMIE

SOINS CONSÉCUTIFS

Surveiller le drainage, diminuer le travail de l'autre rein, combattre les complications dès leurs premières manifestations, tel est le devoir du chirurgien après une néphrectomie.

La surveillance du pansement et du drainage est chose facile. Si tout se passe bien, le drain peut être enlevé au bout de 48 heures, sans crainte.

Il faut surtout, après une néphrectomie, savoir respecter le rein du côté opposé.

Toute alimentation qui donne un surcroît de travail au rein devra être supprimée.

La morphine, l'opium, sous toutes ses formes, qui diminuent toutes les sécrétions, salivaire, intestinale et urinaire, seront évités. On cherchera, par tous les moyens, à activer le fonctionnement des différents émonctoires (peau, intestins), pour soulager le rein sain. A la moindre menace d'urémie, il faudra agir énergiquement par les bains chauds, les bains de vapeur, les lavements, les purgatifs, la pilocarpine, la saignée, etc.

COMPLICATIONS POST-OPÉRATOIRES

La période post-opératoire est toujours, après la néphrectomie, une phase critique pendant laquelle le malade est exposé à des complications, dont certaines, l'anurie, les périnéphrites, l'hémorragie, peuvent être redoutables.

Nous ne ferons que signaler les complications dues à des accidents opératoires, telles que les péritonites par ouverture du péritoine, et les fistules stercorales par lésion de l'intestin, en ajoutant à ces accidents les phlébites et les accidents broncho-pulmonaires toujours possibles.

Douleur. — La douleur après la néphrectomie est parfois très marquée. Elle peut être localisée à la région lombaire avec quelques légères irradiations. Elle peut siéger le long de l'uretère, se présenter sous forme de coliques, et être due à la migration d'un caillot sanguin.

Il faudra toujours éviter la morphine dans ces cas, et calmer les douleurs par des applications chaudes.

Élévation de température. — En dehors de tout phénomène de suppuration, l'opéré peut présenter, dès le soir de l'opération, un certain degré de fièvre. Ce n'est pas de la fièvre septique, car cette dernière ne survient pas aussi rapidement; elle n'apparaît que quelques jours après l'opération, et s'accompagne de modifications du côté de la plaie. Il semble plutôt qu'on doive rapporter à la lésion opératoire du plexus rénal cette élévation de température qui, du reste, n'est que passagère.

Vomissements. — C'est encore à la lésion du plexus rénal qu'il faut rapporter les vomissements parfois très graves qu'on observe après la néphrectomie. Ils accompagnent la fièvre et peuvent en imposer pour des vomissements péritonitiques. Il faudra donc être prévenu de cette éventualité et ne pas s'en émouvoir.

Hémorragies. — Un simple suintement persistant le premier jour ne devra pas nous inquiéter; il est dû dans la plupart des cas à la déchirure de petits vaisseaux ou d'adhérences, au cours de l'opération, et s'arrête spontanément, ou par un tamponnement de la plaie.

Toute hémorragie plus grave, due au glissement d'un fil.

réclame au contraire l'intervention d'urgence du chirurgien.

Anurie. — Nous avons vu, en traitant des soins post-opératoires généraux (chapitre I) que l'anurie post-opératoire pouvait être sous la dépendance directe de l'anesthésie chloroformique et que Mac Guise la faisait toujours dépendre d'une néphrite existant déjà avant l'opération et passée inaperçue. Avant d'entreprendre l'opération, il est donc de la plus haute importance de connaître la valeur fonctionnelle du rein du côté opposé ; mais il faut bien savoir que cette recherche peut ne donner que des renseignements insuffisants et parfois même trompeurs. Un rein peut paraître sain et cependant être en imminence de néphrite ; celle-ci se déclarera alors suraiguë après l'intervention. Cependant on a pu, et M. Pousson [1] en rapportait dernièrement encore quatre observations, pratiquer la néphrectomie sans accidents chez des sujets présentant des altérations incontestables, anatomiques et fonctionnelles du rein non opéré.

Quoi qu'il en soit, l'anurie est rare. M. Pousson, sur une série personnelle de 100 néphrectomies, ne l'a observée que 3 fois.

Devant l'anurie déclarée, tous les moyens que nous avons déjà signalés devront être mis en œuvre, et si on échoue, il ne faudra pas tarder, au troisième jour, à faire la néphrostomie de l'autre rein.

Hématurie. — Comme celle que nous avons signalée après la néphrostomie, l'hématurie est légère et s'arrête spontanément. Elle est due, en général, à la congestion du rein opposé dont le travail est doublé après l'intervention.

Fistules. — *La fistule urinaire* apparaît en général quand tombe la ligature de l'uretère, au bout de plusieurs jours. Elle doit être traitée par la résection de l'uretère.

1. Pousson. De l'anurie après la néphrectomie et de la possibilité d'extirper le rein chez des malades atteints de néphropathies bilatérales. *XIII*e *Congrès de l'Assoc. française d'urologie*, Paris, 7-9 octobre 1909.

Les fistules purulentes sont dues à la présence de fils ou de fongosités (tuberculose) siégeant dans l'uretère ou l'atmosphère cellulo-adipeuse; elles nécessitent des soins toujours très longs et souvent ne cèdent qu'à un curettage ou à une extirpation secondaire. M. E. Pagès [1], dans une thèse récente, ne croit pas à l'efficacité de l'urétérectomie; il pense qu'avec le drainage prolongé on obtiendra de meilleurs résultats.

Périnéphrites. — M. Legueu [2], dans un très intéressant article de la *Revue de Chirurgie* de janvier 1909, a étudié cette complication des néphrectomies.

L'infection de la loge rénale après la néphrectomie peut être, selon lui, due à trois causes :

1° *A la présence d'un corps étranger.* — Telle fut la cause de la périnéphrite chez une malade de M. Legueu, qui vit survenir, cinq ans après une néphrectomie pour fistule urinaire et pyélonéphrite, une tuméfaction volumineuse sous l'ancienne cicatrice, dépassant en bas les fausses côtes de 4 à 5 travers de doigt. L'abcès ouvert, on trouva un gros nœud de soie baignant dans la suppuration. « C'est un tort, dit M. Legueu, de mettre sur un pédicule rénal un fil de soie. »

2° *A une néphrectomie incomplète.* — Quelques fragments du rein laissés en place s'atrophient et disparaissent assez facilement. Il n'en est pas de même des fragments du bassinet qui persistent dans la loge rénale où ils peuvent donner lieu à des périnéphrites suppurées. M. Legueu en rapporte deux observations dans l'article précité. La guérison dans ces cas ne s'obtient que par une ablation totale des lésions.

3° *A la tuberculose.* — En dehors des fistules dues à une infection venant de l'uretère, on peut voir survenir, après une néphrectomie pour tuberculose, des suppurations dues à l'infection de la graisse périrénale Le seul moyen de les éviter est

1. E. Pagès. La néphrectomie primitive dans la tuberculose rénale. *Th. de Lyon*, juin 1909.

2. F. Legueu. Des périnéphrites consécutives à la néphrectomie. *Revue de Chir.*, 1909, 10 janvier, n° 21, p. 86.

d'enlever toujours, avec le rein, l'atmosphère graisseuse périrénale qui peut contenir des nodules tuberculeux échappant à l'examen macroscopique. M. Legueu en rapporte un exemple.

SUITES OPÉRATOIRES

Dans un rapport très intéressant, lu au dernier Congrès International de médecine, M. Pousson [1] (de Bordeaux) a envisagé *l'avenir des néphrectomisés* au point de vue des modifications anatomiques et fonctionnelles survenant dans le rein subsistant à la néphrectomie, au point de vue de leur résistance aux infections et aux intoxications et au point de vue social. Nous ne pouvons mieux faire que de résumer ses conclusions.

— Dans le premier chapitre, M. Pousson expose les conditions nouvelles de fonctionnement du rein sain : hypertrophie compensatrice des glomérules et des canalicules, diminution de la quantité d'urine les premiers jours, puis relèvement au taux normal. Il s'agit, en somme, d'un processus de néphrite consécutif au travail d'élimination des toxines, doublé par le fait de l'absence de l'autre rein. Dans certains cas où le rein était perdu au point de vue fonctionnel avant l'intervention, cette hypertrophie compensatrice préexiste à la néphrectomie.

— Ce rein hypertrophié est suffisant dans la plupart des cas à l'élimination des produits toxiques, aussi bien à l'état normal qu'à l'état pathologique ; les néphrectomisés, en effet, résistent bien aux infections ; la grossesse évolue sans accidents chez les femmes opérées ; elles peuvent nourrir sans inconvénients ; des opérations sous anesthésie générale peuvent être pratiquées sans crainte ; la rachistovaïnisation serait plus dangereuse en raison de l'oligurie qu'elle provoque. Dans tous ces cas, il faudra néanmoins favoriser largement l'élimination des toxines.

1. POUSSON. Rapport au XVIe Congrès international de médecine, tenu à Budapest, 29 août-4 septembre 1909.

— Au point de vue social, les néphrectomisés sont dans un état d'infériorité incontestable, car ils doivent se surveiller très rigoureusement pour éviter les trop grandes fatigues, ou les professions qui les exposeraient à des intoxications.

RÉSULTATS OPÉRATOIRES

La néphrectomie pour tuberculose rénale est une opération relativement bénigne. Elle améliore très sensiblement l'état général des malades qui augmentent rapidement de poids après l'intervention. Elle favorise la guérison des lésions inflammatoires d'origine toxique de l'autre rein et les troubles vésicaux (pollakiurie, douleurs).

Les dernières statistiques publiées nous donnent les chiffres suivants [1] :

M. Legueu. .	40 néphrectomies.	2 morts.
M. Rafin . .	78 néphrectomies.	7 morts.
M. Albarran.	118 néphrectomies.	4 morts.

69 malades ont été suivis depuis plus de 2 ans :

10 sont morts de tuberculose.
3 sont morts de tuberculose rénale.
22 sont guéris depuis plus de 2 ans.
14 sont guéris depuis plus de 6 ans.
3 sont guéris depuis plus de 9 à 10 ans.

La dernière statistique de M. Rafin, publiée dans la thèse de E. Pagès [2], porte sur un total de 92 interventions, et accuse une mortalité de 7,6 pour 100.

— Les résultats de la néphrectomie dans le cancer du rein sont en général déplorables; les longues survies sont très rares, la guérison l'exception.

La statistique récente de M. Legueu au IIe Congrès de la

1. Congrès de la Soc. intern. d'Urologie, 30 septembre-3 octobre 1908.
2. E. Pagès. La néphrectomie primitive dans la tuberculose rénale. *Th. de Lyon*, juin 1909.

Société Internationale de Chirurgie (1908) portant sur 15 cas donne les résultats suivants :

7 néphrectomies lombaires : 6 récidives de 4 à 25 mois.
1 survie sans récidive après 24 mois.
2 néphrectomies lombaires incomplètes : survies de 18 mois à 3 ans.
6 néphrectomies transpéritonéales : 4 récidives de 8 à 24 mois.
2 survies sans récidive après 11 et 15 mois.

Au même Congrès, Rovsing rapporte 50 cas de néphrectomies pour cancer :

6 morts opératoires.
6 morts par récidive locale.
20 morts par métastase.
18 survies sans récidive après 5 à 16 ans.

IV

CYSTOSTOMIE SUS-PUBIENNE

La cystostomie sus-pubienne s'adresse, suivant les cas, à des calculs vésicaux, à une cystite, à une hypertrophie de la prostate en période d'incontinence, à un néoplasme vésical.

Les suites opératoires sont bien différentes dans chacune de ces affections, car si, en général, la cystostomie peut n'être que temporaire, elle doit être parfois une opération définitive dont il nous faut le plus possible pallier les désagréments.

SOINS POST-OPÉRATOIRES

Quelle que soit la nature de l'affection, les soins des premiers jours restent les mêmes :

Alimentation légère, en supprimant les matières azotées; boissons assez abondantes en insistant sur le lait; cachets d'urotropine (0 gr. 50) pour désinfecter les voies urinaires;

changement des compresses stérilisées chaque fois que le pansement sera traversé; lavages de la vessie par le drain si celle-ci est infectée; ces lavages seront faits deux fois par jour à l'eau boriquée ou nitratée; on pourra également injecter dans la vessie 10 à 15 c. c. de collargol à 1 pour 100 le premier jour, à 2 pour 100 le second jour. En présence d'infections graves

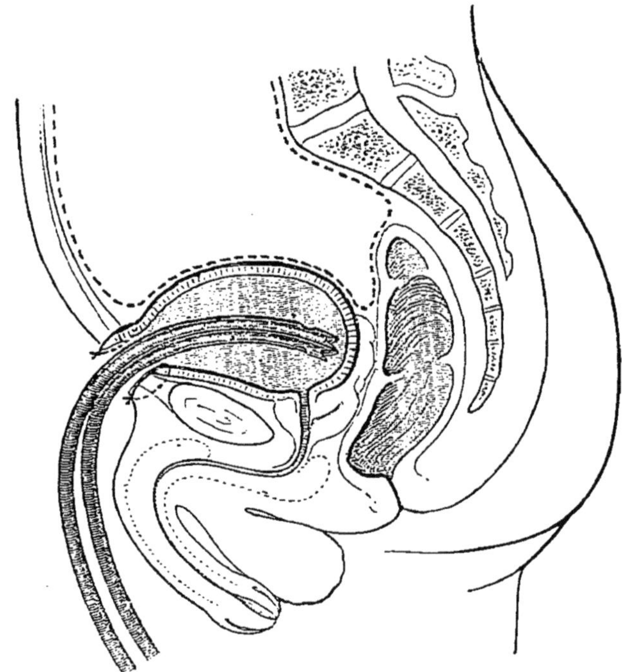

Fig. 42. — Irrigation continue avec le tube double de M. Guyon.

on pourra installer un système d'irrigation continue avec le tube double de Guyon (fig. 42).

Le drain n'est pas toujours toléré par le malade; il faut alors se contenter de panser à plat l'incision sus-pubienne en recouvrant l'orifice de gaze stérilisée et de ouate hydrophile et en renouvelant souvent le pansement. Le plus grand soin devra être apporté dans l'exécution de ces pansements pour ne pas exposer le malade à une infection secondaire.

Lorsqu'on enlèvera le drain vésical, il faudra avoir soin de placer une sonde à demeure jusqu'à ce que la plaie hypogastrique soit cicatrisée. Il est rare que celle-ci ne se ferme pas rapidement. Dans certains cas, cependant, il persiste une fistule urinaire hypogastrique ; le malade devra alors porter un urinal destiné à recueillir les urines. Les plus pratiques sont ceux de M. Albarran et de M. Collin. Le premier va pui-

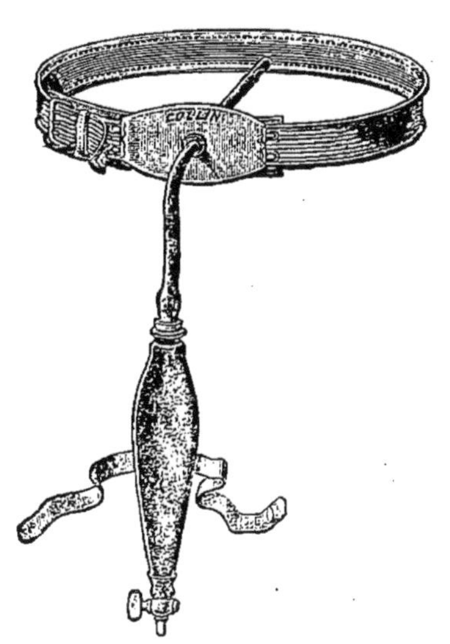

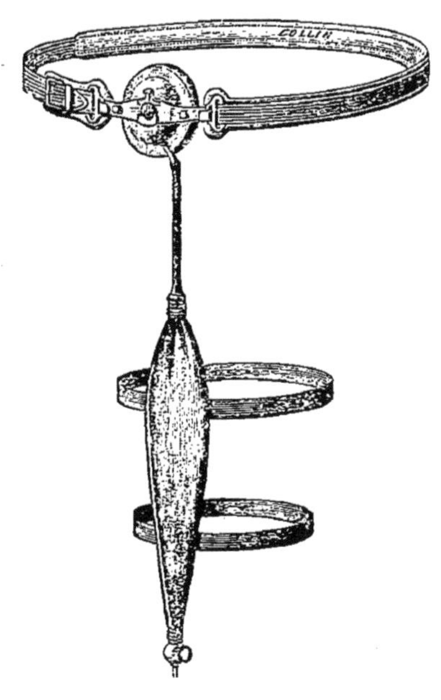

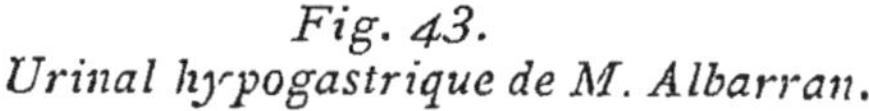

Fig. 43.
Urinal hypogastrique de M. Albarran.

Fig. 44.
Urinal de M. Collin.

ser l'urine dans la vessie même (fig. 43); le second la reçoit au niveau de l'orifice cutané (fig. 44).

On peut parfois tenter la fermeture de la fistule; un curettage des bords de la plaie les avive suffisamment dans certains cas, pour que la cicatrisation se fasse secondairement: ailleurs, il faudra recourir à la fermeture chirurgicale de la fistule par avivement et suture.

SUITES OPÉRATOIRES

Les suites opératoires de la cystostomie sus-pubienne doivent être envisagées pour chacune des affections qui ont nécessité l'ouverture de la vessie.

1° **Dans les cystites**, son action est immédiate. Les crises douloureuses, rebelles à tout traitement, cessent aussitôt.

L'incision de la vessie, permettant l'évacuation continue de l'urine, met au repos la muqueuse et l'appareil musculaire d'où partaient les réflexes douloureux, et les malades se sentent absolument soulagés. Les lésions rétrocèdent assez rapidement soit spontanément, soit sous l'influence d'un traitement local; par l'incision sus-pubienne on fera suivant les cas des lavages, des irrigations ou des instillations.

Il faudra veiller à ce que la fistule ne se ferme pas trop vite si on ne veut pas s'exposer à l'ennui de récidives rapides.

2° **Dans l'hypertrophie de la prostate**, la cystostomie améliore très sensiblement l'état général des malades; elle met au repos la vessie et la prostate qui se décongestionnent. Tous les malades sont immédiatement soulagés par l'opération; les suites sont cependant loin d'être les mêmes dans tous les cas; certains malades voient très rapidement tous les phénomènes s'amender, et urinent de nouveau par l'urètre au bout de quelque temps; la fistule sus-pubienne se ferme spontanément.

D'autres ont une fistule intermittente, urinant tantôt par l'urètre, tantôt par l'orifice sus-pubien.

Les moins heureux, après une période d'accalmie, voient leur fistule se fermer petit à petit, en même temps que les douleurs réapparaissent.

Ces malades sont condamnés à la fistule permanente qu'il faut maintenir béante à l'aide d'une canule.

3° **Dans les calculs vésicaux** sans infection, la cystostomie se passe le plus souvent de drainage vésical. Les suites sont dès lors très simples. Le drain de sûreté prévésical est enlevé au bout de quarante-huit heures, les fils au huitième jour. Le malade pourra se lever au quinzième jour, en ayant soin de porter un bandage bien serré au devant de l'hypogastre.

4° **Dans les cancers**, la cystostomie supprime la douleur et les hémorragies. Elle procure donc aux malades un soulagement considérable, et, en leur permettant de reconstituer leur état général très affaibli, prolonge leur existence de quelques mois et même de un à deux ans. Malheureusement, dans tous ces cas, pour que le bénéfice soit durable, il faut que la fistule soit permanente. Toute tentative de fermeture sera suivie rapidement de la réapparition des douleurs et des hémorragies. D'autre part, la fistule permanente expose à l'infection secondaire de la vessie et aux lésions d'infection ascendante. Dans un cas comme dans l'autre on assistera tôt ou tard à l'envahissement secondaire des téguments par le cancer.

ACCIDENTS POST-OPÉRATOIRES

On peut voir survenir, dans les jours qui suivent une cystostomie, des accidents parfois très graves qui nécessitent une intervention active.

Anurie. — L'anurie peut s'observer après l'ouverture de la vessie comme après toute intervention sur l'appareil urinaire.

Elle apparaît d'emblée et conduit rapidement à la mort par urémie si on ne la combat pas énergiquement.

On prescrira des purgatifs, des sangsues sur la région rénale, des sudorifiques énergiques.

En dernier lieu on aura recours à la néphrostomie.

Phlegmons. — Douleurs hypogastriques, ascension thermique, tuméfaction localisée, traduisent l'infection du tissu cellulaire périvésical ou sous-cutané. Il faut, dès que ces symptômes se manifestent, donner du jour à l'infection en faisant sauter autant de points de suture qu'il faudra et en lavant largement la région à l'eau oxygénée.

Formation de calculs secondaires. — C'est à la faveur de l'infection secondaire de la vessie que se forment les calculs post-opératoires. Ils seront toujours facilement reconnus et opérés.

V

LITHOTRITIE

Après la lithotritie, le malade est débarrassé de son calcul, mais il reste un urinaire dont on devra surveiller les urines et la miction pendant longtemps.

SOINS CONSÉCUTIFS

L'opération terminée, le malade sera gardé au repos absolu. La sonde à demeure sera laissée en place deux ou trois jours, pendant lesquels on fera des lavages répétés de la vessie, surtout si elle saigne. Si la présence de la sonde est douloureuse on ordonnera des lavements laudanisés ou des piqûres de morphine.

La sonde sera retirée au bout de deux jours ; on purgera alors le malade et le troisième jour on l'autorisera à se lever et à reprendre une alimentation légère.

Si le saignement persiste, il sera prudent d'attendre sa cessation complète pour retirer la sonde.

Chez quelques malades il se produit les deux premiers jours qui suivent l'intervention une suppression passagère des urines ou tout simplement une diminution de la quantité. Elle sera très heureusement combattue par les diurétiques et 1 ou 2 grammes de théobromine.

On est parfois obligé de prolonger pendant quelque temps le drainage de la vessie.

La vessie a été infectée et nécessite des lavages répétés au protargol (4 pour 1000) ou au nitrate d'argent (1 pour 1000).

En tout état de cause il faudra prescrire pendant quelques jours des eaux ou des tisanes diurétiques de façon à entretenir un certain degré de polyurie.

ACCIDENTS POST-OPÉRATOIRES

Fréquents autrefois, ils sont très rares aujourd'hui, et se bornent à un retentissement du côté de la prostate ou du testicule.

La fièvre cependant fait encore parfois son apparition.

Fièvre. — La fièvre était autrefois une des complications les plus fréquentes de la lithotritie. Elle apparaissait sept à huit heures après l'opération, s'accompagnant toujours d'un long frisson. A partir de ce moment, le passage de chaque calcul était marqué par un accès de fièvre.

En dehors de cette fièvre passagère, il peut se manifester un état fébrile accompagné de douleurs localisées au devant de la vessie, en arrière d'elle ou au périnée ; ce sont là toujours des indices révélateurs de la formation d'une collection périvésicale ou prostatique qu'un examen plus complet par le toucher rectal confirmera.

Cette fièvre peut être également symptomatique d'une infection ascendante des voies urinaires dont il faudra entretenir l'antisepsie à l'aide de l'urotropine et de boissons abondantes, sans négliger la vessie, qu'on lavera régulièrement.

SUITES ÉLOIGNÉES

La lithotritie broie le ou les calculs, mais n'en prévient pas la formation secondaire. La récidive s'observe assez fréquemment.

Elle est due soit à l'oubli d'un fragment de calcul broyé, soit à la formation nouvelle de calculs uriques descendant du rein.

Les malades lithotritiés devront donc être soumis, après

l'opération, à un traitement général si la lithiase était primitive, à un traitement local si la lithiase était secondaire sous la dépendance d'une cystite; on combattra celle-ci par tous les moyens usités aujourd'hui et on n'abandonnera le malade que guéri de sa cystite.

En présence de calculs récidivés, il faudra intervenir de nouveau par la taille ou la lithotritie. F. A. Southam[1] rapportait dernièrement le cas d'un homme de 76 ans, chez qui on avait pratiqué une taille périnéale à l'âge de 45 ans, une première lithotritie quinze ans plus tard, puis cinq autres lithotrities successives pour des calculs récidivés.

Quand on sera certain de l'origine rénale de ces calculs, il faudra remonter à la source et faire la néphrolithotomie.

VI

CYSTECTOMIE

La cystectomie partielle est le traitement de choix des tumeurs circonscrites de la vessie. Le drainage après cette opération est établi par la sonde à demeure ou le drain hypogastrique suivant les cas.

Les douleurs post-opératoires seront calmées par des suppositoires de belladone ou de morphine, avec ménagement, car l'opium diminue la sécrétion urinaire.

L'acidité de l'urine sera combattue par l'administration d'antiseptiques dont l'urotropine, à la dose de 0 gr. 25 à 0 gr. 50 trois fois par jour, semble un des meilleurs.

Si la cystite se déclare, il faudra la combattre par les antiseptiques en solution faible; le nitrate d'argent à 1 pour 4000, le collargol à 1 pour 1000 seront employés en lavages.

La sonde à demeure peut être enlevée au 15e jour et le malade sera autorisé à se lever dès le lendemain.

1. F. A. Southam. *The Lancet*, 1909, n° 4475, 6 juin, p. 1593.

RÉSULTATS OPÉRATOIRES

Quoique beaucoup plus bénigne que la cystectomie totale, l'extirpation partielle ne donne pas encore des résultats bien satisfaisants.

M. Legueu en 1908[1] donne les résultats éloignés suivants :

Sarcome : 22 cas.

15 morts par récidive dans les 6 à 12 mois.
5 survies sans récidive après 6 mois à 2 ans.
2 guérisons après 7 et 11 ans.

Cancer épithélial : 12 cas.

10 récidives de 1 à 13 mois.
1 récidive après 5 ans.
1 survie sans récidive après 2 ans 1/2.

La cystectomie totale est beaucoup plus grave et, d'après les 31 observations recueillies par M. Legueu, la mortalité immédiate serait de 55 pour 100.

Rovsing[2] rapporte 80 cas, avec 7 cas sans récidive après plus de 5 ans (pour ablation de la tumeur seule) et 2 guérisons après 6 et 11 mois (pour cystectomie partielle).

J. Verhoogen et de Graeuwe[3] ont réuni 59 cas de cystectomies totales avec 31 morts opératoires, soit 52,7 pour 100. Des 28 survivants, 11 ont été perdus de vue, 6 sont morts la première année ; 7 entre la 1re et la 3e année ; 2 seulement ont bénéficié de plus de 3 ans d'existence. — Tous les malades, chez lesquels on avait fait l'implantation des uretères dans l'intestin sont morts rapidement de pyélo-néphrite ascendante.

1. LEGUEU. *IIe Congrès de la Soc. intern. de Chirurgie* (Bruxelles, 21-25 septembre 1908).
2. ROVSING. Id.
3. J. VERHOOGEN et DE GRAEUWE. *Folia Urologica*, 1909, t. III, fasc. 6, avril, p. 629.

VII

URÉTROTOMIES — RÉSECTION DE L'URÈTRE

Les rétrécissements de l'urètre sont passibles de l'urétrotomie interne, de l'urétrotomie externe ou de la résection de la zone sténosée. Chacune de ces interventions répond à des indications particulières que nous n'avons pas à envisager ici, mais elles exigent des soins ultérieurs de la plus haute importance si on ne veut pas voir compromis à brève échéance le résultat de l'opération.

1° *URÉTROTOMIE INTERNE*

Si l'on s'en tenait à l'acte opératoire, l'urétrotomie interne serait une mauvaise opération, car la plaie urétrale a tendance à se cicatriser très vite, et le malade serait voué à une récidive rapide ; en quelques semaines, en quelques mois, le calibre de l'urètre est de nouveau rétréci si, dès l'ablation de la sonde, le malade n'est immédiatement soumis à un traitement consécutif très bien réglé, dont le principal facteur est la dilatation.

Durant les premiers jours qui suivent l'opération, le malade devra être soigné au lit ; on lui fera tous les jours trois à quatre lavages de la vessie par la sonde à demeure fixée aux poils du pubis (fig. 45).

On l'aidera à supporter la sonde avec des lavements laudanisés ou des injections de morphine. S'il a des érections douloureuses, on lui donnera du bromure et on appliquera des compresses froides sur la région.

En général, s'il n'y a pas de fièvre, on retirera la sonde au bout de 48 heures, quitte à en replacer une autre à la moindre élévation de température.

Le malade pourra se lever dès le 2e jour après l'ablation de la sonde.

La dilatation ne devra être commencée qu'au sixième ou septième jour, mais, comme nous l'avons dit, elle est absolument indispensable. On la fera progressivement à l'aide de béniqués.

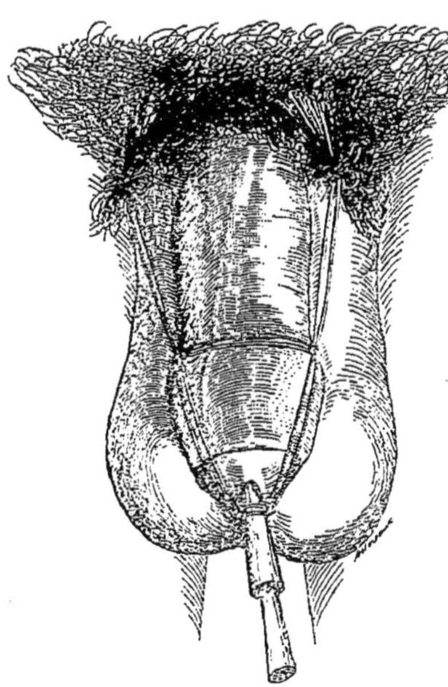

Fig. 45. — Sonde à demeure fixée aux poils du pubis.

Résultats immédiats. — La mortalité post-opératoire de l'urétrotomie interne est insignifiante; M. Guyon[1] sur 752 cas n'a eu que 9 décès, soit 1,01 pour 100; M. Albarran[2] n'a vu que 2 morts sur 603 urétrotomies pratiquées à Necker. Pour son compte, il a exécuté 207 urétrotomies d'arrière en avant, à quatre sections, sans aucune mort, ni accident sérieux. M. Pousson[3] a pratiqué 600 urétrotomies internes et n'a perdu que 3 malades des suites immédiates de l'opération; encore ceux-ci avaient-ils été opérés *in extremis*; deux autres malades succombèrent l'un, diabétique, de lymphangite gangreneuse des organes génitaux, l'autre de néphrite suraiguë.

Ces chiffres doivent suffire à nous convaincre de la bénignité de l'opération.

Accidents post-opératoires. — Les accidents post-opératoires qu'on rapporte à l'urétrotomie interne sont l'hémorragie, la fièvre, l'épididymite.

1. GUYON. *Presse médicale*, 1899, 16 décembre, p. 349.
2. ALBARRAN. *Traité de Chirurgie*. Le Dentu-Delbet, t. IX, p. 455.
3. POUSSON. *Bull. de la Soc. de Chir. de Paris*, 26 janvier-12 février 1908.

L'hémorragie post-opératoire est rare; la sonde à demeure détermine très heureusement une compression circulaire qui favorise l'hémostase.

La fièvre est plus fréquente. Elle peut se présenter, d'après M. Guyon, dans 1/10 des cas. M. Pousson [1] l'attribue à l'insouciance et à l'indocilité des malades qui déplacent leur sonde par des mouvements intempestifs et en troublent le fonctionnement. Quoi qu'il en soit, elle indique toujours une légère infection, facilitée par un mauvais fonctionnement de la sonde.

Il faudra donc, comme le conseille M. Albarran, se garder d'enlever la sonde, la replacer si elle a été retirée, et faire des lavages de la vessie au nitrate d'argent.

Dans certains cas, cependant, il y a intérêt à enlever la sonde; M. Albarran [2] rapporte le cas d'un de ses malades chez qui se manifestèrent des accidents fébriles inquiétants, alors que la sonde paraissait bien fonctionner; il songeait à pratiquer la cystostomie, mais les accidents cessèrent dès que la sonde eût été enlevée.

Il est probable, dit-il, que chez ce malade la sonde écartait les lèvres de la plaie urétrale et facilitait l'absorption d'une certaine quantité d'urine qui filtrait entre l'instrument et les parois du canal.

2° *URÉTROTOMIE EXTERNE*

L'urétrotomie externe nécessite parfois un drainage vésical par la sonde à demeure qu'il faudra surveiller avec soin.

La plaie périnéale est laissée largement ouverte, dans tous les cas, par certains chirurgiens, dans les cas compliqués d'abcès seulement, par la plupart. En général, on ferme les plaies profondes et on bourre à la gaze la partie superficielle de la plaie. Il est rare, en effet, qu'on puisse obtenir une cicatrisation parfaite par première intention, si on a fermé

1. Pousson. In *Bull. Soc. Chir.*, *loc. cit.*
2. Albarran. *Traité de Chirurgie.* Le Dentu-Delbet, t. IX, p. 453.

complètement la plaie ; « du troisième au cinquième jour, dit le Pr Albarran (1), on est presque toujours forcé par la suppuration d'enlever les sutures, et la guérison se fait attendre très longtemps ».

La sonde à demeure doit être enlevée au bout de quatre à cinq jours ; la laisser plus longtemps, c'est s'exposer à voir la suppuration s'établir et retarder la guérison.

La dilatation est indispensable après l'urétrotomie externe comme après l'interne. C'est à elle surtout que devra penser le chirurgien dès les premiers jours qui suivent l'opération. On la commencera au n° 40 Béniqué.

Jusqu'à guérison complète de la plaie périnéale, le malade devra garder le lit ; il faut compter en moyenne sur une immobilisation d'un mois.

Si la suppuration se déclarait, il faudrait désunir la peau, les plans musculaires et enlever la sonde. On lavera la région matin et soir à l'eau oxygénée ; l'urine s'écoulera par la plaie ; au bout de quatre à cinq jours, on commencera la dilatation aux béniqués.

Complications post-opératoires. — Les suites opératoires sont plus complexes, nous venons de le voir, après l'urétrotomie externe qu'après l'interne. Les complications sont aussi plus fréquentes.

La persistance d'une fistule périnéale est l'accident le plus fréquent. On la voit parfois durer trois, quatre, cinq mois, sans qu'on puisse incriminer autre chose que la sclérose antérieure des tissus ou la suppuration.

Ce sont les *phénomènes de rétention* et l'*infection* qui sont les complications les plus graves. Il faudra donc les éviter à tout prix et les combattre énergiquement dès leur apparition.

1. ALBARRAN. In *Traité de Chirurgie.* Le Dentu-Delbet, t. IX, p. 460.

3° RÉSECTION DE LA ZONE STÉNOSÉE

Les soins post-opératoires sont assez simples, après la résection de l'urètre : la sonde à demeure sera laissée en place cinq à six jours, et on commencera aussitôt la dilatation. Cholzoff [1] conseille de passer dix ou quinze jours après l'opération le béniqué 30; puis, deux jours après, le 34. On continuera la dilatation progressivement.

Les résultats éloignés sont bons en général. Cholzoff n'a pas constaté de récidive chez ses opérés.

Les complications possibles sont les mêmes qu'après l'urétrotomie externe.

Les fistules se ferment en général spontanément.

Les rétrécissements sont rares quand on dilate bien le malade.

VIII

PHLEGMONS URINEUX

L'abcès ouvert, le pus évacué, le drain fixé au plafond, il faudra encore obtenir la cicatrisation de la plaie et traiter l'urètre.

Dès que l'abcès est ouvert, la fièvre tombe et le malade peut évacuer facilement son urine soit par l'urètre, soit par la plaie.

En général, l'hémorragie est insignifiante; elle nécessite cependant dans certains cas un tamponnement qu'on fera de préférence à la gaze iodoformée. Douze heures de compression suffisent à arrêter l'hémorragie.

1. Cholzoff. La cure radicale des rétrécissements urétraux par la résection de la zone sténosée. *Zeitschrift für Urologie*, 1908, fasc. 7, juillet, p. 586.

Si la plaie ne saigne pas, on fera un large pansement humide qui couvrira toute la région; on se servira d'eau oxygénée étendue.

Dès le lendemain, on commencera les grands lavages à l'eau oxygénée qu'on renouvellera tous les matins. Ce traitement sera toujours long; les escarres mettent de longs mois à s'éliminer, pendant lesquels il faudra veiller à ce que la cicatrisation se fasse bien de la profondeur vers la superficie.

Dès que la fièvre sera tombée, et que l'état local semblera satisfaisant, au dixième ou quinzième jour dans la plupart des cas, on s'occupera de l'urètre pour faire l'urétrotomie interne ou la résection.

IX

PROSTATECTOMIE PÉRINÉALE

SOINS POST-OPÉRATOIRES

Le premier jour d'une prostatectomie périnéale, le malade devra être très attentivement surveillé. Il sera couché sur un lit dur, le siège légèrement soulevé. Dans le courant de la journée on devra laver deux ou trois fois la vessie par le drain cysto-périnéal. Ce lavage sera fait avec de l'eau bouillie, du sérum, de l'eau boriquée, la solution de nitrate au 1/1000, suivant que la vessie est infectée ou non. Le tamponnement de la plaie sera soigneusement respecté. Le malade boira peu dans la journée.

Chez les malades qui ont perdu beaucoup de sang au cours de l'opération, on devra faire des injections de sérum.

Le lendemain les soins seront à peu près les mêmes : lavages de la vessie, diète hydrique.

Le troisième jour on sera autorisé à enlever les mèches. Sans brusquerie, sous le jet d'une injection tiède, si elles sont trop adhérentes, on les enlèvera une à une. Cette ablation, il faut le reconnaître, est toujours douloureuse. Le tamponnement sera refait cette fois plus léger, après avoir pratiqué le lavage vésical. L'alimentation sera reprise, peu substantielle les premiers jours.

Les jours suivants on refera le pansement très régulièrement, on lavera la vessie.

Du troisième au septième jour on purgera le malade.

Le drain périnéal sera enlevé vers le huitième jour. Le drainage de la vessie sera dès lors assuré par la sonde à demeure. La sonde à béquille (n° 18 ou 20) sera choisie de préférence. On l'introduira à l'aide d'un mandrin. Il ne faudra pas trop se hâter de la supprimer. En général, on l'enlèvera du quinzième au vingtième jour; les premiers jours, l'urine s'écoule en partie par le périnée, mais cet écoulement diminue très rapidement pour cesser au bout de dix à quinze jours. Si la totalité de l'urine s'écoulait par le périnée, il ne faudrait pas hésiter à remettre, pendant quelques jours, la sonde à demeure. Les malades qui ne perdent pas d'urine par le périnée après l'ablation de la sonde sont l'exception.

Le malade sera autorisé à se lever dès qu'il n'aura plus sa sonde à demeure.

Les pansements de la plaie périnéale devront être refaits tous les jours jusqu'à la cicatrisation complète qui se fait, dans la plupart des cas, vers le trentième jour. Il est exceptionnel que la *fistule périnéale* persiste, constituant une véritable complication post-opératoire. Il s'agit alors de malades infectés, dont l'état général est très aggravé, ou qui ont subi des opérations laborieuses, désorganisant la région. Sauf dans le cas de fistules vésico-périnéales, ces fistules sont intermittentes; l'urine ne s'écoule qu'au moment de la miction; dans certains cas, la fistule se ferme pendant un temps plus ou moins long, puis reparaît pour quelque temps encore. Quoi qu'il en soit, ces fistules sont toujours très bénignes et incommodent peu le malade. Elles finissent presque toujours par guérir spontanément au bout de trois à dix mois ; ce n'est qu'exceptionnellement qu'on les voit durer plus longtemps. Dans les cas où la fistule est entretenue par un rétrécissement de l'urètre, il suffira de faire de la dilatation aux béniqués.

On a conseillé de faire quelques attouchements du trajet à la teinture d'iode ou au nitrate d'argent. En dernier lieu, on recourra au thermo-cautère ou à l'extirpation chirurgicale du trajet.

Ceci dit sur les fistules périnéales, revenons au traitement post-opératoire de la prostatectomie.

Les lavages de la vessie seront continués avec profit après la suppression de la sonde à demeure. Dans certains cas, ces lavages peuvent devenir impossibles, la sonde béquille même ne pouvant pénétrer dans la vessie, probablement à cause de la déviation du canal. J. Petit [1] en rapporte un cas : quinze jours après l'opération, il dut laisser un malade huit jours durant sans sondages. Aussi doit-on commencer des séances de dilatation aux béniqués dès que la sonde à demeure aura été retirée. On commencera par le n° 40 et on ira jusqu'au 58 ou 60.

M. Albarran pense que, dans d'autres cas, la sonde ne peut pénétrer parce que, l'urètre prostatique se laissant déprimer, elle s'accroche au-dessous du col et ne peut pénétrer dans la vessie. Il faudra alors l'introduire sur un mandrin courbe et en repousser le bec à l'aide d'un doigt introduit dans le rectum.

Dès que le malade se lève, il peut éprouver un certain degré d'incontinence. Cet accident, toujours passager, guérit spontanément.

1. J. Petit. *Th. de Paris*, 1901, obs. XVII.

RÉSULTATS OPÉRATOIRES

Après la prostatectomie, tous les troubles qui étaient sous la dépendance directe de l'hypertrophie prostatique disparaissent ou s'atténuent très rapidement. Les altérations rénales régressent si elles étaient peu avancées. La défécation s'exécute plus facilement. Les fonctions vésicales retrouvent leur simplicité d'antan.

Parfois le malade continue à souffrir et présente du ténesme; il faut rapporter ces troubles à une opération incomplète ou à une lésion vésicale ou rénale.

Les fonctions sexuelles, si réduites fussent-elles avant l'opération, sont diminuées ou supprimées.

Enfin on a signalé (Rovsing) des troubles nerveux, des déchéances organiques, ce qui permet de supposer que la prostate a véritablement une sécrétion interne qui joue un rôle important dans l'organisme, en dehors de son influence sur la spermatogenèse, qu'ont tenté de démontrer MM. Serrallach et Paré.

Exécutée pour un cancer, la prostatectomie donne des résultats très mauvais. La récidive se fait dans les quelques mois qui suivent.

Fonctions vésicales. — Efforts, douleurs, retards de la miction disparaissent complètement après la prostatectomie. Il persiste encore de fréquents besoins d'uriner, mais ils sont moins appréhendés par le malade qui ne souffre plus.

La vessie se vide bien grâce à sa contractilité retrouvée. L'évacuation se fait complètement, sauf pour quelques malades à vessie très déformée, qui conservent un léger résidu nécessitant l'emploi de la sonde.

Un autre fait digne d'être signalé est un certain degré d'insensibilité urétrale. J. Petit [1] l'a observé chez 4 opérés,

1. J. Petit. *Loc. cit.*

lesquels, dit-il, n'ont senti vraiment leur urine passer par la verge qu'une vingtaine de jours après l'opération.

Quelques malades présentent de la faiblesse du sphincter, qui disparaît en général assez vite.

D'autres ont de l'incontinence vraie, due à la section du col vésical ou du sphincter membraneux.

Fonctions sexuelles. — L'étude des fonctions sexuelles après la prostatectomie périnéale n'avait fait l'objet d'aucun travail jusqu'à ces dernières années. La question semblait résolue au point de vue théorique, la suppression de la prostate, des canaux éjaculateurs et des vésicules séminales devant entraîner fatalement la perte de l'érection et de l'éjaculation. Et, de fait, tous les auteurs étaient d'accord sur ce point. J. Petit [1], R. Proust [2] reconnaissent la suppression des fonctions sexuelles après la prostatectomie périnéale; ce dernier la rapporte à la destruction des nerfs érecteurs, qui sont si richement distribués au niveau des canaux éjaculateurs et qui joueraient un rôle dans le réflexe de l'érection.

Par le procédé de Young on respecte cette zone, mais, du même coup, on respecte malheureusement trop de glande.

E. Papin [3], dans sa thèse, vient de reprendre la question des fonctions sexuelles après la prostatectomie. D'après l'examen clinique portant sur 52 opérés et des expériences pratiquées sur des chiens, il conclut à la suppression de l'éjaculation chez tous les opérés et de l'érection chez la plupart.

L'étude clinique de 52 prostatectomisés par la voie périnéale lui a donné les résultats suivants :

Sur 52 sujets ayant à peu près leurs fonctions sexuelles conservées avant l'opération, un seul a peut-être des éjaculations, tous les autres en sont privés. L'érection ne persiste complète que chez 12 malades, soit dans 23 pour 100 des

1. J. Petit. De la prostatectomie périnéale. *Th. de Paris*, 1902.
2. R. Proust. *Traité de la prostatectomie.*
3. E. Papin. *Th. de Paris*, 1908.

cas; elle est diminuée chez 16 d'entre eux et entièrement supprimée chez les 34 restants.

« Mais pourquoi, dit Papin, l'érection est-elle supprimée dans 77 pour 100 des cas?

« Ni l'ablation de la prostate, ni la blessure de l'urètre, ni même celle des canaux du sperme ne suffit à l'expliquer.

« La seule hypothèse possible est celle d'une lésion de la voie centrifuge du réflexe érecteur, car la voie centripète (nerf honteux interne) est à l'abri des coups. »

COMPLICATIONS POST-OPÉRATOIRES

Ayant déjà parlé des fistules périnéales, de l'incontinence et du cathétérisme, nous n'avons à envisager dans ces accidents post-opératoires de la prostatectomie périnéale que ceux qui relèvent de l'infection. Si celle-ci n'a pas été combattue énergiquement dès le début, on peut s'attendre à la voir se manifester plus ou moins tôt, sur place ou à distance. C'est à elle que J. Petit rapporte les *hémorragies secondaires*; il en a vu survenir une fois le 14e jour après l'opération (Obs. XIV); elle a été très abondante et a nécessité un tamponnement serré.

C'est à elle que sont dues les ascensions thermiques qu'on peut voir apparaître dès le lendemain de l'opération. Il ne faudra pas hésiter, dès leur manifestation, à lever le tamponnement et à laver largement la plaie à l'eau oxygénée.

Orchi-épididymite. — L'orchi-épididymite est une complication fréquente de la prostatectomie périnéale.

J. Petit l'a vue survenir 12 fois sur 30 cas. Son apparition est très variable et sa localisation tantôt unilatérale, tantôt bilatérale.

Elle est en général très bénigne, avec une réaction surtout épididymaire, et guérit en 8 à 10 jours sans suppuration.

Pensant à une propagation par voie canaliculaire, J. Petit conseille de faire la ligature du canal déférent au niveau de la région inguinale. Mais il y a lieu de supposer que, dans certains cas, l'infection gagne le testicule et l'épididyme par la voie sanguine ou lymphatique.

Fistules rectales. — Lorsque au cours de l'opération, on a intéressé la paroi antérieure du rectum, il n'est pas rare de voir apparaître, quelques jours après la prostatectomie, des matières dans la plaie. Dans quelques cas, la fistule est consécutive au sphacèle d'une partie de la paroi rectale, à la suite de l'opération, chez des malades très affaiblis, et n'apparaît qu'au 8e jour environ, accompagnée le plus souvent d'une hémorragie assez abondante.

Il s'établit dès lors une communication entre le périnée, l'urètre et le rectum; il s'écoule de l'urine par la verge, le périnée et le rectum. Les matières passent, elles aussi, par le périnée exposant aux complications infectieuses les plus graves.

Dans certains cas, la fistule périnéale se ferme au bout d'un certain temps. Il persiste une fistule urétro-rectale, permettant le passage de l'urine dans le rectum et des matières fécales dans l'urètre. Ces fistules persistent très longtemps si on n'intervient pas. Les tentatives de guérison par la sonde à demeure ou la dilatation n'ont encore donné aucun résultat satisfaisant. Il faut intervenir chirurgicalement. Par le périnée on ira à la recherche des deux orifices fistuleux, en évitant de créer de nouvelles solutions de continuité. On avivera les orifices fistuleux et on les suturera.

X

PROSTATECTOMIE SUS-PUBIENNE TRANSVÉSICALE

SOINS CONSÉCUTIFS

Après la prostatectomie sus-pubienne transvésicale, il reste entre le col de la vessie et l'urètre membraneux, à la place de la prostate, une vaste cavité dans laquelle ont tendance à s'accumuler le sang et l'urine. C'est donc au large drainage de cette loge et à son bon fonctionnement que doit veiller le chirurgien après l'opération. La nature se chargera de combler la cavité et de rétablir la continuité du canal; mais le chirurgien devra faciliter ce travail réparateur en combattant toute rétention dans ce foyer qui ne tarderait pas à devenir septique.

Pour ce faire, chaque chirurgien, suivant ses préférences, adopte une technique légèrement différente, et c'est ainsi que nous voyons les uns se rallier aux lavages intermittents, les autres préférer l'irrigation continue.

Nous décrirons donc ici les soins consécutifs suivant la technique de M. le Pr Albarran et suivant celle de notre maître M. Marion.

I. M. Albarran admet que les soins doivent être très simples.

« Le plus souvent, dit-il[1], pendant les premières vingt-quatre heures, l'urine du malade est très sanglante : il ne faut pas s'inquiéter de cette hémorragie qui diminue bientôt et qui disparaît habituellement dès le lendemain ou le surlendemain de l'opération. Parfois, de gros caillots obstruent plus ou moins complètement le tube à drainage : dans ce cas, on défait dans la journée le pansement, on enlève le tube de verre, on retire les caillots avec une pince et on remet le tout en place, sans faire aucun lavage. S'il n'y a pas de caillots et si l'urine coule bien, on peut se dispenser de toucher au pansement s'il n'est pas souillé.

« Le lendemain de l'opération, on fait le pansement : après avoir retiré avec une pince les caillots qui peuvent se trouver dans le tube de drainage, on fait un lavage de la vessie avec la solution d'oxycyanure de mercure à 1 pour 3000. Ce lavage doit être fait avec une grande douceur pour ne pas provoquer les contractions de la vessie et ne pas détacher

1. M. Albarran. *Médecine opératoire des voies urinaires.* Masson et Cie, édit., p. 790.

trop tôt les caillots qui font l'hémostase. On met le malade sur un bassin et on se sert d'un bock, dont la canule est adaptée à une grosse sonde de Nélaton : la sonde est introduite dans le gros tube à drainage et on laisse couler le liquide, à faible pression, jusqu'à ce qu'il remplisse le gros tube de drainage; on retire alors la canule et, la sonde faisant siphon, on laisse couler dans le bassin le liquide qui remplit la vessie. On recommence la même manœuvre jusqu'à ce que le liquide ressorte clair.

« Ce même second jour, on fait un autre lavage dans l'après-midi. De même les jours suivants, on fait chaque jour deux pansements avec lavage.

« Trois jours après l'opération on enlève le gros tube vésical après avoir bien lavé la vessie et on met à sa place un tube siphon simple pour laisser la plaie vésicale revenir sur elle-même et se rétrécir. Ce tube sert à faire des lavages deux fois par jour : on le laisse en place pendant 6 à 7 jours, jusqu'au 9e ou 10e jour après l'opération.

« A partir du 6e jour après l'opération, on ajoute à ce lavage de la vessie par le tube un lavage qui se fait par l'urètre de la manière ordinaire sans sonde : par simple pression, le liquide pénètre par l'urètre, lave la loge prostatique et ressort par le tube vésical.

« Vers le 10e jour, on enlève le tube-siphon, on met en place une sonde béquille à demeure et on fait un pansement compressif pour laisser se fermer la plaie hypogastrique. Suivant l'état des urines, on fait, une ou deux fois par jour, de petits lavages vésicaux. La sonde est changée selon les besoins.

« La fermeture de la plaie hypogastrique est obtenue dans un délai moyen de 20 à 30 jours après l'opération.

« Lorsque les malades supportent mal le séjour au lit, on peut les faire lever 5 à 6 jours après l'opération, en supprimant le siphon et la sonde à demeure; on laisse, dans ce cas, la plaie hypogastrique se fermer d'elle-même : dans ces conditions, les malades commencent à uriner spontanément par la verge du 15e au 20e jour. Pour les empêcher d'être souillés par l'urine on peut placer sur l'hypogastre un appareil à fistule. Avec ou sans appareil, lorsqu'on laisse l'urine s'écouler par l'hypogastre, il convient à chaque pansement de protéger la peau contre l'irritation déterminée par l'urine, en badigeonnant les alentours de la plaie avec la pommade suivante :

Oxyde de zinc	10 grammes.
Vaseline.	ãã 15 —
Lanoline.	

II. M. Marion[1] attache aux soins post-opératoires une importance capitale, « parce que, dit-il, le succès dépend beaucoup plus d'eux que de l'opération elle-même ». Après avoir introduit le drain de Freyer, modifié par lui (fig. 46). M. Marion s'assure que des caillots n'obstruent pas son système de drainage ; il fait un bon lavage de la vessie en faisant passer plusieurs litres d'eau bouillie et, le malade étant replacé dans son lit, il commence l'irrigation continue. Celle-ci est établie à l'aide d'un bock suspendu à une hauteur de 1 mètre environ au-dessus du plan du lit et d'un long tube muni d'un robinet permettant de régulariser l'écoulement. On fait ainsi passer dans la vessie une trentaine de litres d'eau bouillie froide qui ressortent par le tube coudé et se déversent dans un bocal placé aux pieds du lit (fig. 47). Cette irrigation est

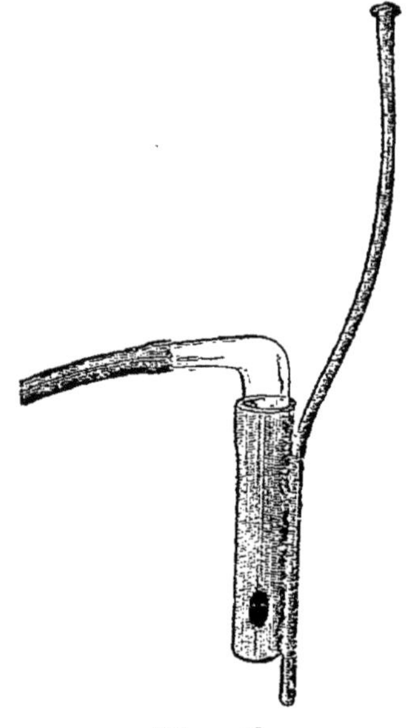

Fig. 46.
Drain de Freyer modifié par M. Marion.

1. M. Marion. *Presse médicale*, 16 janvier 1909, n° 5, p. 34.

destinée à combattre l'hémorragie et l'infection. 4 à 6 jours suffisent en général pour dominer ces complications. Si l'hémorragie détermine la formation de caillots obstructeurs, il faudra déboucher le tube et le replacer.

Quand on supprime l'irrigation, on place dans la vessie un

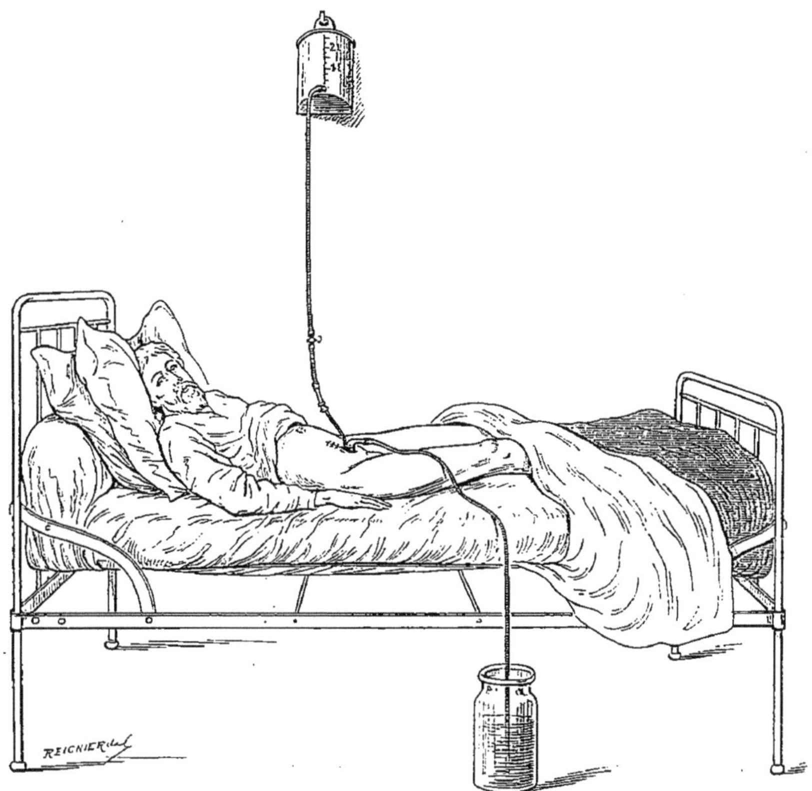

Fig. 47. — Installation de l'irrigation continue après la prostatectomie sus-pubienne avec le tube de M. Marion.

drain coudé de calibre inférieur au précédent. L'urine s'écoule alors facilement par le tube de caoutchouc. « Au dixième jour, dit M. Marion, je remplace ce drain par un autre de même forme, mais de calibre plus petit, un 24 de la filière Charrière environ. »

« Pendant toute cette phase, tous les matins, M. Marion pratique un lavage rétrograde de la vessie par l'urètre, soit sans sonde suivant la méthode de Janet si c'est possible, soit avec une sonde si la contracture du sphincter membraneux s'oppose au passage du liquide. Ce lavage débarrasse la cavité prostatique de ce qui a pu s'y accumuler.

« Au quinzième jour, dit M. Marion, la plaie, dans sa partie profonde, s'est rétrécie de telle façon que le tube mis en dernier s'y trouve à l'étroit. C'est à ce moment que vous le retirez; dans le cas où le bourgeonnement aurait été plus rapide, vous le supprimez un peu plus tôt, et vous le remplacez par la mise en place d'une sonde à demeure. » Cette sonde (béquille, n° 21 à 23) sera conduite sur un mandrin. Si elle fonctionne mal, il faudra replacer un drain coudé plus petit pendant quelques jours et faire une nouvelle tentative; la sonde introduite, on fera tous les jours un lavage de la vessie.

M. Marion purge ses malades au 3ᵉ jour et provoque ensuite une selle tous les matins. Il leur permet de se lever du 8ᵉ au 12ᵉ jour et n'a jamais observé ni rétention ni incontinence.

En général, la plaie hypogastrique est refermée au bout d'un mois. Elle tarde davantage à se cicatriser chez les sujets affaiblis, à urines infectées. Mais presque toujours elle guérit spontanément. Il ne faudra donc pas se hâter d'intervenir; cependant M. Albarran pense qu'on ne gagne rien à attendre et conseille de fermer la fistule après avivement vers le 25ᵉ jour.

RÉSULTATS OPÉRATOIRES

La mortalité opératoire de la prostatectomie sus-pubienne entre les mains de Freyer était, il y a quelques années, de 10 à 11 pour 100; elle n'est aujourd'hui que de 6 à 7 pour 100.

Le shock, l'embolie, les congestions pulmonaires, les broncho-pneumonies, la myocardite, l'urémie sont le plus souvent la cause de ces morts. Étant donné qu'il s'agit d'hommes âgés, affaiblis, venant de subir une intervention grave sous anesthésie générale, ce sont des accidents qui ne peuvent pas discréditer l'opération.

Au point de vue des fonctions sexuelles, contrairement à ce qui se passe à la suite de la prostatectomie périnéale, les résultats sont meilleurs. L'érection et le coït sont possibles; l'orgasme se produit, mais l'éjaculation est absente. On suppose que le sperme reflue dans la vessie.

Les fonctions vésicales sont parfaitement rétablies. Les malades urinent bien et les troubles antérieurs ne récidivent jamais.

COMPLICATIONS POST-OPÉRATOIRES

On peut observer après la prostatectomie transvésicale des accidents d'ordre hémorragique, infectieux ou traumatique.

Hémorragie. — L'hémorragie post-opératoire cède en général aux lavages ou à l'irrigation continue. Si elle devenait inquiétante par sa persistance, il faudrait recourir après débridement de la plaie au tamponnement de la vessie.

Infection. — Une infection légère se traduisant par une petite ascension thermique ne doit pas inquiéter le chirurgien. Elle cède aux lavages ou à l'irrigation.

Cette infection peut retentir sur l'épididyme et donner lieu à une *épididymite*, en général passagère et bénigne. Cahn [1] a cependant observé une fois une orchite suppurée.

Elle peut encore déterminer tardivement la formation *de calculs dans la loge prostatique.*

L'infection grave produit des symptômes d'intoxication générale, des phlegmons ou abcès périvésicaux et souvent la mort du malade.

Traumatisme. — C'est au traumatisme opératoire qu'il faut rapporter l'*incontinence d'urine* qu'on observe chez cer-

1. A. Cahn. *Deutsche mediz. Wochenschrift*, t. XXXV, n° 13, 1er avril 1909, p. 578.

tains malades, l'urètre membraneux ayant été arraché au cours de l'opération. Il ne faudra guère s'en inquiéter. C'est un accident qui guérit spontanément.

Ce sont les déchirures de l'urètre postérieur qui déterminent également l'apparition de *rétrécissements* ultérieurs contre lesquels il faudra s'armer de béniqués.

XI

CASTRATION

SOINS POST-OPÉRATOIRES

Les soins post-opératoires sont très simples après l'ablation d'un testicule tuberculeux ou cancéreux. La castration est une opération réglée qui ne comporte aucun traitement ultérieur spécial. Localement on n'aura à s'occuper que du drain si on a fait un drainage de sûreté, et des fils. Le drain sera enlevé au bout de quarante-huit heures, les fils au huitième jour.

Il est rare d'observer des complications post-opératoires; lorsqu'il en survient, elles sont sous la dépendance de l'hémorragie (hématomes) ou d'une infection. Dans un cas comme dans l'autre, il faudra débrider la plaie et donner issue aux liquides collectés. Si au cours de l'intervention on a ensemencé le tissu cellulaire du scrotum, il faudra s'attendre à voir persister des fistules parfois très longues à se fermer.

RÉSULTATS POST-OPÉRATOIRES

Lorsqu'il s'agit de tuberculose, il faut bien savoir que la castration enlève le foyer testiculaire, mais n'enraye en aucune façon la marche des autres lésions tuberculeuses de l'appareil génital. C'est ainsi que les lésions vésiculaires continuent à évoluer dans la majorité des cas, malgré l'opinion généralement admise; on est donc le plus souvent obligé d'intervenir secondairement sur les vésicules après une castration antérieure. MM. Baudet et Kendirdjy[1] rapportent comme exemples les cas de Ullmann, de Schede, de Hutchinson, de Sick et concluent à la vésiculectomie secondaire.

Lorsqu'il s'agit de cancer, les résultats de la castration sont toujours aléatoires.

Au IIe Congrès de la Société internationale de Chirurgie (Bruxelles, 1908), M. Legueu rapporte l'histoire suivie de 100 castrations pour cancer du testicule :

49 séminomes : 29 récidives de 2 à 34 mois.
20 survies sans récidives après 1 à 6 ans.

13 tumeurs mixtes : 4 guérisons datant de 5 à 7 ans.
1 récidive au bout de 6 mois.
8 morts par récidive après 3 mois à 2 ans.

38 tumeurs mixtes dégénérées : 4 guérisons datant de 1 à 6 ans.
5 récidives au bout de 15 jours à 18 mois.
29 morts par récidive après 1 à 2 ans.

SUITES ÉLOIGNÉES

On ne peut plus douter aujourd'hui de l'importance des testicules, comme glande à sécrétion interne. Brown Séquard, dès 1869, avait entrevu cette fonction et jusqu'en 1898 on admit que la glande sécrétait un principe (cristaux de spermine pour Pœhl, pipérazine pour Schultze) qui avait une action sur la nutrition en général et sur le système osseux en particulier.

M. Poncet, en 1879, au Congrès pour l'Avancement des Sciences, n'a-t-il pas démontré qu'un des principaux résultats de la castration était l'augmentation de la taille, fait confirmé par Lortet chez les eunuques. Cette action semble liée à un ralentissement de la nutrition.

1. BAUDET et KENDIRDJY. *Revue de Chir.*, octobre 1906, p. 546.

Les travaux d'Ancel et Bouin démontrèrent ensuite que cette sécrétion n'appartenait pas au testicule tout entier, mais seulement aux cellules interstitielles et peut-être au syncytium sertollien (Loisel) et qu'elle tient sous sa dépendance et maintient l'ensemble des caractères sexuels.

Des observations récentes sont venues confirmer cette opinion.

M. Prigl[1] présentait dernièrement à Vienne deux hommes âgés de 44 ans qui avaient subi l'un à 17 ans, l'autre à 19 ans, l'ablation des deux testicules atteints de tuberculose.

Le premier perdit tout d'abord ses cheveux qui ne repoussèrent qu'en partie seulement au bout de quelques mois; ses téguments devinrent glabres, son tissu cellulo-adipeux se développa anormalement. La prostate diminua très notablement de volume; elle atteignit les dimensions d'un petit pois. L'hypophyse, examinée aux rayons X, ne présentait aucune altération anormale. Le tissu osseux n'avait subi aucune modification. Prigl ajoute que chez ce premier malade l'appétit sexuel a complètement disparu depuis cinq ans, qu'il ne pratique plus le coït et qu'il n'a que quelques rares et faibles érections.

Chez le second malade de Prigl, les effets éloignées de la castration furent à peu près les mêmes: atrophie complète de la prostate, et suppression de l'appétit sexuel.

Il est intéressant de faire remarquer que la castration pratiquée chez un adulte, dont le système osseux est complètement développé, n'altère en aucune façon le squelette (Tandler).

Quoi qu'il en soit, il n'en est pas moins vrai que la castration double entraîne la suppression d'une sécrétion interne indiscutable, et il n'y a rien d'étonnant à ce qu'on ait cherché à y suppléer par l'opothérapie.

1. Prigl. Résultats éloignés de la castration totale chez l'homme. *Communication à la Société império-royale des médecins de Vienne*, 1908, 22 mai.

XII

VÉSICULECTOMIE

L'extirpation des vésicules séminales peut se faire par la voie périnéale, par la voie sacrée ou par la voie inguinale.

La vésiculectomie par voie périnéale nécessite un tamponnement et un drainage parfois de longue durée.

Les suites en sont cependant assez simples à moins qu'il ne survienne une complication intempestive (infection ou fistule).

L'infection est due le plus souvent à une fausse manœuvre au cours de l'intervention, — au voisinage de l'anus et du rectum, — aux lésions elle-mêmes. Elle se manifeste dès les premiers jours; elle est souvent légère et cède à des lavages bien compris; mais dans certains cas elle est très tenace et conduit à la fistule; celle-ci peut persister de un à quatre mois et quelquefois plus; Roux signale un cas dans lequel elle dura un an et demi.

La fistule urinaire se produit lorsque au cours de l'opération, on a lésé la prostate ou l'urètre. Malgré une suture immédiate, il arrive que les fils cèdent, donnant naissance à une fistule qui guérit toujours assez rapidement; il suffit, dans presque tous les cas, de placer une sonde à demeure pour la voir se fermer.

MM. Baudet et Kendirdjy[1] signalent encore quelques complications plus rares. C'est ainsi que, dans un cas de Weir, il se produisit une *cystite légère* qui céda aux injections de glycérine iodoformée à 10 pour 100; dans un cas de Schede, on vit survenir une *arthrite suppurée sacro-iliaque.*

La vésiculectomie par voie inguinale nécessite également un gros drainage qu'on ne supprimera que tardivement et

1. BAUDET et KENDIRDJY. *Revue de Chir.*, octobre 1906.

progressivement. Un léger suintement sanguin nécessitera parfois un tamponnement qu'on laissera en place vingt-quatre ou quarante-huit heures.

L'accident le plus à craindre est encore ici l'infection simple ou tuberculeuse. La première guérit assez facilement; la seconde est, au contraire, très tenace et nécessite parfois un curettage de la plaie ou même une extirpation secondaire.

Il va sans dire que tous ces malades tuberculeux par leur appareil génital sont exposés aux multiples localisations secondaires de la tuberculose.

RÉSULTATS FONCTIONNELS

Au point de vue physiologique, la vésiculectomie ne modifie pas les fonctions viriles du malade. Après une vésiculectomie et une épididymectomie unilatérales, disent MM. Baudet et Kendirdjy [1], le malade de Platon avait les érections et le coït faciles.

XIII

CURE RADICALE D'HYDROCÈLE

Qu'on fasse l'excision ou le retournement de la vaginale, les soins post-opératoires et les accidents qui peuvent survenir restent les mêmes.

Drainer pendant vingt-quatre heures si on craint la suffusion sanguine, soutenir les bourses sur un support pour éviter l'hématome ou l'épanchement séreux dans le scrotum, tels sont les simples soins que nécessite la cure radicale d'une hydrocèle. Les fils seront enlevés vers le 6e jour, mais le malade ne se lèvera que vers le 10e et gardera un suspensoir pendant quelques mois.

1. Baudet et Kendirdjy. *Loc. cit.*

Les accidents qui peuvent survenir sont rares; il suffit de les connaître pour les éviter. Nous avons signalé *l'hématome des bourses* et *l'œdème*. Il faudrait y ajouter *les gangrènes* et *les phlegmons des bourses*.

L'orchite traumatique est exceptionnelle.

Le fongus du testicule a été signalé par M. Alglave[1] qui l'a observé après une cure radicale d'hydrocèle avec résection de la tunique vaginale. Le testicule avait été réintégré derrière un seul plan de sutures cutanées. Cette complication nécessita la castration secondaire.

La récidive s'observe après la cure radicale par l'un ou l'autre procédé. Elle a été plusieurs fois signalée et nécessite une nouvelle intervention.

XIV

VARICOCÈLE

Le traitement post-opératoire de la résection du scrotum est excessivement simple. Si on a drainé, on fera l'ablation du drain au bout de quarante-huit heures. Les fils seront enlevés au bout de six à huit jours et le malade sera, dès lors, autorisé à se lever avec un bon suspensoir qu'il portera deux à trois mois.

Ce qu'il faut craindre après la résection du scrotum, c'est la formation d'un *hématome*. Celui-ci se révélera par une sensation de tension dans les bourses, et une légère ascension thermique. Dès qu'on constatera ces phénomènes, il faudra défaire le pansement, faire sauter un ou deux points de suture et par la brèche ainsi produite évacuer la collection. On laissera ensuite un drain en place.

1. ALGLAVE. *Société anatomique de Paris*. Séance du 4 décembre 1908.

XV

PHIMOSIS — CIRCONCISION

Le pansement d'un circoncis est toujours chose délicate. D'un pansement mal fait résultent souvent des complications qui peuvent compromettre le succès de l'opération. La suppuration, la désunion, les érections même sont la conséquence de soins post-opératoires quelque peu négligés.

L'opération terminée, on fera un pansement qui tienne et qui ne risque pas d'être souillé. Ayant découpé des languettes de gaze qui feront le tour de la verge sans déterminer de compression, on laissera l'extrémité du gland découverte afin que le malade puisse uriner facilement. Ce pansement pourrait être fixé avec du collodion, mais ce dernier détermine des tiraillements et peut, par son irritation, provoquer des érections. Mieux vaut enrouler la verge dans des bandes de lint boriqué trempées dans une solution de sérum. Une grande compresse de ce même tissu servira à maintenir le pansement; on découpera à son centre un orifice qui permettra de laisser passer l'extrémité du gland et on rabattra les côtés sur le périnée, l'abdomen et les bourses. Le tout sera maintenu par un large bandage ou un suspensoir. Enfin, le gland lui-même sera recouvert par une compresse de lint qui, fixée sur la ceinture abdominale du pansement, pourra être soulevée pour chaque miction. Cette compresse sera toujours entretenue humide.

Le premier jour, le malade devra garder le lit. L'*œdème* qui pourrait se manifester les jours suivants sera très heureusement combattu par les applications humides sur la verge.

Dès le premier soir, on prescrira au malade du sirop polybromuré dont il prendra une cuillerée à soupe avant de se coucher. Si cette dose était insuffisante, il faudrait la doubler, car c'est la meilleure façon de combattre *les érections* si pénibles, consécutives aux interventions sur la verge. Ce traitement sera continué les jours suivants.

Le malade pourra se lever le lendemain, mais il ne devra à aucun prix se fatiguer, et les bourses seront maintenues dans un large suspensoir.

La suture ayant été faite au catgut, on n'aura pas à s'occuper des fils qu'on retrouvera le plus souvent dans le pansement au bout de quelques jours.

Dans certains cas, on pourra observer le premier jour de la *rétention d'urine*. Il ne faudra guère s'en inquiéter; elle cède toujours à un ou deux sondages.

XVI

AMPUTATION DE LA VERGE

L'amputation de la verge est en général pratiquée pour un cancer. C'est une opération qui, complétée par l'ablation des ganglions, donne des résultats assez encourageants. M. Legueu en a rapporté 10 cas au IIe Congrès de la Société internationale de Chirurgie (Bruxelles, 1908), se décomposant de la sorte :

1 mort peu de temps après;
3 perdus de vue;
2 récidives presque immédiates;
3 en bon état depuis 8, 6, 5 mois;
1 guéri depuis 9 ans.

Ribeira y Sans au même congrès rapporte 4 cas avec une mort, une récidive et deux guérisons durables.

Les soins post-opératoires sont de la plus grande simplicité. La plaie réunie, il suffit de placer une sonde à demeure dans l'urètre jusqu'à cicatrisation complète.

CHAPITRE XV

CHIRURGIE DES ORGANES GÉNITAUX DE LA FEMME

I

CURETTAGE DE L'UTÉRUS

Le curettage de l'utérus est une opération simple que tout praticien peut être appelé à exécuter, et dont les soins consécutifs sont de première importance. Nous ne reviendrons pas sur les soins et les suites dépendant uniquement des anesthésiques, leur ayant réservé un chapitre spécial au début de ce livre.

Le curettage est toujours suivi d'un lavage intra-utérin et d'un drainage de la cavité utérine fait avec un drain ou une mèche de gaze suivant les circonstances. Les soins post-opératoires doivent être différents dans l'un et l'autre cas.

SOINS POST-OPÉRATOIRES

Le curettage d'urgence s'adresse en général à une infection post-puerpérale, à une rétention intra-utérine; dans ces cas, on laisse un gros drain dans l'utérus, et on fait matin et soir une injection tiède d'eau oxygénée, les jours qui suivent. A chaque pansement, on enlèvera le drain intra-utérin pour faire l'injection. A l'aide d'une sonde à double courant, on fera passer quelques litres de la solution oxygénée, jusqu'à ce que le liquide ressorte clair; pendant ce temps, le drain sera lavé dans une solution antiseptique; on le replacera ensuite dans la cavité utérine, dont il doit atteindre le fond. L'utérus revenant assez rapidement sur lui-même, on sera obligé, au bout de 2 à 3 jours, de le remplacer par un drain plus petit. Les lavages seront exécutés dans les mêmes conditions, et si, le 5e ou 6e jour, la température n'est pas montée au-dessus de la normale, on sera autorisé à enlever le drain, et à cesser tout lavage intra-utérin. On se contentera dès lors d'irrigations vaginales.

Si le curettage n'a pas fait tomber la température, si elle persiste le lendemain de l'opération, si les phénomènes généraux s'accentuent au lieu de s'atténuer, c'est que l'infection s'était déjà généralisée, et qu'on est arrivé trop tard. Il ne reste dès lors à la malade qu'une chance de salut, et encore est-elle souvent bien minime : elle est dans l'hystérectomie totale.

— Dans les métrites hémorragiques, dans les métrites fongueuses, dans les métrites *post abortum* sans grand fracas, le curettage comporte des soins un peu différents.

Le curettage est, dans ces cas, suivi d'un pansement intra-utérin qu'on fait d'habitude à la gaze imbibée dans une solution de glycérine créosotée ou de chlorure de zinc. Ce pansement peut être laissé en place 48 heures, maintenu par des tampons vaginaux.

Le premier pansement sera donc fait le surlendemain. On enlèvera la mèche, et, après un lavage intra-utérin à la sonde à double courant, on fera tout simplement un tamponnement vaginal qu'on enlèvera au 5e ou 6e jour. Les jours suivants, on se contentera de faire matin et soir une injection vaginale et la malade sera autorisée à se lever au 10e jour.

Quelques chirurgiens préfèrent renouveler les pansements intra-utérins tous les deux jours, pendant une dizaine de jours.

Quoi qu'il en soit, tous les soins ultérieurs devront être donnés avec l'antisepsie la plus rigoureuse.

Si l'hémorragie, très abondante après le curettage, a nécessité un tamponnement de la cavité utérine, on pourra l'enlever en toute sécurité, au bout de 48 heures.

Lorsque le curettage a été bien fait, les soins post-opératoires bien compris, les suites en sont généralement très bénignes. Grâce aux culs-de-sac glandulaires pénétrant dans le tissu musculaire, et que la curette respecte toujours, la muqueuse utérine se renouvelle facilement; elle est complètement régénérée en 25 à 30 jours. A partir de ce moment, la femme peut être rendue à sa vie habituelle : l'ovule fécondé peut se développer normalement.

COMPLICATIONS POST-OPÉRATOIRES

Il est bien rare qu'un curettage bien fait expose à des complications post-opératoires. Nous ne ferons que signaler la *péritonite* consécutive à une perforation utérine. Elle se développe bien secondairement, mais elle est un accident opératoire immédiat.

La rétention d'urine s'observe parfois. Elle est alors sous la dépendance directe du tamponnement vaginal qui, comprimant l'urètre, met obstacle à l'évacuation de la vessie. Il suffit alors de lever l'obstacle, c'est-à-dire le tamponnement, pour voir cet accident disparaître.

Des poussées de salpingite, *de péritonite pelvienne*, ont été signalées à la suite d'un curettage. Dans ces cas, dès le soir ou le lendemain de l'opération, la malade ressent de vives douleurs dans le bas-ventre. Le pouls est accéléré; la température monte brusquement à 40°.

S'il existe une mèche ou un tamponnement intra-utérin, il faudra immédiatement l'enlever. On pratiquera ensuite le toucher d'une façon rigoureusement aseptique ; le mieux est de le faire avec un gant stérilisé. On trouvera le plus souvent du côté des annexes ou du paramètre tous les signes d'une réaction locale, et, si on interroge la malade, on apprend qu'elle avait présenté antérieurement des signes d'inflammation du côté des annexes. Le curettage est venu réchauffer les lésions qui ont subi de ce fait une nouvelle poussée.

Le repos le plus absolu, la glace sur le ventre, doivent être immédiatement prescrits. On laissera absolument libre le conduit utéro-vaginal, en se contentant de faire matin et soir des injections vaginales chaudes.

Le rétrécissement du col peut s'observer après un simple curettage, quand l'opération n'a pas été bien conduite. La femme peut être dès lors très difficilement fécondée, et parfois même rester stérile. Ces cas sont rares à la vérité, et, si on les a signalés, c'est surtout après l'accouchement; à ce moment, en effet, la muqueuse étant complètement détachée, la curette s'attaque surtout à la musculeuse.

II

HYSTÉRECTOMIE ABDOMINALE

Les suites opératoires d'une hystérectomie abdominale sont en général très simples, qu'on ait recours à l'amputation sus-vaginale ou à l'amputation totale. Cette dernière jouit cependant d'une moins bonne réputation, probablement parce qu'elle est d'une exécution plus délicate. Il faut toutefois bien savoir que c'est surtout à la direction des soins post-opératoires qu'est subordonné en grande partie le pronostic dans l'un et l'autre cas. La moindre faute dans le traitement consécutif peut conduire aux pires catastrophes. Aussi est-il de la plus grande utilité de bien connaître les suites normales de l'intervention avant d'étudier les accidents post-opératoires qui peuvent survenir du fait de l'opération elle-même.

I. SUITES NORMALES

1° **Hystérectomie sus-vaginale.** — A moins de lésions annexielles graves, suppurées, ayant nécessité une opération laborieuse et de longue durée, les suites opératoires sont très bénignes. La malade est recouchée dans son lit, la tête basse, les genoux légèrement pliés et maintenus dans cette position par un oreiller glissé sous les genoux. Après l'avoir réchauffée à l'aide de boules, on lui fera une injection de 500 grammes de sérum sous la peau. On la sondera le soir. On se conduira, en somme, comme après toute laparotomie.

L'alimentation ne sera reprise qu'après la cessation complète des vomissements et l'évacuation de gaz par l'anus.

Si on n'a pas drainé, on n'aura aucun besoin de toucher au pansement avant le 8e jour, jour de l'ablation des fils.

Si on a drainé (fig. 48), on fera, dès le lendemain de l'opération, une aspiration dans le drain. Celle-ci devra être faite avec toute la minutie que nécessite une asepsie rigoureuse. On se lavera les mains comme pour une opération; mieux vaudra mettre des gants stérilisés. On adaptera à l'embout de l'appareil de Potain une sonde stérilisée de calibre plus petit que celui du drain lui-même, afin de pouvoir la faire glisser facilement jusqu'à l'extrémité intra-abdominale du drain. Ayant placé une compresse stérilisée sur le pubis et fait pénétrer la sonde dans le drain à l'aide de pinces, on fera l'aspiration (fig. 49). On retirera ainsi une petite quantité de sang ou de liquide

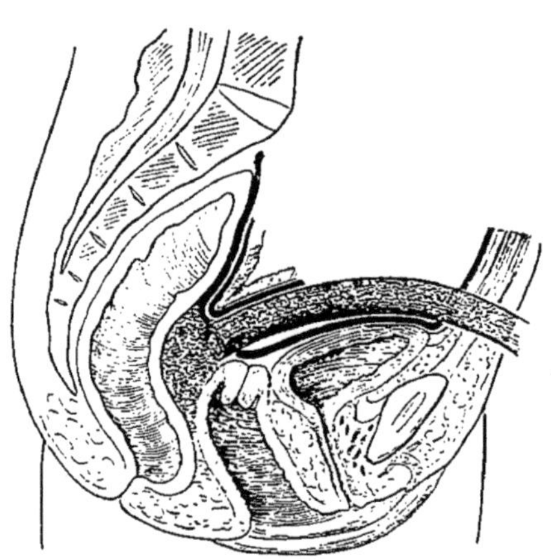

Fig. 48. — Drainage abdominal. (D'après Proust.)

séreux, sanguinolent. Puis on recouvrira le pansement de compresses stérilisées. Il sera bon de mobiliser un peu le drain, sans insister dès le premier pansement.

Le deuxième jour, on fera une nouvelle aspiration, en s'entourant des mêmes précautions. Généralement, on retire encore un peu de liquide. Si le troisième jour, l'aspiration ne donne aucun résultat, et que le drain mobilisé la veille vienne facilement, on sera autorisé à l'enlever.

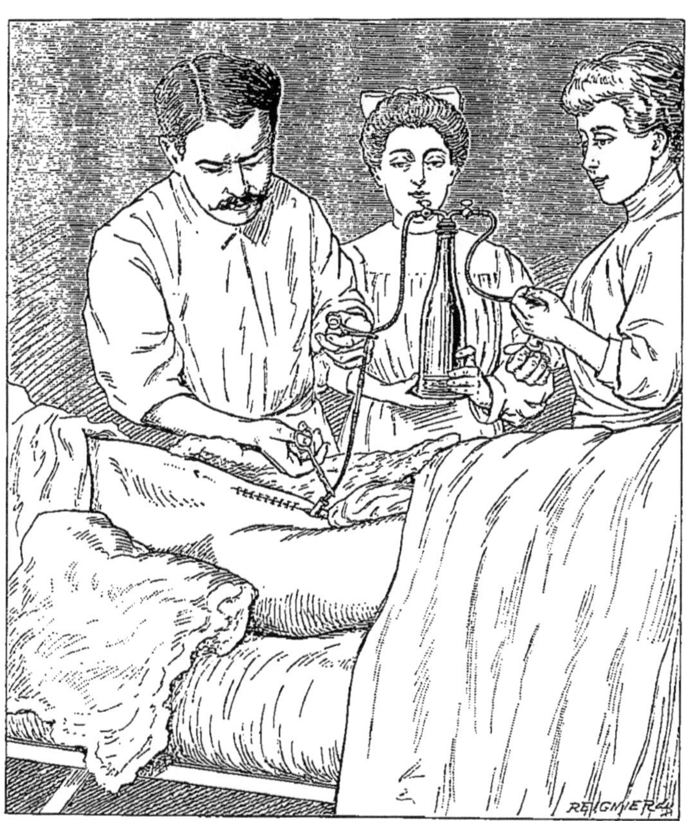

Fig. 49. — Technique de l'aspiration par le drain après une hystérectomie sus-vaginale.

En tout autre état de cause, on laissera le drain en place jusqu'à ce que l'aspiration ne fournisse plus aucun exsudat.

Dans les cas où le suintement persiste, il faudra être prudent dans l'ablation du drain, et, avant de se décider à l'enlever, il sera sage de le remplacer pendant quelques jours par un autre plus petit.

Quelquefois, les sécrétions seront abondantes, d'odeur

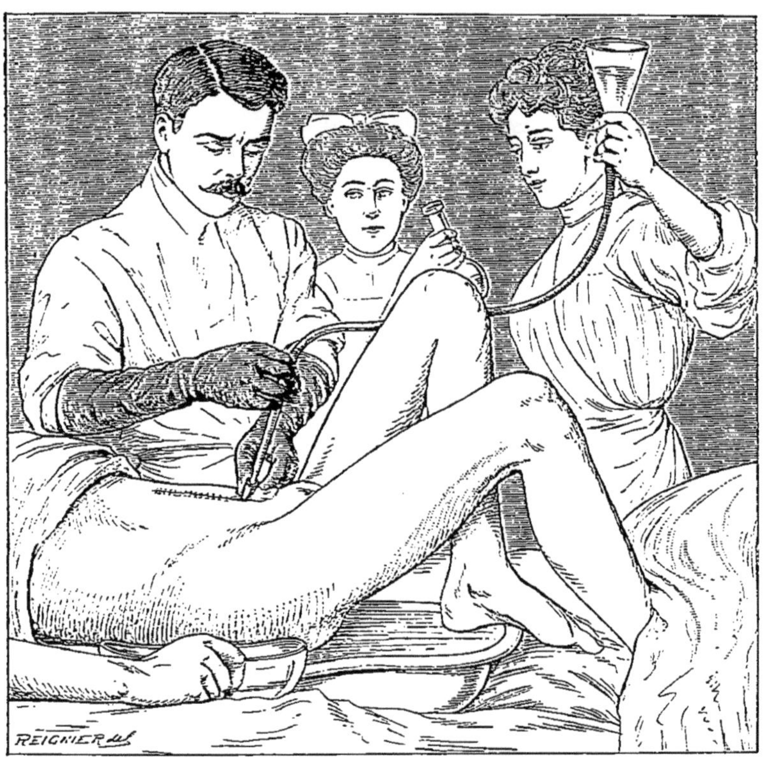

Fig. 50. — Technique des lavages par le drain après une hystérectomie sus-vaginale.

putride, parfois même fécaloïde. L'intestin aura pu être lésé au cours de l'opération, ou traumatisé par le drain, et on assistera à l'apparition par l'orifice du drain de véritables matières fécales. Ces fistules intestinales nécessitent des lavages répétés de la plaie. Ayant disposé la malade sur un bassin plat, et lui faisant tenir collé contre chacun de ses flancs un bassin réniforme, on fera tous les jours, à l'aide d'une canule adaptée par un tube de caoutchouc à un récipient quelconque (bock ou entonnoir), des lavages à l'eau oxygénée diluée ou au sérum artificiel (fig. 50).

2° ***Hystérectomie abdominale totale.*** — L'hystérectomie abdominale totale exige un drainage. D'aucuns se contentent du drainage abdominal, d'autres préfèrent le drainage vaginal. Dans certains cas difficiles, on fait l'un et l'autre.

La conduite à tenir avec le drainage abdominal ne diffère en rien de celle que nous venons de décrire après l'hystérectomie sus-vaginale.

Avec le drainage vaginal (fig. 51), on n'a pas besoin de recourir à l'aspiration. Jusqu'au 4e jour, on se contentera de surveiller les mictions, l'émission des gaz et des matières. Au 4e jour seulement, on s'occupera des mèches et du drain vaginal On les enlèvera en une seule séance sur la table du spéculum, en procédant avec une très grande douceur, pour ne pas déchirer les adhérences protectrices, puis, immédiatement, on fera une injection de 1 à 2 litres d'eau oxygénée, ou plutôt un simple lavage, sans pression, avec une canule de verre, dont on introduira le bout dans l'orifice qu'occupait le drain. On le renouvellera le lendemain et le surlendemain, si besoin est. Les jours suivants, on se contentera d'une injection vaginale, matin et soir, jusqu'à la guérison complète.

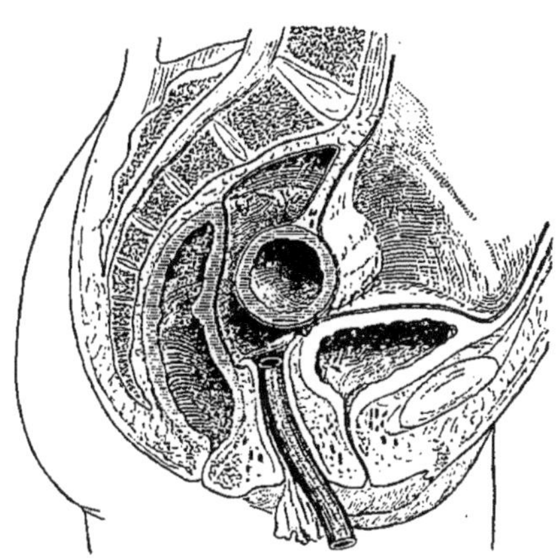

Fig. 51. — Drainage vaginal. Reconstitution du dôme péritonéal. (D'après M. Gosset.)

Les suites opératoires sont, comme on le voit, très simples et tout se passe, en général, sans incident.

II. RÉSULTATS OPÉRATOIRES

Il est évident qu'on ne peut établir une statistique d'ensemble des hystérectomies, au point de vue de la mortalité.

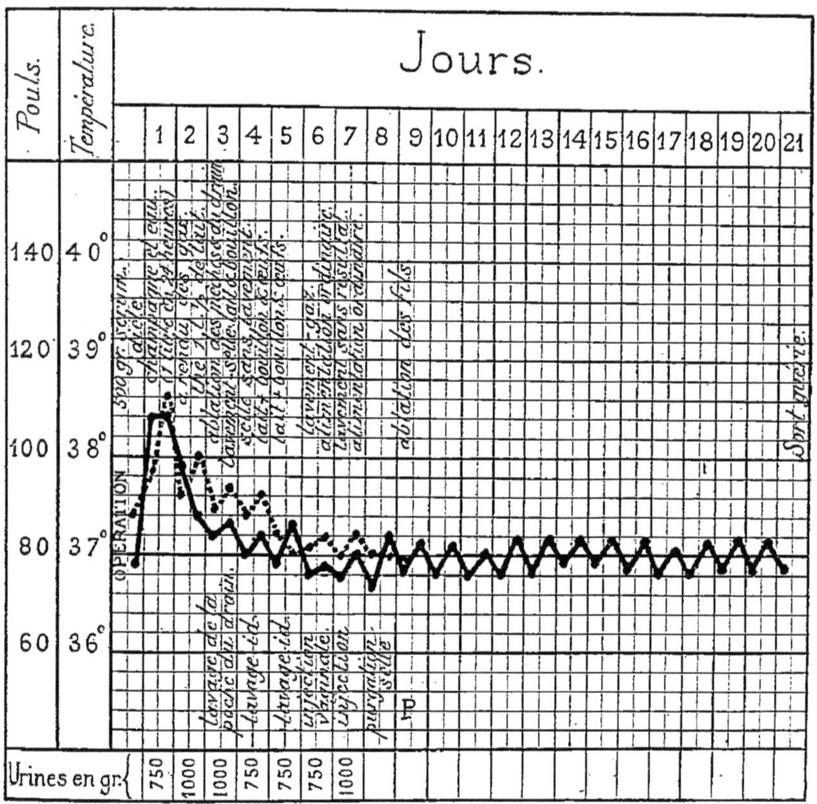

Fig. 52. — Hystérectomie abdominale totale avec drainage vaginal.

Les résultats sont tellement différents suivant la nature de l'intervention et celle de l'affection, qu'il faut envisager séparément les hystérectomies pour annexites et les hystérectomies pour cancers.

Les hystérectomies pour cancers donnent des résultats peu encourageants. Jacobs (de Bruxelles), au IIe Congrès de la

Société internationale de chirurgie (1908), a apporté sa statistique de 152 cas de cancer du corps avec les résultats suivants :

8	cas.	Mort immédiate.
16	—	Perdus de vue.
93	—	Morts de récidive dans les 5 ans.
3	—	Morts de récidive après 5 ans.
32	—	Vivants, sans récidive (8 depuis 5 ans).
152	cas.	

Au même Congrès, Wertheim (de Vienne) a communiqué sa statistique totale, portant sur 442 cas opérés par sa méthode.

Les 200 premiers cas se répartissent comme suit :

Morts opératoires	49
Morts sans rapport avec le cancer	4
Malades n'ayant pas eu de récidive après 5 ans.	87, soit 59 p. 100.

Pour les 200 derniers cas, il n'eut que 19 morts, soit 9,5 pour 100.

Les hystérectomies abdominales totales pour annexites suppurées donnent, au contraire, entre les mains de certains chirurgiens, des résultats très satisfaisants.

C'est ainsi que la dernière statistique de notre maître, M. Gosset, publiée récemment [1], et portant sur 75 cas avec drainage vaginal, compte 73 guérisons et 2 morts, ces dernières datant de 1901 et 1902.

Sans vouloir discuter ici la question de l'hystérectomie subtotale et de la totale, il est bon de rappeler qu'en général les résultats éloignés de l'hystérectomie totale sont meilleurs que ceux de la subtotale.

M. Gosset a constaté qu'après la subtotale quelques malades gardaient un col gros, douloureux, et avaient un léger écoulement, troubles pour lesquels il dut plusieurs fois enlever secondairement le col.

1. GOSSET. Technique de l'hystérectomie abdominale totale avec drainage vaginal pour annexites suppurées. *Journal de Chirurgie*, 1909, 15 juillet, p. 21.

Avec l'hystérectomie totale et le drainage vaginal, les résultats éloignés sont, au contraire, excessivement simples. La malade ne présente plus aucune douleur, ni aucun écoulement.

III. ACCIDENTS POST-OPÉRATOIRES

Il est un certain nombre de complications qu'on peut observer après l'hystérectomie abdominale, mais qui résultent de fautes opératoires graves (blessures de la vessie, de l'uretère, de l'intestin); nous ne nous en occuperons pas. Ce sont des accidents auxquels il faudra parer avant même la fin de l'opération.

Il en est d'autres auxquels expose toute intervention abdominale, et qu'il faut rapporter à la laparotomie plutôt qu'à l'hystérectomie : ce sont le shock, l'hémorragie, la septicémie péritonéale, la dilatation aiguë de l'estomac, et quelques variétés d'occlusion intestinale; ce sont encore les accidents pariétaux, les adhérences péritonéales, les phlébites et les parotidites post-opératoires sur lesquels on a dernièrement insisté et que nous avons étudiés par ailleurs.

Nous laisserons toutes ces complications de côté, comme n'ayant qu'une relation indirecte avec l'hystérectomie, pour ne nous occuper que des accidents propres à l'ablation de l'appareil utéro-annexiel; nous y ajouterons l'étude des fistules urétérales, et celle des accidents dus à la position de Trendelenburg, celle-ci étant le premier temps nécessaire de toute hystérectomie abdominale.

Nous étudierons donc successivement :

1° Les accidents dus à la position de Trendelenburg;
2° Les accidents dus à l'ablation des annexes;
3° Les accidents dus à la présence de segments annexiels;
4° Les accidents dus à la présence d'un moignon utérin;
5° Les accidents vésicaux;
6° Les fistules urétérales.

1° ***Accidents dus à la position de Trendelenburg.*** — Cette question a fait le sujet d'une discussion au XXXIIIe congrès de la Société allemande de chirurgie en 1903, où on a communiqué diverses observations intéressantes.

A) **Paralysies.** — Assujetties par les jambes fléchies, maintenues par des épaulières, les bras fixés à la table, les malades sont exposées à des paralysies par compression portant sur les nerfs des membres inférieurs ou supérieurs.

En général, ces paralysies sont passagères et portent sur les nerfs périphériques. C'est ainsi qu'on a signalé des paralysies du nerf tibial antérieur, de la cuisse, des bras, par des liens trop serrés ou défectueux.

Dans certains cas, on a observé des paralysies radiculaires du plexus brachial. On les explique, dans les cas où les bras ont été abandonnés en hyperextension, par des tiraillements sur les racines.

Mais il ne faut pas oublier qu'on a rapporté certaines paralysies post-opératoires à de véritables apoplexies d'origine centrale et nous savons que la position de Trendelenburg favorise au plus haut point la congestion cérébrale.

B) **Troubles cérébraux.** — L'étude des influences mécaniques sur la circulation cérébrale nous apprend que, dans la position déclive, il se produit des phénomènes de congestion cérébrale, sans qu'il se manifeste cependant de troubles importants, puisque Salathé cite l'exemple d'un homme qui a pu rester suspendu par une jambe, la tête en bas, pendant trois heures sans accidents.

Ce n'est donc que chez les individus à système artériel altéré qu'on pourra voir survenir une hémorragie cérébrale post-opératoire et qu'on pourra incriminer la position de Trendelenburg, comme dans le cas de Von Eiselsberg [1].

C) **Troubles cardio-pulmonaires.** — Ce sont les mêmes phénomènes de congestion qu'il faut craindre pour le système

1. Communication au *XXXIIIe Congrès de la Soc. All. de Chirurgie*, 3-6 juin 1903.

cardio-pulmonaire d'individus gras et obèses à la suite d'opérations nécessitant la position déclive.

La congestion pulmonaire éclate chez eux, après l'opération, avec des allures souvent très graves.

Et, comme on a observé également ces accidents chez des sujets non chloroformisés, on ne peut certainement pas incriminer l'anesthésique.

D). **Hématémèses.** — On observe parfois des hématémèses à la suite de laparotomies faites en position déclive. Kraske ([1]) se demande si on ne doit pas les rapporter à une stase dans le domaine de la veine gastrique par suite de la compression exercée par la masse épiploïque sur la veine porte.

E) **Troubles vasculaires.** — Nous réunissons sous cette dénomination les hémorragies secondaires et les embolies qui sont passibles d'une même explication pathogénique.

Quand, après l'opération, la malade est remise en position horizontale, les veines pelviennes vidées par la position déclive se remplissent à nouveau ; si l'hémostase n'a pas été suffisamment bien faite et si on ne s'est pas assuré, avant de refermer l'abdomen, que rien ne saigne, une *hémorragie secondaire* peut se produire, qui nécessitera une laparotomie ultérieure pour la conjurer.

Indépendamment de toute phlébite des membres inférieurs, on peut voir survenir, après une intervention faite en position de Trendelenburg, une *embolie post-opératoire.*

C'est surtout après les opérations pour myomes utérins, chez des malades dont le cœur est plus ou moins altéré, qu'on voit survenir cet accident.

Sippel ([2]) admet que l'embolie est consécutive à une thrombose des veines du bassin. Comme nous venons de le voir, quand la malade est remise en position horizontale, les veines pelviennes se remplissent de sang. Le sang stagne alors,

1. Communication au *XXXIIIe Congrès de la Soc. all. de Chir.*, juin 1903.

2. SIPPEL. Sur la prophylaxie des embolies à la suite des opérations gynécologiques. *Zentralblatt für Gynäkologie*, 1908, n° 14, 4 avril.

dans les veines hypogastriques, en général variqueuses chez les femmes à utérus fibromateux ; la paroi veineuse se contracte mal ; la *vis a tergo* manque par suite de la ligature des utérines ; la thrombose est facile et l'embolie se produira au moindre mouvement un peu brusque.

C'est pour éviter cette stase sanguine que Sippel conseille, si on n'a pu faire l'ablation large des veines qui environnaient la tumeur, de laisser les malades dans la position déclive pendant deux jours, en disposant le lit pour qu'elles y puissent rester sans trop d'inconvénients ; on ne les ramènera que lentement et progressivement à la position horizontale.

F) **Emphysème de la paroi abdominale.** — C'est un accident sans gravité, mais qui mérite d'être connu. L'air enfermé dans la cavité abdominale après une laparotomie se résorbe en général très vite. Mais si on referme la paroi, la malade étant en position inclinée, il peut y être renfermé en trop grande quantité. Quand les intestins reprennent leur place, il est chassé à travers les sutures et peut infiltrer la paroi abdominale en déterminant des phénomènes douloureux. Dans certains cas, l'emphysème peut occuper toute la portion sous-ombilicale du ventre et gagner le flanc, comme dans un cas rapporté par M. Jayle [1]. En général, il est très limité et se résorbe facilement en quelques jours, comme dans le cas de M. Monprofit [2].

G) **Occlusion intestinale.** — La position de Trendelenburg expose à l'occlusion post-opératoire en favorisant les torsions intestinales au moment où on redresse la malade [cas de M. Le Dentu [3]]. Mais d'autres facteurs peuvent entrer en ligne pour déterminer l'occlusion, comme après toute laparotomie. Aussi ne doit-on incriminer qu'avec beaucoup de réserves la position déclive quand on voit survenir une occlu-

1. Jayle. La mort et les accidents provoqués par la position déclive en chirurgie abdominale. *Presse médicale*, 1903, 16 septembre, p. 658.
2. Monprofit. *Congrès français de Chirurgie*, octobre 1905.
3. Le Dentu. *Congrès français de Chirurgie*, octobre 1905.

sion post-opératoire, qui peut tout aussi bien être due à un spasme ou à une paralysie intestinale, à des brides ou à des adhérences intestinales avec une surface cruentée, ou encore à la grande mobilité des anses grêles dans un abdomen délivré d'un énorme kyste de l'ovaire ou d'un volumineux fibrome.

M. Depage [1], qui a observé quatre cas d'occlusion intestinale consécutifs à la position de Trendelenburg, croit que l'obstruction est due au refoulement du côlon transverse sous le diaphragme par les compresses.

Quoi qu'il en soit, il sera prudent de vérifier la position des anses intestinales avant de refermer le ventre.

2° ***Accidents dus à l'ablation des annexes.*** — L'hystérectomie sus-vaginale ou totale entraîne presque toujours la perte des ovaires et des trompes. Même sains, il est peu de chirurgiens qui les conservent, ne voulant pas compliquer une opération relativement simple par une conservation qui prolonge l'intervention pour un bénéfice qui a pu paraître hypothétique.

Nous ne sommes cependant plus en droit, aujourd'hui, de nier les avantages retirés de la conservation d'un ovaire après l'hystérectomie.

Les troubles qu'entraîne si souvent la perte des deux ovaires méritent d'être bien connus, car s'ils sont d'un intérêt secondaire pour le chirurgien, en comparaison de la lésion primitive, ils n'en sont pas moins d'une grande incommodité pour la malade qui, plus ou moins tôt, réclamera nos soins à leur sujet.

Ces troubles sont de deux ordres : les uns sont généraux, les autres locaux.

A) Troubles généraux. — Les troubles généraux se manifestent soit immédiatement après l'opération, soit plus tard, au bout de quelques mois. Ce sont des bouffées de chaleur, des poussées congestives, des accès d'oppression, des palpi-

1. Depage. *Congrès français de Chirurgie*, octobre 1905.

tations, des accélérations du pouls, dus à des troubles vasomoteurs, et s'accentuant aux périodes correspondant aux règles absentes.

Ce sont des modifications du caractère, des névralgies, des migraines, des mouvements impulsifs, des vertiges, des insomnies, des hallucinations parfois, dus à des modifications du système nerveux.

Ce sont encore des œdèmes, des sueurs, de l'adipose.

Ces malades tristes, fatiguées, indolentes, irritables, incapables du moindre effort, souffrant parfois de douleurs hypogastriques survenant par crises, sont de véritables infirmes contre lesquelles nous ne devons pas être désarmés.

Tous ces troubles ont été rapportés par Hegar, Le Beç et Jayle [1] surtout à une insuffisance ovarienne.

Serrant la question de plus près, Fräenkel en 1903 [2] et Lambert [3] font du corps jaune l'élément important de la glande au point de vue de la sécrétion interne.

Les expériences de Bouin, Ancel et Villemin, confirment le rôle de glande à sécrétion interne attribué au corps jaune. Pendant sa période de formation et sa période d'état, le corps jaune sécréterait des principes qui passent directement dans le sang.

Il faut cependant ajouter que les cellules interstitielles de l'ovaire auraient, elles aussi, un rôle dans la sécrétion interne de l'ovaire.

La suppression des ovaires entraîne donc la suppression d'une fonction qui semble aujourd'hui bien démontrée.

Nous savons en outre que cette suppression de l'ovaire peut être, jusqu'à un certain point, suppléée par une hypertrophie thyroïdienne, comme on a pu le constater dans

1. Jayle. De l'insuffisance ovarienne. *Rev. de Gynécol. et de Chir. abd.*, n° 6, 1901. — L'insuffisance ovarienne. *Presse médicale*, n° 22, 17 mars 1900.

2. Fraenkel. La fonction du corps jaune. *Archiv für Gynäkologie*, 1903.

3. Lambert. Sur l'action des extraits du corps jaune. *Soc. de Biologie*, 19 janvier 1907.

plusieurs cas [Jardy [1]], mais il ne faut guère y compter.

Il est donc de toute nécessité de rendre à la femme castrée, sous une forme quelconque, le principe actif de la sécrétion interne qui fait défaut. A ce point de vue, l'ovarine, fabriquée avec tous les ovaires indistinctement, dont quelques-uns ne renferment pas de corps jaune, est au-dessous de sa tâche. De même les extraits et poudres divers.

L'*ocréine* est, au contraire, un excellent médicament. M. Drevet[2] l'a expérimenté sous ses différentes préparations : solution titrée à 2 centigrammes d'extrait pur par XX gouttes, pilules dosées à 2 centigrammes d'extrait pur. En débutant par 4 à 8 centigrammes, on peut aller graduellement jusqu'à 16 et 18 centigrammes sans intoxication.

Le traitement doit être suivi longtemps (2 à 3 mois), car l'action du médicament s'épuise très rapidement ; il y aura donc tout intérêt à le reprendre tous les mois.

Sous son influence on verra les bouffées de chaleur et les poussées congestives diminuer, les troubles nerveux être très favorablement influencés, et l'état général se relever très rapidement.

On peut aussi tenter les greffes ovariennes. Elles ont pu réussir dans certains cas et produire des effets satisfaisants.

MM. Quénu et Sauvé [3], ayant eu l'occasion de faire l'ablation d'un ovaire greffé antérieurement, pour combattre des troubles consécutifs à une castration et ayant pu examiner cet ovaire, l'ont trouvé très altéré et kystique. M. Quénu, présentant ce cas à la Société de chirurgie, conclut que les ovaires greffés perdent leur structure normale. Il admet cependant que, dans certains cas, l'opération peut donner des résultats fonctionnels satisfaisants.

1. H. Jardy. La sécrétion interne de l'ovaire (synergie thyro-ovarienne). *Th. de Paris*, 1907.

2. L. Drevet. Effets thérapeutiques du corps jaune de l'ovaire, en particulier dans la ménopause post-opératoire. *Th. de Paris*, 1907.

3. MM. Quénu et Sauvé. *Soc. de Chir.*, 27 janvier 1909.

A l'occasion de cette communication, MM. Mauclaire et Tuffier [1] ont apporté leurs statistiques très intéressantes.

M. Mauclaire a vu presque toujours les ovaires greffés sous la peau être éliminés. Cependant il a pu réunir 17 cas d'autogreffes avec d'assez bons résultats (retour des règles, et voire même une grossesse consécutive), et 13 cas d'hétéro-greffes (implantation d'ovaires ayant appartenu à d'autres malades) avec des résultats variables; les auteurs américains citent des cas avec grossesse consécutive.

D'après M. Mauclaire, il faut implanter les ovaires dans des points très vascularisés, si on veut avoir des résultats positifs.

M. Tuffier pense que le succès de ces greffes est sous la dépendance de l'âge de la malade, de la nature de son affection, de l'état des ovaires greffés, du siège de la greffe.

Il a pratiqué 47 transplantations avec toujours des résultats nuls; il a seulement constaté des phénomènes passagers de tuméfaction de l'ovaire greffé.

B) **Troubles locaux.** — Il n'est guère besoin d'une longue discussion pour comprendre que l'hystérectomie totale entraîne la cessation des menstrues. *Sublata causâ, tollitur effectus*; l'hystérectomie totale enlevant l'utérus et les annexes supprime les organes mêmes de la fonction et conduit à la ménopause post-opératoire.

En est-il de même dans l'hystérectomie sus-vaginale?

Si on admet que la menstruation est sous la dépendance de la sécrétion interne de l'ovaire, comme on tend à l'affirmer aujourd'hui, toute hémorragie menstruelle doit cesser dès la castration totale. L'utérus, dans cette hypothèse, et à plus forte raison un moignon utérin ne tendraient rien moins qu'à s'atrophier et les cas où les règles persistent devraient être expliqués par la persistance d'un fragment d'ovaire laissé en place [2].

1. Mauclaire, Tuffier. *Soc. de Chir.*, 10 février 1909.
2. Terrier. *Revue de Chir.*, décembre 1885, p. 953.

Après une hystérectomie sus-vaginale donc, la menstruation doit cesser complètement. On observe bien parfois quelques écoulements hémorragiques, mais ils n'ont rien de la régularité périodique des règles. Dans certains cas, ils sont sous la dépendance de la dégénérescence du moignon utérin; il faudra les surveiller très attentivement.

C) **Prolapsus du rectum et de l'anse sigmoïde.** — L'ablation de l'utérus est suivie parfois de prolapsus rectal. Avec l'utérus et les ligaments larges, on enlève en effet au rectum un soutien important et, pour peu que la malade ait un certain relâchement de ses mésos, on peut voir se produire, à plus ou moins brève échéance, un prolapsus du rectum et de l'anse sigmoïde. Hirschmann a récemment attiré l'attention sur ces faits. Il rapporte deux cas où le prolapsus rectal, très léger avant l'opération, s'accentua beaucoup après l'hystérectomie vaginale dans un cas, abdominale dans l'autre. Il conseille dans ces cas de suturer, autant que possible, les ligaments larges l'un à l'autre et de faire une périnéorraphie avec colporraphie postérieure.

Peut-être pourrait-on également terminer toute hystérectomie par une méso-sigmoïdopexie ?

D) **Kraurosis vulvæ.** — Sous le nom de *kraurosis vulvæ*, Breisky [1] (de Prague) a décrit, dès 1885, une atrophie particulière (κραυρωσις, rétraction) de la vulve pouvant s'étendre au vestibule, aux petites lèvres, au frein, au prépuce clitoridien et même à la face interne des grandes lèvres. Cette rétraction atrophique s'accompagne parfois d'une coloration blanchâtre de la peau, que Breisky trouve toujours associée à la rétraction vulvaire, que F. Jayle sépare du kraurosis et décrit sous le nom de leucoplasie vulvaire.

« Le kraurosis, dit ce dernier, ne nécessite, pour exister, ni

1. Breisky. *Zeit. für Heilkunde*, 1885, p. 69.

plaques blanches, ni placards rouges inflammatoires, ni arborisations vasculaires. Histologiquement, c'est essentiellement une lésion du derme [1]. »

Cette affection se développe sous l'influence de la syphilis, de la vieillesse, mais elle survient aussi après la castration ovarienne, et c'est ce qui justifie sa description en cet article.

Le kraurosis post-opératoire simple est souvent latent; il est caractérisé par une sténose orificielle sans aucun trouble fonctionnel.

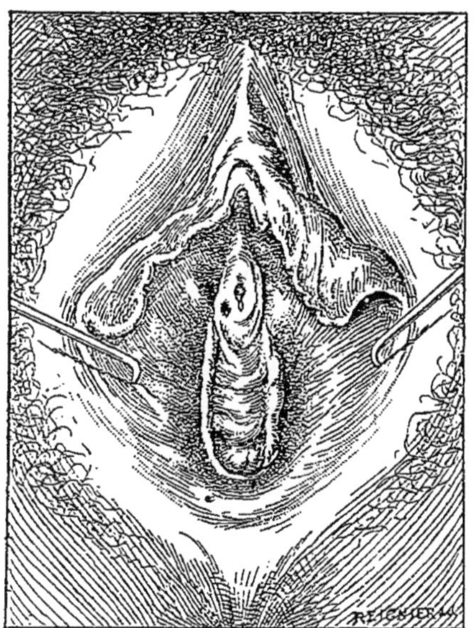

Fig. 53. — Kraurosis post-opératoire développé chez une femme de 43 ans, ayant subi, il y a 7 ans, la castration par voie vaginale. Les petites lèvres sont très amincies, comme fanées. L'orifice vaginal est rétréci, les bords en sont un peu extensibles. Tout le pourtour, en dehors des vestiges de l'hymen, est rouge, avec arborisations capillaires très développées. Çà et là, surtout à droite et à gauche du méat, existent des points inflammatoires folliculaires. (D'après Jayle. Rev. de Gynécol. *1906.)*

Mais dès qu'un élément inflammatoire vient se surajouter, le kraurosis, dit alors vasculaire ou folliculaire se caractérise par l'inflammation des follicules glandulaires et la présence de petites taches rouges sur le pourtour de l'orifice sténosé (fig. 53 et 54).

On voit alors survenir du prurit, de la dyspareunie, etc.

Quoi qu'il en soit, c'est une affection bénigne dont le pronostic est favorable. S'il est en effet possible que le kraurosis

1. F. Jayle. *Rev. de Gynécol. et de Chir. abd.*, août 1906, t. X, p. 633 et *Presse médicale*, 1906, n° 75, p. 597.

sénile se complique de cancer, il n'en est pas de même du kraurosis post-opératoire.

Si on étudie de près les lésions du kraurosis post-opératoire, on constate qu'il s'agit de lésions épithéliales (amincis-

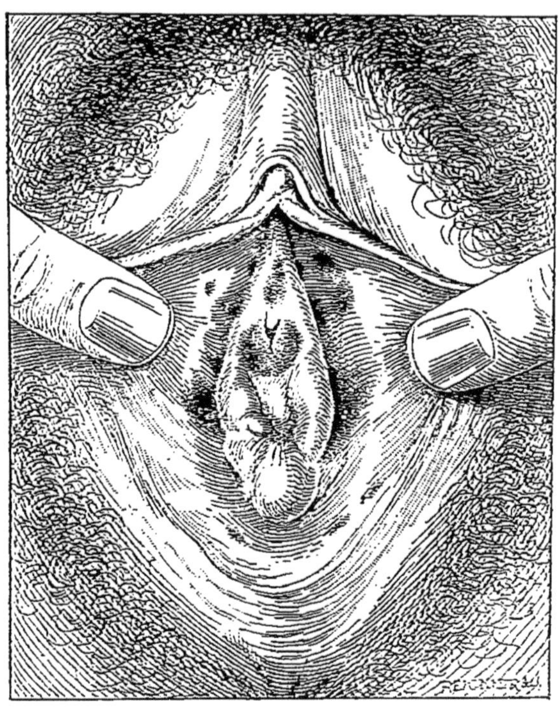

Fig. 54. — Kraurosis post-opératoire, développé chez une femme de 29 ans ayant eu 3 enfants, ovariectomisée depuis un an. Les grandes et les petites lèvres sont normales. Toute la muqueuse de la région est pâle dans son ensemble. Autour du méat, en dehors des caroncules hyménéaux, on voit de nombreuses taches couleur brique. Le méat présente une muqueuse rouge, éversée. La commissure postérieure est parsemée de fines arborisations vasculaires. L'orifice vaginal est resserré, bien que la malade ait eu 3 enfants : le toucher avec un doigt est très douloureux. Sensation de sécheresse et de cuisson à la marche; les injections se prennent difficilement depuis 3 ou 4 mois. (D'après Jayle. Rev. de Gynécol. *1906.)*

sement, dilatation vasculaire) ou sous-épithéliales (infiltration leucocytaire, sclérose du derme) comme on peut s'en rendre compte sur les coupes de notre ami X. Bender que nous reproduisons ici (fig. 55 et 56).

Comment expliquer l'apparition de ces lésions après la castration double?

On ne peut les rapporter à des inflammations locales, car blennorragies, bartholinites, ulcérations tuberculeuses, can-

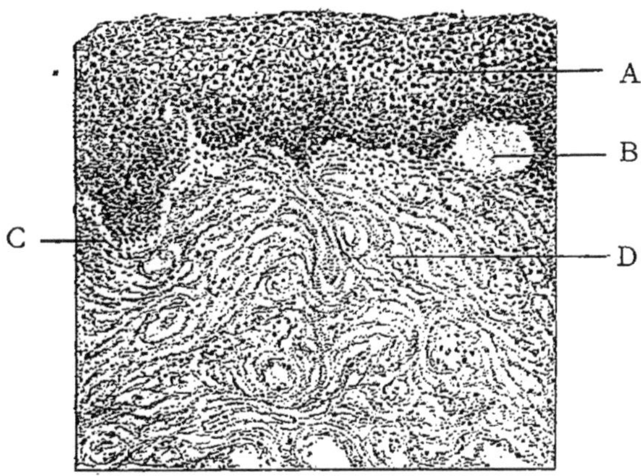

Fig. 55. — Kraurosis post-opératoire. Coupe d'un point correspondant à une plaque rouge. (Préparation de X. Bender). A, *épithélium légèrement aminci, mais sans lésions bien manifestes;* B, *vaisseau sanguin dilaté enclavé dans l'épithélium dont il a refoulé la couche basale;* C, *infiltration leucocytaire sous-épithéliale, formant une nappe à peu près continue au-dessous de la couche basale;* D, *derme sclérosé et infiltré de leucocytes. (D'après Jayle.* Rev. de Gynécol. *1906).*

céreuses, herpétiques, etc., peuvent évoluer sans produire la rétraction vulvaire.

En l'absence de la syphilis dont les effets sont incontestables, on admet que le kraurosis post-opératoire est dû soit aux lésions nerveuses produites au cours de l'opération, soit à un trouble nerveux d'ordre réflexe, soit enfin à la suppression de la sécrétion interne de l'ovaire.

Dès qu'elle sera reconnue, l'affection sera traitée par des soins hygiéniques très minutieux ; on a conseillé les injections à l'eau de pavot, de tilleul, de camomille.

« S'il s'agit de kraurosis folliculaire, dit M. Jayle, on fera la cautérisation de tous les points enflammés à la solution de permanganate de potasse concentré. »

On sera parfois obligé de recourir au traitement chirurgi-

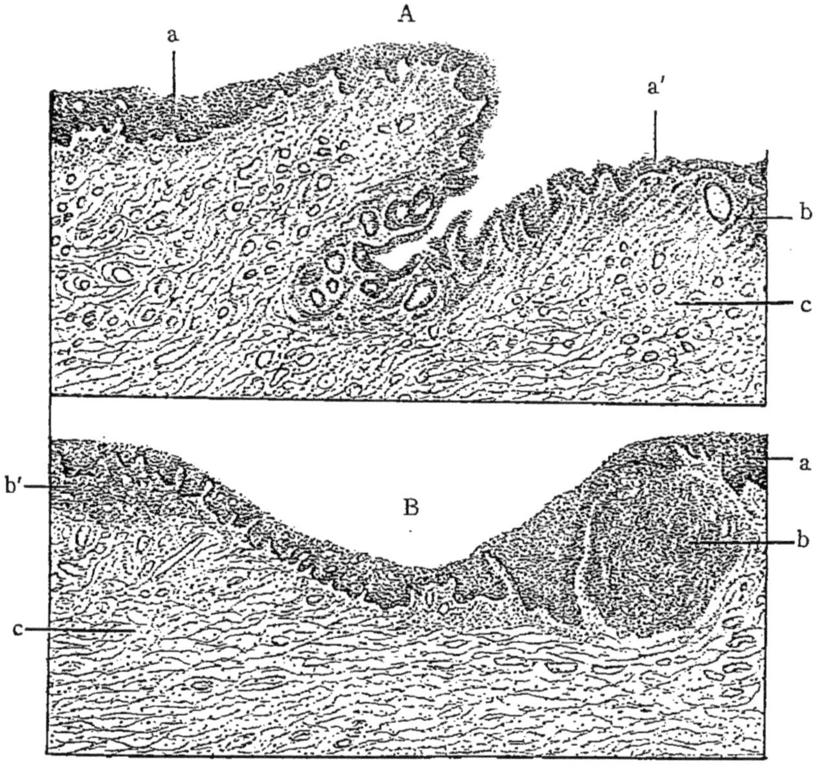

Fig. 56. — Kraurosis post-opératoire.
Coupe d'un point correspondant à une plaque rouge brique (préparation de X. Bender).

Fig. A. — *L'épithélium présente une épaisseur variable suivant les points considérés. En* (a) *le nombre des couches de cellules épithéliales est voisin de la normale; en* (a'), *ce nombre est au contraire très diminué. L'épithélium est aminci et le relief papillaire est à peine indiqué. Sous l'épithélium on trouve une infiltration leucocytaire abondante formant une nappe à peu près continue* (b). *Le derme* (c) *est sclérosé; il contient des vaisseaux en assez grand nombre.*

Fig. B. — *L'épithélium* (a) *présente la même disposition que dans la fig.* A. *On trouve aussi la même infiltration leucocytaire disséminée, mais en deux points* (b) *et* (b') *cette infiltration se condense sous la forme d'amas au contact immédiat de la couche génératrice de l'épithélium. Le derme et le tissu cellulaire sous-cutané* (c) *sont plus denses, plus lamelleux que dans la figure* A. *Les vaisseaux y sont aussi moins nombreux.* (*D'après Jayle.* Rev. de Gynécol. *1906.*)

cal ; on excisera les tissus rétractés et on comblera la perte de substance par un lambeau autoplastique pris dans le voisinage.

3° **Accidents dus à la présence de segments annexiels.** — A) Tumeurs intrapelviennes secondaires. — Après l'hystérectomie, on peut observer le développement de tumeurs kystiques constituées aux dépens de débris annexiels laissés en place par nécessité ou prudence, ou dans un faux espoir d'atrophie secondaire.

Nous savons, en effet, aujourd'hui, que loin de s'atrophier après l'ablation de l'utérus, les ovaires continuent à fonctionner pendant plusieurs années encore et que les annexes sont par conséquent exposées à être le siège de productions pathologiques post-opératoires.

Ce sont ces complications qui ont été successivement étudiées par Hahusseau (1), Le Dentu (2), Claret (3) et que nous ne voulons rappeler que très brièvement, car on ne les observe qu'exceptionnellement. C'est surtout après l'hystérectomie vaginale qu'on les a signalées.

Les tumeurs annexielles consécutives à l'hystérectomie se révèlent par des douleurs abdominales quelque temps après l'opération, tantôt au bout de quelques semaines, tantôt quelques mois plus tard. Il semble, dans certains cas, que l'intervention n'ait fait que suspendre pour un temps les troubles fonctionnels de l'affection. La symptomatologie de ces tumeurs est en général très simple : douleurs, signes de compression, tuméfaction, de volume et de forme variables, fluctuante s'il s'agit de tumeur kystique, dure, rénitente s'il s'agit d'une masse inflammatoire.

1. HAHUSSEAU. Des formations kystiques consécutives à l'extirpation de l'utérus et des annexes. *Th. de Paris*, 1891.

2. LE DENTU. Suites éloignées de l'ablation des annexes dans les affections non néoplasiques de ces organes. *Congrès de Chirurgie*, Paris, 1891, p. 175.

3. M. CLARET. Des tumeurs kystiques intrapelviennes secondaires à l'hystérectomie vaginale pour lésions non cancéreuses. *Th. de Paris*, 1896.

Ces tumeurs, étant donnés les commémoratifs, ne sauraient être confondues qu'avec des collections péritonéales enkystées, développées dans le petit bassin à la suite de l'hystérectomie. Du reste, M. Terrillon [1], M. Hahusseau n'admettent que ces dernières comme tumeurs secondaires post-opératoires et nient les tumeurs annexielles.

Le traitement de toutes ces tuméfactions doit être l'extirpation des annexes et de la tumeur par la laparotomie.

B) Cysthématomes menstruels post-opératoires. — Sous ce nom, MM. L. Dartigues et Joannidis [2] décrivent des formations kystiques à contenu hématique ou séro-hématique, développées aux dépens des annexes ou de débris annexiels laissés dans le pelvis au cours d'opérations antérieures, volontairement ou non.

C'est à la suite de salpingo-oophorectomies doubles, d'hystérectomies abdominales totales ou sus-vaginales, voire même à la suite d'hystérectomies vaginales, chez des femmes jeunes, entre 25 et 35 ans, dans une période qui varie de quelques mois à 1 ou 2 ans qu'on voit survenir de nouvelles douleurs abdominales principalement dans l'hypogastre. En même temps, la malade présente les troubles inhérents à la castration ovarienne double et que nous avons déjà étudiés (phénomènes congestifs, nerveux, etc.). Tous les mois, ces phénomènes se renouvellent coïncidant avec des pertes utérines, si la malade n'a subi que la castration.

A l'examen de l'abdomen on constate la présence d'une tumeur kystique, de volume variable, parfois nettement fluctuante, située à droite ou à gauche, augmentant de volume tous les mois par poussées successives, et donnant lieu à des phénomènes de compression. Le toucher vaginal permettra de reconnaître le siège exact du kyste et la multiplicité des poches.

1. Terrillon. Congrès de Chirurgie, 1891, p. 180.

2. L. Dartigues et Joannidis. Les cysthématomes menstruels post-opératoires. *Rev. de Gynécol. et de Chir. abd.*, 1908, n° 1, p. 41; et *Id.*, t. XII, 1908, p. 41-70, 2 figures.

La marche de ces formations kystiques est sans cesse progressive, et expose les malades à des complications sérieuses. Le kyste peut se rompre dans l'abdomen et déterminer une hémorragie mortelle. Il peut suppurer et s'ouvrir secondairement dans l'intestin ou le péritoine et donner lieu à une péritonite mortelle. Il peut enfin contracter des adhérences avec les organes voisins et déterminer des accidents graves d'occlusion intestinale.

Une fois le diagnostic posé, et il sera facile par les antécédents de la malade et l'examen de l'abdomen, on interviendra au plus vite pour extirper le kyste ou les kystes présents, pour les marsupialiser, si l'ablation en est trop difficile.

A quoi devons-nous attribuer la formation de ces kystes sanguins?

La pathogénie de ces kystes sanguins, nous répondent MM. Dartigues et Joannidis, est liée à la fluxion menstruelle persistant après l'opération et qui ne trouve pas à se faire jour au dehors.

Sous l'influence de la congestion menstruelle des débris ovariens, ajoutent-ils, il se fait, dans les follicules de de Graaf ou les microkystes préexistants, de véritables apoplexies sanguines plus ou moins abondantes qui, s'accumulant tous les mois, finissent par aboutir à des kystes de volume considérable.

M. Daniel se demande « si des ovaires aberrants siégeant dans le ligament large et le pelvis ne pourraient pas donner lieu également, après la castration ovarienne bilatérale, à la production de cysthématomes ».

4° ***Accidents dus à la présence d'un moignon utérin.*** — Le moignon utérin laissé en place, dans l'hystérectomie sus-vaginale peut subir deux ordres de modifications, les unes inflammatoires, les autres dégénératives.

Dans le premier cas, on observe des *pertes blanches* abondantes qui fatiguent beaucoup la malade et nécessitent un véritable traitement post-opératoire. En outre, l'inflammation, loin de rester cantonnée au col, peut s'étendre, envahir le tissu cellulaire environnant, et donner lieu à des *phlegmons* consécutifs bombant dans un des culs-de-sac vaginaux et nécessitant la colpotomie. On a pu, dans certains cas, où des débris annexiels avaient été laissés en place, leur rapporter ces lésions secondaires, mais force est bien de reconnaître leur origine utérine quand on les voit se développer tardivement, chez une femme n'ayant pas cessé, depuis son opération, de présenter une leucorrhée abondante.

Dans le second cas, les accidents sont plus graves : le moignon subit la *dégénérescence cancéreuse*. Signalée pour la première fois par Mann (de Buffalo), en 1893, cette complication fut l'objet d'une discussion de la Société de Chirurgie, en juin 1904. A l'occasion d'une observation de notre maître, M. G. Richelot, qui vit un cancer du moignon cervical se développer cinq ans après une hystérectomie subtotale pour fibrome, M. Bazy rapporta un cas d'épithélioma au fond du vagin, six ans après une hystérectomie *totale* pour fibrome.

M. Beurnier vit un épithélioma se développer dans les mêmes conditions, un an après une hystérectomie totale pour fibrome. Aussi M. Ricard pense-t-il qu'il y a là simple coïncidence entre un cancer du col passé inaperçu au moment de l'hystérectomie et le fibrome et non relation directe, puisqu'on l'observe après l'hystérectomie totale. MM. Tuffier et Routier se rangèrent à son avis.

En 1905, M. Richelot [1] communiqua six nouveaux cas de dégénérescence cancéreuse du moignon cervical après l'hystérectomie subtotale pour fibromes. Il en possédait à ce moment vingt-deux cas; aussi affirme-t-il qu'il y a là plus qu'une coïncidence et conseille-t-il dans tous les cas l'hystérectomie totale.

Il ne faut cependant pas se hâter trop vite de conclure à une dégénérescence cancéreuse du col quand, après une hys-

1. G. Richelot. *Soc. de Chir. de Paris*, 31 mai 1905.

térectomie subtotale, on voit survenir un cancer du moignon. En effet, à côté des cas véritablement indiscutables où le moignon cervical, reconnu indemne, dégénère quelque temps après l'hystérectomie, il en est d'autres qui sont passibles d'explications différentes.

C'est ainsi que le col utérin peut être déjà atteint de cancer au moment de l'intervention; ce dernier passe inaperçu et continue à évoluer pour ne se faire reconnaître que plus tard.

Dans d'autres cas, on a cru enlever par l'hystérectomie un fibrome de l'utérus; on s'est contenté de faire la subtotale et on a laissé en somme un moignon sarcomateux qui continue son évolution.

Enfin, dans certains cas, on prend pour une dégénérescence cancéreuse un granulome que l'examen histologique permet facilement de reconnaître.

5° ***Accidents vésicaux.*** — Les rapports directs qui existent entre la vessie et l'utérus, les atteintes portées par l'hystérectomie à la vessie, nous font prévoir les retentissements possibles de l'opération sur les fonctions vésicales ultérieures. Sans être fréquents, les troubles vésicaux post-opératoires sont assez souvent signalés. La cystite en est le plus connu; mais on a également signalé *l'hématurie*[1], *la cystocèle*[2]. Cette dernière est vraiment exceptionnelle, car loin de favoriser le prolapsus, l'hystérectomie, en allégeant l'utérus, en diminue les chances. N'a-t-on pas en effet proposé l'amputation sus-vaginale et même totale dans la cure du prolapsus génital. Néanmoins on observe encore de temps en temps des cas de cystocèles post-opératoires, comme chez cette malade dont parle Caboche dans sa thèse[3] et qui, revue un an après une hystérectomie abdominale totale, présentait des

1. F. Terrier. *Rev. de Chir.*, t. XX, décembre 1899, observ. CXXXII, p. 651.
2. F. Terrier. *Id.*, observ. XCVI, p. 635.
3. Caboche. *Th. de Paris*, 1898, observ. XIV, p. 67.

envies fréquentes d'uriner et une paroi vaginale antérieure qui avait tendance à sortir au dehors.

La cystite post-opératoire n'a pas encore suffisamment attiré l'attention des chirurgiens français, et pourtant c'est une complication sérieuse qui a fait l'objet à l'étranger de certains travaux. Frankenstein[1], Rosenstein[2], Gutbrod[3], Baisch[4], Taussig[5] ont fait sur la question des publications intéressantes.

C'est surtout en gynécologie et principalement après l'hystérectomie totale qu'on l'observe. L'opération de Wertheim fournit un pourcentage très sérieux puisque, d'après Taussig, on l'observerait dans 64 pour 100 des cas, tandis que l'hystérectomie vaginale ne la déterminerait que 2 fois sur 100. A quoi tient donc cette grande fréquence de la cystite post-opératoire après l'hystérectomie abdominale totale pour cancer utérin?

Trois facteurs peuvent être incriminés : la rétention d'urine, le traumatisme, l'infection.

La rétention d'urine est fréquente après les opérations sur le bassin et réclame un cathétérisme souvent répété pendant plusieurs jours. La vessie est ainsi exposée à être infectée non seulement par le cathéter lui-même, mais encore par la stagnation de l'urine qui facilite le développement des bactéries.

Le traumatisme de la vessie est souvent inévitable au cours de l'opération de Wertheim. La ligature ou la compression des vaisseaux vésicaux est parfois nécessaire, et Stoeckel[6] a très fréquemment constaté au cystoscope des hémorragies sous-muqueuses dans le fond de la vessie après l'hystérec-

1. FRANKENSTEIN. *Monatsschr. für Gyn. und Geb.*, vol. XXII, p. 179.
2. ROSENSTEIN. *Centralblatt für Gyn.*, 1902, p. 569 et 1904, n° 28.
3. GUTBROD. *Centralblatt für Gyn.*, 1905, 10 novembre.
4. BAISCH. *Hegar's Beitr.*, vol, VIII, p. 297. — Congrès Wurzburg, 1903. — *Centralblatt für Gyn.*, 1904, p. 380.
5. TAUSSIG. *Surgery, Gynecology and Obstetrics*, Chicago, février 1906, p. 181.
6. STOECKEL. *Cystoscopie der Gynækologen*. Leipzig, 1904.

tomie; elles sont dues, selon lui, soit à l'hémorragie produite au moment de la séparation de la vessie des tissus environnants, soit à la stase veineuse résultant de la ligature des vaisseaux.

Dans certains cas, il a fallu, au cours de l'opération, inciser la vessie pour faire l'ablation complète du cancer ou une implantation urétérale.

L'infection est sans contredit le principal facteur dans l'apparition de la cystite post-opératoire. Sans elle, la rétention et même le traumatisme sont incapables de déterminer les accidents vésicaux. Elle peut être antérieure à l'intervention (cystite chronique). Elle peut venir du rectum, du vagin, de l'urètre directement ou par voie lymphatique.

En règle générale elle est sous la dépendance du cathétérisme. Ce qu'il faut craindre, ce n'est cependant pas le cathéter, car la sonde en verre est facilement stérilisable, ce sont surtout les bactéries de l'urètre : le staphylocoque, le colibacille y ont été rencontrés par tous les auteurs qui les ont cherchés. A chaque cathétérisme un certain nombre d'entre eux sont transportés par la sonde dans la vessie, où, grâce à l'état de moindre résistance de la paroi, déterminée par le traumatisme et la rétention, ils produiront une cystite avec tout son cortège symptomatique.

On évitera donc, dans la mesure du possible, les causes qui favorisent la cystite post-opératoire (lésions de la vessie, rétention d'urine). Werth, Frankenstein ont vu diminuer la rétention d'urine dans des proportions considérables, en remplissant la vessie avec une solution de sérum à la température du corps, avant de refermer l'abdomen.

Baisch conseille d'injecter dans la vessie pleine, le soir de l'opération, 20 centimètres cubes d'une solution à 2 pour 100 de glycérine boriquée. L'effet serait immédiat.

La sonde à demeure évite, il est vrai, la rétention, mais expose davantage à la cystite; aussi n'est-elle pas à conseiller.

C'est l'infection qu'il faudra surtout combattre.

Sans recourir à l'irrigation de l'urètre qui est trop difficile à exécuter pour un résultat jusqu'ici toujours négatif, on se contentera de bien nettoyer le méat et de faire le cathétérisme à la sonde, ou mieux au cathéter à double courant. Après chaque cathétérisme, on pourra faire un lavage de la vessie au sérum. Quoi qu'il en soit, l'infection déclarée, on la combattra par tous les moyens conseillés par les urologues (nitrate, protargol, etc.).

6° ***Fistules urétérales.*** — L'apparition d'une fistule urétérale après l'hystérectomie est un accident tantôt précoce, se manifestant au bout de quelques heures, tantôt tardif, se déclarant au bout de plusieurs jours ou de quelques semaines seulement. Dans le premier cas, la fistule est incontestablement la conséquence d'une blessure de l'uretère passée inaperçue au cours de l'intervention, une ligature en masse, la compression par une pince ou une cautérisation aveugle ayant lésé l'organe. Dans le second, il s'agit d'une nécrose déterminée par un traumatisme passager ou une dénudation trop étendue, ayant privé un segment de l'uretère de ses vaisseaux nourriciers (fig. 57). Les expériences sur des chiens ont montré qu'il se produit d'abord un infarctus hémorragique des parois de l'uretère, détruisant les tuniques internes. Si le processus est limité, la lésion peut guérir; sinon les parois se mortifient et donnent issue à l'urine qui se collecte dans l'atmosphère périurétérale. La

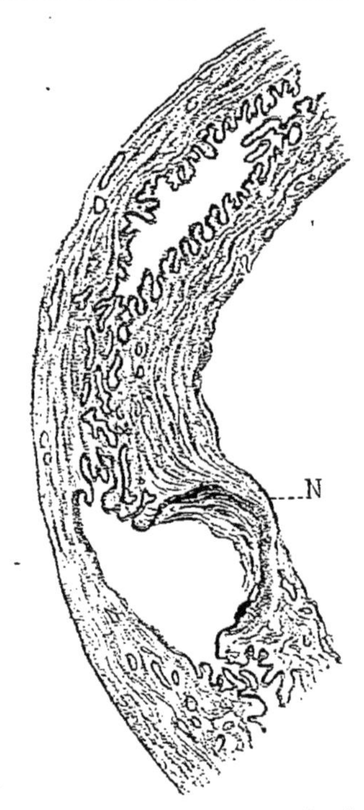

Fig. 57. — Nécrose de la paroi de l'uretère libéré de trop près au cours d'une hystérectomie pour cancer (pièce d'autopsie recueillie 6 jours après l'opération). (D'après Sampson.)

collection s'ouvrira secondairement dans un organe voisin et constituera la fistule.

La fistule peut être complète ou incomplète.

La fistule complète draine toute l'urine descendant du rein vers le point où elle s'abouche, péritoine, intestin, vagin ou

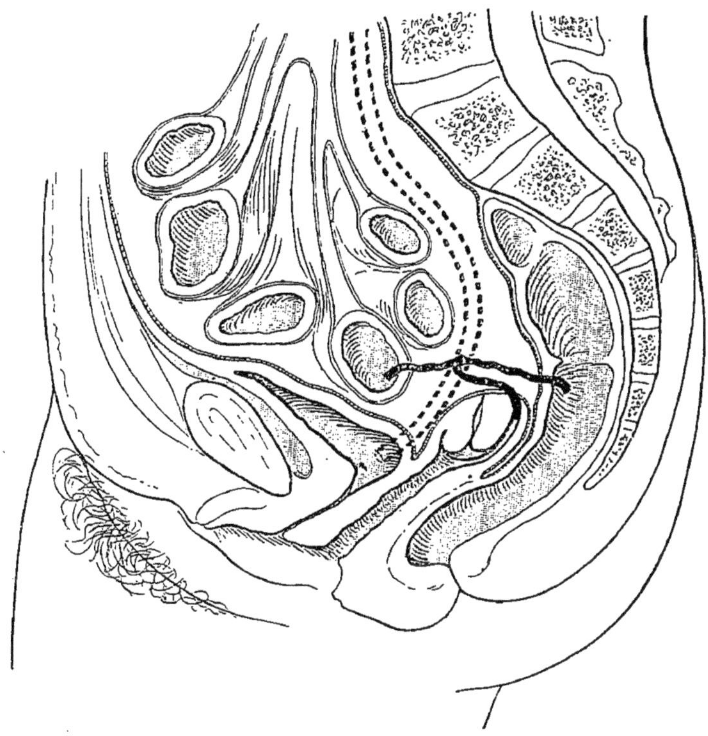

Fig. 58. — Schéma montrant des fistules urétérales s'ouvrant dans l'intestin, le vagin et le rectum.

rectum (fig. 58). Elle expose cependant à des phénomènes de rétention, par rétrécissement du trajet. Lorsque la fistule s'ouvre dans le péritoine, les accidents peuvent être terribles; si l'urine est septique, le malade succombe rapidement à une septicémie péritonéale; lorsque l'urine est aseptique, la guérison peut s'observer dans quelques cas heureux, par fermeture spontanée de l'orifice urétéral et atrophie consécutive du rein.

L'ouverture de la fistule dans l'intestin est une des meilleures solutions de cette complication. Elle est l'établissement naturel d'une dérivation des urines que de nombreux auteurs ont cherché à établir chirurgicalement. Tout va bien si la fistule s'ouvre dans le gros intestin et encore y a-t-il toujours lieu de craindre l'infection ascendante du rein. Mais si l'abouchement se fait dans l'intestin grêle, les suites peuvent être assez fâcheuses, car l'urine, déversée dans ce segment intestinal, en gêne les fonctions normales de sécrétion et d'absorption, et peut être elle-même résorbée, déterminant des accidents d'intoxication. L'ouverture dans le rectum est une solution qui présente les mêmes avantages et les mêmes inconvénients que l'ouverture dans le gros intestin.

La fistule peut enfin s'ouvrir dans le vagin donnant lieu à un écoulement incessant d'urine qu'on peut constater *de visu* au speculum.

Dans tous ces cas il faudra s'assurer, par la cystoscopie et le cathétérisme urétéral, qu'il s'agit bien d'une fistule complète. On trouvera un segment inférieur court, terminé en cul-de-sac et ne donnant issue à aucune goutte d'urine. Dès lors il ne faudra plus attendre pour conseiller le traitement chirurgical, car on ne peut rien espérer d'une expectation prolongée; elle ne fait qu'exposer davantage le rein à l'infection.

On devra, autant que possible, rétablir le cours normal des urines, par l'anastomose urétéro-urétérale si elle est possible, ou l'urétéro-cysto-néostomie; si le rein est lésé on recourra à la néphrectomie.

La fistule incomplète est beaucoup moins grave et a une grande tendance à la guérison spontanée. L'urine s'écoule en partie par la fistule, en partie par le segment inférieur de l'uretère dans la vessie. Les dangers d'infection ascendante du rein sont moins grands. Aussi pourra-t-on attendre une guérison spontanée, qui se produira au bout de quelques jours ou de quelques semaines.

III

HYSTÉRECTOMIE VAGINALE

SOINS CONSÉCUTIFS

Cette opération, que les chirurgiens français (Richelot, Bouilly, Segond) ont portée à son apogée, semble un peu abandonnée aujourd'hui. Devant la sécurité qu'offre, avec l'asepsie, la voie abdominale, elle perd chaque jour plus de terrain ; cependant elle a encore des indications et c'est pour cela que nous en devons étudier les suites.

Il faut reconnaître qu'elles sont vraiment remarquables.

On fera reconduire les malades dans leur lit, aussitôt après l'opération, par un aide uniquement chargé de la surveillance des pinces à demeure et de l'installation de l'opérée.

On laissera la malade au repos absolu, les genoux légèrement pliés sur un oreiller, les pinces soutenues par un gros tampon d'ouate. Souvent une piqûre de morphine sera nécessaire pour calmer la douleur.

La malade sera sondée régulièrement les deux premiers jours ; quelques chirurgiens préfèrent la sonde à demeure.

Les pinces seront enlevées au bout de 48 heures. C'est à ce moment qu'il faudra agir avec prudence, douceur et discernement. On enlèvera les pinces l'une après l'autre, en les déclanchant d'abord, puis en faisant jouer les mors avec des tractions très modérées. Si à ce moment il se produit une hémorragie d'une certaine importance, « sans perdre de temps, il faut coucher la malade en travers, enlever les tampons, placer des écarteurs, reprendre les tissus qui saignent. Avec une pince-érigne, on retrouve toujours la section vaginale et la base du ligament large ; peu à peu, chaque partie de la plaie se montre, les jets artériels apparaissent et quelques longuettes sont encore laissées à demeure [1] ».

Les tampons ne seront enlevés qu'au 8e jour, quand on sera sûr que le péritoine est protégé. On se gardera d'un lavage vaginal le même jour; il a souvent été la cause de douleurs abdominales vives. Mieux vaudra remettre au lendemain la première injection qui sera faite à l'eau bouillie simple, ou au sérum. Ce n'est qu'un peu plus tard qu'on fera des irrigations au sublimé.

Pendant deux mois, on verra encore s'éliminer avec les injections de petites escarres, mais les malades pourront se lever du 15e au 20e jour.

Quelquefois, à l'occasion de la chute de ces escarres, on verra survenir, vers le 10e jour, par exemple, des hémorragies tardives; elles ne sont jamais bien graves car, comme le fait observer notre maître M. G. Richelot, à cette époque le péritoine est solidement protégé et un simple tamponnement du vagin à la gaze suffit à les conjurer.

COMPLICATIONS POST-OPÉRATOIRES

Les suites de l'hystérectomie vaginale sont en général bénignes; il est en effet bien difficile de mettre sur le compte de l'opération des complications dues à la négligence ou à la maladresse de l'opérateur, telles que le pincement du rectum, de l'intestin, de la vessie ou de l'uretère, ou encore les accidents de septicémie.

De même, il est des complications générales qui peuvent s'observer ici comme après toute autre intervention (shock, escarres, etc.).

Il est cependant certains accidents particuliers qui méritent d'être étudiés.

Leucorrhée. — Quelquefois, après l'hystérectomie vagi-

1. L.-G. Richelot. *Chirurgie de l'utérus.* O. Doin, éd., 1902, p. 272.

nale, les femmes sont exposées à voir survenir des pertes vaginales d'une abondance et d'une fétidité inusitées.

Ces écoulements sont dus au sphacèle des régions profondes de la cavité vaginale, traumatisées par les pinces longuettes. Ils incommodent fort la patiente et son entourage et demandent un traitement énergique. L'eau oxygénée agit d'une façon remarquable contre la fétidité de ces pertes, mais elle a une action caustique parfois dangereuse. Pour obvier à cet inconvénient, on a conseillé l'emploi d'une solution d'anios à 2 pour 100. Matin et soir, la malade prendra, dans la position horizontale et à faible pression, une injection de 2 litres avec la solution d'anios à 2 pour 100. Comme il reste toujours une certaine quantité de liquide dans la cavité vaginale, l'anios, composé chloro-méthyl-vanadique, aura l'avantage d'émettre, au contact des substances organiques, de l'oxygène naissant.

Fistule urinaire. — Mises à part les fistules immédiates, dues à une solution de continuité de la vessie ou de l'uretère créée par un instrument tranchant, on peut observer secondairement, à la suite de l'hystérectomie vaginale, la formation d'une petite fistule vésico-vaginale ou urétéro-vaginale, due à la chute d'une escarre.

Ce sont des fistules qu'il ne faut pas fermer trop tôt ; il faut attendre, dit M. Richelot, que les tissus soient réparés au maximum avant d'entreprendre une opération anaplastique.

Prolapsus génital. — Les observations sont rares de prolapsus génital après l'hystérectomie vaginale. Dans la plupart des cas la chute du vagin entraîne celle du rectum ou de la vessie. Le prolapsus génital seul est exceptionnel. Stratz[1] en rapporte un cas très intéressant. Il s'agissait d'une femme de 68 ans qui vit se développer un prolapsus génital vingt ans après une hystérectomie vaginale. La tumeur du volume de deux poings ne contenait ni le rectum ni la vessie. On n'y

1. STRATZ. *Zentralblatt für Gynakologie*, 10 octobre 1908, n° 41, p. 1334 (2 FIGURES).

trouvait que des anses intestinales. Le sac péritonéo-vaginal fut extirpé et l'intestin refoulé. On créa une cloison vésico-rectale et on ferma la vulve de l'orifice urétral à l'anus.

Stratz explique ces cas par la persistance congénitale des culs-de-sac péritonéaux vésico-vaginaux et vagino-rectaux;

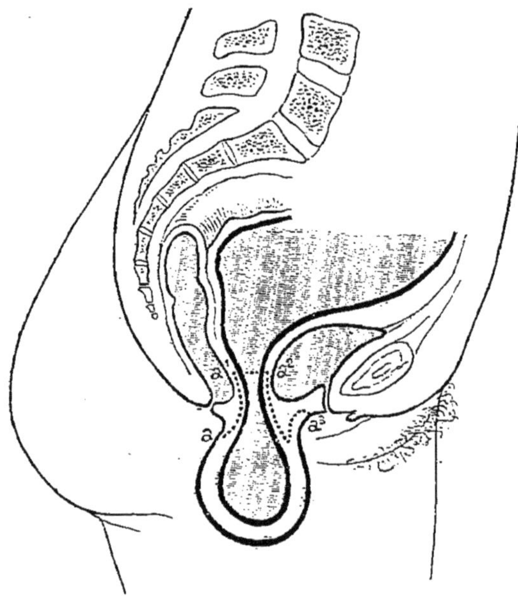

Fig. 59. — Inversion du vagin après une hystérectomie vaginale. Résection du sac péritonéo-vaginal (d'après Stratz).

grâce à eux le vagin peut glisser sans entraîner la vessie ni le rectum (fig. 59 et 60).

Pelvi-péritonites. Epiploïtes. — Accidents d'ordre infectieux survenant dans les jours qui suivent l'opération, la pelvi-péritonite et l'épiploïte, ne revêtent aucun caractère particulier qui mérite d'être signalé. On les reconnaîtra donc facilement et on les traitera très énergiquement dès leurs premières manifestations.

Rétentions rénales. — « J'ai eu à plusieurs reprises, dit M. Legueu[1], l'occasion d'observer, à la suite de l'hystérec-

1. Legueu. Des rétentions rénales à la suite de l'hystérectomie vaginale. *Rev. de Gynécol. et de Chir. abd.*, 1906.

tomie vaginale une rétention rénale, ou mieux une crise d'hypertension avec infection se produisant sur l'un des reins *en dehors de toute intervention accidentelle sur les uretères*, je veux dire *sans que ces uretères aient été pincés.* » Cette complication, que nous ne trouvons pas signalée avant l'étude qu'en a faite M. Legueu, est du reste sans grande gravité, la

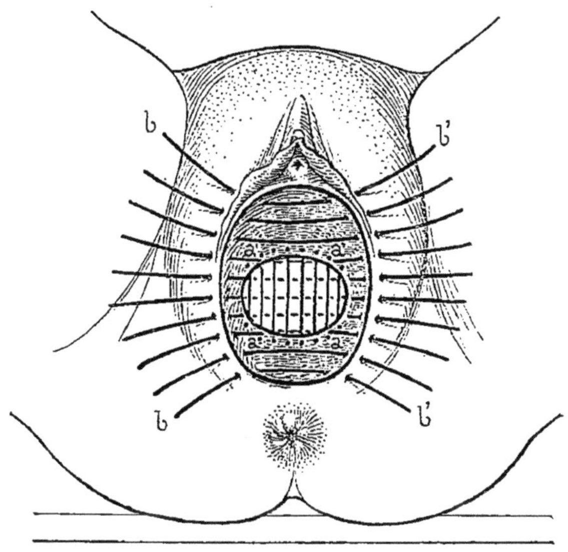

Fig. 60. — Le sac péritonéo-vaginal est réséqué. Cloisonnement vésico-rectal (d'après Stratz).

crise presque toujours passagère, disparaissant sans laisser de trace. Cet accident survient dans les premiers jours qui suivent l'opération : aux 4e, 5e et 15e jours dans les observations de M. Legueu. Il se manifeste d'une façon brusque par une douleur rénale avec fièvre et parfois des vomissements. La palpation permet de reconnaître une augmentation de volume du rein et révèle de la douleur locale. Les mictions sont rares, sans hématurie; les urines sont parfois troubles.

Cette crise dure peu en général. Elle disparaît en quelques jours sous l'influence d'enveloppements chauds de la région lombaire et de lavages vésicaux.

Discutant la cause de cette complication, M. Legueu écarte l'hypothèse d'un pincement de l'uretère, parce que jamais il n'a vu de fistule urétérale chez ces malades et parce que jamais il n'a vu cette crise se produire le premier jour ou avant l'ablation des pinces. Il pense « qu'il s'agit dans tous ces cas d'infection rénale aiguë post-opératoire sur des reins déjà préparés, quelque peu distendus et en état d'opportunité morbide ». La sonde à demeure doit évidemment être le point de départ de cette infection ascendante, facilitée par un certain degré de dilatation de l'uretère. M. Legueu suppose que les pinces à demeure peuvent dévier l'uretère et, entravant en partie son fonctionnement, traumatiser sa paroi et appeler l'infection.

RÉSULTATS OPÉRATOIRES

Dans les cas d'hystérectomie vaginale pour cancer, la récidive survient assez rapidement. Elle siège dans la paroi vaginale, dans la cicatrice, dans le pelvis.

Jacobs (de Bruxelles) a communiqué au IIe Congrès de la Société internationale de Chirurgie (1908) sa statistique portant sur 106 hystérectomies vaginales pour cancers. Elle se décompose ainsi :

2 cas. Mort immédiate.
11 — Perdus de vue.
87 — Morts de récidive dans les 5 ans (1 après 5 ans).
5 — Survie sans récidive depuis moins de 5 ans.
1 — Survie sans récidive pendant plus de 5 ans, mais récidive au bout de 17 ans.

106

IV

COLPO-PÉRINÉORRAPHIE

La malade ayant été préparée à l'opération par une désinfection vaginale rigoureuse, et un grand lavage du rectum l'avant-veille de l'opération, sera constipée comme pour une cure radicale d'hémorroïdes, à l'aide de pilules d'opium (o gr. o5). Ce traitement sera continué après l'opération. Tous les soirs on donnera à la malade une pilule d'opium de o gr. o5 pendant huit jours. Le huitième jour, on la purgera à l'aide d'huile de ricin de préférence.

Il est indiqué, après une colpo-périnéorraphie, de faire un léger tamponnement du vagin à la gaze aseptique ou iodoformée et de placer une sonde à demeure dans l'urètre. On placera également un drain dans le rectum pour l'évacuation des gaz.

La plaie sera recouverte de poudre antiseptique (iodoformée de préférence) et d'un pansement compressif.

La malade sera gardée au lit les jambes liées et pliées sur un oreiller, au moins pendant les premières vingt-quatre heures.

Le tamponnement vaginal sera enlevé au huitième jour seulement; les fils seront coupés au dixième. Si cependant la périnéorraphie a été faite d'urgence, à la suite d'un accouchement, on sera obligé de retirer tous les jours le tamponnement pour donner les soins vaginaux. On en sera quitte pour le refaire ensuite.

On observe parfois, après une périnéorraphie, une petite ascension de température due à une légère infection de la plaie, caractérisée par de la tuméfaction et de la rougeur des téguments. Il ne faudra pas hésiter dès lors à sectionner un ou plusieurs points de suture et à laver la plaie à l'eau oxygénée.

V

OPÉRATION CÉSARIENNE

(Hystérotomie)

L'opération césarienne, exécutée pour extraire de l'utérus un fœtus qui ne peut suivre les voies naturelles, nécessite des soins ultérieurs assez simples et n'expose qu'à des accidents d'infection.

SOINS CONSÉCUTIFS

Les soins post-opératoires de l'opération césarienne diffèrent suivant que l'utérus, après la délivrance, s'est rétracté facilement sur lui-même, ou qu'au contraire il y a eu inertie utérine; dans ce dernier cas, l'utérus saigne et, pour arrêter l'hémorragie, on aura eu recours au tamponnement de la cavité utérine.

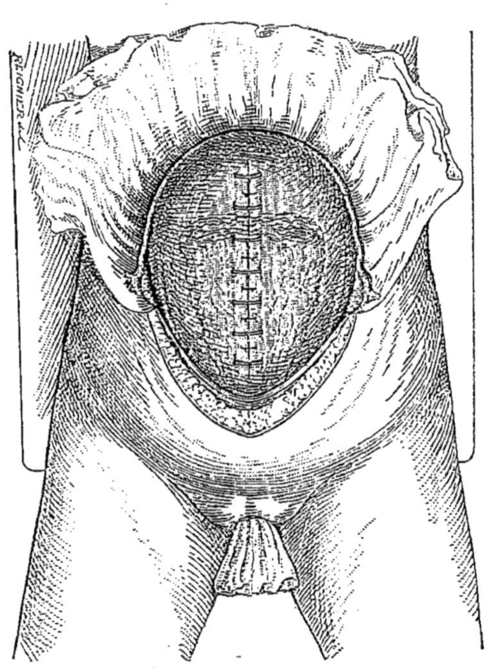

Fig. 61.
Opération césarienne. Tamponnement à la gaze laissé dans l'utérus.

Si on n'a pas tamponné, les soins sont très simples : simple pansement aseptique de laparotomie, ablation des fils au dixième jour, lever au bout de trois semaines.

Si l'utérus a été tamponné, la mèche de gaze attirée par le

col jusqu'à la vulve (fig. 61) est préservée par un pansement maintenu par un bandage en T. Cette mèche est retirée au bout de deux heures environ avec les plus grandes précautions d'asepsie.

La malade sera purgée au troisième jour et à partir de ce jour, recevra un lavement tous les matins.

« Il n'y a, du fait de la césarienne, dit notre ami M. Jeannin[1], aucune contre-indication à l'allaitement maternel. Tout allant bien, on mettra l'enfant au sein de sa mère dès le troisième jour. »

ACCIDENTS CONSÉCUTIFS

Les accidents possibles après l'opération césarienne sont d'ordre hémorragique ou infectieux.

Les hémorragies peuvent être facilement prévues; elles sont sous la dépendance de l'inertie utérine et doivent être combattues par le tamponnement.

Les accidents infectieux sont dus en général à une faute opératoire. Qu'on ait apporté quelque négligence à la délivrance, qu'on ait laissé en place quelques membranes adhérentes, ou qu'il persiste au niveau du col un fragment obstruant son orifice interne, on pourra voir se développer des accidents infectieux de rétention contre lesquels on n'aura malheureusement pas la ressource du curettage ou des injections.

1. C. Jeannin. *Le Progrès médical*, 3 juillet 1909, n° 27, p. 345.

CHAPITRE XVI

CHIRURGIE DES MEMBRES

I

TRAITEMENT DES FRACTURES

Le traitement des fractures nécessite aujourd'hui de la part du chirurgien une attention particulière, car, dans chaque cas, sa responsabilité se trouve tout entière engagée. Il ne suffit plus de mettre un membre fracturé dans un appareil plâtré, en se contentant d'un à peu près dans la correction. Il faut le surveiller très attentivement dans les jours qui suivent.

Toutes les manifestations ultérieures à la pose de l'appareil seront considérées par le patient, toujours mal conseillé, comme des fautes professionnelles. Aussi est-il de la plus haute importance, pour le praticien, de connaître l'évolution normale des fractures en général et de chaque fracture en particulier, ainsi que les accidents possibles au cours du traitement de chacune d'elles.

La première qualité d'un appareil plâtré est de ne pas blesser le patient. Dès le soir de la réduction, on arrondira à la pince tous les angles de l'appareil, susceptibles de blesser les téguments et de déterminer une petite plaque de sphacèle. On s'assurera que l'appareil ne comprime pas trop les tissus, on évitera ainsi les gangrènes par compression, assez fréquentes autrefois. On surveillera l'extrémité du membre, sa circulation ; on interrogera le malade sur les phénomènes qu'il ressent, et, si des douleurs trop vives coïncident avec des troubles de circulation (cyanose, œdème, etc.), on n'hésitera pas à relâcher l'appareil.

Il faut bien savoir, cependant, qu'en dehors de toute compression par l'appareil certaines fractures sont douloureuses pendant toute la durée du traitement. Au voisinage des extrémités osseuses, les terminaisons nerveuses subissent une irritation continue qui se manifeste par une douleur permanente qui ne cède en général qu'à la morphine.

Dès le début du traitement, il faudra tenir compte de l'état général de l'individu. Tel sujet syphilitique devra reprendre, pendant la durée de la consolidation, du mercure et de l'iodure. Tel autre paludéen sera soumis à la quinine. L'alcoolique prendra de l'opium sous une forme quelconque les premiers jours. Aux débilités, on donnera du phosphate de chaux.

La levée de l'appareil, qui était autrefois toujours tardive, peut être plus précoce, depuis que notre maître, M. J. Lucas-Championnière, a fait connaître les bienfaits que le massage pouvait apporter à la consolidation de la fracture et à sa guérison.

Point n'est besoin aujourd'hui de conserver un membre dans l'immobilisation absolue pendant des semaines et des mois; les muscles s'atrophient, les articulations s'enraidissent, les tendons se rouillent, et, si le membre est solide, il est loin d'être guéri dès qu'on lui rend sa liberté.

La mobilisation précoce et le massage préviennent ces complications fâcheuses qui rendent les malades impotents pendant de longs mois, après la consolidation de la fracture. Mais combien de temps faut-il laisser le membre dans l'appareil plâtré, et quand doit-on commencer le massage? Ce sont des points que, seul, l'examen clinique permet de résoudre, car, étant donnés la variété de la fracture, sa gravité et l'état général de l'individu, les indications varient, et il est impossible de formuler des règles précises à ce sujet. On lira donc avec grand profit le *Traité des fractures par le massage et la mobilisation* de M. Lucas-Championnière, dont la compétence en la matière est hautement reconnue.

Il est cependant des données moyennes d'immobilisation que la majorité des chirurgiens s'accordent à reconnaître.

L'appareil de Hennequin, pour fracture de bras, restera en place une vingtaine de jours. On le remplacera ensuite par une simple écharpe.

La gouttière plâtrée pour fracture de coude ne sera main tenue d'une façon permanente que 10 à 15 jours. De même, la gouttière, d'avant-bras, pour fracture de l'extrémité inférieure du radius.

L'appareil plâtré pour fracture de jambe, sus-malléolaire, ou bi-malléolaire, sera gardé 40 jours, et la marche ne sera permise que 20 ou 30 jours plus tard.

FORMATION DU CAL NORMAL

Nous ne pouvons aborder l'histoire des complications qui peuvent survenir à la suite d'une fracture osseuse, sans rappeler en quelques mots l'évolution normale de la consolidation et le travail intime de la réparation, bien mis en lumière par Duhamel, Dupuytren, Cruveilhier, Heine, Ranvier, Ollier, Rigal et Vignal, Kiener et Poulet.

La formation du cal passe par deux phases (cal provisoire et cal définitif), qu'on peut plus justement diviser en quatre périodes, d'après les phénomènes qu'on observe. Ces quatre périodes sont précédées d'une première étape de 5 à 6 jours, indifférente, pourrions-nous dire, pendant laquelle on ne constate aucun phénomène de réparation ; le sang épanché au niveau du foyer de la fracture, dilué par une certaine quantité de lymphe plastique, devient plus fluide ; le périoste se gonfle, et il se produit une abondante diapédèse de leucocytes ; c'est la *période hémorragique et exsudative* de Kiener et Poulet.

— La première période de la formation du cal débute vers

le 6e jour; elle dure 8 à 9 jours. Le travail de réparation commence par la formation d'un manchon *cellulo-fibreux* ou *virole externe* de Duhamel et de Dupuytren, ou cal périostique, qui s'étend d'un fragment à l'autre; cette capsule répond en dehors au tissu cellulaire et aux muscles, avec lesquels elle se confond parfois, pour former la *capsule musculo-périostique de Gosselin*; en dedans, elle est en rapport avec l'espace interfragmentaire, et le liquide séro-sanguin épanché.

— La deuxième période commence au 15e jour et finit vers le 40e. C'est la période du *cal fibro-cartilagineux*; elle est caractérisée par l'apparition de tissu cartilagineux qui infiltre la capsule cellulo-fibreuse. En même temps, on assiste à la prolifération de la moelle centrale; elle perd sa coloration jaunâtre, pour devenir rougeâtre, embryonnaire, et, à ses dépens, se forme la cheville cellulo-fibreuse centrale, *la virole interne* de Dupuytren, le cal médullaire.

Quant aux fragments osseux, ils présentent les phénomènes de l'ostéite raréfiante.

— Du 40e au 60e jour se forme le *cal osseux*; c'est la 3e période qui aboutit à la formation du *cal primitif* de Miescher, du *cal provisoire* de Dupuytren. L'ossification commence par les extrémités de la virole externe et gagne toute la capsule, de dedans en dehors, en respectant toujours sa face externe. La virole interne s'ossifie ensuite; le processus débute par ses extrémités et aboutit à la formation d'un véritable cylindre.

La substance intermédiaire de Breschet, située entre les deux viroles, et dépendant surtout de la virole externe, reste longtemps fibro-cartilagineuse; elle forme le *cal interfragmentaire* dont l'ossification est tardive.

— La 4e période, période du *cal définitif*, est très longue; chez les petits animaux, elle dure 60 jours (du 60e au 120e); chez l'homme, il faut plusieurs mois et parfois même plusieurs années, pour que l'ossification soit complète. La constitution définitive du cal nécessite la régression progressive du cal périostique et du cal interfragmentaire, la raréfaction osseuse de la virole interne et la restauration du canal médullaire.

Dans les os courts, le rôle de la virole périostique est beaucoup moins important, et la consolidation se fait surtout aux dépens de la moelle et du tissu interfragmentaire.

Dans les fractures juxta-articulaires, la consolidation se fait par cal périostique et interfragmentaire ; il n'y a pas de virole interne, puisqu'il n'y a pas à ce niveau de cavité médullaire.

Dans les fractures articulaires, le cal est essentiellement interfragmentaire sans virole externe, ni interne.

Les différentes opinions, émises autrefois sur la formation du cal, sont complètement abandonnées aujourd'hui. Le cal ne se forme pas aux dépens d'un suc glutineux épanché entre les fragments (suc ossifiant de Galien, cambium de A. Paré, gelée de Troja, lymphe coagulable de Breschet, lymphe plastique de Miescher, blastème de Robin).

Il ne se forme pas aux dépens du sang épanché au niveau du foyer de la fracture (Antonio de Heyde, Howship, Hunter).

Il n'est pas le résultat de la transformation osseuse des bourgeons charnus se développant à l'extrémité des fragments (Bordenave, Bichat, Larrey).

Il se forme, comme l'avait pressenti Duhamel dès 1739, aux dépens de la couche profonde du périoste. « Tous les tissus qui limitent le foyer d'une fracture, dit Ollier [1], prennent part à la formation du cal ; mais ils concourent à cette formation d'une manière très inégale. Le périoste joue le principal rôle ; à lui seul, il pourrait même remplacer toutes les autres sources d'ossification. La moelle s'ossifie toujours plus ou moins au niveau de la fracture ; elle contribue d'au-

1. OLLIER. *Traité des résections*, t. I, p. 59.

tant plus à l'ossification que l'os est formé de plus de tissu spongieux. La substance osseuse proprement dite concourt à la formation du cal par les éléments médullaires contenus dans les canaux de Havers; elle n'y prend part elle-même qu'après avoir subi des modifications secondaires qui la rapprochent des tissus mous. »

TROUBLES CONSÉCUTIFS

La consolidation d'une fracture ne se fait pas sans altérer profondément tous les éléments du membre. Les troubles apportés par la fracture à la nutrition normale de tous les tissus sont tels, que ceux-ci nécessitent un temps parfois très long, pour retrouver leur vitalité.

1° ***Altération des téguments.*** — Nous n'insisterons pas sur les altérations des téguments qu'on constate après la levée de l'appareil et qui se manifestent par un peu de sécheresse de la peau, de l'hypertrophie de quelques poils, la chute de quelques écailles épidermiques, et parfois par quelques troubles vaso-moteurs.

De légères frictions avec un corps gras quelconque suffisent à rendre à la peau sa souplesse normale assez rapidement.

2° ***Atrophie musculaire.*** — Bien plus sérieuse est l'atrophie musculaire qui atteint tous les muscles du membre immobilisé, sans exception. Elle détermine une impotence fonctionnelle qui persiste parfois fort longtemps. Aussi doit-elle être traitée immédiatement par les mouvements, l'électricité et le massage.

On ne se contente plus aujourd'hui de l'explication de Malgaigne qui rapportait cette atrophie à la compression du membre dans un appareil et à son immobilisation prolongée.

Pour Gosselin, la vie nutritive du membre se localisait tout entière au niveau du cal, au détriment de tous les autres tissus et principalement des muscles.

Poulet pense qu'il s'agit d'une amyotrophie réflexe ayant son point de départ dans la névrite des petits filets nerveux traumatisés par la fracture.

3° *OEdème.* — L'œdème se manifeste tantôt immédiatement, tantôt après les premières tentatives de mouvements. Dans ce dernier cas, il diminue par le repos et disparaît au bout de quelques semaines. Il est sous la dépendance de troubles vaso-moteurs.

L'œdème qui s'observe dès la levée de l'appareil est d'un pronostic plus sérieux. Il persiste longtemps, ne disparaît pas par le repos et la position horizontale et doit être rapporté à un obstacle dans la circulation veineuse, à une véritable thrombose d'origine infectieuse. Ce sont ces thromboses qui déterminent les embolies mortelles qu'on a signalées entre le 22e (Velpeau) et le 57e jour (Durodié) et même plus tard.

4° ***Raideurs articulaires et tendineuses.*** — Légères et passagères, elles sont fréquentes à la suite d'une longue immobilisation dans un appareil, mais disparaissent rapidement par la balnéation et le massage. Leur persistance doit immédiatement faire penser à une véritable complication d'ordre différent, l'immobilisation ne pouvant à elle seule déterminer l'arthrite et l'ankylose. Il s'agit dans ces cas de sujets prédisposés.

COMPLICATIONS PRÉCOCES

Fièvre. — Il n'est pas rare d'observer, dans les premiers jours qui suivent la production d'une fracture, une certaine élévation thermique. Signalée déjà par Gosselin (1856) et par Otto Weber (1864), cette fièvre a été très bien étudiée par Volkmann, Genzmer et récemment par notre maître M. Rieffel [1]. Elle est généralement peu élevée et ne dure que quelques jours, une semaine au plus. Elle est surtout fréquente après les fractures d'os volumineux et est en relation directe

1. RIEFFEL. *Traité de Chirurgie.* Le Dentu-Delbet, t. II, p. 46.

avec l'abondance de l'épanchement sanguin et les lésions des parties molles. Elle ne modifie nullement l'état général du blessé.

Il faut bien savoir que la pose de l'appareil ne saurait être en aucune façon incriminée, puisqu'on observe cette fièvre même chez des sujets traités par le massage.

Volkmann l'attribue à la résorption de substances toxiques, provenant des éléments anatomiques contusionnés.

Wahl pense que la seule résorption sanguine suffit à l'expliquer.

« La valeur pronostique de cette fièvre est nulle, dit M. Rieffel[1]; elle n'a aucune influence sur la consolidation. »

Modifications des urines. — Si au cours du traitement d'une fracture on est amené à examiner les urines du blessé, on constate souvent l'existence d'éléments anormaux, tels que l'urobiline, la chaux, les phosphates, la graisse; tous ces éléments proviennent de la résorption qui se produit au niveau du foyer de la fracture et leur présence est passagère.

Gangrène. — Un membre peut se gangrener sous un appareil; et, comme dans beaucoup de cas la gangrène est sous la

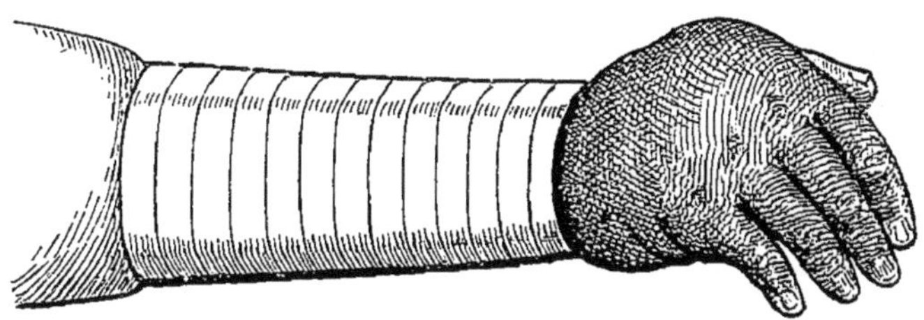

Fig. 62. — Gangrène de la main consécutive à la compression de l'avant-bras par un appareil trop serré.

dépendance d'une compression trop énergique des tissus, il nous faut signaler ces variétés, afin de pouvoir facilement les reconnaître et les distinguer de celles où la responsabilité du chirurgien n'est en aucune façon engagée.

1. RIEFFEL. *Loc. cit.*, p. 48.

On ne saurait, en effet, imputer au chirurgien les sphacèles circonscrits déterminés par la pression d'un fragment osseux, les gangrènes par compression artérielle et quelquefois même veineuse.

Mais il est bien difficile de ne pas incriminer la mauvaise application d'un bandage quand la gangrène, comme dans les cas de fractures de l'avant-bras, se manifeste après la pose de l'appareil, sans avoir été précédée de troubles ischémiques ou douloureux (fig. 62).

Maladie de Volkmann. — Volkmann décrivait, en 1875 [1] et en 1881 [2], des troubles survenant au niveau de l'avant-bras à la suite de l'application d'un appareil de contention pour fracture et les rapportait à l'ischémie du membre. Après lui, on décrivit ces accidents sous le nom de *paralysie ischémique*, de *contracture ischémique*, de *rétraction des fléchisseurs*, désignations sous lesquelles nous trouvons étiquetées les diverses observations.

Jusqu'à ces dernières années, on ne connaissait guère en France la maladie de Volkmann, et c'est de l'étranger que nous viennent la presque totalité des observations réunies dans la thèse de Vivicorsi [3]. Jusqu'à ce travail, seuls MM. Martin [4], Cheinisse [5], Denucé [6], en France, s'étaient occupés un peu spécialement de la question.

La maladie de Volkmann est à la vérité une affection rare. Elle est caractérisée par des troubles paralytiques ou plutôt par une rétraction des muscles fléchisseurs des doigts à la suite de l'application trop serrée d'un appareil de fracture. On observe ces accidents surtout au niveau du coude et de

1. Volkmann. In *Pitha et Billroth*, vol. II, n° 2, p. 846.
2. Volkmann. *Centralblatt für Chirurgie*, 1881, p. 801.
3. Vivicorsi. De la rétraction par ischémie des muscles fléchisseurs des doigts (maladie de Volkmann). *Th. de Paris*, 1909, n° 176.
4. Martin. *Congrès de Chirurgie*, 1903, p. 934.
5. Cheinisse. *Semaine médicale*, 1906, p. 541.
6. Dénucé. Contracture ischémique (Paralysie et contracture musculaire ischémique de Volkmann). *Revue d'orthopédie*, 1909, 2e s., t. X, n° 1, 1er janvier et n° 2, 1er mars.

l'avant-bras. C'est ainsi que, sur 59 cas recueillis par Taylor[1], 57 concernaient l'avant-bras et deux seulement la jambe et le pied. Il s'agissait dans la majorité des cas d'enfants de 3 à 12 ans. On peut toutefois observer la maladie de Volkmann plus tardivement puisque la malade de Niessen[2] avait 34 ans.

L'ischémie vasculaire entraîne la dégénérescence scléreuse de la fibre musculaire. Les faisceaux musculaires sont transformés en masses fibreuses ayant perdu une grande partie de leur contractilité. La circulation y est très ralentie et les muscles privés de l'apport sanguin s'atrophient et se rétractent.

Ces lésions sont sous la dépendance directe de l'ischémie vasculaire, comme l'avait bien vu Volkmann. La compression trop violente du membre par un appareil plâtré produit un ralentissement de la circulation. Les muscles les plus exposés, les fléchisseurs pour l'avant-bras, souffrent dans leur nutrition et dégénèrent. Du tissu fibreux remplace les éléments contractiles.

Ce sont là les véritables causes de l'affection qui nous occupe. Aussi ne rappellerons-nous que pour mémoire le rôle attribué, par certains auteurs, à des déchirures ou à des suppurations musculaires qui sont presque toujours absentes.

D'après Thomas[3], c'est en comprimant le nerf cubital que le tissu musculaire sclérosé jouerait un rôle dans l'apparition des troubles de la maladie de Volkmann. Certains symptômes constatés dans cette affection ne sauraient, en effet, être rapportés à la paralysie musculaire seule. Thomas, dans une étude basée sur 107 observations, a noté :

34 fois des troubles de la sensibilité au niveau de la main;

27 fois de l'atrophie des muscles de la main;

36 fois de la paralysie des mêmes muscles;

troubles qui sont sous la dépendance de lésions nerveuses

1. Taylor. *Soc. chir. de New-York*, 8 avril 1908, in *Annals of Surgery*, septembre 1908, t. XLVIII.

2. Niessen. *Deutsche med. Wochenschrift*, 1890, n° 35, p. 786.

3. Thomas. *Soc. amér. de Neurologie*, 22 mai 1908, in *Annals of Surgery*, mars 1909, p. 330.

qui, dans la circonstance, semblent limitées au nerf cubital. Cet auteur signale en même temps des modifications de la réaction électrique des muscles de la main innervés par le nerf cubital.

Quand on observe ces troubles dans la maladie de Volkmann, il faut donc admettre qu'il existe une lésion secondaire, la compression ou l'enclavement du nerf cubital.

La maladie de Volkmann est assez facile à reconnaître. Le soir ou le lendemain de la mise d'un appareil pour fracture de l'avant-bras, le malade ressent de très vives douleurs dans le membre, et la main se tuméfie. Si on néglige de relâcher l'appareil le jour même, les troubles vont s'aggraver très rapidement. Dès le lendemain, la main tuméfiée, cyanosée, va prendre une attitude en griffe caractéristique.

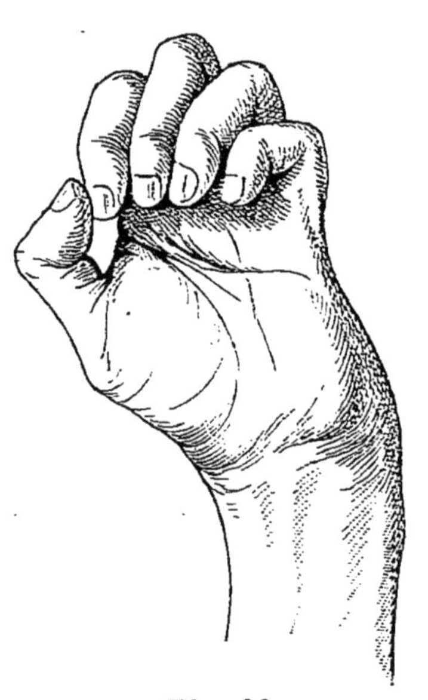

Fig. 63.
Maladie de Volkmann. Attitude de la main.

Sous l'appareil se développent des phlyctènes, des escarres qui cependant guérissent facilement dès qu'on lève l'appareil.

Si on néglige l'affection, elle va évoluer pour aboutir à la rétraction des muscles fléchisseurs (fig. 63). La main est alors dans la flexion complète, les premières phalanges sont étendues, mais les deuxième et troisième sont en flexion marquée et on n'arrive que difficilement à étendre les doigts. Dès qu'on les relâche, après les avoir étendus, ils reprennent leur attitude en griffe brusquement comme mus par un ressort. Aucun des groupes musculaires de la main (thénariens, hypothénariens, interosseux ou lombricaux) n'est intéressé tant que les nerfs ne sont pas lésés.

Les muscles pronateurs sont rétractés à leur tour et la main se met en pronation.

Ce n'est que lorsque les nerfs participent à la compression qu'on voit survenir des troubles moteurs plus étendus, des troubles sensitifs ou trophiques (glossy-skin, ulcérations, etc.).

Le pronostic de la maladie de Volkmann a toujours été considéré comme très sombre, car, jusqu'à ces dernières années, elle était réputée incurable. Quoi qu'il en soit même à l'heure actuelle, il vaut mieux l'éviter par une surveillance attentive du membre plâtré, que la guérir par une intervention chirurgicale.

Le massage, l'électricité, le redressement lent, à l'aide de l'appareil à traction élastique des frères Martin (de Lyon) par exemple, étaient jusqu'à ces dernières années les seules ressources offertes au chirurgien. On pourra encore y recourir dans les cas où la rétraction sera légère et dans les cas graves quand le malade refusera toute intervention chirurgicale.

Deux méthodes chirurgicales sont actuellement préconisées pour corriger la rétraction des fléchisseurs, en général définitive au bout de 3 à 4 mois.

On peut pratiquer un allongement des tendons par ténoplastie ou une résection de 15 à 20 millimètres des deux os de l'avant-bras, comme l'a conseillé Henle en 1896. Les deux méthodes ont chacune leurs partisans et donnent des résultats très satisfaisants. Pour en retirer un bénéfice réel, le malade devra être soumis rapidement après l'intervention à des massages de l'avant-bras, renouvelés tous les jours, et à des exercices très soigneusement réglés.

Quand on soupçonne, d'après les troubles constatés, qu'il existe un enclavement du cubital, il faudra chercher à le libérer de sa gangue scléreuse.

COMPLICATIONS TARDIVES

Dès qu'une fracture est dans un appareil, le chirurgien doit bien avoir présents à l'esprit les différents troubles qui peuvent survenir au cours de la consolidation et en modifier la marche.

Une fracture peut tarder à se consolider; la consolidation n'est pas obtenue dans les limites normales; à la levée de l'appareil, il y a encore une certaine mobilité anormale; on dit qu'il y a *retard de la consolidation.*

Dans certains cas, la consolidation fait complètement défaut; le cal ne se forme pas et la mobilité anormale persiste; il y a alors *absence de consolidation* ou *pseudarthrose.*

Ailleurs, la consolidation se fait complètement, mais s'accompagne de troubles fonctionnels (douleurs) ou physiques (exubérance, difformité); la consolidation est mauvaise, défectueuse; *le cal est anormal.*

Dans un dernier groupe, nous devons ranger les cas où le cal normal est atteint ultérieurement d'une lésion secondaire (rupture, ramollissement, néoplasie); *le cal est dit alors pathologique.*

1° **Retard de la consolidation.** — Qu'un cal tarde à se former, ou que, formé, il tarde à s'ossifier, on dit qu'il y a retard dans la consolidation.

C'est surtout au membre inférieur qu'on observe le retard de consolidation, soit qu'à la levée de l'appareil la mobilité anormale persiste, soit que quelques heures plus tard ou aux premiers essais de marche la jambe se dévie; le cal généralement peu volumineux existe mais il est douloureux.

On a accusé de ces retards de consolidation une grossesse concomitante, un état général plus ou moins débile, la vieillesse. Ces raisons sont mises en doute par la plupart des auteurs; il en est de même des maladies infectieuses aiguës, des intoxications par le phosphore, le plomb, l'arsenic ou le mercure, du cancer, du diabète, du paludisme, de l'hystérie et peut-être même de la syphilis dont l'influence avait pu cependant, pendant un temps, paraître certaine.

On n'admet plus également le rôle de l'ischémie artérielle, de la thrombose veineuse, ou même d'une innervation défectueuse.

Il est également douteux qu'un phlegmon ou une suppuration puissent retarder la consolidation.

En somme, nous ne connaissons guère les causes des retards de consolidation.

Quoique nous ne connaissions pas encore très exactement les causes réelles des retards de consolidation, il nous faudra, par mesure de précaution, traiter toutes les affections aiguës ou chroniques qu'on a, à tort ou à raison, incriminées.

Localement, on agira par l'extension continue, le massage, les frictions. On a conseillé la percussion du foyer pendant cinq minutes tous les jours (Thomas). On pourra déterminer de la stase dans le foyer en liant le membre au-dessus du cal (méthode d'Helferich).

Enfin on a conseillé le frottement des extrémités des fragments l'une contre l'autre.

2° **Pseudarthroses.** — « La pseudarthrose, dit M. Rieffel[1], est cet état des fractures non réunies, dans lequel il y a non seulement mobilité anormale des fragments, mais aussi cessation de tout travail ostéogénique, se traduisant par une indolence parfaite au foyer de la lésion. »

Les pseudarthroses s'observent exceptionnellement chez l'enfant, rarement chez la femme, dans la proportion de 2 pour 1000 fractures chez l'homme, d'après Hamilton.

Elles s'observent plus fréquemment après les fractures à plusieurs fragments, et après les plaies osseuses chirurgicales régulières qu'après les fractures vraies.

Enfin, d'après les récentes statistiques, ce sont les fractures

1. RIEFFEL. In *Traité de Chirurgie*. Le Dentu-Delbet, t. II, p. 131.

du fémur et surtout celles de l'humérus qui sont exposées à cette complication.

Autrefois on reconnaissait aux pseudarthroses des causes générales et des causes locales. Nous avons vu, à propos des retards de consolidation, le cas qu'il fallait faire des prédispositions générales. Elles ne doivent pas davantage entrer en ligne de compte à propos des pseudarthroses. Vieillesse, grossesse, allaitement, affections aiguës ou chroniques, syphilis, intoxications, etc., n'ont jamais à elles seules déterminé une pseudarthrose.

Il n'en est pas de même des causes locales. Nous savons déjà le rôle important qu'elles jouent dans les fractures articulaires où la synovie, l'épanchement sanguin, le défaut de nutrition des fragments, l'interposition capsulaire, le défaut de coaptation peuvent mettre obstacle à la formation d'un cal osseux. Dans les fractures diaphysaires, ce sont des causes de même ordre qui sont à l'origine des pseudarthroses.

Les déplacements osseux considérables, les interpositions des parties molles et surtout musculaires sont la véritable cause de la pseudarthrose.

Le traitement défectueux peut aussi être parfois en cause, mais pas aussi souvent que le pensait Malgaigne : « Je crois fermement, disait-il, que quand la réunion a manqué, c'est le plus souvent au traitement qu'il faut s'en prendre. » Il serait dangereux, dans ces temps de responsabilité à outrance, de rappeler un tel aphorisme, d'autant que le traitement des fractures ne doit plus aujourd'hui être basé sur des règles invariables, mais subordonné à la variété des lésions que le praticien et non le malade est seul à même d'apprécier.

Variétés anatomiques. — On distingue trois variétés de pseudarthrose : la pseudarthrose flottante, la pseudarthrose fibreuse et la pseudarthrose fibro-synoviale.

1° *Pseudarthrose flottante.* — Dans la pseudarthrose flottante, les extrémités osseuses sont absolument libres, plus ou moins atrophiées, amincies. Leur canal médullaire s'oblitère.

2° *Pseudarthrose fibreuse.* — La variété fibreuse est représentée par un cal interfragmentaire fibreux semé parfois de grains calcaires ou cartilagineux. Ce cal peut présenter divers degrés de longueur et d'épaisseur.

3° *Pseudarthrose fibro-synoviale.* — Dans cette forme, une véritable pseudo-articulation se forme en réalité, avec des surfaces articulaires recouvertes de cartilage, une capsule, une synoviale, et parfois même un ligament intra-articulaire. Ces fausses articulations peuvent présenter des lésions identiques aux articulations vraies, et on peut les voir atteintes d'arthrite sèche, d'arthrite déformante et même de tuberculose.

Cliniquement il est très facile de reconnaître la pseudarthrose. La mobilité anormale, l'absence de douleurs concomitantes l'impotence suffisent à établir le diagnostic. Le point intéressant est de reconnaître la variété en cause. Si ce diagnostic est le plus souvent facile, quand la variété est nettement caractérisée, il est au contraire très difficile de dire parfois si le cal est osseux ou fibreux, ou si la pseudarthrose est fibreuse ou fibro-synoviale. La radiographie pourra, dans certains de ces cas, rendre de grands services.

Au point de vue du pronostic, on s'accorde à reconnaître qu'il est plus grave chez l'enfant et au membre inférieur.

Le traitement des pseudarthroses est une question qui, à elle seule, a fait l'objet de travaux multiples que nous ne pouvons envisager dans cette courte étude. Ce qu'il nous faut exposer ce sont les méthodes qui ont été employées jusqu'ici pour guérir les pseudarthroses et les résultats qu'on peut en attendre.

L'excitation des fragments osseux par le frottement a été un des premiers procédés employés. Cette manœuvre peut être manuelle ou automatique. Le frottement manuel doit être fait tous les jours jusqu'à ce qu'il se manifeste une certaine tuméfaction et de la douleur au niveau du foyer. Le frottement automatique est préférable ; on le produit en laissant un certain jeu aux fragments immobilisés dans un appareil de marche ou de contention.

Les autres procédés d'excitation peuvent donner de bons résultats. Ils devront toujours être tentés et sur le cal et sur les extrémités osseuses. Nous signalerons donc les cautérisations, les injections irritantes (teinture d'iode, acide phénique, chlorure de zinc, etc.), l'acupuncture, l'électrolyse et l'implantation de chevilles dans les fragments. Il nous faudra également tenter l'hyperémie.

Le traitement opératoire sera le plus souvent le seul libérateur. Il sera seul capable de dégager les fragments et de permettre une coaptation rigoureuse; les différents procédés de suture osseuse seront examinés. On pourra tenter également des greffes ostéo-périostées.

Lorsque tous ces procédés auront échoué, force sera de recourir aux *appareils prothétiques* qui maintiendront les fragments et fixeront le membre.

Ce n'est qu'après échec de toutes ces méthodes qu'on sera autorisé à recourir en dernier ressort à l'*amputation*.

3° **Cals anormaux.** — Un cal est anormal par ses manifestations cliniques, par son volume ou par sa forme.

1. **Cals douloureux.** — Les cals peuvent être douloureux pour plusieurs raisons. Dans les cas les plus simples, il s'agit de cals volumineux, exubérants qui compriment certains nerfs voisins ou les irritent. Une seconde catégorie comprend les cals douloureux par enclavement; un nerf se trouve étranglé ou pincé dans un cal, tel le radial dans les fractures de l'humérus, le cubital dans celles du condyle interne et de l'épitrochlée, le sciatique poplité externe dans les fractures de l'extrémité supérieure du péroné.

Dans un troisième ordre de faits, il faut ranger les cals douloureux qui ne relèvent d'aucune de ces explications. Il s'agirait alors d'états névralgiques particuliers sous la dépendance d'une affection générale (rhumatisme, paludisme, syphilis, etc.), ou d'un travail inflammatoire persistant, auquel Gosselin donnait le nom d'ostéite névralgique.

Tous ces cals douloureux peuvent s'accompagner d'atrophies musculaires, de douleurs irradiées, de troubles de la sensibilité, de la trophicité et parfois même de paralysies. Les douleurs sont influencées par les mouvements, les chocs, l'état hygrométrique de l'air, et même la chaleur du lit, en dehors de toute syphilis.

Il est néanmoins des sujets pusillanimes qui exagèrent leurs douleurs. Il en est d'autres, accidentés du travail, qui, dans l'espoir d'une indemnité plus grande, simulent de violentes douleurs.

Le seul traitement à opposer aux cals douloureux par exubérance ou enclavement nerveux est l'intervention chirurgicale qui régularisera le cal ou désenclavera le nerf.

Dans tous les autres cas il faudra recourir aux douches chaudes, aux frictions, aux massages, ou envoyer les malades dans une des stations réputées pour le traitement des vieilles fractures (Barèges, Bourbonne). Le traitement chirurgical exige lui aussi des soins post-opératoires de même nature.

2. **Cals exubérants.** — Nous venons de voir une des manifestations les plus fréquentes d'un cal exubérant, la douleur par compression nerveuse. Ce n'est pas le seul phénomène de compression que peut déterminer un cal exubérant. Tous les organes d'un membre peuvent être en effet irrités par la surproduction osseuse. La compression vasculaire se traduit par des troubles de la circulation, de l'œdème. La compression musculaire ou tendineuse met obstacle aux mouvements; l'exubérance du cal peut encore entraver par son volume le jeu de l'articulation voisine.

Tous ces phénomènes sont faciles à comprendre. La raison d'être de ces cals exubérants s'explique moins facilement; et faute d'explication plus satisfaisante, on admet qu'ils sont sous la dépendance d'une irritation exagérée du cal provisoire.

Les cals exubérants se présentent sous des aspects variables. L'hypertrophie est tantôt partielle, limitée à une portion du cal, et se présentant sous forme de saillies, de mamelons ou d'aiguilles, tantôt totale, envahissant tout le tissu cicatriciel et coïncidant presque toujours avec un vice de consolidation. Mais, quoi qu'il en soit, l'hypertrophie est toujours osseuse.

Le traitement doit être encore ici purement chirurgical. Il faut prendre la gouge et le maillet et abraser les saillies amenant les troubles de compression. Les courants galvaniques auxquels certains auteurs ont eu recours parfois ne donnent qu'exceptionnellement un bon résultat.

3. **Cals difformes ou vicieux.** — Un cal est vicieux quand, après la consolidation d'une fracture, il laisse persister un déplacement ou une mauvaise attitude.

Les cals sont donc vicieux par la faute du chirurgien, du malade ou de la fracture elle-même. Dans certains cas, en effet, on peut dire, avec M. Reclus, que ce n'est pas le cal qui est vicieux, mais le chirurgien. Qu'il fasse une mauvaise réduction, une mauvaise contention ou qu'il néglige de surveiller la consolidation, le praticien s'exposera à voir le cal se former irrégulièrement.

Le malade lui-même peut contribuer à la formation d'un cal difforme ; par son impatience, par des mouvements intempestifs, il peut amener un déplacement osseux malheureux.

Enfin, certaines fractures sont irréductibles d'emblée, ou difficiles à maintenir réduites, incoercibles en quelque sorte, telles les fractures para-articulaires.

Nous ne pouvons pas entrer dans le détail de toutes les variétés que peuvent présenter les cals difformes. Depuis les déplacements les plus simples jusqu'aux difformités les plus extravagantes, tout peut s'observer ; aussi, pour ne citer que les principales déformations, dirons-nous que le cal présente parfois l'aspect d'une crosse de pistolet, parfois la forme d'un N ou d'un Z, dans les fractures de deux os la forme d'un X. Dans certains cas, le cal est angulaire.

Toutes ces déformations entraînent des troubles considérables dans le fonctionnement du membre. Celui-ci est plus ou moins raccourci, dévié, déformé, et on voit se produire des déformations d'origine traumatique différentes suivant le siège de la fracture (pied bot, pied plat, genu valgum ou varum, cubitus varus ou valgus, etc).

Le cal vicieux doit être traité suivant les cas par l'ostéoclasie manuelle ou instrumentale, l'ostéotomie, la résection.

4° **Cals pathologiques.** — Ces cals sont relativement rares, et ne nous retiendront pas longtemps.

Les cals peuvent se fracturer accidentellement. Ce sont des complications qui s'observent surtout chez les enfants, quand on leur rend trop tôt l'usage de leur membre.

Le ramollissement du cal est un phénomène plus rare. On le voit se produire après une période variable et sous une influence que nous ignorons encore, car il est difficile d'admettre les différentes raisons qu'on en a donné (infections, intoxications générales, etc.).

On cite enfin des cals qui ont été atteints secondairement de tumeurs (chondromes, sarcomes, ostéomes, etc.). Ce sont là des complications secondaires qui nécessitent presque toujours l'amputation.

II

AMPUTATIONS

Pour conduire à bonne fin l'amputation d'un membre, il suffit de quelques soins relativement simples. Le moignon bien comprimé sera placé sur un coussin légèrement surélevé. Il sera préservé du contact des couvertures par un cerceau ou une simple boîte.

Dès le réveil, le malade est tourmenté par des soubresauts, des spasmes musculaires que calment très heureusement des coussins de sable chaud et des injections de morphine. Le pansement a presque toujours besoin d'être refait le lendemain, à cause du suintement et au bout de 48 heures, pour l'ablation des drains. Il persiste parfois un suintement noirâtre, dû à un écoulement sanguin venant de l'os ; il faut alors drainer plus longtemps, jusqu'à ce qu'il soit tari.

L'attitude qu'on donne au membre pendant son séjour au lit a une très grande importance au point de vue ultérieur.

Si vous fléchissez un moignon de cuisse, au lieu de le maintenir en extension, nous a souvent répété M. Campenon, vous aûrez un malade qui ne pourra pas marcher avec son appareil prothétique, ou qui marchera mal. Le moignon, sous l'influence du psoas plus ou moins rétracté, restera en flexion, et, quand vous adapterez une jambe artificielle, elle formera un angle plus ou moins obtus avec le bassin. Dès lors, pour se servir de son membre, l'amputé sera obligé de corriger cette attitude par une ensellure lombaire qui le fatiguera vite et le gênera considérablement.

Chaque fois qu'on refera le pansement, on aura bien soin soin d'attirer les téguments en masse vers l'extrémité du moignon afin qu'il ne se produise aucun tiraillement sur la cicatrice. C'est en outre une excellente précaution pour éviter quelques fâcheuses complications post-opératoires (moignons coniques, adhérences). Au 8e jour, on enlèvera les fils.

Le moignon se présente dès lors dans de bonnes conditions pour prendre appui sur un appareil prothétique. Il ne faut cependant pas trop se hâter de l'appliquer, et savoir attendre que les tissus qui constituent le moignon soient complètement cicatrisés. En attendant trop, on s'expose en revanche à voir les muscles du moignon dégénérer et devenir incapables de rendre les services qu'on leur demandera.

Avant d'adapter l'appareil prothétique au moignon, il faudra toujours préserver celui-ci en le recouvrant d'une gaine de laine.

Il faut un certain temps au malade pour s'habituer à son appareil. Il faudra le prévenir et exiger dans les débuts beaucoup de patience et de persévérance.

ACCIDENTS POST-OPÉRATOIRES

Il ne saurait être question ici des graves complications d'ordre infectieux si fréquentes jadis. L'antisepsie et l'asepsie modernes ont rayé de l'histoire des amputations les longues suppurations des moignons avec leurs vastes décollements et leurs fusées purulentes, l'ostéomyélite ascendante et l'infection purulente.

L'anesthésie a permis de tailler les lambeaux avec plus de soin, de faire mieux l'hémostase.

Mais il reste encore quelques complications, à l'abri desquelles le chirurgien ne peut jamais être sûr de s'être placé, ce sont les seules que nous envisagerons.

Hémorragies. — Quand l'hémostase a été bien faite et que le moignon ne suppure pas, il est exceptionnel d'observer des hémorragies post-opératoires. Il n'en est pas de même quand l'asepsie n'a pas été rigoureuse ; les catguts sont alors facilement détruits, et, si cet accident arrive avant qu'une artère soit complètement cicatrisée, on voit se produire une hémorragie secondaire, qui nécessite presque toujours la désunion de la plaie et la recherche de l'artère qui saigne. A l'hôpital ou dans une clinique, il est facile de faire transporter le malade dans une salle d'opération et de lier l'artère ; en ville, on se contentera de pincer les vaisseaux qui saignent et de laisser les pinces à demeure quelques jours.

Fistules. — Il arrive parfois qu'après une amputation, il persiste longtemps quelque fistule donnant lieu à un écoulement peu abondant mais intarissable. Il s'agit le plus souvent d'un fil infecté ou d'un fragment d'os nécrosé resté dans la profondeur. Quel que soit le corps étranger qui empêche la cicatrisation complète, il faudra aller à sa recherche et l'enlever.

Gangrène. — La gangrène partielle des lambeaux cutanés s'observe encore quelquefois après les amputations. Elle doit toujours être rapportée à une négligence opératoire.

Qu'on ait négligé de laisser la peau bien matelassée des tissus sous-jacents, que la compression du pansement vienne appliquer le lambeau cutané contre l'os, que la circulation de ce lambeau soit insuffisante, on verra plus ou moins tôt apparaître une altération des téguments et la gangrène. Que l'os ait été dénudé, que le périoste en ait été détaché sur une étendue de plus de 2 millimètres, que la moelle ait été lésée, et la nécrose se manifestera.

Il faudra dans tous ces cas faire des réserves pour certains sujets dont la vitalité des tissus est très faible, et qui, vieillards, alcooliques, diabétiques, etc., font très facilement de la gangrène.

Adhérences de la cicatrice. — C'est une complication presque inévitable, si on n'a pas soin, dès que la plaie est cicatrisée, de la mobiliser tous les jours. Aussi faut-il s'y employer avec soin. De légers massages seront faits dans le but d'empêcher l'adhérence de la cicatrice dans la profondeur, et plus tard, pour rompre les adhérences qui auraient pu s'établir avec l'os ; si ces manœuvres sont insuffisantes, il sera indiqué de recourir au ténotome et de recommencer les massages et la mobilisation.

Moignons coniques. — A côté des cas où une suppuration abondante retarde la guérison, en nécessitant une désunion partielle et une réunion par seconde intention, il faut signaler ceux où le moignon est défectueux, conique, recouvert d'une peau lisse, tendue, cicatricielle, ayant une grande tendance à s'ulcérer; parfois même l'os saille à l'extérieur, nécrosé, dénudé (fig. 64), ou recouvert de bourgeons charnus (fig. 65).

Il ne faudrait pas, dans ces derniers cas, accuser toujours le chirurgien.

Les téguments ont pu faire défaut autour du lieu d'amputation; la suppuration, le retard dans la cicatrisation, ont pu amener une rétraction des parties molles secondaire; enfin chez l'enfant, l'os a pu grandir et saillir à travers la cicatrice. Il faut néanmoins bien savoir que le procédé employé doit être parfois incriminé. « Une des grandes causes des

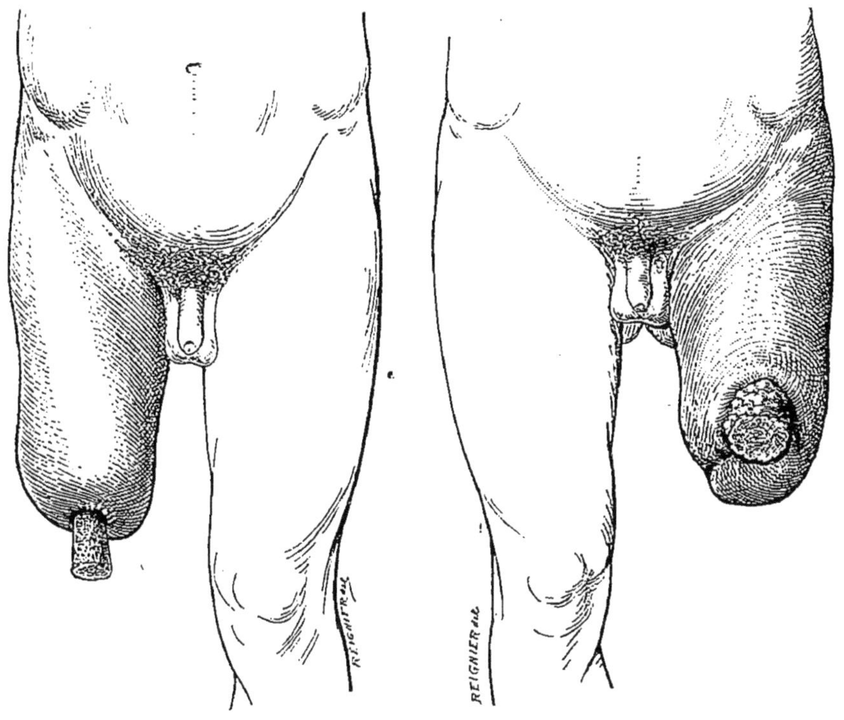

Fig. 64.
Moignon conique après amputation de cuisse.

Fig. 65.
Moignon conique. L'os saillant est recouvert de bourgeons charnus.

moignons coniques, nous a souvent dit M. Campenon, est la méthode circulaire. »

« Si le bout de l'os est nécrosé, dit Farabeuf [1], il faut qu'il tombe spontanément ou qu'il soit enlevé; mais comme la nécrose remonte quelquefois fort haut et qu'alors il se forme un os nouveau qui engaine le séquestre, on conçoit que l'intervention chirurgicale puisse être difficile, contre-indiquée et même impossible.

1. L.-H. Farabeuf. *Précis de Manuel opératoire*, p. 133, 4e éd.

« Dans le cas où l'os, quoique saillant, vit recouvert de bourgeons charnus, le sacrifice de la partie proéminente ne devient nécessaire que si la peau du moignon n'est pas suffisante pour recoiffer l'os, après qu'on l'aura détachée de l'anneau inodulaire. Or, si l'insuffisance des téguments n'est pas primitive, et si elle ne résulte pas de l'allongement de l'os, cette opération est possible. La rétraction dite secondaire des parties molles, celle qui cause le plus souvent la conicité, porte spécialement sur les chairs qui entraînent, il est vrai,

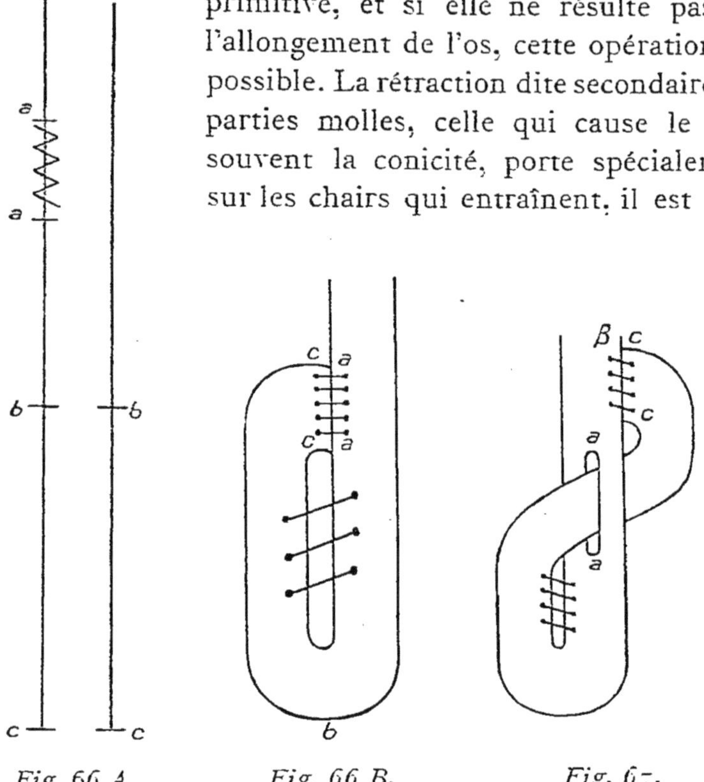

Fig. 66 A. *Fig. 66 B.* *Fig. 67.*

Traitement plastique des extrémités nerveuses sectionnées (Bardenheuer).

la peau avec elles ; mais le tégument conserve assez longtemps son extensibilité. »

Névralgies des amputés. — Les douleurs névralgiques siégeant au niveau des moignons d'amputations sont des complications assez fréquentes. Elles sont dues à la présence, au niveau de l'extrémité du moignon, de terminaisons nerveuses renflées en massues ; ces névromes d'amputation peuvent même présenter une disposition plexiforme, quand ils sont formés par deux troncs nerveux fusionnés. Ils sont sensibles au moindre contact quand ils siègent sous la peau.

La névralgie des amputés peut se traduire de façons très différentes suivant les sujets. Vives, aiguës, lancinantes, les douleurs peuvent prendre parfois les caractères de véritables

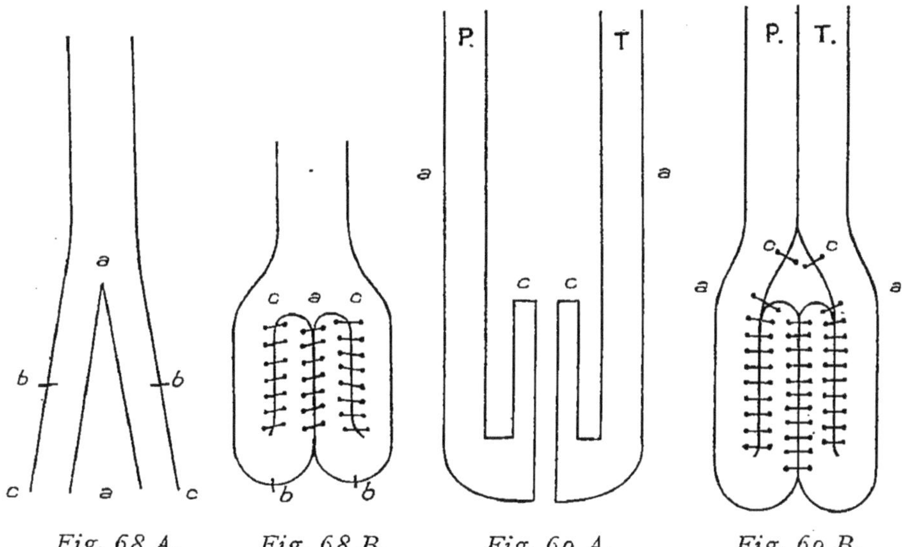

Fig. 68 A. *Fig. 68 B.* *Fig. 69 A.* *Fig. 69 B.*
Traitement plastique des extrémités nerveuses sectionnées (Bardenheuer).

douleurs fulgurantes chez les tabétiques. La jambe absente est alors le siège, comme la jambe saine, de véritables crises douloureuses.

Les douleurs persistent parfois plusieurs mois, mais cessent toujours avec le temps. Elles sont en relation directe avec l'état nerveux du sujet.

Les applications chaudes calment très bien ces douleurs; le lieu d'élection en est la région sacrée ou la cuisse, pour les amputations de jambe, la région claviculaire ou scapulaire pour celles du bras.

Bardenheuer (de Cologne) [1] conseille d'intervenir secon-

1. BARDENHEUER. *Deutsche Zeitschrift für Chirurgie*, 1908, t. XCVI, fasc. 1 à 3, décembre, p. 24.

dairement dans ces cas de névromes d'amputation. Le névrome enlevé, on peut, par plusieurs procédés plastiques, l'empêcher de récidiver. Ce traitement pourrait être *a fortiori* employé à titre préventif dans les amputations.

1° Le nerf peut être anastomosé à lui-même par une simple boucle (fig. 66).

2° On peut produire l'anastomose en faisant décrire à l'extrémité nerveuse un S, après perforation du nerf (fig. 67).

3° On peut fendre le nerf et invaginer ses deux segments fendus (fig. 68).

4° On peut enfin anastomoser deux nerfs voisins (fig. 69).

III

SUTURES OSSEUSES

Appliquée depuis longtemps au traitement des fractures de la rotule et de l'olécrane, la suture osseuse est actuellement admise pour certaines fractures des os longs. Elle expose malheureusement à des complications redoutables qui font que la plupart des chirurgiens préfèrent encore, dans certains cas, conserver à leurs malades un membre défectueux, que de les exposer aux terribles conséquences de certaines sutures osseuses. A mesure que les sutures seront mieux connues et faites par des opérateurs plus habitués à cette chirurgie, les accidents seront certes moins fréquents, mais il n'en est pas moins vrai qu'ils sont déjà assez nombreux pour faire hésiter les plus hardis.

SOINS CONSÉCUTIFS

Un os long suturé sera immobilisé dans un appareil plâtré aussi longtemps qu'un os non suturé. La plaie drainée et recouverte d'un pansement aseptique sera très attentivement surveillée. L'appareil plâtré aura été disposé de façon à permettre la surveillance du pansement.

A moins de fièvre, on n'y touchera pas jusqu'au 5e jour. Ce jour-là, le drain sera enlevé, et on attendra le 10e jour pour enlever les fils.

La suture de la rotule demande des soins analogues. On laissera le drain 4 à 5 jours et on enlèvera les fils le 8e jour. Le membre sera mobilisé dès ce moment ; on lui imprimera des mouvements passifs très légers. En fixant la rotule avec la main gauche, on soulèvera à l'aide de la main droite le creux poplité, et on imprimera au membre quelques mouvements très limités de flexion et d'extension. On massera ensuite les muscles de la cuisse et surtout le triceps, ainsi que ceux de la jambe.

Ces séances seront renouvelées tous les jours. La marche ne sera permise qu'au bout de 30 à 40 jours. M. Farabeuf [1] admet que le malade peut se lever du 12e au 15e jour ; « il achève son cal en marchant, dit-il ».

La suture de l'olécrane réclame une surveillance analogue. La gouttière plâtrée antérieure laissera libre la partie postérieure de l'articulation dans l'attitude d'extension. Le drain sera enlevé au bout de 48 heures, les fils au 8e jour. On commencera les mouvements et les massages dès le lendemain, en maintenant le membre en demi-flexion dans une gouttière dans l'intervalle des séances. On pourra supprimer cette gouttière entre le 20e et le 30e jour.

ACCIDENTS POST-OPÉRATOIRES

Les complications fâcheuses qu'on a signalées après les sutures osseuses sont sous la dépendance directe de l'infection du foyer de la fracture. Ce qui facilite cette infection, ce sont les lésions de voisinage en rapport avec les fragments

1. L.-H. Farabeuf. *Précis de Manuel opératoire*, p. 907, 4e édit.

osseux; les tissus contus et mortifiés sont impropres à défendre l'organisme, et la moindre infection retentit dès lors d'une façon disproportionnée.

Aussi, dès qu'on voit ces phénomènes se déclarer, il ne faut pas hésiter à débrider la plaie et à faire des lavages antiseptiques, le membre étant maintenu dans son appareil de contention.

Quand les accidents se bornent à l'échec de la suture, on peut dire que le mal n'est que relatif, mais souvent l'infection conduit à la nécrose de l'os, aux arthrites de voisinage et à l'amputation finale.

IV

ARTHROTOMIES

Quand on se rappelle avec quelles hésitations les chirurgiens d'autrefois abordaient une articulation, quand on lit les discussions sans nombre que soulevait cette simple question de l'arthrotomie, on est étonné de voir aujourd'hui guérir en quelques jours, sous un simple pansement occlusif et par l'immobilisation dans une gouttière, un genou qu'on vient d'ouvrir pour en extraire un corps étranger.

L'arthrotomie est en effet devenue une opération très simple, à la portée de tout chirurgien, pourvu qu'il sache être aseptique; mais elle reste toujours une intervention dont les suites peuvent être redoutables si une faute a été commise au cours de l'acte opératoire, ou si les soins post-opératoires sont négligés ou mal donnés.

On fait une arthrotomie pour extraire un corps étranger, évacuer un épanchement ou drainer une articulation.

Dans les cas aseptiques les suites opératoires sont excessivement simples. Le membre est immobilisé dans une gouttière pendant le temps nécessaire à la cicatrisation de la plaie et les mouvements sont repris petit à petit. Si on a, par excès de précaution, mis un drain dans l'articulation, on l'enlèvera au bout de quarante-huit heures.

Dans les arthrites septiques, en revanche, les soins post-opératoires ont une importance capitale. Inciser et drainer une articulation, c'est parer au plus pressé en ouvrant la porte à l'infection qui menace l'état général; la négliger ensuite, c'est exposer le membre à de longues suppurations, à des douleurs atroces, ou le condamner à l'ankylose ou à l'amputation.

Aussi le drainage établi au lieu d'élection, le membre sera immobilisé, dans la position la plus favorable. C'est là le meilleur moyen d'éviter les douleurs et la fièvre.

L'articulation sera lavée tous les jours, matin et soir, si la suppuration est abondante, avec de l'eau phéniquée ou de l'eau oxygénée faibles. Les drains seront enlevés de bonne heure, mais avec prudence.

L'arthrite guérie, on traitera la jointure par les massages et la mobilisation. C'est un traitement parfois long, et qui met à l'épreuve la patience et la conscience du chirurgien.

V

RÉSECTIONS

« Les soins consécutifs ont une telle importance en matière de résection, dit notre maître M. Morestin [1], que les résultats, pour ce qui concerne surtout le retour fonctionnel, en dépendent d'une façon presque complète. »

Il faut être bien pénétré de ce fait dans la direction des soins post-opératoires, que ce qu'on doit rechercher à la suite des

1. MORESTIN. *Chirurgie générale des articulations*, 1907. O. Doin, éd., p. 591.

résections du membre supérieur, c'est la mobilité, et, dans les résections du membre inférieur, la rigidité.

Les soins devront donc être orientés dans ce sens, et, en même temps qu'on s'occupera du résultat immédiat de l'opération au point de vue des lésions en cause, on ne perdra pas de vue le résultat éloigné qu'on veut obtenir.

Loin d'être une gêne pour le fonctionnement ultérieur des muscles, le raccourcissement du squelette favorise au plus haut point leur jeu ultérieur en rapprochant leurs insertions et en les mettant par conséquent dans de meilleures conditions de contraction, comme l'a rappelé notre maître M. J. Lucas-Championnière (1).

Chaque résection nécessite des soins particuliers que nous étudierons pour chacune d'elles.

Que si, après une résection, un genou n'a aucune tendance à s'ankyloser, il faudra rechercher immédiatement si on n'a pas affaire à un tabétique dont les extrémités en présence, altérées, se refusent à toute soudure, comme le prouvent les quelques faits rapportés par le professeur Debove (2).

VI

RÉSECTION DE L'ÉPAULE

SOINS CONSÉCUTIFS

Il est toujours nécessaire de drainer l'article et d'immobiliser le membre après la résection de l'extrémité supérieure de l'humérus.

Le bras sera reporté en haut et en arrière, de manière

1. J. Lucas-Championnière, *XXIIe Congrès français de Chirurgie*, 4-9 octobre 1909.

2. Debove. Résections chez les tabétiques. *Presse médicale*, 22 juillet 1908, p. 465.

que l'extrémité supérieure de l'humérus vienne au contact de la cavité glénoïde ; il faut savoir, en effet, qu'elle a tendance à se luxer en avant; l'humérus sera maintenu légèrement écarté du tronc à l'aide d'un gros tampon d'ouate placé dans l'aisselle; la main du côté malade sera appuyée sur l'épaule saine; le bras sera immobilisé en adduction par de fortes bandes de toile pendant un laps de temps différent suivant la nature de la lésion.

C'est en général pour une scapulalgie qu'on fait la résection de l'épaule. Aussi faudra-t-il laisser le premier pansement une huitaine de jours, à moins de complications infectieuses, bien entendu. Si les drains n'ont donné issue qu'à un simple suintement sanguin, on les laissera encore huit jours et on les enlèvera définitivement avec les fils au quinzième jour. On conseillera alors les massages et l'électrisation des muscles de l'épaule, mais on ne commencera les mouvements qu'au bout d'un mois.

Si, au contraire, on constate dès le premier pansement une suppuration abondante, on fera des lavages quotidiens par les drains, comme dans les cas de résections pour arthrites purulentes.

Parfois on observe un léger écoulement séro-purulent qui nécessite des injections modificatrices (chlorure de zinc, glycérine iodoformée, etc.).

RÉSULTATS OPÉRATOIRES

Avec une résection limitée à l'extrémité supérieure de l'humérus et des soins post-opératoires bien conduits, l'opération donne des résultats excellents.

Les mouvements d'adduction et d'abduction du bras sont conservés, à moins qu'on n'ait été obligé, au cours de l'intervention, de dépasser le point d'insertion des tendons des adducteurs.

Il en est de même des mouvements de propulsion et de rétropulsion.

Les mouvements de rotation sont le plus souvent perdus, en raison non seulement de la section des tendons des muscles rotateurs, mais encore parce que l'extrémité supérieure de l'humérus après la résection se modifie au point de ne pouvoir les exécuter. « C'est pour cela, dit M. Farabeuf[1], que les opérés du bras droit sont généralement fort gênés pour écrire, c'est-à-dire pour aller et revenir d'un bout de la ligne à l'autre sans faire glisser le papier. »

Quand la résection conduit à l'ankylose, les mouvements sont encore permis jusqu'à un certain point, grâce à l'action adjuvante des muscles de l'omoplate.

Dans certains cas de résection trop étendue de l'humérus, on peut observer une *pseudarthrose oscillante*. Le résultat est alors déplorable ; le bras est impotent, et cette infirmité s'étend très souvent à l'avant-bras et à la main. Il faudra alors conseiller le port d'un appareil prothétique (fig. 70).

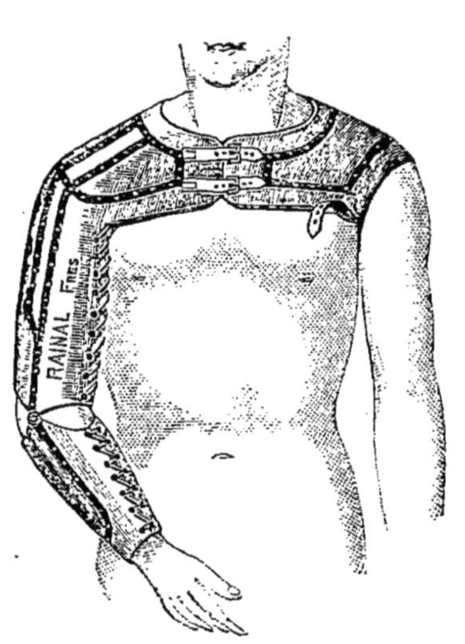

Fig. 70. — Appareil prothétique pour pseudarthrose oscillante de l'humérus.

COMPLICATIONS POST-OPÉRATOIRES

Nous avons vu que l'infection est un des redoutables accidents des résections, et que, dès qu'elle se manifeste, il ne faut pas hésiter à débrider la plaie pour donner issue au pus.

C'est elle qui était autrefois la cause des hémorragies secon-

1. L.-H. Farabeuf. *Précis de Manuel opératoire*, 4e édit., p. 774.

daires et des septicémies. Nous la craignons moins aujourd'hui, sachant mieux la combattre.

La fistulisation est une des complications fâcheuses de la résection pour arthrites tuberculeuses. Elle est due à une résection incomplète par négligence ou par nécessité et réclame un traitement ultérieur toujours long. C'est contre ces fistules tenaces qu'on a eu recours à toutes les injections modificatrices connues ; c'est contre elles qu'il faut le plus souvent s'armer de la curette et recourir à des interventions complémentaires. Dans ces cas, on ne peut guère espérer la formation d'une pseudarthrose, et il faut le plus souvent se contenter d'une ankylose.

VII

RÉSECTION DU COUDE

La résection du coude est une opération facile ; le traitement ultérieur en est un complément plus délicat auquel le chirurgien doit apporter tous ses soins, car c'est de lui surtout que dépendra le fonctionnement du membre.

Faire une résection du coude par incisions latérales ou postérieure, drainer, mettre le membre dans un appareil plâtré à angle aigu ou dans l'extension n'est que le commencement d'un traitement dont le but est de rendre au malade l'utile fonctionnement de son membre.

Deux écueils doivent, en effet, être évités dans le résultat définitif d'une résection du coude : le bras ballant et le bras ankylosé.

Le bras peut être ballant et cependant rendre de très grands services ; il est, en effet, des bras ballants au repos, qui savent très bien se rendre utiles au moment où on leur demande des mouvements. Les résultats, dans ces cas, sont fonction de la puissance musculaire.

Le coude ankylosé est plus gênant; si l'ankylose s'est faite dans l'extension, elle devient une infirmité qu'il faut combattre par tous les moyens. En flexion, au contraire, elle peut rendre de très grands services.

SOINS CONSÉCUTIFS

Dès que la résection est terminée, on place le membre dans un appareil ou dans une gouttière; l'attitude d'élection est la demi-pronation et l'extension à peu près complète; le cubitus et le radius seront rapprochés le plus possible du tendon du biceps; la main et l'épaule resteront libres en dehors de l'appareil. On drainera quelques jours ou quelques semaines suivant les cas.

Le point le plus important de la période post-opératoire est la mobilisation.

Les uns la commencent très tôt, dès le troisième jour, les autres plus tard, la deuxième ou la troisième semaine; d'autres adoptent un terme moyen et font procéder la mobilisation tardive de changements d'attitude précoces.

Les essais de mobilisation devront être toujours très méthodiques. On n'exécutera d'abord que des mouvements de flexion et d'extension en évitant les fausses manœuvres dans le sens latéral qui compromettraient la formation des ligaments latéraux. Les mouvements de pronation et de supination seront également exécutés à chaque séance. Les séances devront être toujours suivies de massages des muscles atrophiés et d'applications de courants électriques. Dans l'intervalle des séances, le coude sera immobilisé sur une attelle de J. Bœckel (fig. 71), ou dans une simple gouttière.

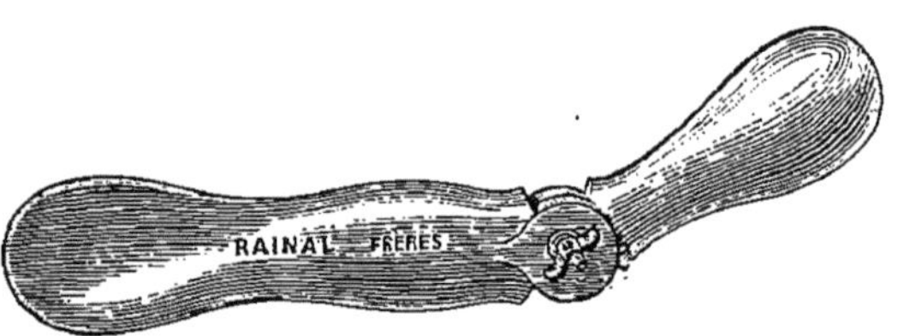

Fig. 71. — Attelle de J. Bœckel.

Quand les mouvements de latéralité n'existeront pour ainsi

dire plus, on supprimera tout appareil de soutien et on maintiendra le membre dans une écharpe. Le malade exécutera alors lui-même les mouvements d'extension et de flexion, de pronation et de supination en soutenant l'avant-bras du côté opéré avec la main saine. Ce n'est que lorsque le coude présentera une solidité suffisante qu'on permettra les tractions méthodiques ou les exercices de poids.

Si on ne veut pas recourir à la mobilisation précoce, et que, d'autre part, la crainte de l'ankylose fasse appréhender la mobilisation tardive, on pourra, sans mobiliser, changer l'attitude du membre tous les jours dès le début.

L'appareil qui convient le mieux à ce traitement est celui de notre maître, M. Campenon (fig. 72).

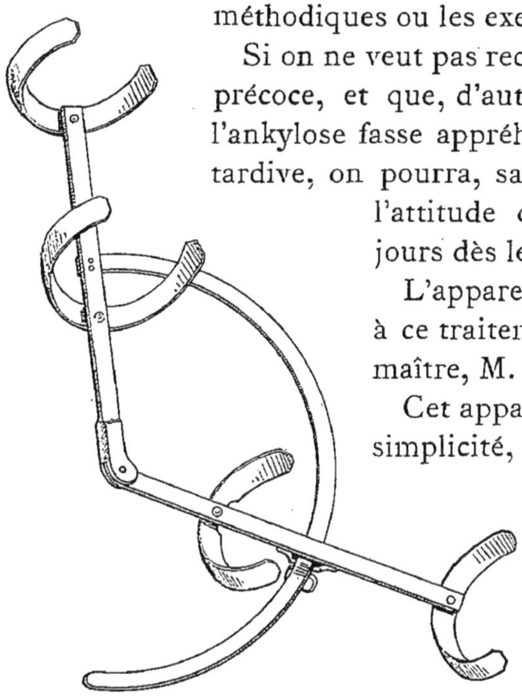

Fig. 72. — Appareil de M. Campenon.

Cet appareil, d'une très grande simplicité, permet de changer l'attitude du membre sans toucher au pansement. On le place de telle sorte que les attelles métalliques soient sur la face externe du membre, et que l'articulation de l'appareil corresponde exactement au nouvel interligne. La position est fixée à l'aide d'une vis qu'il faut serrer très énergiquement pour qu'il ne se produise aucune mobilité involontaire.

Dès que l'opération est terminée, l'appareil est mis en place. M. Campenon met le coude à angle obtus, position dans laquelle il le laisse trois jours.

A partir du troisième jour, s'il ne survient pas de complications fébriles, il change chaque jour l'attitude du membre;

il ne fait pas des séances de mobilisation, il change simplement la position de l'avant-bras : flexion un jour ou deux, extension le lendemain en passant par tous les degrés. Pendant environ un mois à six semaines, c'est le seul traitement consécutif qu'il préconise (fig. 73). Il ne conseille de faire faire des mouvements spontanés qu'à partir de ce moment. C'est en somme un traitement intermédiaire entre la mobilisation précoce et l'immobilisation prolongée, mais qui ne dispense pas des séances de massage et d'électrisation musculaires. C'est celui que conseille également M. Pierre Delbet [1].

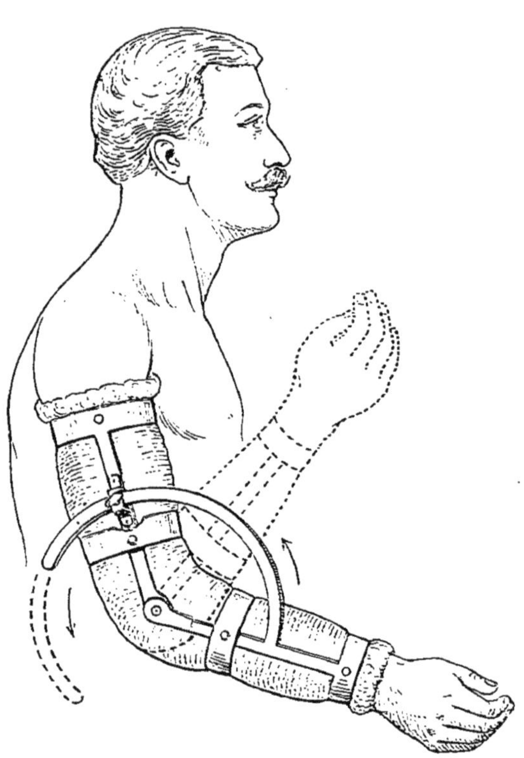

Fig. 73. — Appareil de M. Campenon mis en place.

Cette question de la mobilisation du coude après les résections, soulevée à la Société de Chirurgie, en octobre 1909, par M. Lejars, a fait l'objet d'une discussion du plus haut intérêt. La plupart des orateurs se sont élevés contre la mobilisation précoce, commencée dès les jours qui suivent l'opération (3e ou 4e) ; on lui a reproché d'être très douloureuse, d'irriter la plaie opératoire, de provoquer la formation d'ossifications autour du foyer opéré (Quénu), surtout chez les enfants (Rief-

1. Pierre Delbet. *Bull. et Mém. de la Soc. de Chir.*, 13 octobre 1909, p. 971.

fel, Broca, Kirmisson). Aussi, la plupart des chirurgiens ne conseillent de mobiliser qu'à partir du 15e jour. Seuls, MM. Lejars et J. Lucas-Championnière se sont faits les défenseurs de la mobilisation précoce, qu'ils recommandent douce, progressive, d'abord passive, puis active, mais toujours surveillée par le chirurgien lui-même, et M. Lejars [1] ajoute : « Si la mobilisation n'est pas faite, ou ne peut pas l'être dans ces conditions, mieux vaut, et de beaucoup, s'en passer pendant les douze ou quinze premiers jours. D'autre part, dit-il, certains types de résection commandent de la retarder ; lors d'interpositions musculaires, par exemple, il serait absolument contre-indiqué, comme le remarquait M. Nélaton, de mobiliser trop tôt. » En somme, comme le fait remarquer M. Lejars [2], entre les partisans de la mobilisation précoce et ceux de la mobilisation tardive, « l'écart est, sans doute, un peu moindre, en action, qu'il ne semble l'être en paroles, mais quelles que soient les coutumes individuelles, l'esprit reste le même : avant la cicatrisation complète, il n'est pas bon de mobiliser ».

Malheureusement, les résultats finaux ne sont pas toujours en rapport avec le dévouement du chirurgien. Si on a sacrifié trop d'os, ou si on a insuffisamment respecté les surtouts fibreux, les mouvements sont presque illimités, et, pour ne pas exposer le malade au bras ballant, il faut chercher au plus tôt à obtenir l'ankylose à angle droit.

Il ne faudrait cependant pas trop se hâter, par crainte d'un bras ballant, de recourir à l'ankylose définitive. Il est des bras plus ou moins ballants, au repos, qui sont capables de rendre de très grands services. Les attaches latérales font défaut, il est vrai ; le membre peut être déplacé dans tous les sens, mais les muscles utiles ont conservé leurs fonctions et le malade peut fléchir et étendre le bras à volonté. Tout

1. Lejars. *Bull. et Mém. de la Soc. de Chir.* Séance du 3 novembre 1909, p. 1051.
2. Lejars. *Idem*, p. 1049.

dépend, en réalité, de la valeur fonctionnelle des muscles péri-articulaires.

Dans les cas où la mobilité latérale est réellement trop grande, on peut maintenir le bras par un appareil à tiges latérales articulées au coude (fig. 74 et 75).

Comme on le voit, c'est surtout contre les dégénérescences musculaires, résultant d'une immobilisation prolongée, qu'il faut lutter après la

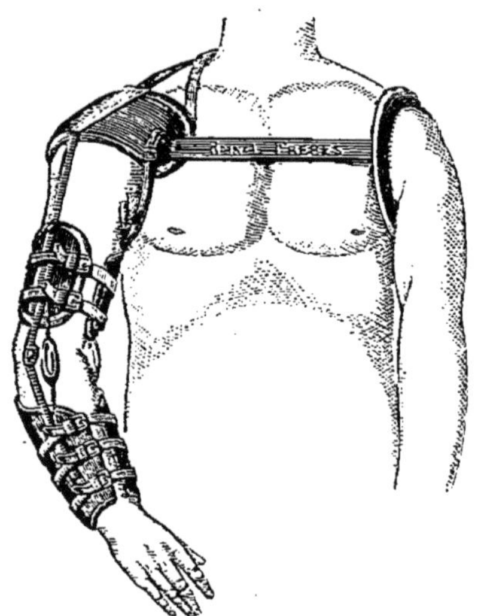

Fig. 74. — Appareil de Socin.

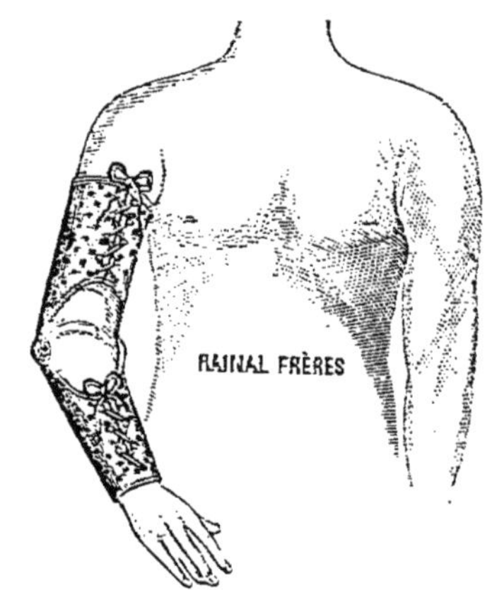

Fig. 75. — Appareil de Rainal.

résection du coude, car le résultat fonctionnel dépend, en grande partie, de l'intégrité des muscles fléchisseurs et extenseurs.

Quand la résection a été faite pour une tumeur blanche, la guérison peut être parfois très longue à se faire, en dépit de pansements répétés et soignés. Les conditions opératoires ont pu être mauvaises et il faut traiter après l'opération par le drainage, les lavages, les injections modificatrices, des vestiges tuberculeux qui ont échappé au bistouri. Dans les cas les plus graves, la résection a été manifestement insuffisante, et les extrémités osseuses se contaminent à nouveau au contact de fongosités oubliées. Il ne faut pas hésiter dès lors à ouvrir l'articulation, la curetter, la cautériser, en ayant soin d'enlever tous les tissus qui paraissent douteux; parfois même une nouvelle résection plus étendue sera nécessaire.

Chez l'enfant, la résection du coude présente des particularités qui méritent d'être signalées. Elle n'est pas toujours mutilatrice comme on pourrait le penser. Ollier, au dire de M. Gangolphe[1], aurait réséqué sur une hauteur de 3 centimètres la totalité de l'articulation droite à un enfant de quatre ans atteint d'ankylose bilatérale à la suite de la variole; treize ans plus tard, l'enfant ayant achevé sa croissance, ne présentait qu'un raccourcissement de 4 centimètres.

D'autres auteurs ont pu rapporter des cas analogues et ils ne sont pas rares à la condition qu'on mobilise rapidement la jointure.

A côté de ces faits, il faut signaler les cas où on a constaté un allongement de l'humérus par hyperplasie compensatrice du cartilage de conjugaison supérieur. Gangolphe[1] rapporte à ce sujet un cas d'Ollier où, à l'autopsie, sept ans après une résection au cours de laquelle on avait supprimé 3 centimètres de l'extrémité inférieure de l'humérus, on trouva cet os un peu plus long que celui du côté sain; le radius et le cubitus ne s'étaient pas modifiés.

COMPLICATIONS POST-OPÉRATOIRES

Nous ne ferons que signaler les complications communes à toute résection, infection, hémorragies secondaires, fistules et récidives s'il s'agit de tuberculose, pour insister sur deux complications propres à la résection du coude, l'ostéome du brachial antérieur et la luxation antérieure des os de l'avant-bras.

Ostéome du brachial antérieur. — La formation d'un ostéome dans le muscle brachial antérieur est une complication assez fréquente de la résection du coude. Elle est le plus souvent due à une opération incomplète qui a laissé en

1. M. Gangolphe. In *Traité de Chirurgie*. Le Dentu-Delbet, t. III, p. 590.

place un fragment de capsule articulaire, celui qui est en avant au contact du muscle brachial antérieur. La transformation osseuse de ce fragment se fait rapidement et, au bout d'un mois environ, le malade présente à la partie antérieure du bras une tumeur dure, osseuse, qui fait obstacle à la flexion de l'avant-bras sur le bras et qui nécessite une intervention secondaire.

Malheureusement cette intervention est parfois suivie de récidive, l'ostéome prenant directement naissance aux dépens du tissu musculaire lui-même.

Luxation antérieure des os de l'avant-bras. — Cette complication, sur laquelle notre maître, M. Rieffel, revenait encore dernièrement à la Société de Chirurgie [1], est le plus souvent provoquée par une immobilisation du membre dans une attitude défectueuse. Si, après la résection, on place le coude en flexion à angle droit ou aigu, les deux os de l'avant-bras, sollicités par leurs muscles fléchisseurs, glissent en avant de l'extrémité inférieure de l'humérus, et se fixent en luxation antérieure. Il en résulte ultérieurement une impotence fonctionnelle considérable, et parfois une nouvelle ankylose. Celle-ci est la conséquence de la rétraction des muscles biceps brachial et brachial antérieur, des adhérences du triceps brachial à l'humérus, des néoformations osseuses. Elle réclame une nouvelle intervention.

1. RIEFFEL. *Bull. et Mém. de la Soc. de Chir.* Séance du 27 octobre 1909, p. 1010.

VIII

RÉSECTION DU POIGNET

SOINS CONSÉCUTIFS

Après la résection, il est de toute importance d'immobiliser longtemps le poignet, afin d'obtenir une ankylose fibreuse solide, rectiligne qui permette les mouvements des muscles fléchisseurs et extenseurs des doigts. L'article sera largement drainé par sa face dorsale et ses bords latéraux et immobilisé dans une gouttière plâtrée antérieure, étendue de l'extrémité inférieure du bras à l'origine des doigts, maintenant cependant le coude en flexion. Pour prévenir la flexion de la

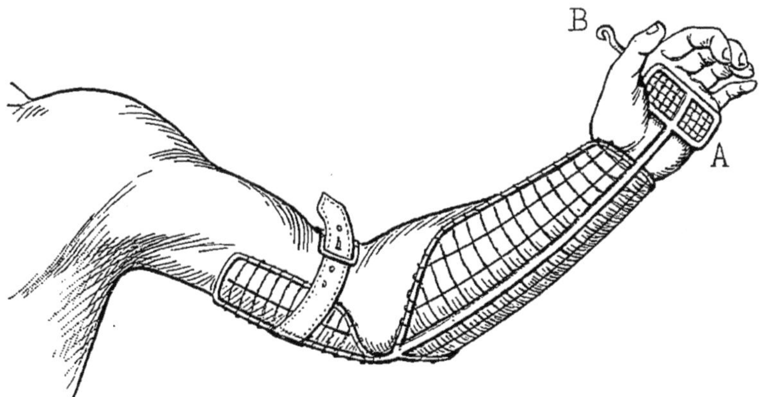

Fig. 76. — Gouttière métallique d'Ollier.

main sur l'avant-bras, il faudra redresser le métacarpe, lui donner une flexion dorsale et l'y maintenir à l'aide d'attelles plâtrées repliées plusieurs fois à leur partie inférieure. On peut également obtenir cette attitude à l'aide de la gouttière métallique d'Ollier (fig. 76).

Les premiers jours passés, on commencera à mobiliser les doigts pour prévenir leur tendance à l'ankylose.

Le premier pansement sera fait au 10e jour pour enlever les fils et le tamponnement dorsal.

Il ne faudra pas se hâter de supprimer le drainage. Il faudra au contraire laisser les drains en place un mois au moins. Par leur orifice, on devra dès le quinzième jour, quand la résection a été faite pour une ostéoarthrite tuberculeuse, faire des injections modificatrices dans les parties profondes. On se servira de chlorure de zinc, de glycérine iodoformée, de teinture d'iode ou de créosote et on fera les injections tous les trois jours, environ. On cautérisera également les trajets à l'aide du crayon de nitrate d'argent ou de pointes de feu profondes.

Ce traitement sera poursuivi jusqu'à ce que tous les tissus se soient complètement transformés. Les drains ne seront donc raccourcis et supprimés que très lentement; leur ablation précoce peut amener des complications et compromettre le résultat final.

Pendant les deux premiers mois on ne s'occupera que des articulations des doigts et des métacarpo-phalangiennes qu'on fera mouvoir tous les jours; on fera des massages et des frictions sur les muscles de l'avant-bras, et on les électrisera tous les jours. Le traitement ultérieur par le massage et l'électricité doit être continué fort longtemps.

COMPLICATIONS POST-OPÉRATOIRES

Infection, persistance de la lésion, ou récidive, attitudes vicieuses, ankylose sont les complications les plus fréquentes de la résection du poignet.

L'infection est encore ici sous la dépendance de fautes d'asepsie et nécessite des lavages soigneux et répétés.

La persistance de la lésion est due à une opération insuffisante, à une ablation trop précoce des drains ou à des soins post-opératoires quelque peu négligés.

La récidive se produit quand on ne combat pas pied à pied

la lésion tuberculeuse, tant au cours qu'à la suite de l'opération.

Les attitudes vicieuses qu'on peut observer à la suite de la résection du poignet sont la déviation de l'axe de la main, la flexion exagérée des doigts.

La déviation de la main du côté cubital doit être attribuée à une immobilisation défectueuse. Elle entrave le jeu des tendons; elle se complique souvent de flexion exagérée des doigts. Celle-ci peut cependant exister seule, quand on a

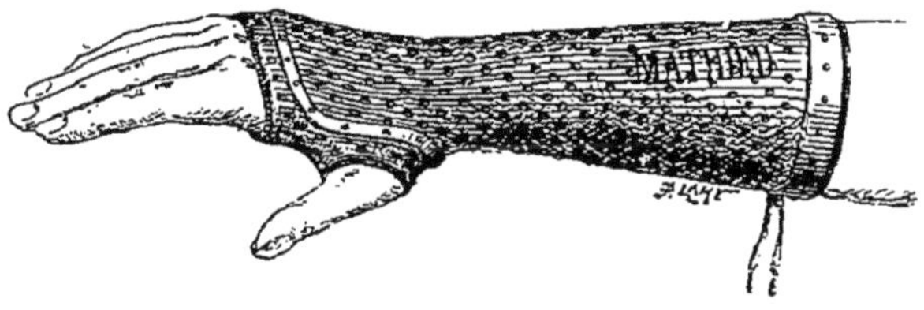

Fig. 77. — Mitaine en cuir moulé et perforé.

négligé de faire jouer dès les premiers jours les articulations métacarpo-phalangiennes et inter-phalangiennes.

Enfin, on peut dans certains cas avoir une main ballotante, rendant le sujet complètement infirme.

L'ankylose frappe surtout les doigts, car le poignet a au contraire tendance à être trop mobile. Cependant, dans certains cas, la pseudarthrose, au lieu de rester purement fibreuse, peut se constituer aux dépens d'éléments cartilagineux et osseux, et déterminer la formation d'une véritable ankylose.

RÉSULTATS OPÉRATOIRES

Les résultats de la résection du poignet sont généralement satisfaisants quand l'opération a été bien conduite et les soins consécutifs bien ordonnés. La déformation est minime, l'avant-bras au bout de quelque temps reprend une vigueur nouvelle, la main devient énergique.

Même dans les cas où on a été obligé de sectionner les os

de l'avant-bras au-dessus de leur cartilage de conjugaison, on peut obtenir un résultat très brillant.

Les mouvements du poignet s'exécutent facilement : la flexion et l'extension, l'abduction ne laissent rien à désirer; la pronation et la supination se font moins bien. Certains malades sont repris tardivement de douleurs, de déviations dues à des mouvements forcés; on leur conseillera le port d'une mitaine en cuir moulé (fig. 77).

IX

RÉSECTION DE LA HANCHE

La résection de la hanche doit se proposer de supprimer l'extrémité supérieure du fémur, d'atténuer le raccourcissement du membre, et de favoriser la formation d'une ankylose ou tout au moins d'une pseudarthrose serrée. C'est à la bonne direction des soins consécutifs qu'est subordonné le résultat final.

SOINS POST-OPÉRATOIRES

La résection achevée, on établit un bon drainage postéro-inférieur, en général à travers le grand fessier et on porte le sujet dans son lit où on lui applique un appareil à extension continue. L'appareil de Depage, qui immobilise le membre opéré en fixant par 3 traverses en fer les deux tiers inférieurs de la cuisse et la jambe au membre sain immobilisé lui-même dans un spica plâtré, est très employé en Belgique.

On n'examinera le pansement qu'au huitième jour; on enlèvera les compresses hémostatiques; on nettoiera les tubes à drainage et on commencera le traitement modificateur par les lavages et les injections. Huit jours plus tard, on fera un second pansement; on enlèvera les fils, et on renouvellera le lavage de la plaie. A partir de ce moment, il faudra tous les deux jours surveiller celle-ci, faire des injections de chlorure de zinc, de teinture d'iode, de glycérine iodoformée, cautériser les trajets au nitrate d'argent ou au fer rouge. Dans les cas les plus heureux, les drains peuvent être supprimés au bout d'un mois, les lésions semblant complètement guéries.

Mais le traitement est loin d'être terminé. Le malade sera encore immobilisé pendant deux mois et ce n'est qu'au troisième mois qu'on lui permettra de se lever. Il ne devra le faire que le membre fixé dans un appareil plâtré qu'on pourra plus tard remplacer par un appareil silicaté.

Ce traitement doit toujours être très long si on veut obtenir une bonne néarthrose solide ou une ankylose rigide. C'est pendant des mois et des années que le membre devra être maintenu par des appareils ou des tuteurs. La négligence du chirurgien ou l'impatience du malade seraient en effet la cause d'attitudes vicieuses en flexion et en adduction.

RÉSULTATS OPÉRATOIRES

Si le traitement a été bien suivi, le sujet aura un membre guéri, solide, et dont le raccourcissement pourra être facilement compensé.

La guérison et la solidité du membre sont le résultat du traitement local post-opératoire par les injections et les cautérisations. Une solidité insuffisante expose les malades à la récidive et les condamne à une immobilité relative; ils se fatiguent vite et sont incapables du moindre effort.

L'attitude d'ankylose la plus favorable après la résection de la hanche, si on n'a pas pu obtenir une bonne néarthrose solide, est l'abduction légère combinée à un certain degré de flexion. Cette attitude est, en effet, facilement compensée par l'inclinaison du bassin. Quand, au contraire, la résection a été large, qu'elle a supprimé plusieurs centimètres de fémur, et son cartilage épiphysaire supérieur chez un sujet jeune, que l'extension a été insuffisante, il se produit un raccourcissement considérable que rien ne peut compenser.

COMPLICATIONS POST-OPÉRATOIRES

Nous venons de voir ce qu'il faut penser de l'ankylose et de l'excès de mobilité. Si la première ne saurait être considérée comme une complication, puisque la plupart des chirurgiens la recherchent d'emblée, il n'en est pas de même de l'excès de mobilité qui rend souvent le malade tout à fait impotent.

L'ankylose rectiligne peut cependant, jusqu'à un certain point, être considérée comme une complication, car elle permet difficilement aux malades de s'asseoir.

Il en est de même de l'*ankylose en flexion exagérée* qu'on corrigera par une ostéotomie secondaire.

Les complications les plus fâcheuses sont la persistance des lésions et la récidive.

La persistance des lésions est malheureusement très fréquente. Elle est la conséquence d'opérations trop tardives et forcément incomplètes ou de soins post-opératoires un peu négligés. Ces cas sont d'un pronostic très grave; ils sont exposés aux infections secondaires et la mort en est le plus souvent la terminaison.

Les récidives sont également très à craindre. Elles seront combattues avec la plus grande énergie dès leurs premières manifestations.

X

RÉSECTION DU GENOU

SOINS CONSÉCUTIFS

Dès que la résection est terminée et le membre immobilisé dans un appareil, le chirurgien doit s'occuper du lit dans lequel reposera le malade et de la position dans laquelle le membre devra être placé. Ce ne sont pas là des questions accessoires. Elles ont au contraire une importance capitale.

« Dans un lit mou, dit L.-H. Farabeuf[1], le siège s'enfonce; cela fléchit la cuisse sur le bassin et favorise la saillie et le chevauchement du fémur en avant. Il a semblé bon à plusieurs, surtout pour les enfants, d'immobiliser complètement l'articulation de la hanche dans l'extension, en emprisonnant le bassin dans une ceinture faisant corps avec le cuissart (Butcher, etc.). Là est la seule garantie contre la flexion coxo-fémorale et contre la rotation de la cuisse sur la jambe. »

La cuisse sera maintenue fléchie à 45° environ sur le bassin. On fixera le membre soit sur un hamac, soit tout simplement sur le dos d'une chaise renversée, maintenu par

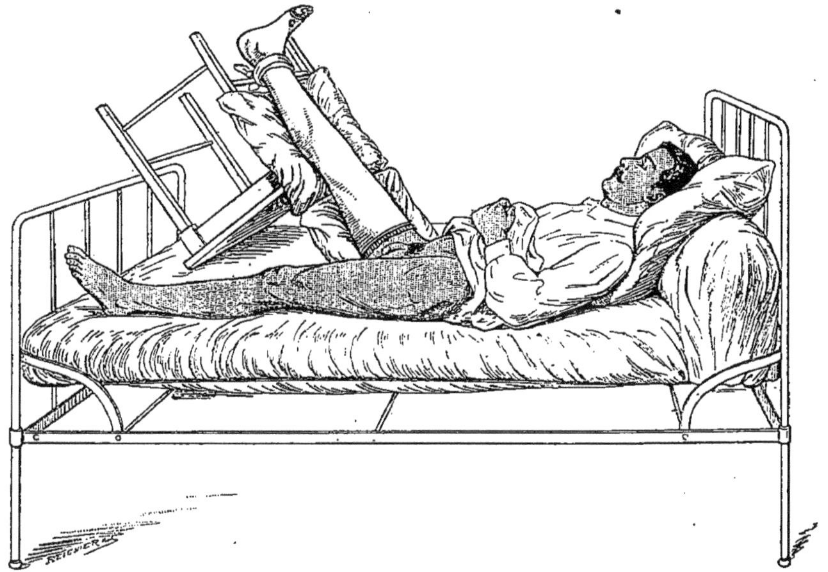

Fig. 78. — Attitude et fixation du membre après la résection du genou.

des oreillers (fig. 78). Cette position a l'avantage de diminuer la circulation dans le membre et de calmer les douleurs post-opératoires parfois très vives. Si, dans le courant de la journée la douleur ne se calmait pas, il faudrait user de la morphine

1. L.-H. Farabeuf. *Précis de Manuel opératoire*, 4e édit., p. 897.

ou de quelques gouttes de laudanum dans un verre d'eau de préférence, s'il s'agit d'un enfant.

Il n'est pas rare, les premiers jours, d'observer une ascension de température à 39°; il ne faudra pas s'en inquiéter et encore moins défaire le pansement pour vérifier la plaie. Si cependant la fièvre persiste au delà de 3 à 4 jours et s'accompagne d'une modification de l'état général, il ne faudrait pas hésiter à aller voir ce qui se passe sous le pansement. En tardant trop, on s'exposerait à des résultats désastreux.

En règle générale, le pansement ne sera fait qu'entre le 30e et le 40e jour. On supprimera alors les drains en partie ou en totalité; on enlèvera les fils et après un bon nettoyage du membre on le remettra dans une nouvelle gouttière plâtrée.

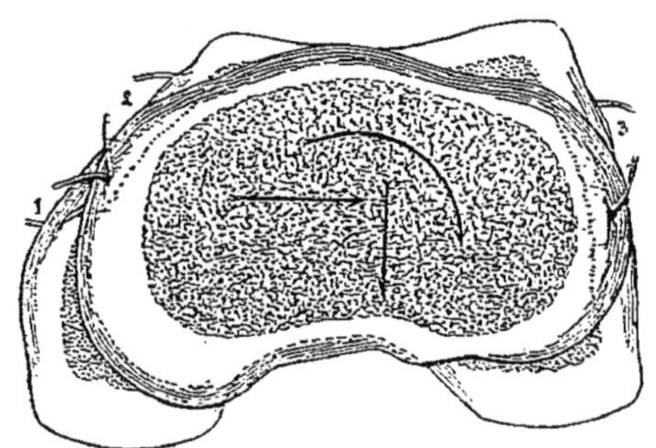

Fig. 79. — Le fémur et le tibia d'un jeune enfant coupés à travers leurs plateaux épiphysaires et adaptés l'un à l'autre. Trois flèches indiquent en quel sens le tibia tend à se déplacer : en arrière, en dehors, enfin par rotation de sa partie externe en arrière. Les fils passés pour les sutures sont tous obliques : 1 et 2 combattent le déplacement en dehors, 2 et 3 le déplacement en arrière, enfin 1 et 3 la rotation (Farabeuf).

Si, comme M. Jaboulay, on a maintenu la coaptation des surfaces osseuses, à l'aide d'un crampon métallique, on l'enlèvera à ce moment.

Ce n'est qu'au bout de 3 mois qu'on lèvera l'appareil plâtré pour le remplacer par un appareil silicaté ou un appareil orthopédique. Le malade pourra dès lors faire quelques essais de marche avec des béquilles. Il devra pendant un an au moins conserver un appareil de contention. En outre, il faut savoir que des maladies intercurrentes peuvent retarder la consolidation.

Il ne suffit pas, pour obtenir une bonne ankylose du genou, de fixer les extrémités dans une bonne position et de ne plus s'en inquiéter après la levée de l'appareil. Il faut bien savoir que les os ont une grande tendance à se déplacer et que le tibia en particulier, comme l'a bien montré M. Farabeuf (fig. 79), tend à se déplacer en arrière, en dehors et à subir un mouvement de rotation qui conduit sa partie externe en arrière. De là, si on ne surveille le membre pendant les mois qui suivent l'intervention, les attitudes vicieuses en flexion, en abduction et en rotation en dehors. Il faut donc lutter, dès que le malade commence à marcher, contre la flexion déterminée par la prédominance d'action des muscles fléchisseurs. Au début, les appareils de contention suffiront; plus tard, il faudra recourir à une nouvelle intervention.

A ces différentes causes viennent s'ajouter, chez l'enfant, l'accroissement inégal des épiphyses peut-être facilité par les différences des pressions exercées sur elles.

RÉSULTATS OPÉRATOIRES

Le *raccourcissement* du membre est une conséquence fatale de la résection, mais en même temps une résultante heureuse, car il empêche le membre de faucher et facilite la marche. Du reste, le sujet peut y remédier facilement par l'inclinaison du bassin, l'extension du pied et le port d'une chaussure surélevée.

Le résultat final de la résection est en général très satisfaisant et se maintient si toutes les lésions ont été largement abrasées. Nous ne pouvons en donner de meilleur exemple que le malade de M. Jaboulay, dont M. Chalier [1] rapporte l'observation éloignée, qui, 14 ans après une résection, ne ressentait aucune douleur et avait pu exercer pendant longtemps et sans fatigue le métier de portefaix. Le membre avait conservé une excellente attitude et la synostose était complète (fig. 80).

1. CHALIER. *Revue d'orthopédie*, 1909, 2e s., t. X, n° 2, 1er mars, p. 153.

COMPLICATIONS POST-OPÉRATOIRES

Comme pour toutes les résections pour arthrites tuberculeuses, les suppurations, les fistules, les récidives seront combattues par les lavages, les injections et les cautérisations.

Un certain degré de flexion n'est pas une complication bien gênante.

Les *déviations latérales* sont plus fâcheuses. Elles sont dues à une résection irrégulièrement transversale ou à un arrêt d'accroissement par surcharge du cartilage de conjugaison, comme l'a démontré Ollier. Elles seront combattues par l'emploi de tuteurs métalliques dès leur début.

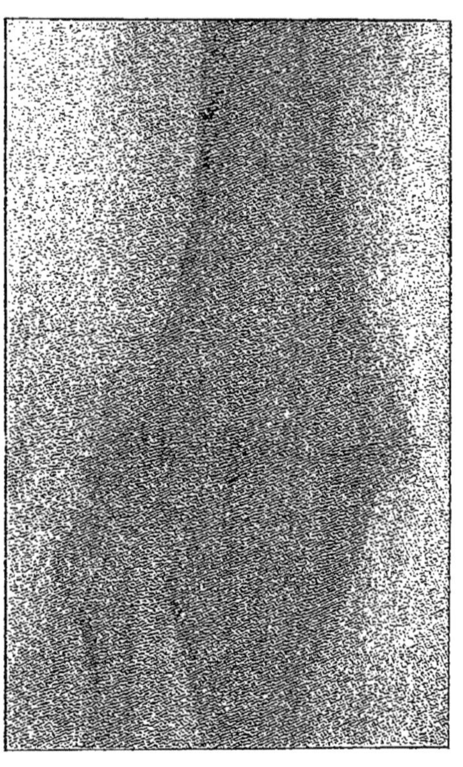

Fig. 80. — Résection du genou pour tumeur blanche; radiographie faite 14 ans après l'opération (Chalier).

La *pseudarthrose* peut être considérée, jusqu'à un certain point, comme une complication. En effet, étant donnée l'absence des ligaments croisés, il est rare qu'elle persiste solide longtemps. Sous l'action des muscles fléchisseurs, la jambe finit par prendre une attitude vicieuse en flexion, abduction et rotation en dehors. Aussi faut-il rechercher toujours la transformation de la pseudarthrose en ankylose.

XI

RÉSECTION TIBIO-TARSIENNE

La résection tibio-tarsienne telle qu'on la faisait autrefois, avec abrasion ou extirpation finale de l'astragale, était une opération mauvaise, qui, sacrifiant d'emblée l'extrémité inférieure des os de la jambe, conduisait à l'ankylose tibio-calcanéenne avec tous ses aléas.

Aujourd'hui on fait l'astragalectomie d'abord; on nettoie ainsi beaucoup plus aisément l'articulation et on n'enlève des os de la jambe, à la curette ou aux ciseaux, que les parties lésées, en respectant autant que possible les malléoles; on peut ainsi, grâce à une résection économique, obtenir souvent une néarthose très utile.

SOINS POST-OPÉRATOIRES

Quoi qu'il en soit, les soins consécutifs doivent être les mêmes.

La plaie opératoire étant lavée et nettoyée très minutieusement, on draine à la manière d'Ollier (drains croisés sortant par les ouvertures diamétralement opposées) et on bourre à la gaze aseptique ou iodoformée suivant les cas. Le membre est alors immobilisé dans une gouttière plâtrée postérieure; celle-ci doit remonter au-dessus du creux poplité et doit maintenir le pied fléchi sur la jambe.

Quand on fait l'astragalectomie simple pour luxation ou fracture, les suites sont excessivement bénignes. Le drainage sera maintenu quelques jours seulement; on enlèvera les drains au premier pansement, au huitième jour environ, s'il n'y a pas de fièvre, bien entendu. A partir de ce moment, on se contentera de surveiller l'attitude du membre et principalement du pied. On ne laissera marcher le malade qu'au deuxième mois, en maintenant son pied dans un appareil silicaté.

Plus tard, il portera des chaussures à tuteurs métalliques.

En général, il s'agit d'une plaie infectée ou de lésions tuberculeuses qui réclament un véritable traitement post-opératoire.

Le premier pansement pourra n'être fait qu'au 10ᵉ jour. On enlèvera alors la gouttière plâtrée, le tamponnement de gaze, et on fera un grand lavage de la plaie par les drains ; ce lavage sera fait à l'eau oxygénée de préférence. A partir de ce moment, on fera un lavage tous les jours et, dans l'intervalle des soins, on immobilisera le membre en bonne attitude dans une gouttière plâtrée.

Il faudra conserver longtemps le drainage ; une ablation trop précoce des drains pourrait compromettre le résultat final. En général, il est bon de les laisser en place deux ou trois mois jusqu'à ce que tout écoulement ait cessé.

Pendant toute la durée de ce traitement, il n'est pas indispensable de garder le malade au lit. Il peut se lever dès que le tamponnement est retiré ; on ne lui permettra pas cependant de prendre point d'appui sur sa jambe ; il devra la conserver allongée sur un coussin.

A partir du 2ᵉ mois il pourra se servir de béquilles, mais il ne reposera le pied par terre que lorsqu'il aura été débarrassé de ses drains, c'est-à-dire au 3ᵉ mois. Il marchera alors avec mille précautions, le membre soutenu dans un appareil silicaté.

Plus tard, au 4ᵉ ou 5ᵉ mois, on remplacera ce dernier par un appareil à tuteurs articulés qu'on ne supprimera que tardivement, après s'être assuré de la bonne orientation du pied. On cherchera alors seulement à rendre au pied sa mobilité par des bains chauds, des frictions et des séances de massage et d'électricité.

RÉSULTATS OPÉRATOIRES

L'astragalectomie simple pour lésions traumatiques, non suppurées, donne d'excellents résultats; le raccourcissement du membre est à peine de 2 à 3 centimètres, et on peut très facilement y remédier par une semelle orthopédique.

Dans les cas les plus heureux, la résection aboutit à la formation d'une néarthrose permettant la presque totalité des mouvements du cou-de-pied. Au bout de quelques années, les opérés peuvent marcher très aisément sans boiter. Les modifications portent sur le pied, qui présente une voûte exagérée et repose surtout sur son bord externe.

La résection large de l'articulation tibio-tarsienne conduit généralement à l'ankylose. Fort heureusement, l'amplification des mouvements dans les articulations voisines (Chopart ou Lisfranc) vient compenser la rigidité de la tibio-tarsienne. Grâce à cette suppléance articulaire, les malades arrivent à bien marcher et à faire, comme les opérés de Langenbeck, plusieurs heures de marche tous les jours. Les articulations des orteils ont une importance considérable dans le fonctionnement du pied; elles jouent un rôle dans le résultat final; il faudra donc les surveiller de près et empêcher leur ankylose par des mouvements répétés.

Les résultats anatomiques de la résection ont rarement l'occasion d'être étudiés. Aussi est-il intéressant de citer le cas de Roux, que Demiéville rapporte dans sa thèse [1]. Il s'agissait d'un réséqué de plusieurs années, mort d'un accident, et dont Roux eut l'occasion de faire l'autopsie. On trouva « une vraie cavité articulaire remplie d'un liquide synovial et tapissée de surfaces cartilagineuses ». Pour expliquer la production de la synoviale, l'auteur invoque la persistance de débris capsulaires, l'expansion d'une gaine ten-

1. Demiéville. *Th. de Lausanne*, 1907.

dineuse ou la prolifération du tissu lymphoïde. Quoi qu'il en soit, il faut savoir que, d'après Ollier, la persistance d'une couche de cartilage favorise la production d'une néarthrose.

COMPLICATIONS POST-OPÉRATOIRES

Dans certains cas, la guérison se fait longtemps attendre.

Il peut se former des *synovites* aboutissant à la nécrose tendineuse ou à des adhérences qui compromettent les mouvements. Le traitement consiste au début en révulsion et applications locales.

Souvent la guérison est retardée par la formation de *séquestres* et de *fistules*, en présence desquels il faut être très circonspect. Les petits séquestres s'élimineront spontanément. Les grands nécessitent une intervention chirurgicale.

En tout état de cause, le malade retirera un grand bénéfice de bains locaux au soufre, ou au sel marin.

Si les fistules tardent à guérir, on fera des lavages et des injections modificatrices dans les trajets.

C'est dans ces cas, surtout que le malade est exposé à l'ankylose post-opératoire. Aussi faudra-t-il la prévenir par des mouvements forcés et des massages, sans toutefois exagérer ce traitement pour ne pas aboutir à un résultat diamétralement opposé.

L'*articulation flottante* est exceptionnelle de nos jours; nous ne la citerons que pour mémoire.

L'*équinisme* est une complication assez fréquente. Il est dû à une immobilisation vicieuse, qui a permis la chute de l'avant-pied. En outre, la prédominance des muscles achilléens attire le pied en bas et en arrière et favorise la déformation.

Les *déviations latérales en varus* sont favorisées par la négligence dans les soins consécutifs.

D'après Demiéville, il faudrait faire une part dans l'apparition de ces déviations à l'état des articulations voisines ainsi qu'à la manière dont le malade s'habitue à marcher.

Il faudra dès le début surveiller l'attitude du pied. S'il a une tendance au valgus on appliquera un coussin sur le côté interne. On corrigera, en un mot, toute attitude vicieuse dès qu'elle se fera connaître.

La *déviation des orteils en marteau* est également très fréquente. Elle frappe surtout le 1er et le 3e. On fera des mouvements de redressement et du massage pour la combattre.

XII

TRAITEMENT POST-OPÉRATOIRE DES ÉVIDEMENTS OSSEUX

La trépanation n'est que le premier temps du traitement des ostéo-myélites. Elle fait échec à la diffusion des lésions, combat très heureusement la généralisation de l'infection, mais elle laisse une cavité osseuse très infectée qu'il faudra ultérieurement désinfecter et combler.

Le traitement des ostéomyélites aiguës doit donc parcourir trois étapes : l'une opératoire, c'est la trépanation, dont nous n'avons pas à nous occuper; l'autre, post-opératoire, c'est la désinfection de la cavité osseuse créée par la trépanation; la troisième, tardive, qui redevient opératoire dans la plupart des cas, c'est la réparation de l'évidement osseux.

Toute cavité osseuse trépanée devra être pansée antiseptiquement dès le jour de l'opération. Les lavages à l'eau oxygénée, les pansements à la gaze iodoformée doivent être renouvelés tous les jours et quelquefois plusieurs fois par jour dans les cas de suppurations ostéo-myélitiques abondantes. Il ne faudra espacer les pansements que lorsque la suppuration diminuera très notablement.

La désinfection de la brèche osseuse sera poursuivie avec une constance inlassable. Grâce à elle, on assistera parfois à la fermeture spontanée du foyer; dans tous les cas, elle préparera le terrain pour le 3e temps, la réparation.

Roux (de Lausanne)(1), après avoir soigneusement nettoyé la cavité osseuse, fait un pansement qu'il laisse en place 8 à 15 jours et applique la bande de Bier 22 heures par jour. Il en a obtenu d'excellents résultats.

En général, la fièvre tombe immédiatement après la trépanation. Elle peut dans certains cas persister encore le lendemain avec une amélioration notable de l'état général. Mais, si le surlendemain elle n'est pas tombée, il faudra se rappeler que les enfants font souvent plusieurs foyers et les rechercher.

Si la persistance de la fièvre est due à une arthrite concomitante, il faudra faire l'arthrotomie.

Dans certains cas (lésions tuberculeuses limitées, sans lésions des parties molles, ostéomyélites chroniques), le chirurgien pourra essayer de combler d'emblée la cavité osseuse. Malheureusement, le plus souvent ces tentatives échouent, le plombage s'élimine, et la plaie plus ou moins infectée nécessite un long traitement avant qu'on puisse songer de nouveau à la combler.

RÉPARATION DES CAVITÉS OSSEUSES

La question de la réparation des cavités osseuses a fait l'objet, au XXIe Congrès de l'Association française de chirurgie, en 1908, d'un remarquable rapport de M. A. Broca, qui a fait très justement remarquer que la difficulté de la réparation tient, avant tout, à ce que les parois de la cavité sont rigides et ne se laissent ni affaisser, ni attirer.

M. A. Broca reconnaît trois grandes méthodes de traitement de ces cavités :

1° Par suppression de la paroi osseuse d'accès;

2° Par mobilisation d'une paroi osseuse ou ossifiable;

3° Par insertion de corps étrangers.

1. Roux. *XXIe Congrès de l'Association française de Chirurgie.* Paris, 1908, 5-10 octobre.

Nous ne ferons que les signaler, renvoyant à l'auteur pour l'étude détaillée de la question.

1° La première méthode comprend la suppression de la paroi osseuse hyperostosée, qui forme une barrière infranchissable aux téguments voisins, attirés par les bourgeons charnus du fond de la plaie. Dans certains cas, on a pu combler la cavité à l'aide de greffes épidermiques ou de lambeaux cutanés, pris soit dans le voisinage, soit à distance.

2° La seconde méthode comprend les divers procédés ostéoplastiques, directs ou indirects, suivant qu'on s'adresse à l'os lui-même ou au périoste (Ollier, Jaboulay, Schulten, etc.).

3° La troisième se base sur la tolérance de l'organisme pour les corps étrangers parfaitement aseptiques.

On s'est adressé en premier lieu aux greffes, et, depuis Ollier, on reconnaît trois variétés de greffes, les greffes autoplastiques, prises à l'individu lui-même, les greffes homoplastiques, empruntées à un sujet de même espèce, les greffes hétéroplastiques, provenant d'un sujet d'espèce différente.

Nous ne pouvons entrer ici dans tous les détails d'une question aussi vaste. Qu'il nous suffise de retenir que ces greffes ne doivent être considérées aujourd'hui que comme éléments de soutien, et que, du reste, elles n'ont donné que des résultats très inconstants.

Après la substance osseuse, on s'est adressé à des substances inertes, mais résorbables. Leur rôle est de soutenir l'os fragile et d'exciter la néoformation osseuse. On ne peut leur demander plus. On a successivement employé, dans ce but, des éponges, de l'os mort, décalcifié ou non, du plâtre, des mélanges antiseptiques.

Le meilleur de tous ces mélanges semble être celui de Mosetig-Moorhof :

Iodoforme pulvérisé	60	grammes.
Huile de sésame.	40	—
Blanc de baleine.	40	—

C'est lui qui réunit le plus de partisans. Il ne réussit pas toujours d'emblée ; on constate parfois une élimination partielle ; mais, en général, c'est une bonne méthode.

Fantino et Valan ont conseillé un mastic composé de thymol, iodoforme et cendre d'or calciné, Joüon (de Nantes) une pâte à l'eugénol.

Enfin, on a eu recours à des substances inertes, non résorbables ; il nous faut citer, parmi ces dernières, le plomb, la gutta-percha, le mastic des vitriers, les alliages métalliques.

XIII

GREFFES DE THIERSCH ET DE REVERDIN

Dans chacune de ces deux méthodes on aura bien soin, la greffe étant en place, de la recouvrir d'une bandelette de silk-protective, trempée dans une solution de sérum. La plaie résultant de la prise de la greffe sera pansée comme une plaie ordinaire, à la gaze stérilisée ; elle ne présente aucune particularité spéciale de traitement.

On ne touchera au pansement de la greffe qu'au 6e ou 7e jour. On trouvera alors une abondante sécrétion, sous le protective, mais les greffes tiennent bien néanmoins. La plaie nettoyée, on la recouvrira d'un silk-protective, trempé dans le sérum. A partir de ce moment, le pansement devra être refait tous les deux jours de la même manière, jusqu'à ce qu'on voie les bords des greffes proliférer vers la périphérie ; on pourra se contenter dès lors de pansements secs.

On a également proposé de panser ces greffes à l'air libre. Notre ami L. Ombrédanne (1) expose cette méthode en ces termes :

« Au-dessus et au-dessous de la perte de substance, nous

1. Ch. Nélaton et L. Ombrédanne. *Les Autoplasties*, p. 158. In *Traite de Médecine opérat. et de Thérapeutique chirurgicale*. Steinheil, éd.

faisons deux tours avec une large bande d'ouate que nous fixons en place avec des bandes de toile.

« Sur ces deux points d'appui, nous faisons porter les deux extrémités d'une attelle en treillage de fil de fer galvanisé, que nous avons coudée en baïonnette à chacune de ses extrémités. L'attelle est juste au-dessus de la plaie et forme pont à ce niveau. On en placerait plusieurs s'il était nécessaire. Ces

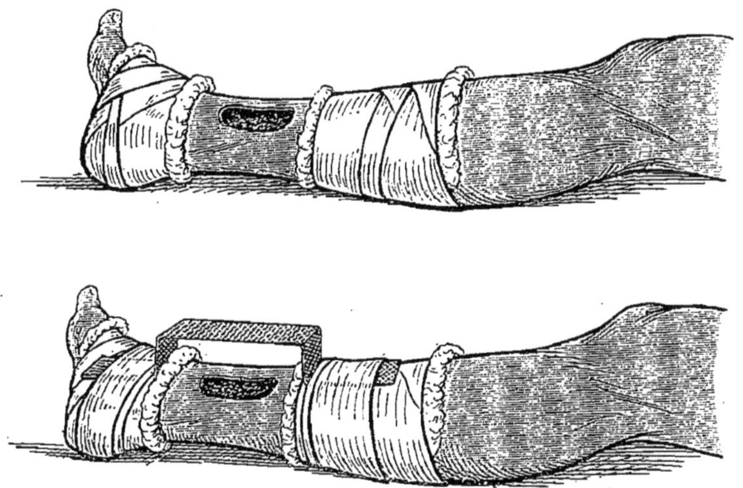

Fig. 81. — Dispositif pour le traitement des greffes exposées à l'air. (D'après MM. Ch. Nélaton et L. Ombrédanne.)

extrémités de l'attelle sont maintenues en place par quelques tours de bande. Toute cette partie du pansement ne sera plus dérangée jusqu'à la guérison du malade (fig. 81).

« Par-dessus ce bâti, enveloppant toute la région, nous jetons deux épaisseurs de mousseline souple, destinée à arrêter les mouches et la poussière.

« Un tour de bande serre cette mousseline sur chacune des extrémités de l'attelle. Tous les deux jours, on enlève la mousseline, et, sans toucher au bâti, on peut soigner les greffes.

« Dans ces conditions, voici ce qu'on observe :

« Les greffes ainsi posées semblent prendre très vite. Mais, entre les bords des différents lambeaux dermo-épidermiques, s'écoule un peu de sérosité jaune qui durcit, formant de petites nervures ou des gouttes d'une substance qui a l'aspect et la consistance du caramel et qui sépare les uns des autres les bords des différentes greffes. Il ne faut pas respecter ces produits d'exsudation : *au-dessous d'eux, la sécrétion pourrait continuer à se faire et peu à peu décoller les greffes.* Avec une pince, on enlève les plus volumineux d'entre eux, ce qui permet, en comprimant légèrement avec un instrument mousse les bords des greffes voisines ou les croûtes adjacentes de faire sortir un peu de sérosité louche. Il y a là un travail de patience dont l'importance est capitale. »

Empressons-nous d'ajouter que ce mode de traitement n'accélère en rien la guérison qui se fait en trois semaines.

XIV

AUTOPLASTIES

Les autoplasties peuvent se faire par trois méthodes : par glissement, par la méthode italienne et par la méthode indienne.

Les autoplasties par glissement et *par la méthode indienne* ne demandent aucun soin particulier. Le drainage et le pansement se font comme pour une plaie ordinaire.

La méthode italienne, au contraire, réclame tout un traitement post-opératoire. Suivant le siége du lambeau emprunté et de la plaie à recouvrir, on devra avoir recours, pour maintenir les parties rapprochées à des bandes plâtrées de Sayre, à des attelles plâtrées, ou à des appareils de contention spéciaux.

Quel qu'il soit, cet appareil sera appliqué dans la position où le malade devra rester dans son lit.

Le premier pansement ne sera fait qu'au huitième jour. On

enlèvera les fils de suture du lambeau et on immobilisera de nouveau les parties.

Ce n'est qu'au quinzième jour qu'on coupera le pédicule. Ce temps doit être un véritable acte opératoire qu'on exécutera sous anesthésie générale si le sujet est très nerveux, ou simplement locale en tout autre état de cause. On insensibilisera alors la base du pédicule avec une ou plusieurs injections d'une solution de cocaïne suivant sa longueur et on la sectionnera.

On appliquera le lambeau sur la plaie à recouvrir en se contentant d'un pansement aseptique. La plaie d'emprunt sera rétrécie par quelques points de suture et pansée à plat. On pourra, dès lors, supprimer l'appareil de contention.

Dans un troisième temps opératoire qui aura lieu dix jours plus tard, on fera l'application du lambeau sous anesthésie générale. Il faudra, à ce moment, faire la toilette du lambeau, le dégraisser, l'aviver sur ses bords et le suturer. Le pansement consécutif sera laissé en place une huitaine de jours, au terme desquels on enlèvera les fils.

Parfois, il est encore nécessaire pour obtenir une restauration satisfaisante, de faire des retouches, qui seront autant d'actes opératoires, indispensables si on veut avoir un résultat louable.

Après l'autoplastie, le lambeau reste souvent un peu exubérant et d'une pâleur tranchant avec les téguments environnants. Ces inconvénients s'atténuent avec le temps et sont du reste de peu d'importance en dehors de la face.

XV

TÉNOTOMIE DU TENDON D'ACHILLE

La ténotomie du tendon d'Achille ne donne un résultat satisfaisant que si elle est suivie de soins méthodiques et continus qui font l'œuvre complémentaire indispensable.

La plaie opératoire sera pansée aseptiquement et protégée par un tissu élastique ; à l'hôpital des Enfants-Malades, chez le professeur Lannelongue, nous utilisions une manche de jersey de coton qui engainait le pied et la jambe. Puis on immobilisera le pied en flexion et abduction dans un appareil, confectionné de préférence avec des bandes plâtrées.

Le traitement consécutif est très simple. Le premier appareil sera enlevé au bout de trois semaines pendant lesquelles l'enfant devra garder le lit. La plaie et l'attitude vérifiées, on refera un appareil avec lequel on pourra autoriser l'enfant à se lever. Trois semaines plus tard, on lui fera porter une chaussure à tuteurs, tout en le soumettant à des séances répétées de massage pendant lesquelles on surveillera l'attitude du pied.

Les accidents sont très rares après la ténotomie. On cite toujours cependant une complication redoutable, *la gangrène du pied*, consécutive à la compression des vaisseaux nourriciers au moment de la correction de l'équinisme. Il sera toujours facile de la combattre, en laissant libres les orteils et en notant soigneusement leur coloration après la pose de l'appareil plâtré. Il ne faudra pas abandonner son malade sans le revoir le soir et le lendemain, pour être à même de lever l'appareil en cas de compression trop énergique.

Les récidives devront être combattues par une deuxième et même une troisième ténotomie, toujours moins satisfaisantes que la première, mais qui facilitent singulièrement le redressement consécutif.

XVI

SUTURES ET ANASTOMOSES TENDINEUSES

La suture des tendons, primitive ou secondaire, exige pour ne pas être compromise, un traitement ultérieur que le chirurgien doit surveiller lui-même. Il en est de même des anastomoses tendineuses, qui, au point de vue opératoire, sont des sutures plus ou moins complexes.

SOINS POST-OPÉRATOIRES

On n'établit un drainage en général que lorsque la suture a été faite en milieu suspect. Le drain ne sera pas conservé au delà du premier septénaire.

Toute la région sera immobilisée dans l'attitude qui favorise le mieux le relâchement des tendons suturés. On maintiendra cette position à l'aide d'un appareil plâtré qu'on laissera en place trois à quatre semaines. Quelques auteurs immobilisent plus longtemps encore. On lèvera l'appareil vers le vingt-cinquième jour, on enlèvera les fils et on commencera le traitement post-opératoire par la mobilisation, le massage et l'électricité. Il faudra avoir soin, dans l'intervalle des séances, de maintenir encore l'hypercorrection à l'aide d'un appareil de soutien (en celluloïd de préférence), qu'on fera porter plus ou moins longtemps suivant la nature de la lésion causale.

La mobilisation sera exécutée sans violence, pour ne pas faciliter l'allongement secondaire des tendons.

Le massage sera fait avec douceur : sur le ou les muscles en cause tous les deux jours; sur le reste du membre une fois par semaine.

Le traitement électrique devra se conformer aux mêmes principes. En général, on a recours aux courants galvaniques (8 à 10 milliampères pendant un quart d'heure trois fois par semaine); chaque séance devra être suivie d'une application faradique de deux à trois minutes.

S'agit-il d'une anastomose tendineuse pour corriger une paralysie infantile, il faudra, en outre, éduquer le sujet, car si on a fait une transplantation d'un fléchisseur sur un extenseur, par exemple, il faut lui apprendre à fléchir le pied lorsqu'il voudra l'étendre. Le malade devra porter ultérieurement un appareil orthopédique léger qui maintiendra la correction et améliorera le résultat.

ACCIDENTS POST-OPÉRATOIRES

La suture des tendons expose à des complications qui, quoique de plus en plus rares, méritent d'être signalées.

— *La suppuration* peut être évitée aujourd'hui. Il est cependant des cas où la suture faite primitivement dans un milieu insuffisamment désinfecté suppure ultérieurement. Ces cas qu'il faut débrider dès que les phénomènes inflammatoires se manifestent aboutissent généralement à l'insuccès.

— Par suite d'un isolement insuffisant du tendon suturé, ou de phénomènes infectieux, des *adhérences* peuvent s'établir entre le tendon, les aponévroses et la peau. Elles sont généralement peu étendues et cèdent au massage et à l'électricité.

— Lorsqu'il s'agit de paralysie infantile les complications peuvent être plus sérieuses :

Une nouvelle attaque de paralysie peut survenir, compromettant le résultat.

Une gangrène partielle de la peau peut se manifester à la suite d'une compression par l'appareil (Nicoladini).

RÉSULTATS OPÉRATOIRES

Il est bien difficile à l'heure actuelle de donner des statistiques exactes sur les résultats des anastomoses tendineuses. Certains chirurgiens admettent que les résultats en sont parfaits ; d'autres en sont moins satisfaits.

En réalité, aucun cas n'est comparable tant par la différence des lésions, que par l'opération exécutée et le traitement consécutif institué. Aussi nous contenterons-nous de dire que c'est une méthode qui a donné de bons résultats dans certains cas, et que, bien appliquée à des cas bien déterminés, elle a pu être suivie de guérison complète.

Il faut bien savoir, en outre, que la méthode n'est pas exempte de récidives qu'on ne saurait imputer à l'opération.

XVII

ONGLE INCARNE

Le traitement post-opératoire de l'ongle incarné est excessivement simple.

L'opération terminée, on enduit de vaseline stérilisée la plaie opératoire afin de prévenir les adhérences très pénibles, et on fait un pansement à la gaze stérilisée.

Le pansement sera refait au quatrième jour dans les mêmes conditions.

Le malade pourra se lever au huitième jour.

CHAPITRE XVII

CHIRURGIE DES VAISSEAUX ET DES NERFS

I

SUTURES ARTÉRIELLES

La suture des plaies artérielles latérales ne présente aucune particularité à signaler. Elle réussit toujours et n'entraîne jamais de complications secondaires.

Les suites des plaies circulaires sont plus délicates. On peut rétablir la continuité du vaisseau par invagination, sur appareils prothétiques (Payr) ou directement.

La suture par invagination (méthode de Murphy) a donné de mauvais résultats (thromboses, embolies, gangrènes, rétrécissements). Elle est abandonnée aujourd'hui.

La réunion des deux bouts sur appareils prothétiques est encore plus délaissée.

Aussi n'envisagerons-nous que les sutures directes, les seules vraiment intéressantes.

Les suites de la suture artérielle sont relativement bonnes. La cicatrisation se fait normalement si la suture a été bien faite; aussi les complications sont-elles moins à craindre qu'on ne pouvait le penser.

Les hémorragies secondaires et *les anévrismes* n'ont pas encore été observés.

Le rétrécissement consécutif de l'artère est possible, mais sans inconvénients pour les grosses artères; les auteurs n'ont du reste pas encore signalé de gangrène par sténose.

La thrombose et *les embolies* sont les seuls accidents à rapporter. Elles entraînent une gangrène totale ou partielle suivant leur importance.

II

ANÉVRISMES ARTÉRIELS

Les anévrismes atteignent par ordre de fréquence l'artère poplitée, la fémorale, le tronc brachio-céphalique et les carotides, la sous-clavière et l'axillaire.

Nous envisagerons successivement chacune de ses variétés, en étudiant les suites des divers traitements opératoires qui leur ont été appliqués.

I. ANÉVRISMES DE L'ARTÈRE POPLITÉE

L'anévrisme poplité a été d'abord traité par l'amputation. Nous ne nous occuperons pas de cette méthode, qui ne s'explique que par la crainte exagérée de la gangrène. Nous laisserons également de côté les méthodes de compression, dites de douceur, pour n'envisager que les méthodes vraiment chirurgicales, les méthodes sanglantes, la ligature, l'extirpation.

Ligature. — La ligature mérite quelques soins consécutifs particuliers. Le membre largement enveloppé d'ouate sera immobilisé dans une gouttière. On le réchauffera à l'aide de boules chaudes pour faciliter le retour de la circulation. Les fils cutanés seront enlevés au 8e jour. Le malade se lèvera au 20e jour.

Les résultats de la ligature ont été étudiés par M. Pierre Delbet[1]. Dans une statistique portant sur 48 cas observés de 1887 à 1894, il compte 34 malades complètement guéris et 8 résultats imparfaits. Parmi ces derniers, il faut signaler des

1. PIERRE DELBET. In *Traité de Chirurgie*, Le Dentu-Delbet, t. IV, p. 231.

douleurs et des raideurs (3 fois), des troubles trophiques (1 fois), la persistance d'une tumeur gênante (2 fois), du sphacèle des orteils (2 fois).

Les six insuccès sont dus à une insuffisance de la ligature (2 fois), à une gangrène de la jambe ayant nécessité l'amputation (3 fois).

La persistance d'une tumeur est due au défaut d'affaissement de l'anévrisme; elle se complique souvent d'œdème du membre et d'accidents inflammatoires dans le sac.

Lorsque le sac se rétracte après la ligature, il peut exercer certaines tractions sur les nerfs voisins et provoquer l'apparition de *douleurs*.

La gangrène est l'accident le plus dangereux de la ligature. Dans les cas les plus graves, elle entraîne la mort. Dans les autres, elle se manifeste seulement par quelques plaques de sphacèle des orteils.

La récidive s'observe dans certains cas. Elle survient parfois très tardivement au bout de dix ans; elle se présente sous la forme d'un anévrisme secondaire au niveau de la ligature.

Extirpation (méthode de Purnam). — L'extirpation nécessite des précautions secondaires analogues.

Les résultats sont meilleurs que pour la ligature, d'après M. Pierre Delbet.

MM. Monod et Vanverts[1] ont pu recueillir 90 cas d'extirpation d'anévrismes poplités avec: 92 pour 100 de guérisons et 5, 8 pour 100 de gangrènes; ils signalent en outre 1 cas de troubles trophiques et 1 cas de mort.

Méthode de Matas (suture endo-anévrismatique). — Cette méthode, très employée en Amérique pour la cure des anévrismes, a été appliquée surtout aux anévrismes poplités. Dans un travail de Matas[2] basé sur 34 cas, nous trouvons 19 cas traités par la suture endo-anévrismatique.

1. Monod et Vanverts. *Rapport au Congrès français de Chirurgie*, 1909.

2. Matas. *Journal of the Amer. Med. Association*, 29 septembre 1906, p. 990.

Cette méthode donne d'assez bons résultats; on a signalé quelques phénomènes douloureux consécutifs; en vérité ils sont rares.

La gangrène post-opératoire n'a pas encore été signalée.

II. ANÉVRISMES DU TRONC BRACHIO-CÉPHALIQUE

L'anévrisme du tronc brachio-céphalique n'est passible que de la ligature au-dessus du sac, soit près de lui (méthode de Brasdor), soit à distance (méthode de Wardrop). En général, la ligature devant porter sur deux troncs, la sous-clavière et la carotide, on associe les deux méthodes et on lie la sous-clavière en dehors des scalènes, la carotide au-dessus de l'omo-hyoïdien.

La ligature d'un seul tronc n'a jusqu'ici donné que des résultats insuffisants.

La ligature simultanée de la carotide et de la sous-clavière est l'opération de choix. Sur 12 observations inédites, Larrieu dans sa thèse[1] notait 5 guérisons et 7 améliorations. Ces chiffres se sont depuis singulièrement accrus. Dix ans plus tard, en 1907, MM. Imbert et Pons en réunissaient 56 cas et tout dernièrement MM. Monod et Vanverts, dans leur rapport au Congrès de Chirurgie (1909), en ajoutaient 23 cas et concluaient aux résultats suivants : mortalité opératoire : 8,5 pour 100; améliorations durables : 60,8 pour 100; échecs : 21,7 pour 100.

Les améliorations sont parfois d'assez longue durée : 3 mois et demi (Terrier), 1 an (Guinard), 5 ans (Barling).

La double ligature peut rester sans effet sur la tumeur anévrismale, la circulation continuant dans le sac comme avant la ligature. Il s'agit alors de cas anciens où les collatérales de la sous-clavière ont pris un développement considérable; on pourra en lier une ou plusieurs, mais en tout état de cause il

1. LARRIEU. *Th. de Paris*, 1897.

ne faudra jamais lier la vertébrale, sans s'être préalablement assuré de l'intégrité de la carotide gauche, en recherchant le pouls cervical ou temporal, si on ne veut pas s'exposer à voir le malade mourir d'anémie cérébrale.

Les phénomènes inflammatoires, *les hémorragies secondaires* sont des accidents de l'ère pré-antiseptique; on ne doit plus les observer aujourd'hui.

L'*hémiplégie* est l'accident le plus fréquemment observé après la double ligature. On pouvait, autrefois, la rapporter à des accidents infectieux, à une hémorragie cérébrale (Bérard), à la ligature du tronc du sympathique ou de quelques-uns de ses filets (Richet), à un ramollissement cérébral par embolie (Le Fort, Lampiasi). Aujourd'hui, on s'accorde avec M. Guinard à reconnaître qu'il s'agit « d'une thrombose ascendante qui part de la ligature pour remonter progressivement et plus ou moins lentement jusque dans les branches les plus reculées des carotides ». Et, si on n'observe pas l'hémiplégie dans tous les cas, c'est que, « pour que le caillot remonte au-dessus de la division de la carotide primitive, il faut de toute nécessité que le courant rétrograde de la carotide gauche dans la droite ne puisse pas se faire », ce qui a lieu quand la carotide gauche est de calibre insuffisant ou que les anastomoses entre les systèmes droit et gauche sont trop petites.

On a encore signalé, comme accidents consécutifs à l'opération, de *l'albuminurie*, de *la dilatation de la pupille gauche*, un *léger spasme des muscles de la face*.

Les *accidents cardiaques* sont passagers, à moins de lésions orificielles antérieures; ils se manifestent par de la tachycardie ou au contraire par du ralentissement des battements.

Les *troubles du côté du membre supérieur* se traduisent par une légère sensation de refroidissement et d'engourdissement.

Toutes ces complications peuvent être évitées de nos jours, même l'hemiplégie, qu'il faut rapporter à un certain degré d'infection jointe au trouble mécanique démontré par M. Guinard. Aussi cet auteur[1] pouvait-il dire encore tout dernièrement « que la double ligature simultanée de la carotide primitive et de la sous-clavière droites est une opération des plus innocentes ».

III. ANÉVRISMES DE LA CAROTIDE PRIMITIVE

Chifoliau, dans sa thèse[2], nous donne un excellent résumé de tous les traitements appliqués durant ces dernières années à l'anévrisme carotidien. Laissant de côté le traitement médical de cette affection, nous n'envisagerons que les méthodes d'Anel (ligature au-dessous du sac), de Brasdor (ligature au-dessus du sac), l'opération de Syme (incision du sac), la méthode de Purnam (extirpation du sac).

Ce qu'il faut bien savoir avant tout, c'est que, quelle que soit la méthode employée, il faut lui associer le traitement médical par l'iodure de potassium ; ce qu'il faut craindre, en effet, c'est la moindre perméabilité des artères cérébrales et le défaut de communication entre elles, rendant la ligature dangereuse.

1° **Méthode d'Anel.** — La méthode d'Anel appliquée au traitement des anévrismes de la carotide primitive donne d'assez bons résultats opératoires. Les suites en sont souvent très simples. La mort assez fréquente autrefois, puisque la statistique de Le Fort donnait 44 pour 100 de mortalité, devient plus rare avec les progrès de l'asepsie ; dans la statistique de Chifoliau portant sur 25 cas, nous ne trouvons que 2 cas de mort, soit 8 pour 100.

Après la ligature, le sang se coagule dans le sac jusqu'au niveau du bulbe carotidien. La carotide externe largement

1. M. Guinard. Traitement des anévrysmes de la base du cou par la double ligature simultanée de la carotide primitive et de la sous-clavière droites. *Rev. de Chir.*, n° 2, 10 février 1909, p. 236.

2. M. Chifoliau. L'anévrisme de la carotide primitive et son traitement chirurgical. *Th. de Paris*, 1904.

anastomosée avec son homologue fournit à la carotide interne le sang nécessaire à la circulation cérébrale.

En général, la tumeur anévrismale diminue de volume et les troubles de compression qu'elle déterminait (dyspnée, troubles laryngés, accès de suffocation) disparaissent.

Néanmoins, on observe souvent des *vertiges*, des *syncopes*, des *engourdissements dans les membres*. Ce sont là des accidents légers qui ne persistent pas.

Le *délire* et les *convulsions* sont beaucoup plus graves et d'un fâcheux pronostic.

L'*aphasie*, les *paralysies partielles* sont signalées dans quelques observations.

Les *troubles oculaires* se traduisent par des modifications pupillaires, de la diminution visuelle, des convulsions des muscles de l'œil, des suppurations.

L'*hémiplégie* est l'accident le plus grave : elle survient du 2e au 4e jour, du côté opposé à la ligature. Elle est généralement totale.

Tous ces accidents s'expliquent assez facilement par la théorie de la thrombose ascendante, émise par Le Fort et confirmée par M. Guinard[1].

L'oblitération de la carotide peut remonter au delà du bulbe, gagner la carotide interne (troubles cérébraux), l'ophtalmique (troubles oculaires), et ce phénomène de thrombose ascendante se produit, grâce non seulement à une insuffisance des anastomoses entre les carotides externes, mais encore aux altérations artérielles d'origine artério-scléreuse et à l'infection toujours possible.

Dans un cas récent de M. Rochard[2], la malade ne présentant plus trace de l'anévrisme neuf mois après la ligature, on vit s'installer progressivement une hémiparésie gauche. M. Rochard la rapporte à un ramollissement à début lent par

1. GUINARD. *Annales des mal. des oreilles et du larynx*, 1896, n° 11, et *Bulletin général de thérapeutique*, 1894 (30 janvier, 15 et 28 février).

2. M. ROCHARD. *Bull. et Mém. de la Soc. de Chir.*, 8 juillet 1908.

thrombose (artérite oblitérante favorisée par l'ischémie consécutive à la ligature de la carotide).

La *suppuration du sac* expose à des accidents souvent redoutables : des hémorragies graves peuvent succéder à son ouverture secondaire; parfois, comme chez le malade de Godefray[1], le sac peut suppurer, et s'ouvrir dans le pharynx. Ailleurs, le sac suppure et reste longtemps fistuleux, exposant le malade à des embolies septiques.

Des troubles laryngés et *pulmonaires* ont été également signalés.

Ils sont dus à des lésions du pneumogastrique ou des nerfs laryngés au cours de l'opération.

2° **Méthode de Brasdor.** — Réservée aux anévrismes bas des carotides, cette méthode ne donne, en général, que des résultats peu satisfaisants. Les malades qui échappent à la mort n'obtiennent que de très légères améliorations; les troubles fonctionnels sont peu modifiés; souvent même la ligature reste sans aucun effet. Les accidents de suppuration du sac exposent aux mêmes dangers que dans la méthode d'Anel.

Des hémorragies secondaires ont été signalées, obligeant à la ligature d'Anel.

3° **Opération de Syme.** — L'incision du sac faite surtout dans les cas d'anévrismes diffus a donné jusqu'à présent d'assez bons résultats. Sur 7 opérations, dit Chifoliau, on a obtenu 6 guérisons et 1 mort dans un cas très ancien.

Une seule fois, il y eut des accidents cérébraux consécutifs.

4° **Méthode de Purnam.** — L'extirpation du sac nécessite souvent des manœuvres assez longues et des sacrifices importants. Chifoliau en rapporte 5 observations dues à MM. Tuffier, Karewski, Walsham, Delagénière, Castro y Latarre.

Dans tous les cas, il faudra établir un bon drainage de la plaie pour éviter les accidents infectieux.

1. GODEFRAY. *Med. Times and Gaz. Sc.*, 1882, p. 30.

Cette méthode met à l'abri des accidents cérébraux d'origine embolique (hémiplégie et paralysies) et des complications dues à la suppuration du sac, mais elle expose à des troubles consécutifs déterminés par les sections nerveuses souvent nécessaires au cours de l'intervention.

Les troubles oculaires, *les troubles vaso-moteurs* doivent être rapportés à la section du sympathique cervical. En général ils disparaissent assez rapidement.

Les troubles de motilité de la langue, *les embarras de la parole*, *la gêne de la déglutition* ne durent qu'un temps ; ils sont dus à la section du grand hypoglosse.

Les accidents pulmonaires sont probablement dus aux lésions du pneumogastrique et du laryngé supérieur.

III

RÉSECTION DES VARICES SUPERFICIELLES DES MEMBRES INFÉRIEURS

Sous l'influence des travaux de MM. Quénu, Schwartz, Terrier et Alglave, la résection des varices superficielles des membres inférieurs est devenue une opération simple, réglée, qui donne entière satisfaction aux malades et au chirurgien. Les suites en sont très simples et les résultats éloignés très satisfaisants. Les complications post-opératoires sont devenues, comme nous le verrons, tout à fait exceptionnelles.

SOINS CONSÉCUTIFS

Le membre entouré d'un pansement ouaté compressif sera immobilisé dans le lit. Ce pansement ne sera changé qu'au dixième jour pour l'ablation des fils, à moins, bien entendu, d'ascension thermique révélatrice d'une infection locale.

Ce n'est qu'au vingtième jour qu'on autorisera le malade à

se lever et à se servir de son membre. S'il existe un ulcère concomitant, on attendra, bien entendu, la guérison de ce dernier, avant de permettre au malade de se lever. Dès ce moment, le malade ressent les bienfaits de l'intervention; il n'éprouve plus aucune gêne fonctionnelle, ne souffre plus, ce qui prouve bien que les varices profondes ne sont pas aussi fréquentes qu'on l'a cru.

Dès que le malade commence à marcher, on lui conseillera de se soumettre tous les jours à une séance de massage qui donne d'excellents résultats.

ACCIDENTS POST-OPÉRATOIRES

Après l'intervention, la circulation de retour se fait dans d'excellentes conditions. Les dissections faites par MM. Terrier et Alglave leur ont montré qu'il se refait, après l'opération, des veines d'apparence absolument normale et qui font contraste avec les veines malades laissées au cours de l'opération.

Il n'y a donc plus de raison pour qu'on observe des troubles circulatoires (stase, œdèmes) comme on en a signalé après les résections partielles.

Les résections partielles sont, en effet, souvent suivies de récidives des varices et des troubles qu'elles déterminent.

Les résections totales, au contraire, guérissent radicalement le malade.

IV

SUTURE DES NERFS

Il n'est pas dans notre plan d'étudier le mode de régénération des nerfs après la suture, mais d'en envisager seulement les résultats cliniques et les moyens propres à activer la restauration de la fonction suspendue.

SOINS CONSÉCUTIFS

La plaie opératoire ne présente aucun caractère particulier et point n'est besoin de s'en occuper avant l'heure de l'ablation des fils.

Le membre doit être laissé au repos absolu pendant deux à trois semaines dans l'attitude qui relâche le mieux le nerf suturé et sans qu'il soit fait aucune tentative de mobilité, ni aucune recherche électrique. Nous savons que six mois sont nécessaires en moyenne pour qu'un nerf soit anatomiquement régénéré. On ne peut donc guère espérer avant cette époque un retour de la fonction.

Il ne faut cependant pas abandonner ces malades pendant une aussi longue période. Bien au contraire, dès la troisième semaine, on commencera des séances de massage répétées. On massera d'abord les doigts s'il s'agit d'un nerf périphérique; on leur imprimera de légers mouvements. On s'occupera ensuite de la région blessée; la zone cicatrisée sera massée avec soin, ainsi que les muscles paralysés; on ne négligera pas non plus les jointures voisines qui seront soumises à des mouvements méthodiques et réglés.

L'atrophie musculaire sera combattue par des courants continus de faible intensité (6 à 8 milliampères). On fera des séances d'électricité tous les jours, sans se lasser, car parfois le retour de la fonction se fera attendre plusieurs mois.

RÉSULTATS DE LA SUTURE

Il n'est plus permis, à l'heure actuelle, de mettre en doute la possibilité de la régénération précoce d'un nerf. Les faits, dits paradoxaux, se renouvellent trop souvent pour qu'on puisse les rejeter, sans vouloir entendre.

Si, autrefois, en présence des cas isolés de Gluck, de Tillaux, on pouvait émettre des doutes sur l'authenticité de faits qui semblaient bouleverser toute la théorie classique du neurone, actuellement, « un vent de fronde, dit le professeur Reclus, commence à souffler contre ces dogmes déjà suspectés par les praticiens ».

C'est qu'en effet on se trouve en présence de faits qu'il n'est plus possible de nier. Successivement MM. Monod, Reynier, Isch-Wall, Potherat, Chaput, ont apporté devant la Société de Chirurgie des faits indiscutables où non seulement la sensibilité, mais encore la motilité ont reparu immédiatement après la suture.

Rapprochant ces faits des travaux modernes d'Apathy et de Bethe sur le rôle de la cellule nerveuse, le professeur Reclus croit pouvoir expliquer ces cas par la régénération autogène du bout périphérique. La reconstitution du tube nerveux se parachèverait dès lors très rapidement après la suture et la fonction serait rétablie, parfois même avant que les derniers stades de la régénération des neuroblastes fussent réalisés.

Quoi qu'il en soit, nous nous contenterons d'envisager les résultats de la suture pour chacune des propriétés du nerf.

La sensibilité revient dans certains cas immédiatement après la suture; ces faits sont bien connus aujourd'hui, mais ne prouvent rien au point de vue de la réunion immédiate que personne n'admet plus.

M. Quénu[1] explique ces cas en disant que le nerf primitivement en état d'inertie, de mort apparente, est en quelque sorte dynamogénié par l'irritation nouvelle et renaît.

Les études récentes sur la réparation autogénique du nerf nous expliquent mieux le retour immédiat de la sensibilité, surtout après les sutures secondaires. « Il nous devient facile de comprendre, dit M. Cunéo[2], les faits de jour en jour plus nombreux, où une suture secondaire est suivie d'un rétablissement presque immédiat de la sensibilité. On peut admettre, en effet, dans ce cas, que la neurotisation du bout périphé-

1. QUÉNU. *Bull. et Mém. de la Soc. de Chir.*, 1887, p. 380.
2. CUNÉO. *Journal de Chirurgie*, mars 1909, p. 258.

rique s'est faite par voie collatérale et que les cylindraxes, amenés par cette voie, se sont divisés en deux branches se portant l'une vers l'extrémité centrale, l'autre vers la périphérie. Ainsi se constitue, par ce moyen détourné, la production d'un système de fibres dont le double avivement du bout central et du bout périphérique ne saurait amener la dégénérescence (voir fig. 82) et qui seront prêtes à fonctionner lorsque, au bout de quelques heures, elles auront réalisé leur union avec les fibres du bout central. »

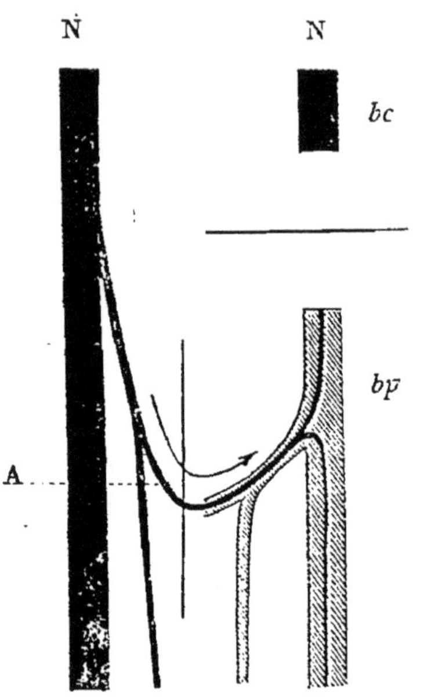

Fig. 82. — Schéma de la neurotisation du bout périphérique dégénéré (en gris) par des cylindraxes pénétrant au niveau de l'extrémité sectionnée d'une collatérale et provenant d'un rameau également coupé et fourni par un nerf voisin (d'après M. Cunéo). (Les nerfs normaux sont en noir, les nerfs dégénérés sont en gris.)

La motilité est toujours beaucoup plus longue à revenir. En général, elle reparaît d'autant plus vite que la section est plus près des centres et que les segments sont mieux coaptés. Mais rien n'est plus irrégulier. Aussi entre un mois et un an il est impossible de fixer une date certaine. La valeur fonctionnelle du membre opéré sera toujours inférieure, même dans les meilleurs cas, à celle du membre sain.

Les troubles trophiques sont toujours longs à disparaître. Il persiste souvent des rougeurs des doigts, probablement dues à un défaut d'équilibre entre les vaso-dilatateurs et les vaso-constricteurs.

Oberndörffer[1] a réuni dans une excellente étude sur la suture nerveuse les résultats de tous les cas publiées de 1896

1. Oberndörffer. *Centralblatt für die Grenzgebiete der Medizin und Chirurgie*, 1908, t. XI, n°s 8, 9, 10, mai-juin, p. 307, 345 et 377.

à 1907; il a pu recueillir 340 observations portant sur 287 malades. Il envisage les résultats dans leur ensemble et les divise en bons, médiocres, mauvais et inconnus. La suture a donné des résultats :

bons ou médiocres dans 72 pour 100 des cas ;
nuls dans 15 pour 100;
inconnus dans 13 pour 100.

Cet auteur explique les insuccès par l'infection de la plaie; les résultats de la suture secondaire sont aussi bons que ceux de la suture primitive dans les six premiers mois. Plus tard ils deviennent plus douteux.

COMPLICATIONS POST-OPÉRATOIRES

Elles sont absolument exceptionnelles et d'origine purement infectieuse.

On a reproché autrefois à la suture nerveuse d'exposer au tétanos. Nous savons aujourd'hui qu'il n'en est rien.

Il n'en est pas de même de la *névrite*. Celle-ci se caractérise par une douleur intense siégeant au niveau du nerf suturé, s'irradiant jusqu'à la racine du membre et dans les nerfs voisins. Elle se manifeste sous forme de crises de plus ou moins longue durée apparaissant dès les premiers jours. Des phénomènes inflammatoires accompagnent ces premières manifestations névritiques; tuméfaction locale, chaleur, induration sont souvent le cortège habituel de la douleur. Le moindre frôlement s'accompagne de ressauts douloureux; des spasmes et des contractures, des paralysies surviennent dans les cas les plus graves.

La fièvre apparaît dès le début, accompagnée de frissons.

Le traitement de ces névrites opératoires doit être surtout prophylactique. C'est en s'entourant de toutes les précautions aseptiques modernes qu'on se mettra le mieux à l'abri de cette complication.

La névrite déclarée, il faudra la traiter par l'immobilisation du membre, les révulsifs, les applications de glace, l'électricité. Si elle résiste à ces traitements il faudra recourir à l'intervention chirurgicale.

Des adhérences cicatricielles peuvent s'établir autour d'un nerf suturé, déterminant par la suite des troubles trophiques. C'est pour les éviter qu'on a conseillé de protéger la suture à l'aide de lambeaux de tissu graisseux ou musculaire, de tubes d'os décalcifié, etc. Si on n'a pu les empêcher, il faudra libérer le nerf secondairement et le mettre à l'abri de nouvelles adhérences.

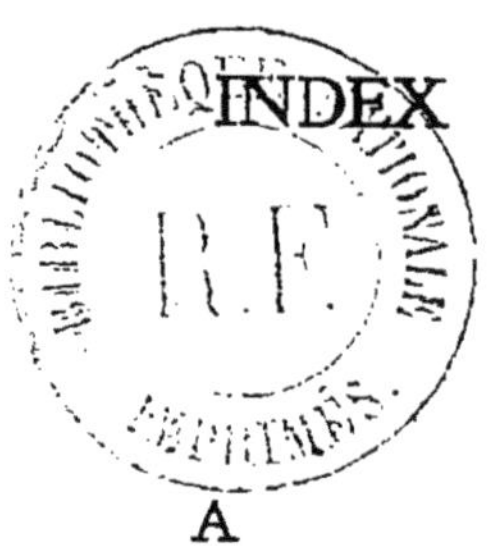

INDEX ALPHABÉTIQUE

A

B

C

D

E

I

K

L

M

N

O

P

R

S

T

U

V

W

65 063. — Imprimerie Lahure, rue de Fleurus, 9, à Paris.

MASSON ET CIE, ÉDITEURS
LIBRAIRES DE L'ACADÉMIE DE MÉDECINE
120, BOULEVARD SAINT-GERMAIN, 120 — PARIS — VIe ARR.

PR. N° 614 — SEPTEMBRE 1909

EXTRAIT DU CATALOGUE MÉDICAL (1)

RÉCENTES PUBLICATIONS

COLLECTION DE PRÉCIS MÉDICAUX

Cette collection s'adresse aux étudiants, pour la préparation aux examens, et à tous les praticiens qui ont besoin d'ouvrages concis, mais vraiment scientifiques, qui les tiennent au courant.

Vient de paraître :

Introduction à l'Étude de la Médecine

Par G.-H. ROGER

Professeur à la Faculté de Médecine de Paris, Médecin de l'hôpital de la Charité.

QUATRIÈME ÉDITION, REVUE ET CORRIGÉE

1 volume petit in-8° de XIV-780 pages, avec un lexique des termes techniques. Cartonné toile anglaise souple. **10 fr.**

Précis de Physique Biologique

Par G. WEISS

Agrégé à la Faculté de Paris, Ingénieur des Ponts et Chaussées.

1 vol. petit in-8° de 528 pages, avec 543 fig., cart. toile anglaise souple. **7 fr.**

Précis de Chimie Physiologique

Par Maurice ARTHUS

Professeur de Physiologie à l'Université de Lausanne.

SIXIÈME ÉDITION, REVUE ET AUGMENTÉE

1 vol. petit in-8° de VI-403 pages, avec 118 figures et 2 planches hors texte en couleurs, cartonné toile anglaise souple . . . . **6 fr.**

(1) *La librairie Masson et Cie envoie gratuitement et franco de port les catalogues suivants à toutes les personnes qui lui en font la demande.* — Catalogue général *contenant, classés par subdivisions, tous les ouvrages ou périodiques publiés à la librairie.* — Catalogues de l'Encyclopédie scientifique des Aide-Mémoire. *I. Section de l'ingénieur. — II. Section du biologiste.* — Catalogue des ouvrages d'enseignement.

Les livres de plus de 5 francs *sont expédiés* franco *au prix du Catalogue.*
Les volumes de 5 *francs et au-dessous sont augmentés de* 10 °/o *pour le port.*
Toute commande doit être accompagnée de son montant.

COLLECTION DE PRÉCIS MÉDICAUX (Suite).

Précis de Physiologie

Par Maurice ARTHUS

Professeur de physiologie à l'Université de Lausanne.

TROISIÈME ÉDITION REVUE ET AUGMENTÉE

1 vol. petit in-8° de XVI-840 pages, avec 286 figures en noir et en couleurs, cart. toile anglaise souple. . . . . **10 fr.**

PRÉCIS DES

Examens de Laboratoire

Employés en Clinique

Par L. BARD

Professeur de clinique médicale à l'Université de Genève.

AVEC LA COLLABORATION DE G. HUMBERT ET H. MALLET

1 volume in-8° de XX-627 pages avec 138 figures en noir et en couleurs, cartonné toile anglaise souple. . . . . **9 fr.**

Précis de Dissection

PAR

Paul POIRIER
Professeur d'anatomie
à la Faculté de Médecine de Paris.
Membre de l'Académie de Médecine

Amédée BAUMGARTNER
Ancien Prosecteur
à la Faculté de Médecine de Paris.
Chirurgien des Hôpitaux

DEUXIÈME ÉDITION, ENTIÈREMENT REVUE ET AUGMENTÉE

1 vol. petit in-8° de XXIV-360 pages, avec 241 figures dans le texte, cartonné toile souple. . . . . **8 fr.**

Précis de Médecine infantile

Par P. NOBÉCOURT

Professeur agrégé à la Faculté de Médecine de Paris. Médecin des hôpitaux.

1 volume petit in-8° de X-744 pages, avec 77 figures et une planche hors texte en couleurs, cartonné toile anglaise souple. . . . . **9 fr.**

Précis de Chirurgie infantile

Par E. KIRMISSON

Professeur de clinique chirurgicale infantile à la Faculté de Médecine de Paris
Chirurgien de l'hôpital des Enfants-Malades, Membre de l'Académie de Médecine.

1 vol. petit in-8° de X-802 pages, avec 462 figures, cartonné toile anglaise souple . . . . **12 fr.**

COLLECTION DE PRÉCIS MÉDICAUX (Suite)

Précis de Microbiologie Clinique

Par Fernand BÈZANÇON

Professeur agrégé à la Faculté de Médecine de Paris, médecin des hôpitaux.

DEUXIÈME ÉDITION, REVUE ET AUGMENTÉE (*Sous presse*)

Précis de Diagnostic médical et d'Exploration Clinique

PAR

P. SPILLMANN
Professeur de clinique médicale à l'Université de Nancy.

P. HAUSHALTER
Professeur de clinique infantile à l'Université de Nancy.

L. SPILLMANN
Professeur agrégé à la Faculté de Médecine de Nancy.

1 volume petit in-8° de XII-532 pages, avec 153 figures en noir et en couleurs, cartonné toile anglaise souple . . . . 7 fr.

Précis de Thérapeutique et de Pharmacologie

Par A. RICHAUD

Professeur agrégé à la Faculté de Médecine, Docteur ès Sciences.

1 vol. petit in-8° de XXX-938 pages, avec figures, cartonné toile souple . . 12 fr.

Précis d'Ophtalmologie

Par V. MORAX

Ophtalmologiste de l'hôpital Lariboisière.

1 volume in-8° de XX-640 pages, avec 339 figures en noir et en couleurs et 3 planches en couleurs, cartonné toile anglaise souple . . . . 12 fr.

Précis de Médecine légale

Par A. LACASSAGNE

Professeur de médecine légale à l'Université de Lyon.

DEUXIÈME ÉDITION, REVUE ET AUGMENTÉE

1 vol. petit in-8° de XXIV-866 pages, avec 112 figures en noir et en couleurs et 2 planches hors texte en couleurs, cartonné toile anglaise souple. . . 10 fr.

CHARCOT — BOUCHARD — BRISSAUD

BABINSKI — BALLET — P. BLOCQ — BOIX — BRAULT — CHANTEMESSE — CHARRIN CHAUFFARD — COURTOIS-SUFFIT — O. CROUZON — DUTIL — GILBERT — GRENET — GUIGNARD — G. GUILLAIN — L. GUINON — GEORGES GUINON — HALLION — LAMY — CH. LAUBRY — LE GENDRE — A. LÉRI — P. LONDE — MARFAN — MARIE — MATHIEU — H. MEIGE — NETTER — ŒTTINGER — ANDRÉ PETIT — RICHARDIÈRE — ROGER — ROGUES DE FURSAC — RUAULT — SOUQUES — THOINOT THIBIERGE — TOLLEMER — FERNAND WIDAL

TRAITÉ DE MÉDECINE

DEUXIÈME ÉDITION, ENTIÈREMENT REFONDUE, PUBLIÉE SOUS LA DIRECTION DE MM.

BOUCHARD
Professeur à la Faculté de Médecine de Paris,
Membre de l'Institut.

BRISSAUD
Professeur à la Faculté de Médecine de Paris
Médecin de l'hôpital St-Antoine.

10 volumes grand in-8°, avec figures dans le texte. . 160 francs.

Chaque volume est vendu séparément.

TOME I. — *Les Bactéries. — Pathologie générale infectieuse. — Troubles et maladies de la nutrition. — Maladies infectieuses communes à l'homme et aux animaux.* 1 vol. grand in-8° de 845 pages, avec figures dans le texte . . . . 16 fr.

TOME II. — *Fièvre typhoïde. — Maladies infectieuses. — Typhus exanthématique. — Fièvres éruptives. — Erysipèle. — Diphtérie. — Rhumatisme articulaire aigu. — Scorbut.* — 1 vol. grand in-8° de 896 pages, avec figures dans le texte. . . . . 16 fr.

TOME III. — *Maladies cutanées. — Maladies vénériennes. — Maladies du sang. — Intoxications.* — 1 vol. grand in-8° de 702 pages, avec figures dans le texte. . . . . 16 fr.

TOME IV. — *Maladies de l'estomac. — Maladies du pancréas. — Maladies de l'intestin. — Maladies du péritoine. — Maladies de la bouche et du pharynx.* — 1 vol. grand in-8° de 680 pages, avec figures dans le texte. . . . . 16 fr.

TOME V. — *Maladies du foie et des voies biliaires. — Maladies du rein et des capsules surrénales. — Pathologie des organes hématopoiétiques et des glandes vasculaires sanguines, moelle osseuse, rate, ganglions, thyroïde, thymus.* — 1 vol. grand in-8°, avec figures en noir et en couleurs dans le texte. . . . . 18 fr.

TOME VI. — *Maladies du nez et du larynx. — Asthme. — Coqueluche. — Maladies des bronches. — Troubles de la circulation pulmonaire. — Maladies aiguës du poumon.* — 1 vol. grand in-8° de 612 pages, avec figures dans le texte. . . . . 14 fr.

TOME VII. — *Maladies chroniques du poumon. — Phtisie pulmonaire. — Maladies de la plèvre. — Maladies du médiastin.* — 1 vol. grand in-8° de 550 pages, avec figures dans le texte. . . . . 14 fr.

TOME VIII. — *Maladies du cœur. — Maladies des vaisseaux sanguins.* — 1 vol. grand in-8° de 580 pages, avec figures dans le texte. . . . . 14 fr.

TOME IX. — *Maladies de l'encéphale. — Maladies de la protubérance et du bulbe. — Maladies intrinsèques de la moelle épinière. — Maladies extrinsèques de la moelle épinière. — Maladies des méninges. — Syphilis des centres nerveux.* — 1 vol. grand in-8° de 1092 pages, avec figures dans le texte. . . . . 18 fr.

TOME X. — *Des Névrites. — Pathologie des différents muscles et nerfs moteurs. — Tics, Crampes fonctionnelles et professionnelles. — Chorées, Myoclonies. — Maladie de Thomsen. — Paralysie agitante. — Myopathie primitive, progressive. — Amyotrophie Charcot-Marie et Werdnig-Hoffmann. — Acromégalie, Gigantisme, Achondroplasie, Myxœdème. — Goitre exophtalmique. — Pathologie du grand sympathique. — Neurasthénie. — Epilepsie. — Hystérie. — Paralysie générale progressive. — Les Psychoses.* — **Table analytique des 10 volumes.** — 1 vol. gr. in-8° de 1050 pages, avec fig. en noir et en couleurs et 3 planches hors texte en couleurs. . . . . 18 fr.

MÉDECINE

G.-M. DEBOVE
Doyen de la Faculté de Médecine de Paris, Membre de l'Académie de Médecine.

Ch. ACHARD
Professeur agrégé à la Faculté,
Médecin des Hôpitaux.

J. CASTAIGNE
Professeur agrégé à la Faculté,
Médecin des Hôpitaux.

DIRECTEURS

Manuel des
Maladies du Tube digestif

TOME I

BOUCHE, PHARYNX, ŒSOPHAGE, ESTOMAC

PAR

G. PAISSEAU, F. RATHERY, J.-Ch. ROUX

1 vol. grand in-8° de 725 pages, avec figures dans le texte . . . . 14 fr.

TOME II

INTESTIN, PÉRITOINE, GLANDES SALIVAIRES, PANCRÉAS

PAR MM.

M. LOEPER, Ch. ESMONET, X. GOURAUD, L.-G. SIMON, L. BOIDIN et F. RATHERY

1 vol. grand in-8° de 810 pages, avec 116 figures dans le texte. . . . . 14 fr.

Manuel des
Maladies du Foie

PAR

J. CASTAIGNE

1 vol. grand in-8°, avec figures dans le texte . . . . (*Sous presse*)

Manuel des
Maladies des Reins
et des Capsules surrénales

PAR MM.

J. CASTAIGNE, E. FEUILLIÉ, A. LAVENANT, M. LOEPER R. OPPENHEIM, F. RATHERY

1 vol. in-8°, avec figures dans le texte . . . . 14 fr.

Manuel de Pathologie interne

Par G. DIEULAFOY

Professeur de Clinique médicale à la Faculté de Médecine de Paris,
Médecin de l'Hôtel-Dieu, Membre de l'Académie de Médecine.

QUINZIÈME ÉDITION

entièrement refondue et considérablement augmentée

4 vol. in-16 diamant, comprenant ensemble 4300 pages, avec figures en noir et en couleurs, cartonnés à l'anglaise, tranches rouges. . . . . 32 fr.

Clinique Médicale de l'Hôtel-Dieu de Paris

Par G. DIEULAFOY

5 vol. grand in-8°, avec figures dans le texte.

I. 1896-1897. 1 vol. in-8°. . . **10** fr.	III. 1898-1899. 1 vol. in-8°. . . **10** fr.
II. 1897-1898. 1 vol. in-8°. . . **10** fr.	IV. 1900-1901. 1 vol. in-8°. . . **10** fr.

V. 1905-1906. 1 volume in-8°, avec nombreuses planches. . 10 fr.

TRAITÉ DES Maladies de l'Enfance

DEUXIÈME ÉDITION, REVUE ET AUGMENTÉE

PUBLIÉE SOUS LA DIRECTION DE MM.

J. GRANCHER, PROFESSEUR A LA FACULTÉ DE PARIS, ET J. COMBY, MÉDECIN DE L'HÔPITAL DES ENFANTS-MALADES.

5 volumes grand in-8°, avec figures dans le texte. . . . . **112 francs.**

Tome I. 1 volume grand in-8° de 1060 pages, avec figures : **22** fr.
Physiologie et Hygiène de l'Enfance. — Maladies infectieuses. — Maladies générales de nutrition. — Intoxications.

Tome II. 1 volume grand in-8° de 964 pages, avec figures : **22** fr.
Maladies du tube digestif. — Maladies du pancréas. — Maladies du péritoine. — Maladies du foie. — Rate et ses maladies. — Maladies des capsules surrénales. — Maladies génito-urinaires.

Tome III. 1 volume grand in-8° de 994 pages, avec figures : **22** fr.
Maladies de l'appareil respiratoire. — Maladies de l'appareil circulatoire.

Tome IV. 1 volume grand in-8° de 1076 pages, avec figures : **22** fr.
Système nerveux. — Maladies de la peau.

Tome V. 1 vol. gr. in-8° de 1224 pages, avec figures : **24** fr.
Maladies du fœtus et du nouveau-né. — Organes des sens. — Maladies chirurgicales. — Thérapeutique. — Formulaire.

Traité élémentaire de Clinique Thérapeutique

PAR

Le Dr Gaston LYON
Ancien chef de clinique médicale à la Faculté de Médecine de Paris.

SEPTIÈME ÉDITION, REVUE ET AUGMENTÉE

1 vol. grand in-8° de XVI-1726 pages, relié toile . . . . 25 fr.

Dans cette nouvelle édition figurent quelques chapitres nouveaux : l'auteur a accordé une mention aux *paresthésies pharyngées*, c'est-à-dire à ces troubles nerveux assez fréquents dont le pharynx est le point de départ et qui sont susceptibles de donner lieu à de multiples erreurs de diagnostic ; sont mentionnées également les *pleurésies hémorragiques* et les *paralysies du voile du palais*. Des maladies du sommeil ont été distraites les *trypanosomiases* ; l'intérêt qu'elles présentent, au point de vue de la pathogénie générale, justifie suffisamment la place qui leur est réservée.

Formulaire Thérapeutique

PAR MM.

G. LYON | P. LOISEAU

AVEC LA COLLABORATION DE

L. DELHERM | Paul-Émile LEVY

SIXIÈME ÉDITION, REVUE ET CORRIGÉE

1 vol. in-18 tiré sur papier indien très mince, relié maroquin souple. . . . . . 7 fr.

Diagnostic et Traitement des Maladies de l'Estomac

Par le Dr Gaston LYON
Ancien chef de Clinique médicale à la Faculté de Médecine de Paris

Un vol. in-8° de 724 pages, avec figures. Cartonné toile. . . . . 12 fr.

Parenchyme hépatique et Bourgeon biliaire

ÉTUDES SUR LE FOIE NORMAL ET PATHOLOGIQUE

PAR

Émile GÉRAUDEL
Chef de laboratoire à l'Hôpital de la Pitié.

1 vol. grand in-8°, de IX-527 pages, avec 89 figures dans le texte . . . . 15 fr.

SYPHILIS — DERMATOLOGIE

HISTOLOGIE

TRAITÉ D'HISTOLOGIE

PAR

A. PRENANT
Professeur
à la Faculté de médecine de Nancy.

P. BOUIN
Professeur agrégé
à la Faculté de médecine de Nancy.

L. MAILLARD
Chef des travaux de Chimie biologique
à la Faculté de médecine de Paris.

Pour paraître en décembre 1909 :

TOME II **et dernier**

HISTOLOGIE ET ANATOMIE MICROSCOPIQUE

1 vol. grand in-8° de 1088 pages, avec nombreuses figures en noir et en couleurs.

Déjà publié

TOME I

CYTOLOGIE GÉNÉRALE ET SPÉCIALE

1 vol. gr. in-8° de 977 pages, avec 791 fig. dont 172 en plusieurs couleurs. **50 fr.**

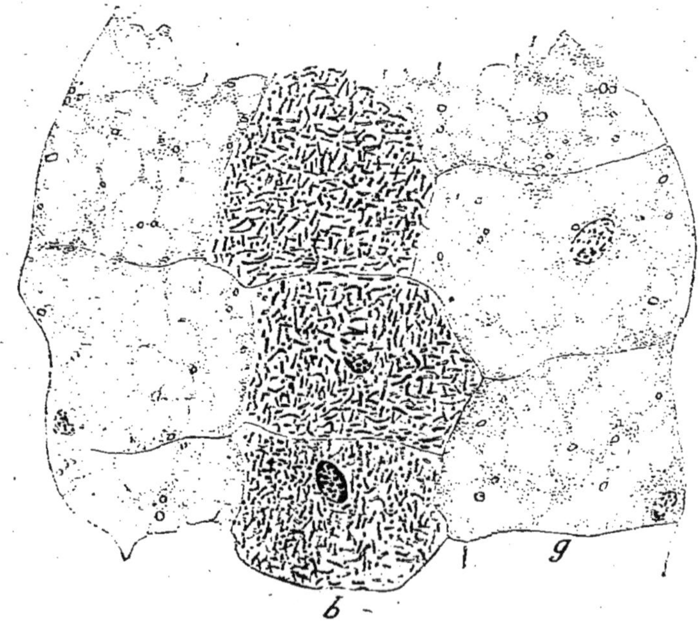

Fig. 78. Organe graisseux de la blatte (Periplaneta orientalis S.), avec trois cellules à bactéroïdes. g, cellules graisseuses et ordinaires. b, cellules à bactéroïdes et 375.

ANATOMIE

TRAITÉ
d'ANATOMIE HUMAINE

PUBLIÉ SOUS LA DIRECTION DE

P. POIRIER et **A. CHARPY**

Professeur d'anatomie à la Faculté de Médecine de Paris, Chirurgien des hôpitaux.

Professeur d'anatomie à la Faculté de Médecine de Toulouse.

AVEC LA COLLABORATION DE

O. AMOEDO — A. BRANCA — A. CANNIEU — B. CUNÉO — G. DELAMARE
PAUL DELBET — A. DRUAULT — P. FREDET — GLANTENAY — A. GOSSET — M. GUIBÉ
P. JACQUES — TH. JONNESCO — E. LAGUESSE — L. MANOUVRIER
M. MOTAIS — A. NICOLAS — P. NOBÉCOURT — O. PASTEAU — M. PICOU
A. PRENANT — H. RIEFFEL — CH. SIMON — A. SOULIÉ

5 volumes grand in-8°, avec figures noires et en couleurs . . . . 160 fr.

DEUXIÈME ÉDITION, ENTIÈREMENT REVUE

TOME I. — **Introduction.** — **Notions d'Embryologie.** — **Ostéologie.** — **Arthrologie.** *Troisième édition, entièrement refondue. (Sous presse.)*

TOME II. — 1er fascicule : **Myologie**, avec 551 figures . . . . **12** fr.

2e fascicule : **Angéiologie** (Cœur et Artères). Histologie, avec 150 fig. **8** fr.

3e fascicule : **Angéiologie** (Capillaires, Veines), avec 75 figures. . . **6** fr.

4e fascicule : **Les Lymphatiques**, avec 137 figures. . . . . **8** fr.

TOME III. — 1er fascicule : **Système nerveux.** Méninges. Moelle. Encéphale. Embryologie. Histologie, avec 265 figures . . . . **10** fr.

2e fascicule : **Système nerveux**. Encéphale, avec 131 figures . . . **10** fr.

3e fascicule : **Système nerveux.** Les nerfs. Nerfs crâniens. Nerfs rachidiens, avec 229 figures. **12** fr.

TOME IV. — 1er fascicule : **Tube digestif.** Développement. Bouche. Pharynx. Œsophage. Estomac. Intestins. Anus, avec 201 figures . . . . . . **12** fr.

2e fascicule : **Appareil respiratoire.** Larynx. Trachée. Poumons. Plèvre. Thyroïde. Thymus, avec 120 figures. . . . . **6** fr.

3e fascicule : **Annexes du Tube digestif.** Dents. Glandes salivaires. Foie. Voies biliaires. Pancréas. Rate. **Péritoine**, avec 448 figures . **16** fr.

TOME V. — 1er fascicule : **Organes génito-urinaires.** Reins. Uretère. Vessie. Urètre. Prostate. Verge. Périnée. Appareil génital de l'homme. Appareil génital de la femme, avec 431 figures . . . . **20** fr.

2e fascicule : **Les Organes des Sens.** Tégument externe, Œil, Oreille, Nez et Fosses nasales. **Les Glandes surrénales**, avec 544 figures (1re édition). . . . . **20** fr.

Guide anatomique aux Musées de Sculpture

PAR

A. CHARPY
Professeur d'Anatomie à la Faculté de Médecine de Toulouse.

L. JAMMES
Professeur adjoint à l'Université de Toulouse.

1 vol. petit in-8° de VIII-112 pages, avec figures. . . . . **2** fr.

CHIRURGIE

Petite Chirurgie Pratique

PAR

TH. TUFFIER
Professeur agrégé à la Faculté de Médecine de Paris
Chirurgien de l'Hôpital Beaujon.

P. DESFOSSES
Ancien interne des hôpitaux de Paris
Chirurgien du Dispensaire de la Cité du Midi

DEUXIÈME ÉDITION, REVUE ET AUGMENTÉE

1 vol. petit in-8° de VIII-568 pages, avec 353 fig., cartonné à l'anglaise. **10** fr.

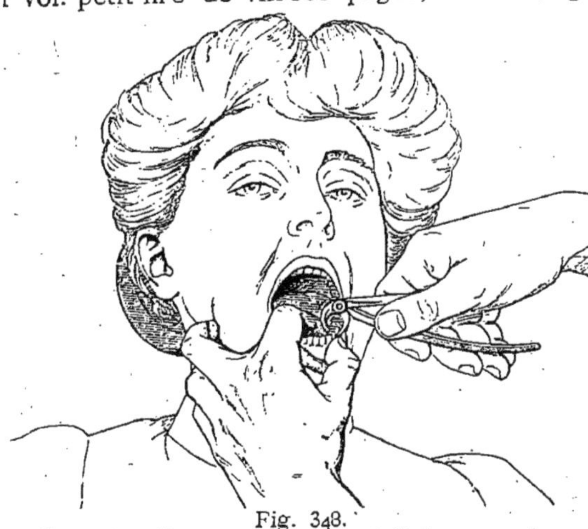

Fig. 348.
Extraction d'une grosse molaire inférieure gauche.

Le but de ce livre est d'exposer clairement les éléments de petite chirurgie indispensables à l'infirmière, à l'étudiant, au praticien.

Les remaniements de cette édition portent sur plus du cinquième du livre. Les additions comprennent le *pansement des brûlures*, les *greffes dermo-épidermiques*, *l'anesthésie par la stovaïne*, la *méthode de Bier*, la *gymnastique de la respiration et du maintien*, etc....

Les médecins de campagne sont dans la nécessité de s'occuper de la bouche de leurs malades; le Dr Neveu a écrit pour eux un chapitre très substantiel sur les *extractions dentaires* et *l'hygiène de la bouche et des dents*.

TRAITE DE CHIRURGIE

PUBLIÉ SOUS LA DIRECTION DES PROFESSEURS

SIMON DUPLAY | PAUL RECLUS

PAR MM.

BERGER — BROCA — Pierre DELBET — DELENS — DEMOULIN
J.-L. FAURE — FORGUE — GÉRARD-MARCHANT
HARTMANN — HEYDENREICH — JALAGUIER — KIRMISSON — LAGRANGE
LEJARS — MICHAUX — NÉLATON
PEYROT — PONCET — QUÉNU — RICARD — RIEFFEL — SEGOND
TUFFIER — WALTHER

DEUXIÈME ÉDITION, ENTIÈREMENT REFONDUE

8 volumes grand in-8°, avec nombreuses figures dans le texte . . **150** fr.

TOME PREMIER. 1 vol. grand in-8° de 912 pages, avec 218 figures. . **18** fr.
TOME II. 1 vol. grand in-8° de 996 pages, avec 361 figures. . . . **18** fr.
TOME III. 1 vol. grand in-8° de 940 pages, avec 285 figures . . . **18** fr.
TOME IV. 1 fort vol. de 896 pages, avec 354 figures. . . . . **18** fr.
TOME V. 1 fort vol. de 948 pages, avec 187 figures. . . . . **20** fr.
TOME VI. 1 fort vol. de 1127 pages, avec 218 figures. . . . . **20** fr.
TOME VII. 1 fort vol. de 1272 pages, avec 297 figures. . . . . . . **25** fr.
TOME VIII. 1 fort vol. de 971 pages, avec 163 figures. . . . . . . **20** fr.

TABLE ALPHABÉTIQUE des 8 volumes du *Traité de Chirurgie*.

Chaque volume est vendu séparément.

Vient de paraître :

SIXIÈME ÉDITION REVUE ET AUGMENTÉE DU

Traité de Chirurgie d'urgence

PAR

Félix LEJARS

Professeur agrégé à la Faculté de Médecine de Paris,
Chirurgien de l'Hôpital Saint-Antoine, Membre de la Société de chirurgie.

1 vol. grand in-8° de VIII-1185 pages, avec 994 figures, et 20 planches hors-texte, relié toile. . . . . **30 fr.**

Fig. 910. — Désarticulation tibio-tarsienne, procédé de Syme. 3e temps — Dénudation de la face postéro-inférieure du calcanéum

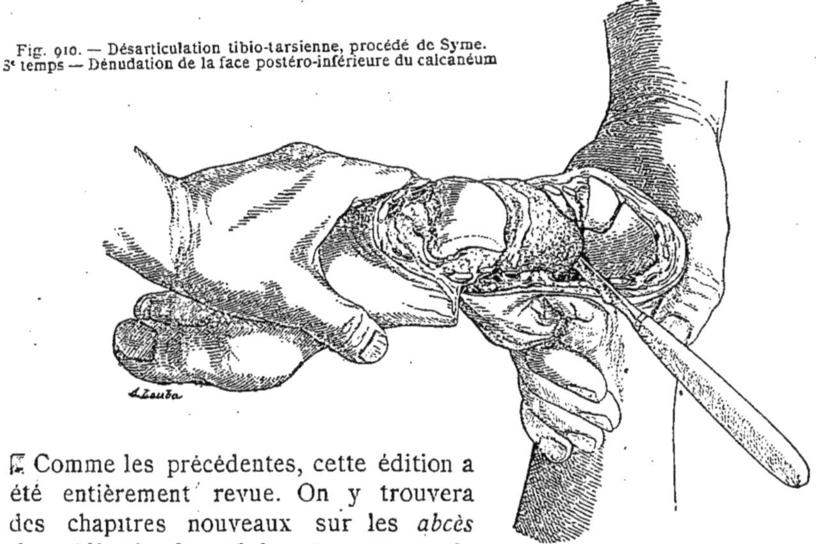

Comme les précédentes, cette édition a été entièrement revue. On y trouvera des chapitres nouveaux sur les *abcès du médiastin*, les *plaies et ruptures du pancréas*, les *corps étrangers de l'estomac*, *l'hématocolpos*, et, en particulier, les *amputations d'urgence*. De nombreux chapitres ont été singulièrement étendus ou remaniés, spécialement ceux qui ont trait aux *coups de feu de l'oreille*, à la *mastoïdite* (*thrombose du sinus*), aux *plaies de poitrine*, aux *plaies de l'uretère* et aux *modes de réunion ou d'anastomose de l'uretère divisé*, aux *luxations et fractures du carpe*. Du reste le chapitre des *fractures*, *de leurs divers types, de leurs modes de réduction et de traitement* a été l'objet cette fois encore d'additions nombreuses et d'une revision détaillée.

90 figures nouvelles portent à 994 le nombre total des illustrations, auxquelles s'ajoutent 20 planches hors texte.

OBSTÉTRIQUE — CHIRURGIE

Précis d'Obstétrique

PAR

A. RIBEMONT-DESSAIGNES
Professeur à la Faculté de Paris,
Membre de l'Académie de Médecine.

G. LEPAGE
Professeur agrégé à la Faculté de Paris,
Accoucheur de l'Hôpital de la Pitié.

SIXIÈME ÉDITION, ENTIÈREMENT REFONDUE

1 volume grand in-8° de 1420 pages, avec 568 figures dans le texte dont 400 dessinées par **M. Ribemont-Dessaignes.** Relié toile . . . . **30** fr.

Iconographie Obstétricale

Par A. RIBEMONT-DESSAIGNES

FASCICULE I. — **Rétention du Fœtus mort dans l'Utérus avec intégrité des membranes**

1 volume de 12 planches en couleurs, avec texte explicatif . . . . . **12** fr.

FASCICULE II. — **Anomalies et Monstruosités Fœtales**

1 volume de 12 planches en couleurs, avec texte explicatif . . . . . **12** fr.

FASCICULE III. — **Anomalies et monstruosités Fœtales**

1 volume de 12 planches en couleurs, avec texte explicatif . . . . **12** fr.

Vient de paraître :

Précis de Manuel Opératoire

Ligatures des Artères, Amputations. Résections, Appendice

NOUVELLE ÉDITION, COMPLÈTEMENT REVUE ET AUGMENTÉE
DE FIGURES NOUVELLES

PAR

L.-H. FARABEUF
Professeur à la Faculté
de Médecine de Paris.

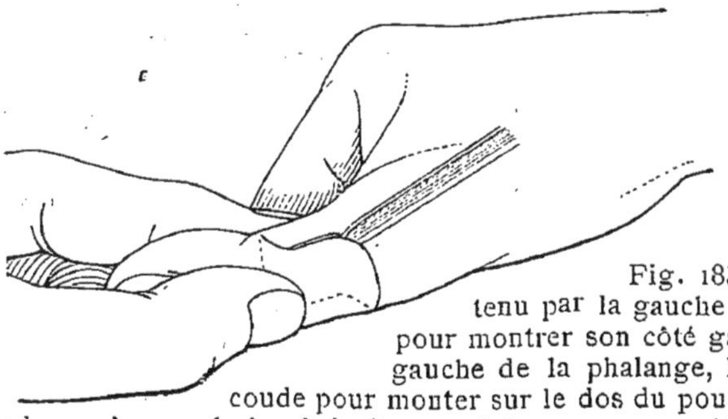

Fig. 183. — Désarticulation du pouce tenu par la gauche de l'opérateur, tordu à droite pour montrer son côté gauche. Commencée sur le bord gauche de la phalange, l'incision en ∩ dorsale, qui se coude pour monter sur le dos du pouce, se coudera de nouveau pour redescendre sur le bord droit, quand le pouce aura été détordu de droite à gauche par votre main qui le tient.

1 vol. in-8° de XVIII-1092 pages, avec 862 fig. dans le texte. . . . . . . **16** fr.

TRAITÉ
DE GYNÉCOLOGIE

Clinique et Opératoire

Par

Samuel POZZI

Professeur de Clinique gynécologique à la Faculté de Médecine de Paris
Membre de l'Académie de Médecine, Chirurgien de l'Hôpital Broca.

QUATRIÈME ÉDITION, ENTIÈREMENT REFONDUE

AVEC LA COLLABORATION DE **F. JAYLE**

Chef de Clinique à la Faculté de Paris.

2 vol. grand in-8° de XVI-1500 pages, avec 894 figures, reliés toile. **40 fr.**

Cette édition est profondément remaniée. Les derniers progrès de la technique chirurgicale ont été tels qu'il a paru nécessaire de refondre presque entièrement les chapitres relatifs au traitement. Le Professeur Pozzi s'est aussi attaché à formuler plus nettement les indications opératoires et à conseiller tel ou tel procédé dont l'expérience lui a démontré la supériorité. L'anatomie pathologique a également dû être complètement mise à la hauteur de nos connaissances actuelles. Le texte a été sensiblement augmenté; le nombre des figures a été notablement accru.

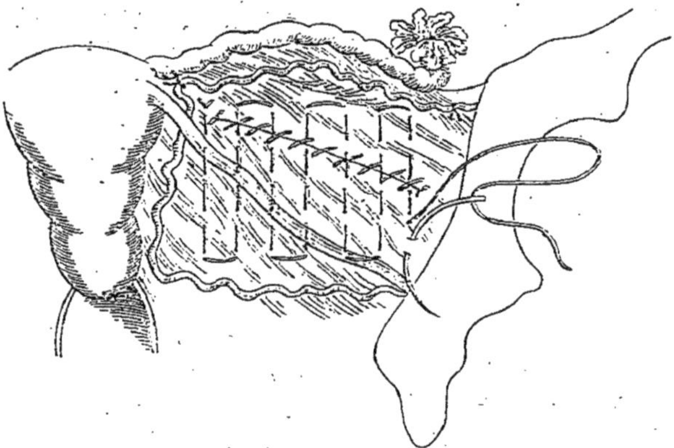

Fig. 634. — Sutures profondes et superficielles du ligament large après l'énucléation du kyste (Ashton).

Vient de paraître :

Cliniques de "la Charité"

sur la

Chirurgie journalière

Par Paul RECLUS

Professeur de Clinique chirurgicale à la Faculté de Médecine de Paris,
Chirurgien de la Charité, Membre de l'Académie de Médecine.

1 volume in-8° de VIII-614 pages, avec figures. . . . . **10 fr.**

DIVERS

ACHARD. — Nouveaux Procédés d'Exploration. — Leçons professées à la Faculté de Médecine de Paris par CH. ACHARD, agrégé, recueillies et rédigées par P. SAINTON et M. LŒPER. *Deuxième édition*, 1 vol. grand in-8°, avec figures. . **8** fr.

ALBARRAN et IMBERT. — Les Tumeurs du Rein, par MM. J. ALBARRAN, professeur à la Faculté de Paris, et L. IMBERT, agrégé à la Faculté de Montpellier. 1 vol. grand in-8°, avec 106 figures . . . . **20** fr.

— Exploration des Fonctions rénales : *Étude médico-chirurgicale*, par J. ALBARRAN. 1 vol. gr. in-8°, avec 143 figures et tracés en couleurs. . . . . **12** fr.

ARSONVAL (D'), GARIEL, CHAUVEAU, MAREY. — Traité de Physique biologique, publié sous la direction de MM. D'ARSONVAL, GARIEL, CHAUVEAU, MAREY. Secrétaire de la rédaction : **G. WEISS**, agrégé à la Faculté de Paris.

TOME I. — *Mécanique, Actions moléculaires, Chaleur.* 1 vol. in-8° de 1150 pages, avec 591 fig. . . . . **25** fr.

TOME II. — *Radiations, Optique.* 1 vol. in-8° de 1160 pages, avec 665 figures et 3 planches hors texte en noir et en couleurs . . . . **25** fr.

TOME III. — *Electricité, Acoustique (Sous presse).*

Les tomes I et II sont vendus **25** fr. chacun. On souscrit à l'ouvrage complet au prix de **70** fr. — Ce prix restera tel jusqu'à la publication du tome III.

BRISSAUD — Leçons sur les Maladies nerveuses (*Deuxième série*; hôpital Saint-Antoine), par le professeur BRISSAUD, recueillies et publiées par HENRY MEIGE. 1 vol. in-8° avec 165 figures . . . . **15** fr.

BROCA. — Leçons cliniques de Chirurgie infantile, par A. BROCA, chirurgien de l'hôpital Tenon (Enfants-Malades), professeur agrégé.

2° SÉRIE. 1 vol. in-8° broché, avec 99 figures . . . . **10** fr.

— Précis de Chirurgie cérébrale, par AUG. BROCA. 1 vol. avec figures . . . **6** fr.

CALMETTE. — L'Ankylostomiase, *maladie sociale (anémie des mineurs)*, par A. CALMETTE, directeur de l'Institut Pasteur de Lille, et M. BRETON, avec un *Appendice*, par E. FUSTER. 1 vol. in-8°, avec figures dans le texte. . . . . **5** fr.

— Recherches sur l'épuration biologique et chimique des Eaux d'égout, par A. CALMETTE, avec la collaboration de MM. E. ROLANTS, E. BOULLANGER, F. CONSTANT, L. MASSOL, de l'Institut Pasteur de Lille, et de M. le professeur A. BUISINE, de la Faculté des Sciences de Lille.

TOME I. — (*Épuisé*).

TOME II. — (*Epuisé*).

TOME III. — 1 vol. gr. in-8°, avec 50 figures . . . . **8** fr.

1er *Supplément*) **Analyse des Eaux d'Égout**, par E. ROLANTS, chef de laboratoire à l'Institut Pasteur de Lille. 1 vol. gr. in-8°, avec 31 figures. . . . . **4** fr.

CHANTEMESSE et PODWYSSOTZKY. — Processus généraux (*Pathologie générale expérimentale*), par les Drs CHANTEMESSE, professeur à la Faculté de Paris, et PODWYSSOTZKY, professeur à l'Université d'Odessa.

TOME I. — 1 vol. gr. in-8° avec 162 figures en noir et en couleurs. . . . . **22** fr.

TOME II. — 1 vol. gr. in-8°, avec 94 figures en noir et en couleurs. . . . . **22** fr.

DAREMBERG. — Les différentes formes cliniques et sociales de la Tuberculose pulmonaire, *Pronostic, Diagnostic, Traitement*, par G. DAREMBERG, membre correspondant de l'Académie de Médecine. 1 volume in-8° de 400 pages. . . **6** fr.

DUVAL. — Précis d'Histologie, par M. MATHIAS DUVAL, professeur à la Faculté de Paris. *Deuxième édition*. 1 vol. gr. in-8°, avec 427 figures dans le texte. . . . . **18** fr.

FOURNIER (Edmond). — Recherche et diagnostic de l'Hérédo-Syphilis tardive, par le Dr EDMOND FOURNIER, ex-chef de clinique de la Faculté. 1 volume grand in-8°, de 412 pages, avec 108 figures et une planche . . . . **12** fr.

GAUTIER (A.). — Cours de Chimie minérale et organique, par ARMAND GAUTIER, membre de l'Institut, professeur à la Faculté de Paris. 2 vol. grand in-8° avec figures.

I. *Chimie minérale. 2e édition*. 1 vol. grand in-8°, avec 244 fig. dans le texte. **16** fr.

II. *Chimie organique. Troisième édition*, mise au courant des travaux les plus récents, avec la collaboration de MARCEL DELÉPINE, professeur agrégé à l'École supérieure de pharmacie, 1 vol. gr. in-8°, avec figures . . . . **18** fr.

— Leçons de Chimie biologique normale et pathologique. *Deuxième édition*, publiée avec la collaboration de M. ARTHUS, 1 vol. in-8°, avec 110 figures. **18** fr.

DIVERS

HAYEM. — Leçons sur les maladies du sang, par GEORGES HAYEM, professeur, médecin des hôpitaux, recueillies par MM. E. PARMENTIER et R. BENSAUDE, 1 vol. in-8°, avec 4 planches. . . . . **15** fr.

— **Les Évolutions pathologiques de la digestion stomacale**, par le professeur G. HAYEM. 1 vol. in-12 avec figures, cartonné toile . . . . **5** fr.

HENNEQUIN et LŒWY. — Les Fractures des Os longs (Leur traitement pratique), par les docteurs J. HENNEQUIN, membre de la Société de Chirurgie, et Robert LŒWY, 1 vol. in-8°, avec 215 figures . . . . **16** fr.

KENDIRDJY. — L'Anesthésie chirurgicale par la stovaïne, par LÉON KENDIRDJY, ancien interne des hôpitaux. 1 vol. in-12 de XI-206 pages. . . . . **3** fr.

KIRMISSON. — Leçons cliniques sur les maladies de l'appareil locomoteur (*os, articulations, muscles*), par le Dr KIRMISSON, professeur à la Faculté de Médecine, chirurgien des hôpitaux. 1 vol. in-8°, avec figures. . . . . **10** fr.

— **Traité des Maladies chirurgicales d'origine congénitale**, par le Pr KIRMISSON. 1 vol. in-8°, avec 311 fig. et 2 planches en couleurs. . . . . **15** fr.

— **Les Difformités acquises de l'Appareil locomoteur pendant l'enfance et l'adolescence**, par le Pr KIRMISSON. 1 vol. in-8°, avec 430 figures . . . . . **15** fr.

LANDOUZY et LABBÉ. — Planches murales destinées à l'Enseignement de l'Hématologie et de la Cytologie, publiées sous la direction de L. LANDOUZY, professeur à la Faculté de Paris, et MARCEL LABBÉ, chef de laboratoire à la clinique de l'hôpital Laënnec. 15 planches tirées sur papier toile très fort et munies d'œillets, avec texte explicatif rédigé en français, allemand, anglais . . . . **60** fr.

LANNELONGUE. — Leçons de clinique chirurgicale, par O. LANNELONGUE, professeur à la Faculté de Paris. 1 vol. gr. in-8°, avec 10 fig. et 2 planches. **12** fr.

PASTEUR (Institut). — Collection de planches murales destinées à l'enseignement de la Bactériologie, publiée par l'INSTITUT PASTEUR de Paris. 65 planches du format 80×62 centimètres, tirées sur papier toile très fort et munies d'œillets, avec texte explicatif rédigé en français, allemand, anglais. Prix de la collection. **250** fr. Chaque planche séparément, **4** fr. Le texte explicatif, **3** fr.

PROUST (R.). — La Prostatectomie dans l'hypertrophie de la prostate : *prostatectomie périnéale et prostatectomie transvésicale*, par R. PROUST, agrégé à la Faculté de Paris, chirurgien des hôpitaux. 1 vol. grand in-8°, avec 100 figures. . . . **10** fr.

RECLUS. — L'Anesthésie localisée par la cocaïne, par le Dr PAUL RECLUS, professeur à la Faculté de Paris. 1 vol. petit in-8°, avec 59 figures dans le texte. **4** fr.

ROGER. — Les Maladies infectieuses, par G.-H. ROGER, professeur à la Faculté de Paris, 1 vol. in-8° de 1520 pages, publié en 2 fasc., avec figures. . . . . **28** fr.

THIBIERGE. — Syphilis et Déontologie, par GEORGES THIBIERGE, médecin de l'hôpital Broca. 1 vol. in-8°, broché. . . . . **5** fr.

TRAITÉ DE PATHOLOGIE GÉNÉRALE, publié par CH. BOUCHARD, membre de l'Institut, professeur à la Faculté de Paris. Secrétaire de la Rédaction : G.-H. ROGER, professeur à la Faculté de Médecine de Paris, médecin des hôpitaux. 6 vol. grand in-8°, avec figures dans le texte. . . . . **126** fr.

Chaque volume est vendu séparément :

TOME I. — 1 vol. in-8° de 1018 pages, avec figures : **18** fr.
TOME II. — 1 vol. in-8° de 940 pages, avec figures : **18** fr.
TOME III. — 1 vol. in-8° de 1400 pages, avec figures, publié en deux fasc. : **28** fr.
TOME IV. — 1 vol. in-8° de 719 pages, avec figures : **16** fr.
TOME V. — 1 vol. in-8° de 1180 pages, avec nombreuses figures : **28** fr.
TOME VI. — 1 vol. in-8° de 935 pages : **18** fr.

WEISS. — Leçons d'Ophtalmométrie (*Cours de perfectionnement de l'Hôtel-Dieu*), par G. WEISS, professeur agrégé à la Faculté de Médecine. Avec une préface de M. le professeur de LAPERSONNE. 1 vol. in-8° de VIII-224 pages, avec 149 figures. **5** fr.

COLLECTIONS

Encyclopédie Scientifique des Aide-Mémoire

Publiée sous la direction de H. LÉAUTÉ, Membre de l'Institut

Au 15 Septembre 1909, 403 VOLUMES publiés

Chaque ouvrage forme un vol. petit in-8°, vendu : Br., **2 fr. 50**. Cart. toile, **3** fr.

DERNIERS VOLUMES MÉDICAUX PUBLIÉS

dans la *SECTION DU BIOLOGISTE*

BAZY. — ***Maladies des Voies urinaires, Urètre, Vessie***, par le Dr BAZY, 4 vol.
I. *Moyens d'exploration et traitement*. 2e édition. II. *Séméiologie*. III. *Thérapeutique générale. Médecine opératoire*. IV. *Thérapeutique spéciale*.

BERGÉ. — ***Guide de l'Étudiant à l'hôpital***, par A. BERGÉ, interne des hôpitaux. *Deuxième édition*.

BODIN. — ***Biologie générale des Bactéries***, par E. BODIN, professeur à Rennes.
— — ***Les Bactéries de l'Air, de l'Eau et du Sol***, par E. BODIN.
— — ***Les Conditions de l'Infection microbienne et l'Immunité***, par E. BODIN.

BONNIER. — ***L'Oreille***, par PIERRE BONNIER. 5 vol.
I. *Anatomie de l'oreille*. II. *Pathogénie et mécanisme*. III. *Physiologie : Les Fonctions*. IV. *Symptomatologie de l'oreille*. V. *Pathologie de l'oreille*.

BORDIER. — ***Technique radiothérapique***, par H. BORDIER, professeur agrégé à la Faculté de Médecine de Lyon.

BROCQ ET JACQUET. — ***Précis élémentaire de Dermatologie***, par MM. BROCQ et JACQUET, médecins des hôpitaux de Paris. 2e édition entièrement revue. 5 vol.
I. *Pathologie générale cutanée*. II. *Difformités cutanées, éruptions artificielles, dermatoses parasitaires*. III. *Dermatoses microbiennes et néoplasies*. IV. *Dermatoses inflammatoires*. V. *Dermatoses d'origine nerveuse. Formulaire thérapeutique*.

DEMMLER. — ***La Chirurgie du champ de bataille.*** *Méthodes de pansement et interventions d'urgence d'après les enseignements modernes*, par le Dr DEMMLER, membre correspondant de la Société de Chirurgie de Paris.

FAISANS. — ***Maladies des Organes respiratoires. — Méthodes d'Exploration, Signes physiques***, par le Dr LÉON FAISANS, médecin de l'hôpital de la Pitié. *Troisième édition*.

HÉDON. — ***Physiologie normale et pathologique du Pancréas***, par E. HÉDON.

JACQUET. — ***Traitement de la Syphilis***, par L. JACQUET, médecin de l'hôpital Saint-Antoine, et M. FERRAND, interne à l'hôpital Broca.

LABBÉ. — ***Analyse chimique du Sang***, par H. LABBÉ, chef de Laboratoire à la Faculté de médecine de Paris.

LABIT ET POLIN. — ***Le Péril vénérien***, par MM. LABIT et POLIN, médecins principaux de l'armée.

MARIE. — ***La Psychologie morbide collective***, par le Dr AUGUSTE-ARMAND MARIE, médecin des Asiles de Villejuif, directeur du Laboratoire de Psychologie pathologique à l'École des Hautes-Etudes.

MENETRIER ET AUBERTIN. — ***La Leucémie myéloïde***, par P. MENETRIER, professeur agrégé, et CH. AUBERTIN, ancien interne des hôpitaux.

MERKLEN. — ***Examen et Séméiotique du Cœur***, par le Dr PIERRE MERKLEN, médecin de l'hôpital Laënnec, et J. HEITZ. *Troisième édition*.
I. *Inspection. Palpation. Percussion. Auscultation*. II. *Le Rythme du cœur et ses modifications*.

SERGENT ET BERNARD. — ***L'Insuffisance surrénale***, par E. SERGENT, ancien interne, médaille d'or des Hôpitaux, et L. BERNARD, chef de clinique adjoint à la Faculté. *Ouvrage couronné par la Faculté de Médecine de Paris*.

SIMON. — ***Les Applications thérapeutiques de l'eau de mer***, par le Dr ROBERT-SIMON.

SPINDLER. — ***Les amétropies et leur correction par les lunettes***, par HENRI SPINDLER, médecin-major de l'armée.

VINAY. — ***La Ménopause***, par CH. VINAY, professeur agrégé à la Faculté de Médecine de Lyon, médecin des hôpitaux.

64 820. — Imprimerie LAHURE, 9, rue de Fleurus, Paris.

www.ingramcontent.com/pod-product-compliance
Ingram Content Group UK Ltd.
Pitfield, Milton Keynes, MK11 3LW, UK
UKHW012141240726
13966UKWH00001B/89